Oxford Handbook of
Clinical Examination and Practical Skills
(Second Edition)

牛津临床检查与实践技能手册

（第2版）

·

主　编　〔英〕詹姆斯·托马斯
　　　　　　　坦尼亚·莫纳亨

主　译　李广平

副主译　刘　彤　刘相丽　刘恩照　张　跃

主　审　周长钰

U0339063

天津出版传媒集团
天津科技翻译出版有限公司

著作权合同登记号：图字：02-2016-266

图书在版编目（CIP）数据

牛津临床检查与实践技能手册 /（英）詹姆斯·托马斯（James Thomas），（英）坦尼亚·莫纳亨（Tanya Monaghan）主编；李广平主译.—天津：天津科技翻译出版有限公司，2018.1

书名原文：Oxford Handbook of Clinical Examination and Practical Skills

ISBN 978-7-5433-3713-8

Ⅰ.①牛⋯　Ⅱ.①詹⋯　②坦⋯　③李⋯　Ⅲ.①临床医学-医学检验-手册　Ⅳ.①R446.1-62

中国版本图书馆 CIP 数据核字（2017）第 155497 号

授权单位：Oxford Publishing Limited
出　　版：天津科技翻译出版有限公司
出 版 人：刘 庆
地　　址：天津市南开区白堤路 244 号
邮政编码：300192
电　　话：（022）87894896
传　　真：（022）87895650
网　　址：www.tsttpc.com
印　　刷：高教社（天津）印务有限公司
发　　行：全国新华书店
版本记录：889×1194　32 开本　25.5 印张　600 千字
　　　　　2018 年 1 月第 1 版　2018 年 1 月第 1 次印刷
　　　　　定价：128.00 元

（如有印装问题，可与出版社调换）

译者名单

主　译　李广平

副主译　刘　彤　刘相丽　刘恩照　张　跃

主　审　周长钰

译　者　（按姓氏汉语拼音排序）

戴　威　杜雅琴　高　兴　关　付　荆祥阳

李　颖　李广平　刘　彤　刘恩照　刘莲莲

刘相丽　马作旺　南　京　邱久纯　上官文峰

邵　帅　邵清淼　索　娅　王汝朋　王佐岩

闫　燕　杨亚娟　岳语喃　张　凯　张　跃

张邦滢　张凤环　赵　晟　赵琳茹　赵楠楠

编者名单

Dr A Abhishek
Consultant Rheumatologist,
Cambridge University Hospitals NHS Trust,
Cambridge, UK

Mr Farid Afshar
Specialty Registrar in Ophthalmology,
Severn Deanery, UK

Dr John Blakey
Senior Clinical Lecturer and Honorary Consultant in Respiratory Medicine,
Liverpool School of Tropical Medicine,
University of Liverpool,
Liverpool, UK

Dr Caroline Bodey
Specialist Registrar in Paediatric Neurodisability,
Leeds, UK

Dr Stuart N Cohen
Consultant Dermatologist,
Nottingham University Hospitals NHS Trust,
Nottingham, UK

Dr Richard Fuller
Associate Professor and Honorary Consultant Physician,
Leeds Institute of Medical Education,
University of Leeds,
Leeds, UK

Mr Venki Sundaram
Specialty Registrar in Ophthalmology,
London Deanery,
London, UK

中译本前言

当今的医学科学，不论是医学基础研究、临床研究，还是临床诊疗技术，都有了日新月异的发展，因此临床医生的培养和学习过程的负荷也越来越大。医学指南的不断更新要求临床医生必须不断学习新知识，而新的临床治疗技术则要求临床医生不断学习以提高临床技能水平。

对于临床医生来说，医学基本理论、基本知识、基本技能始终是最重要的基本功。此外，医生在临床实践中要面对各种各样的患者，全面掌握医疗实践中的所有知识又非易事，常有书到用时方恨少的感觉。《牛津临床检查与实践技能手册》是一本临床实用性和针对性很强，又十分重视基本功和医学进展相结合的手册，它既可以作为临床医生的口袋书，又可以作为案头书参考之用。该书不仅对各系统疾病的基本概念、诊断和治疗做了说明，还对如何接诊患者、与患者的沟通技巧、语言沟通的方法等进行了说明，特别注重了临床医生基本功的培养和训练。全书的描述简洁明了，是住院医师规范化培养和主治医师临床工作实践中不可多得的参考书。

我们组织了首都医科大学附属北京世纪坛医院心血管内科和天津医科大学第二医院心脏科的住院医师和研究生翻译出版了这本《牛津临床检查与实践技能手册》，以期对年轻医生的临床训练和培养有一定的帮助。由于译者水平有限，难免会有错误的地方，敬请批评指正。

李虹

2017 年 11 月 18 日

前言

自该书第 1 版出版以来,我们收到了很多热心读者的留言和邮件,很感谢他们提出的改进和修改意见,我们已经尽可能多地采纳了这些建议。

我们努力对书中内容进行更新以反映更先进的操作,同时尽我们所能对需要修改的内容进行改进。

我们一直密切关注 OSCE(客观结构化临床考试)形势,通过阅读本书读者会发现有新的“技能站”加入了现有的考试大纲中。

包括呼吸系统、儿科、皮肤病和运动医学在内的几个章节已经被重新编写,同时新增了眼科和产科评估两个章节。

对于每个系统章节的“主要疾病的重要症状和体征”部分进行了极大的扩展,并参考了我们的姊妹出版物《牛津手册临床指导学习卡》。

“实践操作”一章也进行了大幅度的扩展和更新。

对书中的照片进行了更新,以反映现代医疗的着装规范。

增加了“其他检查”一个全新的章节,可以使读者了解哪些是常见考试内容以及如何进行患者准备。

最后,该版对章节顺序也做了调整,更加突出心血管、呼吸、腹部和神经系统在系统检查中的“核心”地位。

一如既往,我们欢迎读者的任何改进意见和建议。毕竟这本书是属于你们的。

詹姆斯·托马斯

坦尼亚·莫纳亨

致谢

我们要感谢自本书第 1 版问世以来给我们提供建议和支持的所有人。

感谢为这本书部分章节做出卓越贡献的专家：Caroline Bodey 博士（儿科学），Stuart Cohen 博士（皮肤、毛发及指甲），John Blakey 博士（呼吸系统），A Abhishek 博士（运动医学）以及 Venki Sundaram 和 Farid Afsher 先生（眼科）。

在旧版中执笔的 Richard Fuller 博士仍然是我们坚定不移的支持者，再次对他表示由衷的感谢。

再次感谢在该书初版中做出贡献的 Heid Ridsdale、Franco Guarasci、Jeremy Robsen、Lyn Dean、Jonathan Bodansky、Mandy Garforth 和 Mike Gaell，没有他们的辛苦工作就没有新版本的出版。

该版中，Michelle Jie、Muhammad Umer 和 Sandeep Tiwari 博士为我们提供了新的照片，他们的勇敢使整个过程轻松、愉快。同时我们也要继续感谢我们原来的模特 Adam Swallow、Geoffrey McConnell 和我们的匿名女模特。感谢诺丁汉大学医院医学摄影科的工作人员，特别鸣谢辛苦拍摄的 Nina Chambers。

新版中的附图，包括皮肤的图片等由 Ravi Kothari 博士绘制，在此特别感谢他高效、高质量的工作。

我们同样感谢为"实践操作"这一章节提供资料的 Yutaro Higashi 博士，他一直不懈努力并提供了明智的建议。

最后，感谢牛津大学出版社的全体员工对我们一如既往的信任，尤其是 Catherine Barnes 和 Elizabeth Reeves 对我们的信任、支持和指导。

如何使用这本书

系统的章节

在每一章中都会就如何根据患者现病史询问问题提供一些建议,但并不详尽,只能作为参考。每一章的病史部分都应该与第2章相结合使用以便全面立体地了解病史。

实践操作

这一章介绍了一些住院医师和护师应该掌握的实践技能操作步骤,有些可能需要在上级医师的正确指导下并经训练后才能完成。

现实与理论

在讲述实践技能操作步骤的时候,我们已经尽量做到"真实"。书中所介绍的方法是临床中最为常用的,目的是为了帮助读者在临床中正确和安全地完成操作。

本书中讲述的一些操作步骤可能与临床技能实验室中教授的略有差别。此外,某些操作步骤中使用的器械可能与当地医院也有差异。一位优秀的医生应该能够根据实际情况灵活地做出相应调整。

数据解析

少数生化指标的参考范围可能与当地实验室标准稍有不同,这主要取决于检测设备和技术。这种差异一般都非常小。如有疑问请咨询当地医疗机构。

目录

第 1 章

沟通技巧

引言

众所周知,沟通技巧是很难言传身教的,每个人都可能遇到很多种不同情况以至于难以制订出通用的准则或指导方针。此外,你的行为应该因人而异,而非固守常规。

本章使用

在本章中,有关于在不同场合、与不同的人沟通的一些一般性建议。我们并不是提供需要遵守的准则,而是试图告诉读者同样情况下会有许多不同的解决问题的方法。

从根本上讲,沟通的技巧来源于实践和大量的常识。

已经有很多关于医学沟通技巧的书籍,大多数都是能够被众人接受的方案和个人意见的结合——本章也不例外。

以患者为中心的沟通

近年来,医务工作者与患者的互动方式已经有了显著的改变。生物医学模式正在向"以患者为中心"的服务模式转变,该模式认为患者对于疾病有着自身独特的体会,社会、心理和行为对疾病有着重要的影响。

生物医学模式

- 医生负责问诊。
- 核心是疾病管理。

以患者为中心的模式(框 1.1)

- 共同行使决策权。
- 全面了解和治疗患者。

成为良好的沟通者

学习

学习是一个终身过程,其贯穿于医学各个方面。在职业生涯之初,通过观察他人来学习沟通技巧是十分重要的学习方式。

医学生应该抓住每次机会观察医生与患者以及其他人的交流互动。仔细观察医务人员如何与患者沟通交流,并思考是否得当? 自己是否能独立完成这些事情? 如果你作为患者,是否愿意被同样地对待?

主动参与一些医患之间复杂的谈话。看到在诊室或病房内

框1.1 以患者为中心的沟通模式的要点
● 探究疾病以及患者对疾病的体会：
 ·了解患者对疾病的想法和感受。
 ·重视疾病对患者生活质量和心理健康的影响。
 ·理解患者对于诊疗的期望。
● 全面了解患者：
 ·家庭。
 ·社会环境。
 ·宗教信仰。
● 找到管理上的共同点。
● 建立医患关系。
● 联系实际。
 ·治疗优先。
● 资源。

医生与患者交流,你应该积极参与,而不是走开。并且你应该思考哪些行为值得借鉴、哪些行为应该避免以及未来职业生涯中如何完善你的行为。

正所谓"取其精华",汲取你欣赏的东西化为己用,从而建立你自己独特的沟通技巧。

自发行为与习得行为

如果你观察一位良好的沟通者(任何领域),你会发现他总是可以营造良好的交流氛围,进行友好的交流,自如地开玩笑,使用的语言和词语让人感到放松,一切看起来都如此自然。

而观察他们与其他人交流时,你就会发现他们的词语、玩笑、开场白等交流语言并不是一成不变的,而是丰富多彩的。

良好沟通的关键之一就是随机应变的能力,在合适的场合用词得当、行为举止恰当。如果一切做到恰到好处,交流互动会更加顺畅,不会产生质疑与误解。额外的好处是你无需再思考下一步的行动,不必担心说了什么、有什么后果,有时如同"自动驾驶"。

体格检查过程中,相当重要的是你能够安抚患者,使患者放松并且配合你的检查,与此同时,你应该考虑到可能的检查结果以及后续的治疗措施,而这并非是缺乏集中力,事实上恰恰相反。

基本注意事项

态度

患者将自身健康和个人信息托付于医生,他们希望医生是自信、友善、精于医术的,最重要的是值得信赖(框1.2,关于保密性)。

个人形象

相关研究显示,你的外表(包括衣服、头发、装扮)强烈影响着患者对你的看法以及与你交流互动的意愿。因为你的一部分"专业精神"来源于你的形象。

在英国,白大衣已经不再是医疗文化的一部分,医生不再被要求身穿白大衣。对于衣着的要求,国际指南被广泛解读为衣袖要长过肘部,但非长袖,不佩戴珠宝首饰,但这绝不是意味着不修边幅。正因如此,目前许多医院为所有员工提供统一制服,以解决潜在的形象问题。穿着时尚的变化日新月异,但基本的规则仍然适用:

- 确保你有一个良好的个人卫生标准。
  - 香水及除臭剂应该适量使用。
  - 许多人认为男人应该不蓄须,但对一些宗教团体来说,这显然不可能,作者也不敢苟同,但是,面部的毛发应该是干净整洁的。
- 拥有中庸的时尚品位。
- 男士通常应该穿衬衫,如果系领带,在检查患者时应该把它塞进衬衫里。
- 女士可以穿裙子或长裤,但裙子的长度不应该太短。
- 即使在夏天,也不应该穿着露脐装。
- 同样的,也不应该穿着露肩装。
- 鞋子应该是干净整洁的。
- 合适的情况下可以穿着干净的手术服。
- 发型应该是相对保守的风格,头发不应该遮盖面部,建议长发应该扎起来。
- 工作名牌应该清晰可见,根据医院的政策,选择佩戴在腰带上或悬挂在胸前。

·注意绳索应有相应的安全机制，当用力拉拽时应可以断开。许多医院会提供此种绳索，但自己购买时要谨慎。

·佩戴名牌在腰带上意味着你的裤裆不可避免地会被同时看到，这样未必是理想的。

● 最好携带听诊器，戴在颈部是可以接受的，但是一些观察者认为这样会显得有点自我炫耀。

·尽量用口袋或皮带包盛放手机、钥匙和钱包，而不要挂于腰带上。

▶总之，着装要结合实际，依据不同的患者、不同的技术需求合理选择服装，比如精神科、儿科及某些特殊科室有各自特殊的着装要求。

框1.2 保密性

作为一名医生、医疗保健人员或者医学生，你会掌握患者的部分隐私信息，此时你必须遵守特定的规则——为患者保密，除非保密信息必须或应该被公开。基本的规则就是：

永远不要告诉任何人关于患者的保密信息，除非其与患者的治疗直接相关。

有时做到保密非常困难，尤其是面对患者的亲戚或者家属仍需保守秘密，当患者的家属问及直接与保密信息相关的问题时，可能会让医生陷入两难境地。

向亲属或探访者强调保密的重要性，如果有亲属问及关于患者的隐私性问题，应该走近患者征询其同意，最好是在亲属的视线内询问患者。

规则同样适用于医疗圈外的朋友，作为医务人员，在日常医疗工作中，我们可能会遇到许多令人震惊的、奇怪的、有趣的或令人振奋的故事，但这些故事与其他类型的信息一致，亦会涉及患者的隐私问题，无论故事多么有趣，都不应该与其他人分享。

如果你打算用一些逸事作为茶余饭后的谈资，至少你应该确定你的故事中不会涉及患者的信息及其身份。

合理选择时间

如果在医院内,合理选择与患者沟通的时间,应避免在休息时间或患者即刻要去完成某事的时候,同时应该避免在进餐时间或患者与久别重逢的亲戚交谈时,与患者交流。

▶如果带领患者离开病房,应该征求主管医生(如果不是你)及护理人员的意见,让所有相关人员知道你们去了哪里,以防需要患者。

环境

临床上常常见到这样的情况,病房嘈杂的环境会分散患者的注意力,中断交流。然而,这种情况是难以避免的。如果你打算处理一些棘手的问题,需要集中双方的注意力,考虑选择以下环境:

- 房间应该安静、私密、不受干扰。
- 应该有足够的座位以满足每个人。
- 椅子应该令人感到足够舒服以满足长时间的交谈。
- 交谈时应选择相邻的椅子,中间没有隔着桌子或其他家具。

避免使用医学术语

医学术语常常是医务人员之间日常交流用语的一部分,但对于患者来说,某些术语令人费解,甚至产生歧义。

比如医学术语"心肌梗死",应该尽量避免使用或向患者进行适当解释。比如术语"恶化""慢性的""麻木"和"痰"所代表的临床意义对医务人员来说易于理解,但对患者来说并非如此。同时要谨慎梳理患者使用的伪医学术语的确切含义。

你可能认为一些医学术语如"心绞痛"或"偏头痛"的含义是众所周知的,但实际上,这些都很容易被误解。

令人害怕的词语

有一些词语会立即让人产生恐惧感,比如"癌症""白血病"。只有在确定患者想要了解真实情况下才能使用这些词语。然而,仍要注意尽量避免使用这些词语及未告知全部情况时引发的困惑。

对于某些特定的词语,人们会本能地认为其意味着严重性。例如,对大多数人来说,肺部的一个"阴影"就意味着癌症。所以当你与患者谈论合并肺炎时,避免使用这个词语!

沉默的重要性

　　与朋友或同事的日常交谈中,为了避免场面沉寂,你可能会使用一些"嗯""啊"等语气词以免交谈中断。而在临床中,应该学会沉默和倾听,利用沉默得到患者更多的信息。

　　练习沉默是必不可少的,因为没有经验的人可能会觉得不习惯。当患者回答你的问题时,保持沉默是很有用的。你通常会发现,一旦患者开口,经常会告知一些有用的和具有启发性的信息。

记住名字

　　忘记患者的名字是我们所有人所担心的,虽然通过简单的掩饰可以避免尴尬。然而,记住并称呼患者的名字会显得你对其足够重视。尤其在与患者家属谈话时需要记住患者的名字,记错名字是令人尴尬的,并严重削弱了他们对你的信心。

　　如果记不住名字,写下来并置于视线内不失为一个好主意,无论是在纸上、桌子上或在患者的床头。即使被看到在注视名字,也是可以原谅的。

站立

　　一些年轻人可能会认为站立已经过时,但站立通常代表尊重。当患者进入房间,你应该保持站立,同时请他们就座。当他们离开房间时,你也应该保持站立。但是,如果你们已经建立融洽的关系,这不是绝对必要的。

问候

　　注意问候语的使用,当你要传达一些不幸的信息时,"早上好"或者"下午好"等这些词语可能不太合适,不如就简单说一句"你好"。

握手

　　这又是一个难题,需要根据情况及时做出判断。肢体接触是友好的体现,并且让人感到温暖,而有些人则认为握手显得过于正式。对于疼痛或瘫痪的患者来说,握手可能不合适,因为患者无法与你互动。但可以考虑使用一些其他的接触方式,比如在患者进门时,轻触他们的胳膊或短暂地触碰前臂。需记住一些宗教团体是禁止异性间的接触的。

称呼

这是一个潜在的危险区！你可能会根据不同的情况而改变你的问候。

患者的称呼

老年患者可能更喜欢被称为先生或夫人,而对于年轻的患者来说会觉得很奇怪。当不知道对方的婚姻状况时,对于女性的称呼会是一个难题。一些年轻或已婚的女性患者可能会觉得"小姐"这个称呼具有冒犯性。

一部分人认为称呼患者的"名"是不正式的,然而,改称呼患者的"姓"会显得不友好。

这里没有什么规则,通常需要根据实际情况判断。当不确定时,最好的方法就是询问患者。

你的称呼

"医生"这个称谓通常是一种身份的象征,代表着医疗保健行业的权威。许多年轻医生不愿舍弃这一称谓。但如今的医疗环境,医患双方是对等的,交流是相互的,我们是否还应该自称为"医生"?

许多患者会简单地称呼你为"医生",此种情况下,我们就不必考虑如何称呼自己。多数情况下,作者喜欢称呼名,但老年患者期望正式一些。因此,还要视具体情况而定。在大多数情况下,仅仅介绍自己的名会显得不正式,然而,一些看起来年轻的医学生和医师认为用头衔介绍自己是必要的,这样可以避免患者对自己身份的误解,尤其当下医生可以无须穿白大褂。也许介绍名字同时解释身份这种方式是值得借鉴的。比如"你好,我叫简·史密斯,我是一名医生。"

一般原则

行为举止

对患者百分之百地投入,热情友好地对待患者,面部表情要恰当合适,不要看起来不耐烦。

把握好自己的角色

明确自己的角色,恰当地介绍自己,如果合适的话,可以介绍一下谁是你的前辈。同时,介绍屋内其他人。

提问的方式

开放式问题与封闭式问题

开放式问题即答案不是唯一的问题,这类问题常常会让患者吐露真实答案,不要使用封闭的问题来引导患者。

对比"有多疼?"与"很疼么?"两个问题时,前者会让患者有广泛的选择,从而表达疼痛的严重性,而后者只留给患者两个选择,可能不能反映真实的严重程度。

多项选择题

通常情况下,如果患者不能确定你的意思,将难以回答开放式问题。举例而言,关于疼痛程度的问题,如果你问及患者"是什么类型的疼痛?""疼起来感觉什么样?"患者可能并不能理解你的意思。

在这种情况下,你不妨给他们举一些例子,从而引导患者表达出自身感受,但你必须非常小心,不要给予患者你所期望得到的答案。例如,当你怀疑患者患心绞痛("压榨性"疼痛)时,你可以询问患者:"是什么类型的疼痛?是烧灼样?还是针刺样?或者是酸痛?"

澄清问题

如果问题对患者来说可能会引起误解,应该澄清问题,以得到明确详尽的回答。

棘手的问题

为具有潜在冒犯性、令人尴尬的或令人沮丧的问题提前表示歉意("对不起向您问及此事,但是……")。

反馈性评价

使用反馈性评价鼓励患者坚持治疗,并让他们知晓你会一直关注他们。

把握话题

与患者交谈时应把握话题,谈论你想了解的事情;或转移话题时你应该主动并且友好。不必担心打断患者,如果你不阻止,一些患者可能会连续讲几个小时。

眼神交流

▶当与患者交谈时要注意眼神交流,应该注视患者。与朋友或同事交谈时也要注意眼神的交流。一般交谈时,叙述者通常看向远方,而倾听者注视叙述者;角色转换后,行为也同样随之转换。

在临床工作中,当患者叙述时,你可能会不自觉地记录、阅读相关病史或查看检查结果等,但应该避免这种行为,注意与患者的眼神交流。

调整你的交谈方式

你与同事的谈话方式和你与患者的说话方式显然不同,你应该根据患者文化层次调整自己的说话方式。

这可能是非常困难的,况且你不应该根据教育水平对患者的智力及理解能力做出推断。

一个合适的方法是以一个相对中立的方式开始,然后根据1~2分钟内你与患者互动时的所见所闻调整你的交谈方式,但要警惕这样是否有效,并根据情况及时做出相应的调整。

打断谈话

如果你打断了患者的谈话,要及时道歉。

控制情绪

当被直接冒犯时,人们的言行举止可能是冲动的,但对方可能并不是有意冒犯。作为专业人士,你应该克制自己的冲动,并牢记患者现在的冒犯可能是出于挫败或无助,并不是个人对你的冒犯和侮辱。

跨文化交流

文化背景和民族传统对疾病的管理有很大的影响。患者对病因、诊断的偏见会使疾病的诊治更具挑战性。

要了解个人文化背景可能带来的影响,无论是患者对疾病的理解、对治疗的期望以及其他方面都可能影响其预后。

总之,要注意你和他们之间存在的偏见。

肢体语言:介绍

在沟通技巧中,肢体语言是非常值得教授的内容。人体拥有 600 多块肌肉,面部有 90 块肌肉,其中 30 块肌肉是专门用来表达情感的。在交谈中,任何姿势和表情的变化,哪怕是轻微的改变,都会严重影响交谈中得到的信息。

我们都会遇到值得信赖或者不喜欢的人,而这些或好或坏的印象主要来源于对方的行为举止。人们的潜意识会通过他人的肢体活动攫取线索,从而产生相应的感情。所以懂得肢体语言可以了解他人对自己的看法,同时还需控制自己潜意识的动作和表达。

如果做得好,你能影响他人对你的看法,使他人更尊重你的意见或对你的言谈举止印象更加深刻。

接触

肢体接触是非语言沟通最重要的形式之一,需要我们认真对待和学习。

- 问候:肢体接触是多种文化中问候的重要形式,其代表着友好并且希望建立亲密关系。

- 握手:关于握手的学问颇多。伸出手的长度或者握手的力度都蕴含着信息。双手紧握可以增加亲密度,让人倍感温暖。为了表达出更亲切的问候,另一手可以触摸对方的前臂或肩膀*。

- 重视:肢体接触是表达高度重视的良好方式,触摸他人的后背或肩膀表示你关注、重视他人。.

- 同情:轻轻触摸是非常具有安慰性的,在医疗环境中应用较为合适,而其他接触行为则易被误解为掌控或亲昵(不要跟刚刚认识的患者拥抱!)。轻轻触碰患者的手或前臂是表达同情较为合适的方式。

开放性的肢体语言

这涉及一系列开放性行为,是重要的交流方式,其代表着不隐藏、易于接受他人。其可以平息患者的反感。要注意的是不要交叉手臂或双腿。

- 张开双臂:将手臂放置在身体一侧或者完全张开。最好保持双手打开,并且让对方看到你的手掌。

- 张开双腿:双腿自然分开,不要交叉,应该双腿平行,而脚

---

* 观看 1998 年的电影《原色》(Primary Colors),其中展示了不同的握手方式。

尖的方向也有讲究,其指向代表着对某事物感兴趣,所以你的脚尖方向应该指向患者。

强调

通过增加肢体语言可以突出你所叙述的内容,但通常很少运用,简单的动作包括点头、手指摆动或者一些手势都有一定效果,有时一个手势需要全身运动的配合。

新闻主播在正常交谈中经常通过点头和转头对重点的新闻进行强调。

- 同步性: 这是关键点。当你想强调所讲内容时,可同时用手指、手掌轻敲桌子或使用其他动作。

- 准确性: 认真对待所要强调的内容,注意肢体语言的准确性,比如你要强调字母"O"时,你可以使用拇指和示指或者两手指尖相对,像祈祷的手势那样摆出字母"O"。

视平线

这是一个非常重要的工具,通常来说,视平线较高的人表示一切在其掌控之中。

好好利用这个特点,当你问及患者私人问题,或者想让患者打开话匣时,让你的视平线稍稍低于他们,这样患者不得不稍往下看。这会使他们感到更多的掌控感和舒适感。

同样,愤怒常常来源于缺乏控制感,你可以通过降低你的视平线来平息愤怒的患者,这时可能需要你蹲下,或者当患者站着时你坐下。

相反的是,你可以通过抬高你的目光水平来表达处理困难情况的信心。俯视那些提出质疑、恐吓的人,或者站起来表达你的自信。

观察与学习

关于肢体语言的内容颇多,学会观察他人和反省自己,不断学习,并且思考哪些信息是肢体语言可以表达的。时刻反省自己的行为举止并思考,然后做出合适的调整。

解释说明

官方式的谈话常会受到道德、公正性原则或者保密性原则等条件的约束,而与家人、朋友之间的交谈一般不会受此约束。

实际上,让亲属准确无误地谈话是不太可能的。

有时,患者无法与你直接沟通,患者的子女可能是谈话的"解释者",但并不建议把他们作为解释者,因为这会给子女增加太多的责任和压力,而且对于一些晦涩的概念他们可能也解释不清楚。另外,涉及性、死亡或其他困难话题时,患者的子女可能不适合参与。

雇佣专业的翻译

开始谈话前

- 对情况做简短的介绍,如果需要,明确说明你的职务及角色。
- 让翻译向患者做自我介绍,并且明确其角色。
- 安排合适的座位,让患者能同时看到你和翻译。
- 保证足够的谈话时间(至少是普通谈话的两倍)。

交流过程中

- 面向患者谈话,而不是面向翻译,可能一开始不容易做到,但你应该一直面向患者。
- 要更加耐心,一些概念可能很难解释。
- 避免使用复杂的词汇与语法。
- 避免使用术语。
- 避免使用俚语和俗语,因为这可能很难准确翻译。
- 时常与翻译沟通以保证相互理解。

结束后

- 检查是否存在误解。
- 留出时间答疑。
- ▶如果沟通结果是令人沮丧的,要适时安慰翻译,并告知其经理。

书面信息

- ▶如果沟通结果是书面信息,需要大声朗读,对解释者来说,解释书面语可能并不容易。
- 许多医院和慈善机构会提供不同语言的书面信息,有些甚至提供录音带,应了解你所在的医院提供何种信息。

与失聪患者交流

有听力障碍的患者可能会借助助听器、唇语或者手语与我们交流,无论使用哪种方式,有些规则比较适用:

- 吐字清楚但语速不必太慢。
- 如果产生误解,不要重复一句话,尝试用不同的语句表达相同的意思。
- 必要时,写在纸上。
- 用最简单的语言,避免含糊不清。
- 保持耐心,花充足的时间沟通。
- 确保相互理解。
- 可以准备一个放大镜,许多老年科室病房备有。

唇语读者

会读唇语的患者能够通过观察你的嘴唇动作和面部表情了解交谈内容。而夸张的嘴唇动作或高声交谈会让患者难以理解你的意思,除了本章前面提及的内容,与唇语读者交谈还要注意以下几点:

- 保持目光接触。
- 不要大声喊话。
- 吐字清楚但语速不要过缓。
- 不要夸大你的嘴唇动作或面部表情。

英国手语

- 英国手语并不是表达英语的形式,它是一种独立的语言,有自己的语法和句法。
- 对英国手语使用者来说,英语只是第二或第三语言。所以当讨论复杂问题或者需要达成某些共识的时候,单用笔和纸进行记录也许不是行之有效或者安全的方式。
- 可以寻找官方英国手语翻译者,如果可以的话,按照翻译的工作规则行事。

电话沟通

保密性的基本原则是在未经患者明确准许的情况下不得将患者的个人信息透露给任何人,除非一些特殊情况。

● 不要在电话中透露任何保密信息,因为你不能确定来电者的身份。所有的沟通都应该面对面。但这可能会遇到困难,比如来电者声称是患者的亲人,询问患者情况,你应该严格把关。

● 如果电话沟通不可避免而你又怀疑对方的身份,你可以记下对方的号码和信息,一切确认无误后,给对方回电。

现状、背景、评估、建议(SBAR)

SBAR 是一个便于记忆的谈话框架,可以用于电话交流中尤其针对那些急需医生关注和处理的情况。其包括 4 个部分,可以帮助你正确表达信息,同时避免重复。

现状(Situation)

● 表明你的身份(名字与职业),来电地址。

● 确认患者姓名,表明来电原因。

● 简要描述所关心的问题,包括关键信息。

背景(Background)

● 说明入院诊断及日期。

● 解释目前存在的问题。

● 描述目前为止任何相关的治疗。

你应该收集患者的相关信息,比如病历、相关图表以及药物卡,并且把这些信息放在触手可及的地方。其他信息还包括目前所用药物、过敏史、实验室检验结果和诊断性检查的结果。

评估(Assessment)

● 明确你对患者的评估,包括生命体征、早期危险评分(EWS),如果是你所管理的患者,还应包括你对患者的整体临床印象及关注点。

同时,你应该考虑到导致患者目前状态的潜在因素。

建议(Recommendation)

● "我认为问题是……"。

● 阐释你所需要的及整个治疗时间框架。

● 提出建议并表达期望。

● "我还应该做些什么事?"

● ▶记下与你谈话人的名字及特征。

● ▶把谈话的细节记录于患者的病历中。

其他特殊情况

谈论关于性的问题

这的确是一个让患者及经验不足的医生感到尴尬的问题，与患者谈论关于性的问题时，应该让患者的朋友及家属回避，以便患者保持放松，自然地回答问题。

- 关键是问题要简洁、切题，自己不能表现出尴尬之情。
- 你应该与患者保持目光接触。
- 即使患者的回答令你感到震惊，超出你的接受范围，你也不应表现出惊讶。
- 熟悉关于性的俚语。
  - 不理解关于性的俚语可能会让询问寸步难行。
- 通常你不应该先使用俚语，你应该根据患者的言行调整你的谈话方式。

激进的患者

面对激进的患者，学会用肢体语言掌控局面，不要表现出具有侵犯性。在交涉过程中，你应该保持礼貌，避免对峙，同时克制自己不要愤怒。

- 首先确保自己的安全。
- 平息局面，澄清问题。愤怒通常由其他情绪引起，比如失落、恐惧或愧疚。
- 理解他们的情绪。
  - "我知道这会让你感到愤怒。"
  - "你有这样的情绪我完全可以理解。"
- 引导谈话走向积极的方面，并计划如何改善目前的状况。
- 不要牵连同事，患者可能会记得你的负面评论，并继续找你的麻烦，切忌如此评论"他不应该这样做"。
- 强调任何积极乐观的理由，或者计划如何扭转目前消极的情况。

如何告知坏消息

对于医学生来说，向患者传达坏消息是件可怕的事情，事实上没有人愿意做这件事。然而，在医疗工作中，如果能用巧妙的方式告知消息并帮助患者渡过一个困难时期，这也许是最令人振奋的事情。

在开始之前

- 整理你所掌握的信息,如果有需要的话,确保所有信息随手可查。
- 与护理人员沟通,从侧面了解患者所知道的信息,了解患者的恐惧,以及与陪伴亲属或朋友的关系。

选择合适的地点

- 选择安静、私人的空间,以免被打扰。
- 与患者之间不要间隔桌椅或其他家具。
- 合理安排座位,以便能看到彼此。
- 将你的通讯工具交由同事保管。

确保合适的人在现场

- 如果护理人员与患者有较好的关系,可以请护理人员也在现场。
  - ·医生不在时,通常是护理人员与患者及其家属交流,所以他们可能需要了解你要传达的信息。
- 征询患者的意愿,是否希望有其他人在场。

掌握之前的信息

了解患者已经知道的信息是必要的。面对一名已经知晓自己可能患有癌症的患者和一名认为自己只是患有感冒的患者的情况是截然不同的。

患者想要了解多少?

这是关键所在,在你传达坏消息前,你必须了解患者是否愿意听到真实情况。

- 提出开放式问题,比如:
  - ·"目前为止,你了解多少?"
  - ·"其他医务人员告知过你什么?"
- 你可以直接询问患者是否愿意听到坏消息,可以这样提问:
  - ·"你是那种可以接受任何事实和细节的人么?或者你只是想听到简要的信息?"

诚实,高于一切

- 最重要的是,任何时候你都应该诚实,不猜测,不撒谎。
- 有时,交谈不会按你预先准备的方式进行,需要你随机应变。有时并不是简单地遵从以上规则,如果你被问及一个直接的问题时,你必须是诚实坦荡的。

示警

你应该一步一步向患者传达信息, 给予患者多个示警,让患者有机会阻止你继续传达信息,同时确定患者是否想知道更多的信息,尽量让你的语句简短、清晰。

"检查结果比之前想象的要严重。"可以作为你的开始,然后观察患者对此的反应,如果他们进一步追问,你可以告知患者更多的信息。

▶经验不足的医生可能觉得应该告知患者全部, 但有一点必须知道,有些患者宁愿不了解事实,这是他们应对噩耗的策略,我们必须尊重他们的选择。

留给患者充足的时间接受信息

每一条信息你都应该留给患者充足的时间去接受,并确认患者是否理解你所说的,必要时重复重要的信息。

记住患者不能一次接受你告知的所有信息,尤其是一些准确的细节,你需要另外寻找时间与患者探讨治疗方案和预后。

耐心

当患者得知坏消息时,其需要几分钟来接受,你应该耐心地等待患者开口。

患者可能会哭泣,这种情况下,他们需要纸巾和身边家属的支持。

如果患者感到很沮丧,他们可能无法再与你交谈,你需要给他们时间与家属或护理人员独处。之后再找时间与患者交流治疗方案及预后。

但是,你不应该给予患者虚假的期望。一旦告知患者坏消息,气氛肯定是沉重的,但你必须克服本能举动,并且鼓励患者,比如"我们可以做的是……""另一方面是……"或者"好的消息是……"等。

关于生存时间的问题

"我还能活多久？"是最常被问及的问题之一，也是最难回答的问题之一。

- 不要猜测，也不要欺骗。
- 生存时间常常是无法估计的，所以最好如实告知患者，给出确切的时间往往会误导他人。
- 向患者解释判断生存时间几乎不可能，或者关心患者是否有不想错过的特殊日子，如他们想要参加亲人的生日派对或想和家人一起过圣诞节。

谈话结束后

总结你交代的信息，确认患者是否理解，如果需要，重复交代信息，留出时间答疑，并安排后续的谈话，准备后续可能被问及的问题。很明显，如果做不到，就不要许下承诺。如果接下来你需要去诊所，那就不要将回访紧接着安排在下午，以免赶不回来。

法律、伦理和知情同意

如果涉及保密、法律效力和知情同意方面的话题，使用谈话技巧是必需的。四项生命伦理学原则同样值得学习了解，其在许多其他书籍中有相应的介绍。

四项生命伦理学原则

- 自主性原则：尊重患者、尊重其为自己健康做出决定的能力。
- 有利原则：以患者的利益为重。
- 不伤害原则：避免对患者造成伤害。
- 公正原则：对待患者和公众要公正。

保密性

保密性与上文提到的道德原则密切相关，为他人保守秘密体现了对他人自主权的尊重，同时维护了他人掌握自己信息的权益。因为透露信息可能会对患者造成伤害。

特殊情况

尽管如此，某些特殊情况下一些保密性信息可以或必须被公布，具体措施要根据实际情况而定。一般来说，出现下列情况时保密性信息可以被公布：

- 征得本人同意。
- 公布信息对患者有益。
- 法律要求。
- 当涉及法定责任时，比如报告出生事件、死亡事件、堕胎以及某些法定传染病。
- 损害公众利益。
- 出于国家安全的需要，或者如果继续保密会对阻止或发现犯罪行为产生不利的影响。
- 涉及特定的医学研究。

知情同意与能力

有效的知情同意主要由三个部分组成，为了获得充分的知情同意或者使知情同意具有法律效力，需要患者：

- 必须了解给予的信息。
- 必须相信信息。
- 必须能够保留和权衡信息。

此外，为了保证知情同意的有效性，患者必须不受任何胁迫。

▶必须注意的是，能力的评估对于手头上的特殊决定是有效的。它并不是全或无的现象，不仅仅是有能力或没有能力的问题。每面对一个新的问题，必须重新做出评估。

年轻人及其能力

- 除特殊情况外，18 岁以上自然人被认为是有完全行为能力的人。
- 16 到 18 岁的自然人被认为是成年人（根据 1969 年英国家庭法改革令），但是其拒绝治疗的决定可以被具有父母责任的监护人或法庭更改。
- 对于 16 岁及以下的自然人，如果满足以上三个条件，认为其有权利获得知情同意，但是他们的决定同样可以被法庭或具有父母责任的监护人更改。

Gillick 能力

发生于 1985 年的 Gillick 事件震惊美国，由此建立了两项原则（又称为 Fraser 指南）：

- 如果孩子能充分理解他们所同意的治疗行为（即他们具有"Gillick 能力"），则无须父母代其同意，而由其自主决定。

- 孩子是否具有 Gillick 能力由其主治医生来决定。

代理人权力

有智力缺陷的人群可能需要其他人来管理他们的权利、财务和健康事务。需要签署 2005 年颁布的精神能力法案中所列的委托书。

长久代理人 (EPA)

在 2007 年以前，人们可以签署一份长期的委托书，委托一个可以信赖的人去管理他们的财务。但是这些代理人并不能以委托人的名义去做出其他决定。

永久代理人 (LPA)

财产和事务永久代理人：具有财产和事务处理权的代理人可以在缴费、积累收入及收益、变卖财产方面做出决定，并服从包括患者在内的任何限制或者条件管制。

个人福利永久代理人：这要求代理人根据委托人的生活和医疗情况做出相应决定。如果被授予医疗决定权，其可以替委托人做出相应的医疗决定。

扩展内容

关于此章的话题众多，国家之间甚至地区之间均存在法律上的差异，我们可以通过以下途径进一步学习：

- The British Medical Association: http://www.bma.org.uk
- The Medical Defence Union: http://www.the-mdu.com
- The Medical Protection Society: http://www.medicalprotection.org
- The UK Ministry of Justice: http://www.justice.gov.uk/
- The UK Department of Health: http://www.dh.gov.uk

（赵琳茹　张凯　译）

第 2 章

病史

关于本书
　　本书根据系统器官分为不同的章节，在各章节中，本书会给出相应的建议，讲述如何询问、记录相关注意事项，但本书讲述的内容并不全面，仅作为指导病史采集的补充。

病史采集

病史相当于患者的"病情账户",其记录着患者所患疾病及其他相关信息,需要我们认真细致地采集,同医学的其他方面一样,病史采集也有一定的标准和规则需要遵从,所有医务人员均应了解和遵守。

速记是一种很好的方法,与患者交谈的同时可以获得全面的病史,但不必逐字记录。

病史采集结束后,脑海中应该有关于诊断及鉴别诊断的想法,日常的考试可以帮助你学习更多的知识并做出正确诊断。

病史采集不是被动的过程,你应该保持你的风趣,谦和地引导患者表达你所需要的相关信息,并尽可能使用第1章介绍的沟通技巧。

记录时你不必拘泥于传统,比如记录标题时,很多人喜欢用缩写(框2.1)而不是全称。

框 2.1 标准病史采集框架

- 主诉(PC)。
- 现病史(HPC)。
- 既往史(PMH)。
- 用药史(DHx)。
- 过敏反应史。
- 饮酒史。
- 吸烟史。
- 家族史(FHx)。
- 社会史(SHx)。
- 系统检查。

所列框2.1的大纲是作者比较青睐的病史采集方法,记录病史应仔细全面(框2.2),特殊情况的病史记录见框2.3。

▶许多医生会把吸烟史和饮酒史归入社会史。作者认为吸烟和饮酒行为不仅仅是人们休闲时间的消遣,其对疾病的发生发展具有重要的影响,值得更多的关注,应该作为单独的部分进行记录。

　　临床实践中要学会观察和学习,汲取其他医生采集病史过程中的优点,逐渐形成自己的风格。

框 2.2　病史记录

● 病历文件是医疗互动的重要组成部分。

● 病史应记录于患者的病历中。

● 切记,未记录的病史在法律上认为是未曾发生的。

框 2.3　特殊情况下的病史采集

　　某些特殊情况下,患者无法自己提供病史(比如昏迷、精神分裂、躁狂或语言障碍的患者)。此种情况下,你应该尽可能找到能帮助你的人以完善病史,不要仅凭自己的观察和臆想。同时尽可能了解患者的日常用药、功能状态和日常生活安排等。

　　当病史资料不是来源于患者的表述时,你应该做好相应的标记,并注明患者为何不能亲自叙述。

　　有用的信息来源应该包括:

● 亲属 / 同居者。

● 亲密朋友 / 室友。

● 初级医疗团队。

● 药剂师。

● 看守(如果居住于被庇护的住所)。

● 保姆或者住宅管理员。

● 任何事件目击者。

主诉(PC)

- 主诉,医学用语,是患者自述自己的症状和(或)体征以及持续时间等内容。一般为简短的一句话。

　·▶牢记,这是患者的语言,"咯血"很少作为患者的主诉,而"咳痰带血"常常是患者的主诉。

- 如果患者有多个症状,你可以做一个列表,并在症状后面陆续补充其他病史。

- 向患者提出开放式的问题,比如"有什么问题吗?"或者"为什么来看医生呢?",每位医生有其独特的询问方式,你应该选择合适短语作为你的询问方式。作者喜欢在简短的介绍之后询问患者"告诉我你的故事"。

　·❶"什么让你来这里的?"这个问题可能引起患者的误解,有时会得到患者这样的答案:"救护车"或者"出租车"。而这可能会使患者认为自己闹了笑话,所以这种问题应避免。

现病史(HPC)

当询问完主诉后,你应该对后续要问的问题有一个清晰的思路,比如症状的性质,整个症状的进展情况,何时开始? 何时加重? 有何诱因? 随着时间的推移对身体、心理、社会和工作状态有何影响?

这里有两个关键阶段:

第一阶段,向患者提出开放式问题,用 2 分钟的时间倾听患者诉说发生了什么,并用非言语的方式鼓励患者讲述(肢体语言),不要打断患者,同时谨慎记录病历。这段时间你应该对患者有一个初步的评估,评估患者的个性、受教育水平以及是否焦虑。根据你的评估调整你的谈话方式,而且此时你应该已经了解患者最关心的是什么。

第二阶段,你应该重新审视整个病史,并询问更多的细节问题,你也许可以这样说"我希望能再听您讲述一遍"。要抓住一些细节问题,特别是时间线和多个症状的关系,同时你也应该小心患者所讲的"伪医学术语"(尤其是"眩晕""流感"或者"风湿病"等具体指什么)。同时谨记你与患者是在交谈而不是审讯。

▶每个症状需要了解的内容见框 2.4;关于疼痛的问诊内容见

框 2.5 ；长期症状的问诊注意事项见框 2.6 。

现病史询问结束后，你应该建立一个问题列表，你可以通过此表总结你所了解到的信息，并且对相应信息进行后续补充和修改。

框 2.4　对于每个症状，确定如下方面：

* 症状的确切性质。
* 发病起始：
  * ·发病时间？
  * ·如何开始（突然地？ 逐渐地？ 持续多久？)？
  * ·如果是长期症状，为何现在才求医？
* 周期性与发作频率：
  * ·症状是持续的还是间断的？
  * ·上次症状出现持续了多长时间？
  * ·症状出现或消失的方式？
* 随时间推移的变化：
  * ·症状改善还是恶化？
* 恶化因素：
  * ·什么因素可加重症状？
* 缓解因素：
  * ·什么因素可缓解症状？
* 伴随症状。

框 2.5　SOCRATES 问诊法

关于疼痛特点的问诊内容，可以根据字母缩写"SOCRATES"（苏格拉底）来记忆：

* S: 位置（Site)（按压哪里会加重疼痛？ 要求患者用手指指出位置）。
* O: 发病(Onset)（如何发病？ 持续时间？)。
* C: 特点(Character)（例如："钝痛""绞痛""刺痛""烧灼痛"等)。
* R: 放射(Radiation)（疼痛是否向其他部位放射？)。
* A: 相关症状(Associated symptoms)（例如：恶心、消化不良、气短)。
* T: 时间(Timing)（持续时间、过程、形式)。
* E: 恶化及缓解因素(Exacerbating and relieving factors)。
* S:严重程度(Severity)（建立相应的评分系统，评价疼痛程度)。

> **框 2.6　长期症状**
>
> 　　如果症状是长期存在的,询问患者现在才就诊的原因。症状是否发生变化。询问患者症状何时开始好转是非常有用的,有助于帮助患者回忆那些对他们来说较为模糊和不重要的问题。

既往史(PMH)

　　尽可能详尽地获取患者的既往病史信息,询问患者是否曾就诊、接受过何种治疗,并记录诊疗过程中重要事件的发生地点和时间,某些情况下需要特别注意的问诊内容见框 2.7,也可参考框 2.8。

　　对每一种疾病,需要询问以下问题:

- 诊断时间?
- 诊断依据?
- 是否接受过相应的治疗?

　　对于有手术史的患者,了解术中麻醉情况。

❗同时询问预防免疫以及医疗保险的情况。

> **框 2.7　关于既往史——注意询问以下内容:**
>
> - 糖尿病。
> - 风湿热。
> - 黄疸。
> - 高胆固醇血症。
> - 高血压。
> - 心绞痛。
> - 心肌梗死。
> - 卒中或 TIA。
> - 哮喘。
> - 结核。
> - 癫痫。
> - 麻醉问题。
> - 输血情况。

框 2.8　不要认为任何事情都理所当然!

- 对于患者叙述的每种疾病，都应该详细了解疾病的诊断情况(时间、地点、哪位医生？)，同时了解治疗情况。
- 举个例子，如果患者说自己是哮喘，你应该询问以下内容：诊断医生？诊断时间？是否进行过肺功能检查？在就诊过程中是否接触过呼吸内科医生？是否使用过人工呼吸器？
- 有时，患者会给出与长期症状相关的医学名词，从而引起混淆，比如患者因为自己长期喘息症状而称自己患有哮喘，而实际情况可能是由于心力衰竭所致。

用药史 (DHx)

列出患者正在服用的所有药物，记录使用的剂量、时间、频率以及药物的主要副作用。如果患者对药物不甚了解，你应该与患者的医生和药剂师沟通确认，尤其注意记录下近期开始及停止使用的药物。

了解患者的依从性，患者是否知晓用药的种类和剂量？是否有漏服？如果患者没有服用药物，需要询问原因，患者是否具有依从性？或者是否需要额外的帮助？比如，每周提供预先包装好的药物。

患者可能认为某些药物并非"药物"，所以不要忘记特别询问是否使用以下药物：

- 眼药水。
- 吸入剂。
- 安眠药。
- 口服避孕药。
- 某些非处方药，比如维生素补充剂。
- 中草药。
- "违禁药品"或"毒品"，了解药物的种类、给药途径和部位、使用频率、是否共用针头。

过敏反应史

因为本部分内容极为重要，故未将它归于用药史，单列如下。

询问患者是否有过敏反应史或者对某种事物过敏。这一点需要仔细询问，因为患者常常只记得自己有花粉症而忘记告诉你他们应用青霉素时会起皮疹。对于药物过敏史要特别询问。

▶当患者叙述过敏史后，你应该确认其是否真实，判断是真正的过敏反应还是药物不耐受或仅仅是药物的副作用。

▶对于真实的过敏反应应该详细记录于患者的病历中。

饮酒史

记录饮酒史应该尽可能尝试量化，并做到精确，精确记录饮酒的种类、每周或每日的饮用量，同时记录饮酒是集中在一个时间段还是均匀分布。在英国，饮酒量用"单位"来记数，1 单位酒精 =10mL 酒精。

在美国和许多欧洲国家，酒被量化为"标准饮料"。在美国，1 个"标准杯饮料"含 0.54 盎司（1 英制盎司 ≈28.4mL）酒精，相当于 1.5 个英式单位。单位之间的换算见框 2.9 与框 2.10。

如果怀疑患者有过量饮酒，可以使用"CAGE"和"FAST"问卷，见框 2.11、框 2.12。

每周饮酒推荐量

● 皇家内科医师学会建议男性每周饮酒量不超过 21 个单位，女性不超过 14 个单位。

● 英国卫生署建议男性每日饮酒量不超过 3～4 个单位，女性不超过 2～3 个单位。

● 男性和女性每周至少有两天不饮酒。

框 2.9　单位换算

● 可以用饮料的酒精度（%）（ABV）乘以总体积或总容量（mL）再除以 1000，计算出饮料所含的酒精单位。

　·（酒精度 × 体积）/ 1000

● 举例：

　·1 品脱（568mL）烈性啤酒（酒精度 5.2%）所含酒精单位：

　·=（5.2 × 568）/ 1000

　·= 2.95 单位

框 2.10 常见饮料酒精含量

- 单位 =1/2 品脱普通啤酒,25mL 烈酒
- 1.5 单位 = 一小杯葡萄酒(125mL),比如波普甜酒
- 2 单位 = 大杯啤酒,1/2 品脱烈性啤酒,中杯葡萄酒(175mL)
- 3 单位 = 大杯烈性啤酒,一杯葡萄酒(250mL)
- 9 单位 = 一瓶葡萄酒
- 30 单位 = 一瓶烈酒

框 2.11 CAGE 问卷

4 个问题全部为"是"提示患者酗酒,而 2 个或 2 个以上问题为"是"提示患者存在酒精依赖。

- C:你是否觉得你应该减少(Cut down)你的饮酒量?
- A: 是否曾因他人劝你减少饮酒量而生气(Angry)?
- G: 你是否曾因饮酒而感到愧疚(Guilty)?
- E: 你是否需要通过每天早晨喝酒(Eye-opener)来摆脱酒精戒断综合征?

框 2.12 FAST 问卷 (Fast 酒精筛查测试)

- 此问卷主要用于鉴别是否存在酗酒风险。
- 一次摄入可定义为 1 个单位或 1/2 品脱啤酒,1 杯白酒或 1 杯烈性酒。
  1. 男性:一次摄入 8 个单位以上酒精的频率?
     女性:一次摄入 6 个单位以上酒精的频率?
     从不　一个月以上　每月一次　每周一次　每天一次
  2. 过去一年中喝酒喝到不记事的频率?
     从不　一个月以上　每月一次　每周一次　每天一次
  3. 过去一年中因喝酒而导致期望的事情未做的频率?
     从不　一个月以上　每月一次　每周一次　每天一次
  4. 过去一年中,有没有亲属、朋友、医生或其他医务人员一直关注你的饮酒情况并劝你戒酒?
     没有　有一次　超过一次

结果

- 问题 1: 回答"从不"提示没有酗酒;回答"每周或每天一次"提示酗酒。如果回答其他答案,转到问题 2。
- 问题 2 和问题 3: 每个答案对应分数 0、1、2、3、4,"从不"为 0,"每天一次"为 4。
- 问题 4: "没有"=0; "有一次"=2;"超过一次"=4 。
- 最高分数为 16。
  如果超过 3 分提示患者存在酗酒。

吸烟史

- 用包·年对吸烟行为进行量化。1 包·年代表吸烟 1 年,每天 20 支(如吸烟 1 年,40 支／天 =2 包·年;吸烟 2 年,10 支／天 =1 包·年)。

    · 另外还有一种方法也可以得到相同的结果:每天吸烟数乘以吸烟年数,再除以 20。

- 有些患者即便昨天,甚至在他们去医院或者诊所的路上刚刚戒烟,也会说自己是非吸烟者,所以一定要询问患者既往吸烟的情况(量化说明可参考框 2.13)。

- 询问是否存在被动吸烟。

    · ❗注意文化差异问题,锡克教是禁止吸烟的,遇到这种提问,他们会觉得被冒犯。

烟草相关的健康问题

心血管系统

- 冠心病。
- 外周血管疾病。
- 腹主动脉瘤。

呼吸系统

- COPD。
- 支气管炎。
- 肺炎。

神经系统

- 脑血管疾病。

生殖系统

- 勃起与射精功能障碍。

肿瘤

- 口腔。
- 喉。
- 咽。
- 支气管／肺。
- 食管。
- 胃。

- 胰腺。
- 肾。
- 膀胱。
- 宫颈。
- 急性粒细胞白血病。

其他

- 不孕。
- 早产。
- 死产。
- 低出生体重儿。
- 婴儿猝死综合征。

吸烟会使下列疾病恶化/加重

- 哮喘。
- 肺部感染,包括肺结核。
- 慢性鼻炎。
- 糖尿病视网膜病变。
- 视神经炎。
- 甲状腺功能亢进。
- 多发性硬化症。
- 克罗恩病。

吸烟会增加下列疾病发生的风险

- 痴呆。
- 视神经病变。
- 白内障。
- 黄斑变性。
- 肺纤维化。
- 银屑病。
- 牙龈疾病。
- 牙齿脱落。
- 骨质疏松。
- 雷诺综合征。

> **框 2.13　量化的艺术**
>
> 　　众所周知,患者叙述的吸烟史与饮酒史往往不十分可信,患者可能为了得到好感或避免尴尬,所以不会说出吸烟和饮酒的真实情况。
>
> 　　为了获得精确的饮酒史或吸烟史的相关数据,有时会让人感觉是在讨价还价。这里有两个建议供参考。
>
> 　　首先,即使你认为患者已经达到酗酒和过度吸烟的标准,也不要表现出批判和惊讶的情绪。
>
> 　　其次,如果患者有所保留("我吸烟不多"),那么你可以提问一个较高的吸烟量("一天 60 根吗?"),这样患者通常会告诉你一个较为真实的数据("哦!不是,大约 20 根吧")。如果你提问一个较小的量,可能患者只会承认一半。

家族史 (FHx)

家族史包括:

　　● 目前家庭的组成情况,包括父母、兄弟姐妹、子女及其他亲属的年龄、性别。

　　● 家族的健康状况。

　　在合适的情况下,了解健在的家族成员所患疾病,记录已故的一级亲属的去世年龄和原因。

　　值得注意的是,许多家族性遗传病是单基因异常所致,比如亨廷顿舞蹈病和囊性纤维化,如果是这样,你应该追溯患者家族中几代人的患病情况。

　　绘制家系图可能对病情了解有帮助,见框 2.14,其在儿科中应用广泛。

社会史 (SHx)

　　这部分有助于你去了解患者那些与最可能的诊断相关的生活细节,患者的总体幸福感,以及康复情况,这些可以帮助医生了解疾病对患者功能状态的影响。

　　此内容是病史的重要组成部分,然而多数医生对社会史的重视程度不够。毕竟人并非生活在真空中,其与社会息息相关,缺少此部分内容会让医生难以从整体水平评估患者。

　　了解关于患者的如下内容：

- 婚姻情况,性取向。

- 职业（如果已经退休,了解既往从事何种工作）。

　　·应该明确工作的性质,是长期坐办公室?重体力劳动?还是长途旅行?

- 居住环境如何?邻居如何?

- 住宿的类型(独栋,公寓——住在几楼)?

- 租房还是拥有自己的房子?

- 是否有楼梯?有多少台阶?

- 房内是否有辅助设施(比如浴室内的扶手、座椅电梯)?

- 是否有行走辅助器(比如手杖、轮椅、小车)?

- 是否每天都需要接受帮助?

　　·谁(家人?朋友?护工?)?

　　·谁来洗衣服、打扫卫生、做饭和购物?

- 是否有亲戚在附近居住?

- 有何爱好?

- 是否养宠物?

- 是否有过海外旅行?或者是否曾经出国?（出访的国家?是否接受过旅行疫苗接种?是否预防过疟疾?）

- 是否开车?

框 2.14　家系图

　　一般来说,男性用图形方块表示(□),女性用图形圆圈表示(○)。你询问的患者被称为先证者,用小箭头(↗)指示。水平线代表婚姻关系或二者共同孕育过一个孩子,垂直线与水平线的交点指示他们的下一代。你可以增加年龄和死亡原因。家族成员死亡用性别对应的图形加对角线(⦸,⧄)表示,重点关注对象用性别对应的图形加阴影(●,■)表示。

　　见图 2.1 和图 2.2 家系图示例:

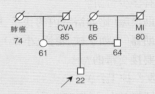

图 2.1　患者男性,未生育,是独生子女,父母健在,但祖父母、外祖父母亡故,死因不同。CVA,变异性哮喘;TB,肺结核;MI,心肌梗死。

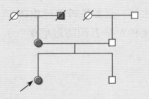

图 2.2　女性患者,未生育,患结肠癌,患者有一位哥哥,身体健康,其父母均在世,但其母亲也患结肠癌。其祖父母一辈只有祖父健在,外祖父死于结肠癌。

系统检查(SE)

　　在记录病史后,对患者进行系统检查。这往往比预想的要重要得多,常常可以获得重要的发现。提出的问题要根据患者的主诉,如果在现病史中已经详细询问了有关胸痛的情况,在此就不必再次询问。

一般症状

- 食欲变化(增加或减少)。
- 发热。

- 嗜睡。
- 萎靡。

呼吸系统症状

- 咳嗽。
- 咳痰。
- 咯血。
- 气短。
- 喘息。
- 胸痛。

心血管系统症状

- 劳力性呼吸困难。
- 阵发性夜间呼吸困难。
- 胸痛。
- 心悸。
- 踝部水肿。
- 端坐呼吸。
- 跛行。

消化系统症状

- 体重增加或减少。
- 腹痛。
- 消化不良。
- 吞咽困难。
- 吞咽疼痛。
- 恶心。
- 呕吐。
- 排便习惯改变,腹泻或者便秘。
- 失血。

泌尿系统症状

- 尿频。
- 多尿。
- 排尿困难。
- 血尿。
- 遗尿症。

神经系统症状

- 头痛。
- 眩晕。
- 麻木。
- 乏力。
- 震颤。
- 发作性晕厥。
- 黑矇。
- 括约肌功能障碍。

内分泌系统症状

- 怕热或者畏寒。
- 颈部肿胀(甲状腺)。
- 月经紊乱。
- 勃起功能障碍。
- 口渴。
- 多汗。
- 面部潮红。
- 多毛症。
- 肌无力。

运动系统症状

- 疼痛。
- 僵硬。
- 肿胀。

皮肤症状

- 肿块。
- 溃疡。
- 皮疹。
- 其他病变(皮肤颜色或纹理改变)。
- 瘙痒。

性生活史

标准的病历中不包括详细的性生活史,但如果患者主诉为泌尿生殖系统的症状,那么应该详细地记录性生活史。

此类问题可能会让患者及医生感到尴尬,所以交流应在合适的地点,让患者觉得自然、可信赖,同时让患者相信机构的保密性。谈话开始前,再次向患者确认保密,使他们能够自如地叙述性生活和习惯。

不要假设,保持专业性,尽量使用患者的用词和语言,注意宗教、文化差异等相关问题。建立一套模式来获得性生活史。

性生活

评估患者罹患性传播疾病(STD)的风险。确定患者的性伴侣的性别、数量、是否有患 STD 的风险、是否有预防措施(如果有 STD),并尝试提问以下问题:

- 你与男性、女性或两者都存在性关系吗?
- 过去两个月中,你和多少人发生过性关系?
- 上次发生性关系的时间是?
- 男性还是女性?
- 他们是临时的还是长期的性伴侣?
- 他们来自哪里?
- 他们是否注射药物?
- 他们是否患有或曾患有性传播疾病?
- 你认为他们有多少其他性伴侣?
- 你在哪个国家或地区与他人发生性关系?
- 你的性生活的类型(比如阴道、肛门、口腔)?
- 你是否应用避孕套?
- 你的性伴侣有什么症状吗?
- 过去 6 个月内,是否有其他性伴侣?
  - 如果是,对每个性伴侣重复以上问题。

相关既往史

了解患者性传播疾病的相关病史。

- 是否患性传播疾病?
- 是否进行过与性生活相关的检查?
- 是否做过艾滋病、肝炎或梅毒相关检查?
- 是否曾接种过乙肝或甲肝疫苗?

心理因素

应考虑到性欲降低或性功能障碍可能是由于心理因素所致,进行相应的探究并询问患者如下问题:

- 是否曾遭遇性侵犯。

- 两性关系是否存在问题。
- 性伴侣是否存在问题。
- 是否存在导致焦虑的因素。
- 是否患有或曾患有抑郁或焦虑。

老年患者

采集老年患者的病史并不容易,认知能力降低、听力下降、病情复杂都是难题所在,所以采集老年患者的病史需要相应的技巧。老年患者的病史对诊断至关重要,而与老年患者交流过程中,第一印象很关键,赢得老年患者的信任能与其更好地交流,从而得到重要信息(框 2.15 和框 2.16)。

框 2.15　学会倾听

你可能会因急于了解病史而提问过多问题,有时会表现得过于鲁莽,而这样会冒犯你的患者,尤其是老年患者,会让他们感到失望(因为你根本没有仔细倾听),并且可能错过很多重要信息。

学会保持安静,告知患者你在倾听,用 3~4 分钟去听患者讲述病情,看似不经意的细节可能对你采集病史大有帮助,这有助于直入主题,更易发现关键问题。

关键点

- **列表**: 对于患有慢性疾病或多种疾病的患者来说,其急性表现可能不是单一因素所致。可以把症状或病情列成图表进行分析,比如:①心力衰竭恶化;②生活节制问题;③腹泻;④摔倒。这些情况常常与你所忽略的诊断间有极为密切的关系。
- **药物史**: 患者可能会忘记接受过的治疗和服用的药物,然而,更多的药物意味着更多的副作用,所以要注意患者所服用的药物,询问患者为何服用或停用某些药物,老年患者一般会坦诚相待。此外,患者可能不认为某些"药物"为药物,比如眼药水、安眠药或通便剂等,所以要注意询问患者此类药物的使用情况,避免苯二氮䓬类药物急性戒断所致的谵妄。
- **既往史**: 记得询问患者最近接受过什么治疗, 是否到医院或当地社区卫生院就诊过,是否去过其他科室的门诊。

- 功能状态: 一个全面的既往健康状况与疾病的系统回顾是老年患者病史采集的基础。本书几乎处处都在强调这一点。疾病本身可能难以治愈,但是疾病对患者造成的影响应引起医务人员高度重视,一些疾病或治疗措施都可能会使患者的生活方式发生改变。记得了解患者在家中能获得的正式的和不正式的帮助,如果照看他的邻居或朋友不称职,有可能会引发危机。礼貌、巧妙地询问患者的退休金,包括护理津贴,许多患者并未意识到这些问题是合理的,所以需要做出详细的说明以保证你的建议会被采纳。

- 社会史: 本部分信息相当重要, 当面对刚确诊的肺纤维化或膀胱癌的患者时,患者的职业是重要的信息。此外,询问患者的社会史能更多地了解患者的生活。不要期望亲属能提供很多的帮助,他们可能住得很远,老年患者的配偶也可能无法提供任何帮助。与患者交流他们的日常生活,了解他们的兴趣爱好和追求,这样有助于开导患者。多给予患者希望,这有助于他们康复。总之,不能只看到患者本人及其所患疾病,医生应该有更广泛的考虑,包括患者的家庭、亲属和潜在问题。

框 2.16　关于沟通的要点

由于许多患者并不会按照本章所介绍的传统模式去告知他们的病史,所以要学会倾听。在病史陈述过程中并不推荐逼迫(命令)患者。

通常来说,老年人喜欢谈论并且偏爱叙事,医生应该认识到这点的价值所在,倾听和询问是每位医生应具备的技能,倾听患者叙事可以了解患者的喜好、愿望和恐惧。

老年患者对于"能从医生那里获得什么?"这一问题的看法常常与一般患者不同。并且,他们的日常安排也许会与你所想的治疗计划存在巨大的不同, 但是老年患者可能因为害怕冒犯医生而不敢发表任何看法。所以,如果你能与患者共同制订关键治疗方案会让你成为更加优秀的医生。

(张凯　李广平　译)

第3章
一般检查和内分泌检查

体格检查
初步诊断
检查步骤

一般检查
皮肤颜色
体温
水合状态
水肿
营养状况
淋巴结
手和上肢
易识别的综合征
维生素和微量元素缺乏
老年患者

内分泌系统
内分泌系统症状
其他病史
一般内分泌系统检查
甲状腺检查
糖尿病患者的检查

主要疾病的重要症状和体征

内分泌系统疾病的眼部检查
  详见本书第9章:
● 眼底检查。
● 甲状腺疾病的眼部体征。
● 内分泌系统疾病的眼底病变,如糖尿病视
  网膜病变。

体格检查

一般原则

首先医生应当取得患者的信任,以专业的知识,正直、诚实的态度面对患者,同时要维护患者的尊严,尊重患者的隐私。体格检查结果往往比患者的主诉更客观准确。

对于很多人来说,初次见面就脱衣服让别人检查和触摸自己的身体是一件很难完全接受的事情。因此,先通过询问病史拉近双方的距离,之后再进行体格检查会相对容易接受些。当然,医患沟通不能仅仅局限于询问病史,根据检查过程中医生所使用的方法的不同,通常会出现两种相反的结果:一种是获得有意义的体征,一种是被患者投诉。

这并不代表医生可以因为担心行为不当或引起投诉而回避对患者的检查。特别是在对异性患者进行体格检查时(尤其是涉及隐私部位时),不应当采取回避态度,而应在建立正常关系并且在得到患者许可之后进行。

此外,医生表现得越自信会让患者感到更加自在。常规的语言以及非语言沟通都应确保不会使医患之间产生误解。在对患者隐私部位进行检查时,需确保除你之外至少还有一人在场,可以是学生、医生、护士或者其他保健人员。在场人员最好选择和患者性别一致的人。

体格检查的内容

"正确"的方法

一个重要的原则是检查者常常需要站在患者的右侧。据说这样可以让检查者有掌控局面的感觉(大多数人是右利手),虽然这种说法并没有依据。所有的标准检查技术都是依照这个方向来实施的。

系统检查

体格检查应包括身体各器官系统的检查,这也是本书主要介绍的内容。

检查时通常会涉及多个器官系统,这要求你能够熟练应用所学过的检查技术,并能将它们相互联系起来。

体格检查构成

每个系统的体格检查均可分为 4 个部分：

- 视诊(视)。
- 触诊(触)。
- 叩诊(叩)。
- 听诊(听)。

此外,还有很多特殊的试验和其他检查项目,你都可以通过本书进行了解。

初步诊断

第一眼诊断

当你第一眼看到患者的那一刻，你应当对患者的一般健康状况有一个整体的认识。这种能够将所有线索综合起来考虑的能力,需要长期的临床经验积累以及反复的练习,而且这种能力需通过结合医学知识和生活常识来获得。你可以这样问自己：

- 患者有没有不适？
- 患者健康还是生病？
- 有没有易识别的综合征或者特殊的面容？
- 患者是营养良好还是有水肿？

这些特征会被下意识地注意到，但你必须让自己有意识地去关注它们。

周围线索

在医院，可以从患者周围的一些事物中获得关于其健康状况的其他线索。此外，也可通过患者随身携带的物品获得有意义的线索。

例如:氧气管、喷雾器、GTN 喷雾剂、胰岛素笔、血糖仪或香烟等。

生命体征

早期进行生命体征的测量也是必要的,主要包括：

- 体温。
- 血压。
- 脉搏。
- 血氧饱和度。

- 呼吸频率。
- 血糖。

意识水平

必要时可应用 AVPU 评分或 GCS 评分对患者的意识水平进行快速的初步评估。

检查步骤

在对患者进行正式的检查之前，首先要进行自我介绍，告知患者需要检查的内容，并取得患者的许可。

- 合理暴露患者。
- 确保周围环境安静。
- 确保检查床上覆盖有清洁的床单或一次性垫单。
- 如果患者有他人陪同，需询问患者是否需要陪同人员回避。
- 检查所需设备是否准备齐全（如手电筒、棉签、叩诊锤、听诊器等）。
- 都准备好之后，患者采取 45°半坐卧位的理想体位。

皮肤颜色

患者全身或局部的皮肤颜色对评价患者的一般状况或某些特殊疾病的诊断有提示作用。特别要查看是否有皮肤苍白、中心性或周围性发绀、黄疸、皮肤色素异常等。

苍白

面色苍白通常提示严重的贫血，尤其要注意检查睑结膜、甲床和手掌皮肤褶纹。

下睑结膜检查方法：嘱患者向上看，同时检查者用拇指或示指将下睑向下牵拉，下睑结膜即可以完全露出，正常的睑结膜应该是红色或粉红色的。

但是，对于受到过度惊吓或者患有血管疾病的患者，即使没有失血，也可能因为周围血管收缩或血流不畅导致皮肤和结膜苍白，需注意鉴别。

发绀

发绀是指血液中还原血红蛋白高于 2.5g/dL 时皮肤和黏膜

呈青紫色改变。

中心性发绀:由于动脉血中还原血红蛋白含量增多而导致口唇部发绀,主要见于通气/血流比例失调的肺部疾病,如慢性阻塞性肺病、肺源性心脏病及肺栓塞等。也可见于右向左分流性心脏病患者。最终可因长期异常的氧气运输导致红细胞增多症及血红蛋白病(如高铁血红蛋白血症、硫化血红蛋白血症)的发生。

周围性发绀:仅四肢(手指、脚趾)出现青紫色改变。此类发绀常由于动脉血氧饱和度下降或周围循环血流障碍所致。后者常见于长时间暴露于寒冷环境中、心输出量减少或周围性血管疾病。

黄疸

黄疸是指含有弹性纤维的组织(如皮肤、巩膜、黏膜)中有大量黄色素沉着,主要发生于血清中胆红素含量升高(显性黄疸胆红素>35mmol/L)。

在自然光下,黄疸在肤色较白的患者中通常会更加明显。检查时,嘱患者向上看,同时轻轻按住下眼睑即可充分暴露巩膜。

▶黄疸需与胡萝卜素血症相鉴别,后者也有皮肤黄染,但是通常不累及巩膜(即巩膜通常是白色的)。

其他皮肤颜色异常

本书还介绍了其他特殊类型的皮肤颜色异常,在此就不一一赘述了。如血色病特征性的皮肤石板灰色、银中毒时皮肤的银灰色改变、阿狄森病皮肤皱褶处色素沉着加深及白癜风色素脱失斑片等。

体温

- 使用水银体温计或电子温度计记录患者的体温。
- 记录不同测量方法得到的体温数值:
  - ·口测法正常值为37℃。
  - ·直肠肛测法较口测法高0.5℃。
  - ·腋测法较口测法低0.5℃。
- 体温具有昼夜变化规律。
  - ·峰值出现在下午6点到10点之间。

·最低温度出现在凌晨 2 点到 4 点之间。

高体温

● 许多疾病的热型都有一定的昼夜变化规律。连续记录体温测量的结果并在体温单上描绘出体温曲线,对于疾病的诊断具有重要的意义。

·持续性发热可提示恶性高热、药物性发热(如氟烷、琥珀酰胆碱)、斑疹伤寒或伤寒。

·间歇性发热提示淋巴瘤及化脓性感染(如粟粒性结核)。

·回归热或佩尔-埃布斯坦(Pel-Ebstein)热或者周期热常见于霍奇金淋巴瘤患者,体温急剧升高并持续 4~5 天后,骤然下降至正常水平,高热期与无热期规律交替出现。

● 注意强直(寒战)伴有高热,通常提示胆道败血症或肾盂肾炎,也可以发生于任何脓毒症。

低体温

● 低体温是指体核(直肠)温度< 35℃,通常发生于长期暴露于寒冷环境(如溺水)或继发于某些原因导致的意识障碍(如乙醇或药物过量)或老年患者(如黏液性水肿)。

● 患者通常表现为皮肤苍白和蜡质表皮,伴有意识模糊。

● 体温< 27℃时患者常出现昏迷。

水合状态

通过询问病史,你可能已经对患者目前的水合状态有了初步了解。比如,患者可能会告诉你他近期饮水量较少甚至常常感觉口渴。常见的导致患者脱水的病因有脓毒症、出血、肠梗阻及呕吐。

检查

● 首先注意观察患者是否有限制液体摄入的征象、导尿袋或营养增补剂。

● 检查患者是否有眼窝凹陷(通常提示有中-重度脱水)。

● 黏膜:检查舌头和黏膜水分情况。

·脱水会导致这些部位干燥。

● 皮肤水肿:检查时可轻捏前臂皮肤褶皱,保持数秒后放开。

·如果皮肤含水量正常,则会迅速回到原来的位置;而在脱水状态时,则需要更长的时间恢复到原来的状态。

· ❗但是这种检查方法不适合老年患者，因为其皮肤已失去正常的弹性而不易恢复。

● 毛细血管再充盈:检查时,检查者抬高患者的拇指置于心脏水平,按压拇指指面 5 秒,然后松开。测量患者皮肤恢复正常颜色所需的时间。

· 正常毛细血管再充盈时间应小于 2 秒，延长表明外周血液循环不良。

● 脉率:在脱水或循环超负荷时,机体会代偿性发生心动过速。

● 血压:分别测量卧位及立位血压,如在立位时血压明显降低(即直立性低血压),也提示机体可能存在脱水。

● 颈静脉压力(JVP):JVP 是评价血容量最敏感的指标(见第5 章)。

· 机体处于脱水状态时 JVP 降低，而液体超负荷时 JVP 升高(如肺水肿)。

● 水肿:是另一种常见的提示液体超负荷的指标(考虑右心衰竭、缩窄性心包炎、低清蛋白血症所致)。检查时要特别注意踝关节和腰骶部水肿。

水肿

水肿是指组织间隙有过量的液体潴留，尤其是皮下组织层,提示 Starling 力失衡(即血浆胶体渗透压降低或毛细血管内流体静力压升高),从而导致液体渗出进入组织间隙中积聚。

水肿常见于机体血浆清蛋白降低 (尤其是肾病综合征、营养不良和吸收不良)以及严重的心力衰竭及肾衰竭患者。

引起下肢水肿的其他常见原因详见框 3.1。

检查

对于能够行走的患者,检查者用拇指轻轻按压胫骨远端内侧部位("光秃秃的区域")约 10 秒。若为凹陷性水肿,皮肤受压部位会出现凹陷且拇指松开后恢复较缓慢。

▶ 如果发现水肿,需注意水肿向近端延伸程度,检查水肿到达的肢端最高点,外周水肿是否累及腹前壁和外生殖器。

对于长期卧床的患者,液体流向新的低位区,并形成"骶

框3.1　引起下肢水肿的其他常见原因

局部因素

- 蜂窝织炎(通常为单侧)。
- Baker囊肿破裂(通常为单侧)。
- 较大的静脉闭塞:如血栓性静脉炎、深静脉血栓形成(DVT)、外周静脉血管受压。
- 慢性静脉功能不全:如结节性色素沉着、炎症、脂性硬皮病。
- 脂(肪)过多症。
- 腓肠肌破裂:如踝关节及足部肿胀、挫伤。

全身因素

- 充血性心力衰竭。
- 低蛋白血症(如肾病综合征、肝硬化、蛋白丢失性肠病、恶性营养不良)。
- 甲状腺功能减退。
- 甲状腺功能亢进。
- 药物因素(如类固醇皮质激素、NSAID、血管扩张剂等)。

淋巴水肿

- 为非凹陷性水肿,伴有皮肤增厚及变硬。
- 可以特发或继发于近端淋巴管阻塞,如手术后、转移性癌症或慢性感染等。

垫"。检查时可嘱患者变化体位,充分暴露背部和腰骶区域,并用指尖轻压检查。

营养状况

患者的营养状况可能是疾病的一个重要标志,但在体格检查过程中常常被忽视。

可通过一些简单的临床方法评估患者的营养状况。

常规的外表检查

- 注意观察患者的体型,是胖还是瘦?
- 询问患者近期是否有体重减轻或增加?
  - ·体重减轻会导致肌肉萎缩从而引起骨骼突出,尤其是颧骨、肱骨头、四肢大关节、肋骨和骨盆骨性标志,要注意鉴别。

体重和身高

所有的患者都应该使用精确的测量仪来记录其身高及体重(理想情况下可使用测距仪)。

体重指数

体重指数(BMI)是一个用于评估身体肥胖程度的重要指标。

BMI=体重(kg)/[身高(m)]^2

世界卫生组织 BMI 分类如下:

- 19~25 =正常。
- 25~30 =超重。
- 30~40 =肥胖。
- >40 =极端或病态的肥胖。

脂肪分布情况

中心性肥胖(腰围:臀围,男性>1,女性>0.9)与疾病的高发病率和死亡率密切相关。

皮肤褶皱厚度

皮肤褶皱厚度是另一个用于评估肌肉和脂肪状态的常用指标。测量部位通常为肩峰至鹰嘴连线的肱三头肌的中点。需使用特殊的测量工具(卡尺)。

检查者用拇指和示指将被测部位的皮肤和皮下组织提捏起来,用卡尺测量皮褶厚度。测量 3 次并取平均值(通常男性为 20mm,女性为 30mm)。

上臂围

上臂围是评估患者皮下脂肪厚度的另一指标。

与皮肤皱褶厚度的测量一样,一般采用肩峰到鹰嘴连线的中点作为测量点。

检查时,嘱患者手臂屈曲成 90°,测量 3 次并取平均值。参照年龄/性别标准图表来评价。

与营养不良相关的疾病

- 任何危重疾病。
- 恶性肿瘤。
- 代谢性疾病(如肾衰竭)。
- 胃肠道疾病(尤其是小肠)。
- 脓毒症。

- 创伤。
- 术后。
- 社会心理疾病(如抑郁症、厌食症、孤独症)。

与肥胖相关的疾病

- 单纯性肥胖("生物–心理–社会")。
- 基因性疾病所致的肥胖,如 Prader -Willi 综合征及 Lawrence-Moon-Biedl 综合征等。
- 内分泌疾病(如库欣综合征、甲状腺功能减退等)。
- 药物因素(如类固醇皮质激素)。
- 由于肿瘤或创伤导致的下丘脑功能受损。

淋巴结

淋巴结检查是全身体格检查中重要的组成部分之一。淋巴结检查主要包括视诊和触诊。

正常情况下大多数淋巴结不易触及,例如,主动脉旁淋巴结、小肠肠系膜淋巴结等深部淋巴结。浅表淋巴结是体格检查的重点。

头颈部淋巴结主要位于颈前区、颈后部及颌下区域,上肢淋巴结位于肱骨内上髁及腋窝区,下肢淋巴结主要分布于腹股沟和腘窝区域。

▶需要注意的是,淋巴系统疾病常常伴有肝脏及脾脏肿大,这类疾病详细的检查方法可参考第 7 章所述。

视诊

视诊可发现明显的淋巴结肿大, 尤其是双侧不对称肿大时。淋巴结炎通常伴有局部皮肤的红肿。

触诊

进行淋巴结触诊时应使用手指最敏感的部分——指尖。

- 头部和颈部(图 3.1):检查颈部淋巴结时患者应该保持站立,检查者从后面进行触诊,类似于甲状腺的检查。
- 腋窝(图 3.2):首先检查右侧腋窝淋巴结。
  - ·患者取舒适坐位,检查者站在患者右侧。
  - ·检查者用右手将患者右臂举起与躯干成 90°。
  - ·检查者用左手触诊患者右侧腋窝淋巴结。

·检查左侧腋窝淋巴结时操作与右侧相反。

● 腹股沟(图 3.3):患者取仰卧位,沿腹股沟韧带进行触诊,类似于腹股沟疝的检查(见第 7 章)或股动脉搏动的检查(见第 5 章)。

·注意:腹股沟浅表淋巴结分为水平组及垂直组,前者位于腹股沟韧带下方,与韧带平行排列,后者位于大隐静脉上端,沿静脉走向排列。

● 滑车上淋巴结:检查者将右手的手掌置于患者微屈的右手肘部,四指轻轻在肱骨内上髁后上方的凹陷处进行触诊。

● 腘窝淋巴结:患者取被动屈膝位,检查者协助其充分暴露腘窝,并通过类似于触诊腘动脉的方式用双手指尖检查腘窝。

表现

与肿瘤检查(见第 4 章)类似,当触及淋巴结肿大时需注意以下几个方面:

部位

● 某些重要疾病,如急性和慢性感染、转移癌等可导致与原发病灶相关的局部淋巴结病变。

● 准确描述淋巴结肿大部位对于某些疾病的诊断是非常有必要的。某些淋巴结病变的常见原因见框 3.2。

框 3.2 某些淋巴结病变的常见原因

● 血液系统恶性肿瘤 (如淋巴瘤、急性和慢性淋巴细胞白血病)。

● 感染:

·病毒感染(如 HIV、传染性单核细胞增多症、CMV)。

·细菌感染(如结核病、梅毒、布鲁菌病)。

● 浸润性疾病(如结节病、淀粉样变)。

● 自身免疫性疾病(如系统性红斑狼疮、类风湿关节炎)。

● 药物作用(如苯妥英钠引起的假性淋巴瘤)。

数量

- 肿大淋巴结的具体数目?
- 清晰准确地描绘肿大淋巴结的图示及触诊细节。

大小

- 正常淋巴结不易触及。
- 当可触及淋巴结时往往提示淋巴结肿大。
  - 此时应该测量其长度和宽度。

质地

- 恶性淋巴结常常质地较硬且形状不规则。
- 继发于感染的肿大淋巴结触诊时会感到"有弹性"。

压痛

- 淋巴结触诊时压痛常提示感染。

粘连

- 肿大淋巴结与周围组织明显粘连时应高度怀疑为恶性肿瘤所致。
- 相邻的淋巴结相互融合成结节状硬块,常见于淋巴结结核。

局部皮肤

- 淋巴结炎可引起局部皮肤红肿。
- 转移癌扩散到周围组织可引起水肿和皮肤纹理改变。

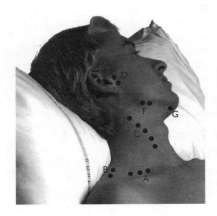

A = 锁骨上淋巴结

B = 颈后淋巴结

C = 颈前淋巴结

D = 耳前淋巴结

E = 耳后淋巴结

F = 颌下淋巴结

G = 颏下淋巴结

H = 枕部淋巴结

图 3.1　颈部和锁骨上淋巴结。

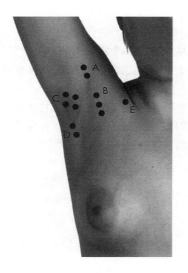

A = 外侧淋巴结群
B = 胸肌淋巴结群
C = 中央淋巴结群
D = 肩胛下淋巴结群
E = 锁骨下淋巴结群

图 3.2 腋窝淋巴结。

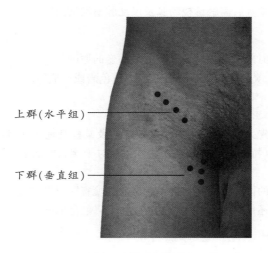

上群(水平组)

下群(垂直组)

图 3.3 腹股沟淋巴结。

手和上肢

手部检查是全身体格检查的一个重要组成部分,可以为疾病的诊断提供大量的线索,也是医学生需要掌握的基础检查方法之一。

在本书中你会遇到各种各样的"手势"。手部检查的方法详见第 8 章和第 10 章,即神经系统和运动系统,在这里不再赘述。手部皮肤及指甲甲床等检查参见第 4 章。

检查项目需包括:

- 手背和手掌。
- 皮肤颜色。
- 散在病变。
- 肌肉。
- 关节。
- 骨畸形。
- 指甲。
- 局部触诊及检查肢体运动和感觉。

手部检查后需触诊桡动脉及尺动脉搏动情况。

肘部

- 通过肘部检查可发现某些关节病变的原因。
- 例如,类风湿结节、银屑病斑块、黄色瘤或瘢痕等。

易识别的综合征

部分先天性疾病、内分泌系统疾病及某些其他疾病具有典型的体征(特别是面部体征),这些体征对于疾病的诊断具有重要的意义。

典型的体征通常在初步检查("现场检查")时即被发现。大多数疾病还伴有一些其他特征,在这里不做详细介绍。

唐氏综合征(21-三体综合征)

- 面容:眼裂上斜、内眦赘皮、眼距增宽、结膜炎、晶状体混浊、外耳小、鼻根低平、舌胖且常伸出口外、流涎多。
- 手部:通贯掌纹(非特异性)、四肢短、手指粗短、小指向内弯曲,由于韧带松弛,关节可过度弯曲。
- 其他:常伴有智力缺陷、第一和第二足趾骨间沟增大、身材矮小、阿尔茨海默型痴呆及甲状腺功能减退。

特纳综合征(45 XO)

- 面容:小颌畸形(小下颌)、内眦赘皮、耳大位低、鱼形嘴、眼距增宽、上睑下垂、斜视。
- 颈部:颈短而宽、有颈蹼、颈项部有多余的皮肤皱褶、发际线低。
- 胸部:胸廓呈盾形、乳头间距大。
- 四肢:第 4 掌骨或跖骨短、指(趾)甲增生、淋巴水肿、肘外翻。

马方综合征

是一种由于原纤维蛋白基因缺陷(ch15q)导致的常染色体显性遗传性疾病。

- 面容:长头畸形、面窄、高腭弓、晶体状脱位、虹膜异色症、蓝色巩膜、近视。
- 四肢:身材高大、双臂平伸指距>身高、关节过度伸展、复发性关节脱位等。
- 手部:手指及足趾细长[蜘蛛指(趾)]。
- 胸部:漏斗胸或鸡胸、脊柱后凸侧弯、主动脉功能不全。
- 其他:肺部囊性病变(如自发性气胸、肺大泡、顶端纤维化、曲霉肿及支气管扩张)、腹股沟疝或股疝。

结节性硬化症

又称 Bourneville 病,是一种由于常染色体 16 和 9 基因病变引起的常染色体显性遗传的神经皮肤综合征。

- 皮肤特征:皮脂腺瘤(特征是口鼻三角区皮脂腺瘤,对称蝶形分布)、局部皮肤增厚粗糙(多见于腰骶部肉色的鲨鱼皮斑)、皮肤纤维瘤[自指(趾)甲沟处长出的呈淡红色或红褐色、为针尖至蚕豆大小的坚硬蜡样丘疹,按之稍褪色]、色素脱失斑(多见于躯干及臀部)、其他如咖啡牛奶斑等。

1 型神经性纤维瘤

也称为 von Recklinghausen 病,是一种常染色体显性遗传性疾病。

- 皮肤:纤维神经瘤(常为沿神经纤维分布的单个、分叶状或有蒂的、质地柔软或较硬、易推动的肿块或结节)、咖啡牛奶斑

(特别是腋窝部)及腋窝部出现雀斑样色素沉着斑。

- 其他表现：脊柱后凸侧弯、神经根受累或压迫、肌肉萎缩、感觉丧失（Charcot 关节）、丛状神经瘤及肺囊肿。

Peutz-Jeghers 综合征

- 皮肤：黏膜、皮肤特定部位小的棕黑色色素斑，常见于唇、口周、颊黏膜、手及手指等部位。

眼皮肤白化病

- 明显的黑色素过少症（皮肤苍白），毛发为淡白或淡黄色。
- 虹膜为半透明粉红色，常有畏光、眼底色素减少或缺失、眼球震颤等症状。

肌强直性营养不良（见第 8 章）

- 面容：肌病性面容（面容瘦长，头部前倾，沮丧欲睡的表情），男性多伴有秃发，上睑下垂，面部肌肉萎缩（尤其是颞肌及咬肌）以及白内障等。
- 其他表现：胸锁乳突肌、上肢带骨和股四头肌肌肉萎缩，反射消失、肌强直（如握拳后不能立即将手松开，握拳后松手延迟）、心肌病、口齿不清、睾丸萎缩、糖尿病等，晚期还可出现智力减退和人格障碍。

帕金森病（见第 8 章）

- 面容：面具脸、瞬目减少、流涎、步态蹒跚、睑阵挛（闭眼时眼睑震颤）。
- 步态：曳行，小碎步步态，伴随手臂摆动幅度逐渐减小甚至消失。
- 震颤：滚轮样震颤、铅管样强直、齿轮样强直、面部表情动作减少、写字可变慢变小（称为"小写征"）。

Osler-Weber-Rendu 综合征

也称为遗传性出血性毛细血管扩张症（HHT）。

- 面容：毛细血管扩张（常见于面部、口周、嘴唇、舌头、颊黏膜、鼻黏膜等部位），也可见于手指，甚至可出现鼻出血、胃肠道出血、缺铁性贫血、咯血等症状。

系统性硬化 / CREST 综合征

• 面容/手部:通常表现为毛细血管扩张和色素沉着、皱缩的鼻子、口周皮肤紧张、皮肤磨损及粘连、血管炎、手指指腹萎缩、钙质沉着(手指)、雷诺现象等。

维生素和微量元素缺乏

脂溶性维生素

维生素 A(视黄醇)

• 乳制品、鸡蛋、鱼油和动物肝脏中含量较高。

• 缺乏会导致夜盲症、眼干燥症、角膜软化(角膜增厚)、滤泡性角化过度。

维生素 D(维生素 D_3)

• 鱼肝油、乳制品中含量较高,也可通过紫外线照射后经皮肤及肾脏新陈代谢产生。

• 不足常导致佝偻病(儿童)和骨软化症(成人),偶尔也可出现近端肌肉无力症状。

维生素 E(α-生育酚)

• 广泛存在于绿色蔬菜、植物油中。

• 缺乏可引起溶血性贫血(早产儿)和机体共济失调。

维生素 K(K_1= 生物素类,K_2= 甲基萘醌类)

• 广泛存在于多种食物中,尤其是绿色蔬菜。也可经肠道细菌合成。

• 缺乏可导致凝血功能障碍,从而容易擦伤和出血。

水溶性维生素

维生素 B_1(硫胺素)

• 谷物、豌豆、大豆、酵母及全麦面粉中含量较高,是碳水化合物代谢和转酮反应必不可少的物质。

• 缺乏可导致干脚气病(感觉和运动周围神经病变)、湿脚气病(高输出心力衰竭和水肿)及 Wernicke-Korsakoff 综合征。

维生素 B_2(核黄素)

• 在全麦面粉、肉、鱼、乳制品中含量丰富,是体内黄酶类辅基的组成部分,黄酶在生物氧化还原中发挥递氢作用。

- 缺乏可导致口角炎（口角有裂纹甚至炎症）、口腔黏膜炎症、脂溢性皮炎和周围神经病变等。

维生素 B_3（烟酸）

- 在鱼类、动物肝脏、坚果、全麦面粉中含量丰富。
- 缺乏可引起糙皮病：皮炎、腹泻及痴呆。

维生素 B_6（吡哆醇）

- 广泛存在于各类食物中，也可在体内由色氨酸合成。
- 缺乏会导致周围神经病变、抽搐和铁粒幼细胞贫血，长期使用药物（如异烟肼、肼屈嗪、青霉胺）及酗酒、怀孕也可引起维生素 B_6 缺乏。

维生素 B_9（叶酸）

- 叶酸缺乏常见于不良的饮食习惯、吸收不良、腹腔疾病、克罗恩病、胃切除术后、某些药物（如氨甲蝶呤、苯妥英钠），或者消耗过多（如白血病、恶性肿瘤、炎症性疾病）。
- 叶酸缺乏可引起巨幼细胞贫血和舌炎。

维生素 B_{12}（钴胺素）

- 可导致钴胺素缺乏的原因有很多，常见如部分或全部胃切除术、克罗恩病、回肠切除、空肠憩室、盲袢综合征及绦虫感染等疾病。
- 缺乏可导致巨幼细胞贫血、周围神经病变、脊髓亚急性联合变性、抑郁、精神病及视神经萎缩。

维生素 C（抗坏血酸）

- 缺乏会导致坏血病（毛囊周围出血、牙龈出血肿胀、自发性淤血、头发呈螺旋状、伤口无法愈合）、贫血和骨质疏松症。

微量元素

铜

- 铜缺乏可导致小细胞低色素性贫血、中性粒细胞减少、骨质矿化、Menkes 卷发综合征（生长停滞、智力缺陷、骨骼病变、头发干枯、贫血）、感觉性共济失调、肌肉无力、视力丧失（视神经病变）及周围神经病变。
- 铜缺乏通常由铜吸收不良引起。

锌

- 锌缺乏可导致肠病性肢皮炎（表现为婴儿生长发育迟缓、

脱发、严重腹泻、念珠菌和细菌感染）、伤口不易愈合、皮肤破溃、脱发、夜盲症、意识模糊、抑郁等。

镁

- 镁严重缺乏可引起心律失常、感觉异常、抽搐。

碘

- 碘严重缺乏可以导致呆小病（儿童）、甲状腺功能减退、甲状腺肿。

老年患者

Nigel Hawthorne 在电影《疯狂的乔治王》中扮演了乔治三世国王。在患卟啉症期间，国王将医生对他所做的体格检查认为是"最后的手段"，并且认为是"无法忍受的入侵"。然而，对于老年人来说，很多疾病都缺乏"典型"的临床表现，此时进行全面的体格检查对于疾病的诊断尤其重要。

临床医生常常忽略全面体格检查的价值，但这对于患者获得有效的治疗很重要。这里只作为本书随后系统内容的补充概述，对于重点内容则会重复说明，以强调一个综合的、全面的、从容的体格检查对于疾病诊断的重要性。

总原则

注意观察

- 始终要问自己"患者有没有不适？"
- 不要忽视体温过低和谵妄等一些关键指标，它们可能提示患者目前处于极度不适状态。

寻找是否合并其他疾病

- 老年人往往会同时罹患许多疾病，而其中一些往往是偶然发现的，在检查过程中要注意，如：
  - 皮肤损伤（是否为恶性？）。
  - 新的/孤立的"银屑病"（Bowen 病？）。
  - 无症状的外周动脉疾病。

与患者沟通交流

- 在询问病史及体格检查时都需要与患者沟通。
- 实践表明，医患之间充分的沟通常常有助于提高疗效、安抚患者、建立互信以及获得额外的有用的病史，尤其对于发现某些潜在的功能障碍也有裨益。

关键点

观察

- 护士每天需要花大量的时间将患者的生命体征记录在笔记本上,并对突然出现的情况采取紧急措施。
- 许多患者可能会有低血压,往往是由于药物作用引起的,尤其是小剂量的药物应用常常容易被忽视,但是低血压也可能是心肌梗死的唯一征象。
- 识别体温的危急值,某些严重疾病的老年患者可能表现为体温过低。
- 识别老年患者疾病的早期预警值,尤其是对于患有慢性疾病的患者,你可能会忽视某些情况。

水合状态

- 可能很难评估——如皮肤弹性会下降、口腔黏膜会干燥(除外用口呼吸时)或者眼窝凹陷(肌肉萎缩、体重减轻),这些表现对于评估年轻患者机体水平衡状态是有价值的,但对于老年人是不可靠的。

  ▶注意:一个相对客观有用的检查方法是通过检查腋窝是否出汗来评估机体水合状态。

皮肤和指甲的健康

- 皮脂缺乏和静脉曲张性湿疹常见,但也容易被忽视。
- 请注意非好发部位出现的典型病灶,鳞状细胞癌在这方面表现尤为突出。
- 注意观察鞋/趾甲,有没有甲弯曲?

营养状况

- 体重减轻的体征较明显,如衣服不合身和义齿不合适等。

关节

- 注意观察并检查患者的关节活动性,或者有无急性(假性)痛风性关节炎。

MMSE / AMTS

- 大多数患者的检查都是被动进行的。

步态(在可能的情况下进行检查)

- 类似于精神状态检查,应在条件允许的情况下进行。详细的检查方法见第 10 章"站立和行走测试"。

"老年病巨症"

"老年病巨症"是由著名的老年病学专家 Bernard Isaacs 提出的,它包括以下 5 种症状:

▶这些都不属于疾病的"诊断",所以要避免直接作为诊断,它们只是一些老年疾病的常见表现,或者说是一种可能的病因。

- 无法行动。
- 平衡失调。
- 大小便失禁。
- 认知障碍。
- 医源性疾病(译者注:查阅文献为"独立性丧失")。

信息收集

对于一名患有严重疾病、精神错乱的患者,并且在不能提供详细的病史或者家庭医生的病历记录时,诊断会显得毫无头绪,此时往往容易倒退回用 Isaacs 的巨病症来作为诊断。这就需要更多地收集信息来获得疾病诊断的关键线索。

- 家庭成员和护理人员(如疗养院的员工):能够提供一个真实的机会来了解患者家庭、消除疑虑或者进行一些其他问题的讨论。
- 电子病历:几乎所有医院都具有电子病历系统,详细记录患者的就诊信息、疾病诊断及检查结果。
- 医生手术记录:包括手术护理记录以及最新的医嘱,或者和参与手术的医生进行疾病的讨论。
- 社区卫生服务中心:你会发现许多其他多学科团队在你之前就已经联络患者的家庭护理人员、护士、其他护理人员,并从他们手中收集到重要的信息。

内分泌系统症状

由于激素对身体各个系统都会产生影响,因此在询问患者病史时要尽量涉及所有器官系统。

本节概述了一些比较重要的内分泌系统疾病的临床表现(即高度怀疑是由于内分泌功能障碍导致的),但本节的介绍并不包含所有内分泌系统疾病症状。

食欲和体重变化

许多人虽然不进行体重测量,但是也会通过衣服变宽松或变紧注意到体重的变化。

嗜睡

嗜睡或疲劳是两种很难确定的症状。可以询问患者疲劳对其日常生活的影响。在需要休息之前能做哪些活动以及是否有过明显的改变?疲劳可能是某些未确诊的内分泌系统疾病的一个重要的特点,例如:

- 糖尿病。
- 库欣综合征。
- 肾上腺皮质功能减退。
- 甲状腺功能减退。
- 高钙血症。

▶注意:也要考虑其他疾病如抑郁和慢性疾病(贫血、慢性肝脏和肾脏疾病、慢性感染和恶性肿瘤)。

排便习惯

便秘是高钙血症和甲状腺功能减退的常见临床表现。甲状腺功能亢进和阿狄森病可能会表现为腹泻。

尿频和多尿症

常见的内分泌系统疾病包括:

- 糖尿病。
- 尿崩症。
- 库欣综合征引起的高血糖症。
- 多尿症也可能出现于高钙血症的患者中。

口渴和烦渴

需考虑糖尿病、尿崩症、高钙血症。

出汗

多汗可能发生于低血糖发作期间以及甲状腺功能亢进和肢端肥大症患者,与嗜铬细胞瘤的其他肾上腺素能症状相关。

色素沉着

局部皮肤色素沉着脱失可由白癜风引起,它是一种与其他内分泌免疫疾病(如甲状腺功能亢进或甲状腺功能减退、阿狄森病和桥本甲状腺炎等)相关的自身免疫性疾病。

- 色素沉着加深:阿狄森病、库欣综合征。
- 色素沉着脱失:广泛的色素脱失常见于垂体功能减退的患者。

毛发分布

参见第 4 章"皮肤、毛发及指甲"。

脱发

对于男性和女性来说,肾上腺雄激素分泌减少和腋窝毛发、阴毛减少可由以下原因引起:

- 性腺功能减退。
- 肾上腺皮质功能不全。

毛发过多

女性多毛症或毛发过度生长可能是由于内分泌功能障碍所致,需考虑以下几种疾病:

- 多囊卵巢综合征。
- 库欣综合征。
- 先天性肾上腺皮质增生。
- 肢端肥大症。
- 男性化肿瘤。

皮肤和软组织变化

内分泌系统疾病可导致许多软组织变化,主要包括:

- 甲状腺功能减退:皮肤黏膜干燥、粗糙、皮肤苍白和黄斑瘤形成,以及外 1/3 眉毛脱失的典型特征。
- 甲状腺功能亢进:甲状腺肢端肥仅见于 Graves 病所致的甲状腺功能亢进中。特征性表现包括杵状指及掌指骨骨膜下新骨形成。还常伴有胫前黏液性水肿——小腿水肿部位发红(通常是侧面)。
- 甲状旁腺功能减退:一般表现为皮肤干燥,呈鳞状。
- 糖尿病:黄斑瘤、溃疡、皮肤反复感染、脂质渐进性坏死——小腿处出现黄色发亮的皮损。
- 肢端肥大症:腋窝及肛门部位软组织增生,手和手指苍白,黑棘皮病,即腋窝部位皮肤柔软发黑(黑棘皮病也可见于库欣综合征、多囊卵巢综合征和胰岛素抵抗患者)。

头痛和视力障碍

视野缺损、颅神经麻痹和头痛可能是由于颅内占位性病变所致。垂体肿瘤侵犯视神经交叉的典型临床表现为双颞侧偏盲。

视力模糊是非特异性表现,但需考虑是由于高血糖症渗透压的变化所致。

生长发育改变

垂体功能减退、甲状腺功能减退、生长激素缺乏症及类固醇分泌过多可能会出现身材矮小。身材高大可能是由于生长激素分泌过多或促性腺激素分泌不足所致。

成人生长激素分泌过多(肢端肥大症)可导致软组织过度增生。患者可能会发现鞋子、手套的尺寸增大,或面部特征性改变(尤其是在和旧照片进行对比时容易发现)。

性功能改变

女性

女性月经的改变可能是垂体功能障碍的早期症状。更多详细内容参见第 13 章。

男性

男性性腺功能减退可能导致性欲减退、阳痿或勃起障碍(见第 12 章)。

▶注意需除外可导致性功能障碍的非内分泌系统疾病,如酗酒、脊髓疾病或心理疾病等。

面容潮红

面容潮红可能是类癌或绝经期的症状。

需具体询问面容潮红的性质,加重或缓解因素,以及有无其他伴随症状如心悸、腹泻、头晕。还应询问完整的月经史。

其他病史

病史采集需尽可能完善(如糖尿病患者的病史见框 3.3)。当患者具有内分泌系统疾病症状时,检查者在病史采集过程中需要特别注意以下几点。

用药史

需详细询问患者药物使用史,尤其是以下几类药物:

- 非处方药。
- 激素类药物,包括口服避孕药、局部及全身性应用类固醇药物。
- 胺碘酮。
- 锂制剂。
- 草药或其他药物。

框 3.3　糖尿病病史

和其他疾病一样,应该明确疾病的诊断时间、诊断依据、病程进展及治疗过程。此外,应详细询问疾病监测情况和糖尿病并发症情况,所以应注意以下几点:

- 首次诊断时间?
- 首次诊断依据?
- 首次是如何治疗的?
- 现在是如何治疗的?
- 如果患者目前使用胰岛素治疗,需询问开始使用的时间?
- 患者的饮食是否符合糖尿病的饮食标准?
- 患者是否遵医嘱合理使用降糖药物?
- 他们多久进行一次血糖监测?
- 他们通常以何种方式记录血糖监测情况(如果可能的话,查看监测手册)。
- 最近一次糖化血红蛋白检查的结果如何(很多患者都知道该项检查)?
- 是否曾因糖尿病酮症酸中毒(DKA)住院治疗?
- 他们是否在外科就诊过?
- 他们是否觉得足部有不适感? 足部是否使用过保湿霜?
- 他们是否参加过视网膜疾病筛查?
- 他们是否需要眼科医生帮助?

如果患者是新诊断为糖尿病,需询问体重减轻史(可用于区分 1 型和 2 型糖尿病)。

既往史

- 所有的甲状腺或甲状旁腺手术史。
- ^{131}I 治疗史或抗甲状腺药物治疗史。
- 妊娠(期)糖尿病。
- 高血压。
- 所有的垂体或肾上腺手术史。

家族史

尤其要询问以下几个方面：

- 2 型糖尿病(框 3.3)。
- 相关的自身免疫性疾病(恶性贫血、腹腔疾病、白癜风、阿狄森病、甲状腺疾病、1 型糖尿病)。
  - ·对于大多数患者来说，只有亲属患上述疾病时，他们才会对上述疾病有所了解。
- 先天性肾上腺皮质增生(CAH)。
- 多发性内分泌腺肿瘤(MEN)综合征(框 3.4)。

框 3.4　MEN 综合征

"多发性内分泌腺肿瘤"是一种常染色体显性遗传性疾病。

MEN 1

3 个特征：

- 甲状旁腺增生(100%)。
- 胰腺内分泌肿瘤(40% ~ 70%)。
- 垂体腺瘤(30% ~ 50%)。

MEN 2

- 甲状腺髓样癌(100%)。
- 嗜铬细胞瘤(50%)伴有或合并以下情况：
  - ·MEN 2a：甲状旁腺增生(80%)。
  - ·MEN 2b：黏膜和肠神经瘤，马方综合征体质。

一般内分泌系统检查

内分泌系统的检查与其他器官系统的检查方法不同。通常，内分泌系统检查方法是聚焦，即通过发现患者的某一症状或体征来支持或者推翻相应的诊断。

框 3.5 列举了手足搐搦体征。

但是,你可通过快速筛查方法来了解患者的内分泌系统状态。

手部/手臂

注意观察手的大小、皮下组织、掌骨的长度、指甲、手掌红斑、出汗和震颤。还需注意皮肤厚度(库欣病时皮肤变薄,肢端肥大症时皮肤变厚)以及手部有无擦伤等。

注意脉搏及卧立位血压变化。检查近端肌无力情况(见第 8 章)。

腋窝

注意腋窝部皮肤情况,检查有无脱发、异常色素沉着或黑棘皮病。

面部及口腔

观察有无多毛症、痤疮、多血质或皮肤油脂过多。检查面部皮肤软组织,主要是眉毛突出部(眼睛上方)及下颌宽大(巨颌病)。检查口腔时需注意牙齿间距,观察有无牙齿脱落。同时观察巨舌、颊黏膜异常色素沉着。正常情况下,上下牙闭合时上牙位于下牙前方,如果相反即下牙位于前方则称为"凸颌畸形"。

眼部及眼底

详见第 9 章。

颈部

注意检查肿胀或淋巴结病。检查甲状腺。触诊锁骨上区域并注意有无软组织增生。

胸部

观察是否有毛发过多或脱失、女性双侧乳房大小及男性是否有乳腺增大。此外,还需注意乳头的颜色、有无色素沉着或溢乳。

腹部

观察患者是否有中心性肥胖、皮肤紫纹、多毛症。触诊注意有无器官肿大。检查外生殖器以排除男性睾丸萎缩或女性男性化(如阴蒂增大)等疾病。

下肢

检查下肢近端肌无力情况,此外还需检查是否有糖尿病引起的下肢周围神经及血管病变。

身高和体重

计算患者的 BMI。

框 3.5　手足搐搦体征

Trousseau 征

检查方法:血压计套袖缚于患者前臂,充气至收缩压以上并持续 3 分钟。当患者伴有低钙血症时可出现上肢肌肉强烈收缩,手部发生屈肌痉挛。

Chvostek 征

检查方法:叩击面神经,位置在耳屏前方。如果引起同侧嘴角及面部肌肉收缩则为阳性。

甲状腺检查

患者取坐位,坐于椅子上或床边。

视诊

观察甲状腺区域。如果患者甲状腺肿大,你可能会在甲状软骨下方看到甲状腺突出。正常甲状腺外观不突出且不易触及。

甲状腺

甲状腺位于甲状软骨下方 2~3cm 处,由左右侧叶及连接二者的峡部组成。

如发现局部或弥漫性肿大,嘱患者做吞咽动作,同时仔细观察颈部肿块是否随吞咽动作上下移动。也可嘱患者伸舌时进行观察。

- 甲状腺附着于喉部的甲状软骨上，可随吞咽动作上下移动。
- 其他颈部肿块如颈部淋巴结肿大通常不易移动。
- 甲状舌管囊肿不能随吞咽动作上下移动,但其在患者做伸舌动作时可向上方移动。

颈部其他检查

- 仔细检查颈部有无明显的瘢痕(尤其是甲状腺切除术后瘢痕往往藏在项链下方,很容易被忽略)。
- 注意检查颈静脉,颈静脉扩张可能提示患者有胸骨后甲状腺肿。
- 局部皮肤发红或红斑可能提示有化脓性甲状腺炎。

触诊

甲状腺

通常从患者后方进行触诊。检查者站于患者后方并将双手分别置于患者颈部两侧。患者稍低头使胸锁乳突肌松弛。❶向患者解释你所要进行的检查及需配合的注意事项。

- 询问患者是否有压痛。
- 检查者将每一只手的中间三指置于患者下颌下方的颈部中线处。
- 将手指轻轻下压直至触及甲状腺。
  - 甲状腺峡部往往很难触及。
- 如果患者甲状腺有肿大,进一步确定双侧是否对称。
- 注意有无多个分散的甲状腺结节。
- 确定肿物的大小、形状以及活动性。
- 嘱患者吞咽,并配合吞咽动作再次进行检查。
  - 嘱患者将少量的水含在口中,然后当检查者将手置于适当位置后嘱患者将口中的水咽下。
- 根据甲状腺的质地,需考虑以下几种情况:
  - 质软:正常。
  - 质韧:单纯的甲状腺肿。
  - 质硬:桥本甲状腺炎。
  - 质硬如石块:甲状腺癌、囊性钙化、纤维化、Riedel 甲状腺炎。
- 易激惹症状常常出现在新陈代谢活跃的甲状腺功能亢进患者身上。

颈部其他检查

颈部淋巴结触诊、颈动脉检查(检查搏动是否明显,有时可被增大的甲状腺组织压迫)以及注意有无气管偏移。

叩诊

- 从胸骨切迹向下轻叩。
- 有胸骨后肿大的患者，叩诊胸骨柄时表现为声音低钝,不能产生正常的共鸣。

听诊

应用听诊器的膜片听诊每个甲状腺腺叶是否有杂音。

- 如听诊闻及轻柔的血管杂音,通常是由于血管内血流增快所致,是甲状腺肿伴功能亢进的特征性表现,见于 Graves 病。

  ·此时你可能需要暂时阻断颈内静脉(IJV)血液回流以排除由此引起的静脉嗡嗡声。

  ·听诊主动脉区,以确保甲状腺杂音不是由于心脏流出道梗阻所致杂音传至颈根部引起的。

技能站 3.1

说明

如何对患者的甲状腺状态进行临床评估。

操作规范

- 清洁双手。
- 自我介绍。
- 解释检查的目的,获得患者知情同意。
- 询问患者疼痛部位,在检查时尽量避开。
- 观察患者的情绪状态(放松 / 激动 / 烦躁?)。
- 测量心率,并注意患者是否有心房颤动。
- 检查手部,注意皮温、有无红斑、甲状腺性杵状指(指骨过度增生类似于肺性骨病)。
- 感觉手心有出汗或是干燥?
- 注意有无震颤,嘱患者将手臂和手指伸直,手掌向下。将一张纸置于患者手背上方可以使手颤动更加明显。
- 面部检查:
  ·注意有无眼球突出及眼球突出度的测量(见第 9 章)。
  ·甲状腺功能减退容貌。
- 眼部检查(见第 9 章)。

- 检查甲状腺及颈部。
- 检查肱二头肌肌腱反射及踝反射(见第 8 章)。
- 通过嘱患者从坐位改为站立位,检查近端肌力情况。
- 注意有无胫前黏液性水肿。
- 感谢患者的配合,必要时可协助患者穿衣。

糖尿病患者的检查

由于糖尿病可累及身体各个器官及系统,因此应根据具体情况对糖尿病患者进行全面或简单的检查。

一般来说,你应该警惕以下几个方面:心血管疾病、肾脏疾病、视网膜疾病、周围神经病变(包括感觉异常)、胰岛素注射相关疾病、糖尿病足、继发性糖尿病(如肢端肥大症、库欣综合征、血色病)以及相关的高脂血症。

糖尿病全面检查概要

一般检查

- 水合状态。
- 体重。
- 已知的内分泌系统疾病的相关面容。
- 色素沉着(色素过度沉着或色素片状脱失)。

下肢

- 肌肉萎缩。
- 脱发。
- 皮肤萎缩。
- 皮肤色素沉着。
- 腿部溃疡(尤其是在受压部位和足趾)。
- 皮肤感染。

注射部位

- 检查和触诊有无脂肪萎缩、脂肪肥厚或局部感染。

相关的皮肤损伤

- 渐进性脂质坏死,注意检查小腿、手臂和背部。
  - ·边界清晰的椭圆形斑块,表面发亮、有黄色蜡状萎缩性中心、棕红色的边缘,伴有周围毛细血管扩张。

- 有时也可见环状肉芽肿。

高脂血症

- 疹性黄色瘤。
- 肌腱黄色瘤。
- 黄斑瘤。

神经系统检查

- 视力(见第 9 章)。
- 眼底检查(见第 9 章)。
- 周围感觉神经病变——外伤、溃疡和 Charcot 关节形成。
- 测试肌肉力量(见第 8 章)。
- 足部检查。

心血管检查

- 一个理想的完整的心血管检查需包括卧位和立位血压测量。

糖尿病足

周围血管病变合并周围神经病变会导致足部反复的微小创伤,甚至进展为不易愈合的溃疡和感染。

使用 10g 单丝

一种小而薄的塑料丝,使其弯曲所需的压力大约为 10g。

- 将单丝置于患者足部皮肤的相应部位,如图 3.4a 所示。
- 将单丝压弯(图 3.4b)。
- 用单丝轻触患者皮肤大约 1.5 秒, 询问患者是否能感觉到单丝。单丝不要在脚面上滑动、敲击以及造成划伤。
- ❗不能按压溃疡、老茧、瘢痕或坏死组织等部位。
  - ·当患者在任何位置均不能感受到单丝的触碰时, 患者的足部处于危险状态。

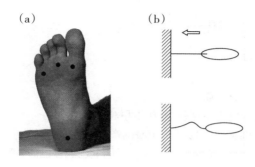

图 3.4 （a)用 10g 单丝检查糖尿病患者足部的相应位置。(b)在患者皮肤上应用适当的力量使单丝弯曲。

技能站 3.2

说明

如何对糖尿病患者的足部进行临床评估。

操作规范

- 清洁双手。
- 自我介绍。
- 解释检查的目的,获得患者知情同意。
- 观察皮肤颜色,注意有无溃疡、皮肤干燥及皮肤硬结形成,有无感染的征象。
- 是否存在足部损伤依据,如鞋子摩擦所致?
- 有无 Charcot 关节形成?
  - 由于反复的小的创伤及愈合不良导致的关节功能异常以及感觉丧失。
- 10g 单丝试验。
- 检查轻触觉、痛觉、振动觉、本体感觉。
- 触诊周围血管搏动(足背和胫后动脉)。
- 注意足背及足底的皮温。
- 测量毛细血管充盈时间。
- 感谢患者的配合,必要时可协助患者穿衣。

主要疾病的重要症状和体征

甲状腺功能减退

病因

- 膳食中缺乏碘。
- 自身免疫性甲状腺炎(桥本甲状腺炎)。
- 淋巴细胞性甲状腺炎(10%的产后女性)。
- 药物因素(胺碘酮、干扰素 α、沙利度胺、多巴胺、锂制剂)。
- 放射性碘治疗。
- 甲状腺手术损伤。
- 放疗术后(如头颈部或乳腺癌放射治疗后)。
- 垂体腺瘤。

症状

- 疲乏。
- 体重增加。
- 厌食症。
- 畏寒。
- 记忆力减退。
- 精神萎靡不振。
- 性欲减退。
- 甲状腺肿大。
- 眼睑水肿。
- 毛发脱落易断。
- 皮肤干燥。
- 关节痛。
- 肌痛。
- 肌无力。
- 便秘。
- 女性月经过多。

体征

- 一般表现:声音嘶哑、精神萎靡、身体倦怠、假性痴呆、黏液性水肿。
- 检查:可见全身皮肤干燥、增厚、粗糙、脱屑(类似于胡萝卜素血症所致的微黄色),手脚掌呈苍白色、周围性发绀,下眼睑水肿,眉毛外 1/3 脱失,毛发稀疏,舌头肿胀,黄斑瘤。

- 心血管系统和胸部:轻度高血压、心包炎、胸腔积液、心输出量减少、心力衰竭、心动过缓、脉搏减弱。
- 神经系统:腕管综合征、周围神经病变、小脑综合征、近端肌无力、肌强直、肌肉肥大、踝痉挛减弱、双侧神经性耳聋(常见于先天性甲状腺功能减退患者)。

甲状腺功能亢进

病因

- Graves 病(弥漫性毒性甲状腺肿)。
- 慢性甲状腺炎(桥本甲状腺炎)。
- 亚急性甲状腺炎(亚急性肉芽肿性甲状腺炎)。
- 产后甲状腺炎。
- 药物因素(碘、胺碘酮)。
- 细菌性甲状腺炎。
- 病毒感染后甲状腺炎。
- 特发性(先天性)甲状腺功能亢进。
- 毒性多结节甲状腺肿。
- 恶性肿瘤(毒性腺瘤、分泌 TSH 的垂体肿瘤)。

症状

- 体重下降。
- 食欲增加。
- 易怒。
- 焦虑。
- 肌无力。
- 震颤。
- 呼吸困难。
- 心悸。
- 出汗。
- 怕热。
- 瘙痒。
- 口渴。
- 呕吐。

- 腹泻。
- 眼部病变(Graves 眼病)。
- 女性月经过少。
- 性欲减退。
- 男性乳房发育。

体征
- 一般表现:易怒、体重减轻。
- 检查:甲剥离、手掌红斑、手震颤、手心出汗、甲状腺性杵状指(趾)、运动功能亢进、男性乳房发育、胫前黏液性水肿、Graves眼病。
- 心血管系统和胸部:静息性心动过速、心输出量增多、心脏收缩期杂音。
- 神经系统:近端肌病、肌肉萎缩、下肢腱反射亢进。

糖皮质激素分泌过多(库欣综合征)
- 病因包括:垂体腺瘤导致 ACTH 分泌过多和异位 ACTH 分泌综合征(如小细胞肺癌)。肾上腺皮质增生所致的高皮质醇血症、肾上腺肿瘤(腺瘤或癌)、外源性类固醇;异位促肾上腺皮质激素释放因子产生(罕见)、抑郁、酗酒等。
- 症状:肥胖(向心性/上半身)、外表改变、月经失调、皮肤菲薄易出现淤斑、痤疮、毛发过度生长、肌无力、性欲减退、抑郁、失眠。
- 体征:锁骨上脂肪堆积、满月脸、胸颈部脂肪堆积("水牛背")、向心性肥胖、多毛症、皮肤菲薄易出现淤斑、皮肤紫纹、伤口愈合不良、皮肤感染、近端肌无力(肩膀和臀部)、脚踝部水肿、高血压、骨质疏松性骨折、皮肤异常色素沉着(由于 ACTH过量)、糖尿。

原发性肾上腺皮质功能减退(阿狄森病)
- 病因:自身免疫性肾上腺炎(在英国该病因>80%)、肺结核、转移性癌、淀粉样变、出血、梗死、双侧肾上腺切除术、HIV 病毒感染。
- 症状:食欲减退、体重减轻、疲乏、恶心、呕吐、腹泻、便秘、腹痛、倦怠、勃起障碍、闭经、头晕、晕厥、肌痛、关节痛。
- 体征:皮肤色素沉着(尤其是日晒部位、黏膜表面、腋窝、掌纹处及新的瘢痕组织处等)、恶病质、毛发脱失、体位性低血压、低热、脱水。

生长激素分泌过多(肢端肥大症)

- 病因:垂体肿瘤(>95%)、生长激素释放激素(GHRH)分泌过多导致的畸形生长(罕见),以及下丘脑、肾上腺或胰腺肿瘤。
- 症状:头痛、复视、外表改变、肢端肥大、嗓音低沉、出汗、疲乏、体重增加、勃起功能障碍、痛经、溢乳、打鼾、关节痛、肌无力、麻木、感觉异常、多尿症、烦渴。
- 体征:前额眉弓隆起、鼻及嘴唇肥大、下颌突出(凸颌)、牙齿间距增大、巨舌、铲状手、软组织苍白、皮肤增厚且油腻、腕管综合征、多毛症、双颞侧视野偏盲(见于垂体肿瘤压迫视神经交叉时)、颅神经麻痹(特别是第 3、第 4 和第 6 对颅神经)、高血压。

催乳素瘤

是一种最常见的具有分泌激素功能的垂体肿瘤。

- 症状:临床表现与年龄、性别和泌乳素血症病变程度相关。女性:功能性子宫出血、阴道干涩、性交困难、溢乳。男性:性欲减退、勃起功能障碍、不育、溢乳。如果发病在青春期之前,则可能出现男性乳房发育和睾丸细小。
- 体征:视野缺损(两颞侧偏盲?)、颅神经麻痹(第 3、第 4 和第 6 对颅神经)、溢乳。男性:小睾丸和毛发生长近似于女性。

高钙血症

- 病因:常见病因是甲状旁腺功能亢进、恶性肿瘤(产 PTHrP 性肿瘤及骨转移癌)。少见病因是维生素 D 中毒、肉芽肿性疾病、家族性低尿钙性高钙血症。罕见病因是药物因素(如利尿剂)、甲状腺功能亢进、阿狄森病。
- 症状:主要取决于潜在的病因。轻微的血钙过高通常没有任何症状。当血钙水平较高时,可能会出现恶心、呕吐、嗜睡、意识障碍、腹痛、便秘、抑郁、肌无力、肌痛、多尿症、头痛、昏迷等症状。
- 体征:通常表现为发病原因引起的其他表现,血钙过高一般没有特殊体征。

低钙血症

- 病因：低清蛋白血症、低镁血症、高磷酸盐血症、甲状腺或甲状旁腺术后、甲状旁腺素缺乏或抵抗、维生素 D 缺乏。
- 症状：抑郁、口周感觉异常、肌肉痉挛。
- 体征：Trousseau 征，由于血压表袖带充气导致手臂血液供应减少，发生手足搐搦（手腕和手指弯曲）。神经肌肉的兴奋性升高，敲击神经引起相应部位肌肉抽搐（即 Chvostek 征——用叩诊槌或手指叩击面神经，位置在耳屏前 2cm 处，可引起面部肌肉收缩）。

多囊卵巢综合征（PCOS）

雄激素和雌激素代谢异常伴雄激素分泌异常。

- 症状：无排卵性功能性子宫出血和月经不规律、不孕，许多患者还伴有多毛症。
- 体征：肥胖（50%）、男性型毛发生长、男性型秃发、肌肉肥大、声音低沉、女性阴蒂增大、黑棘皮病。

（张邦滢　译）

第 4 章
皮肤、毛发及指甲

引言

皮肤是一个高度分化的器官,具有各种生理作用,包括保护机体免受创伤、感染及紫外线辐射,调节体温和体液平衡,感知感觉刺激,以及合成维生素 D。

皮肤在社交活动中起着至关重要的作用,所以在身体健康方面,一种看似微不足道的疾病(例如痤疮)却能导致毁灭性的社会心理后果。

解剖学和生理学

皮肤包括两层:表皮和真皮。皮肤下面的脂肪层称为皮下组织。

表皮

- 这是一层角化的复层扁平上皮。主要的细胞类型是角质细胞。不断分裂的立方基底细胞组成表皮的基底层,其产生的新细胞向上迁移至皮肤表面并最终脱落。在不同的身体部位,这个过程需要 30~50 天。在皮肤表面, 表皮形成具有保护作用的角质层。

表皮其他类型的细胞包括黑色素细胞、朗格汉斯细胞和默克尔细胞。

- 黑色素细胞:驻留在基底层,并分泌黑色素通过长突起进入周围的角质细胞。黑色素有助于保护皮肤免受紫外线辐射。黑色素颗粒数量决定皮肤颜色。
- 朗格汉斯细胞:在免疫反应中发挥抗原呈递细胞的重要作用。
- 默克尔细胞:被认为与触摸感觉有关。

真皮

这是一层由胶原和弹性纤维组成的结缔组织层,使皮肤更具韧性和弹性。皮肤附属器(毛囊、皮脂腺、小汗腺和大汗腺)、神经、血管及淋巴管位于真皮层。

- 毛囊:一个专门的管状结构,其开口于皮肤表面并能产生毛发。毛囊几乎遍布全身;一些部位(如毛发)含有致密的大毛囊。立毛肌连接毛囊到真皮;它的收缩使头发更垂直于皮肤。
- 皮脂腺:附在毛囊上。其分泌富含脂质的皮脂,起防水和润滑皮肤和毛发的作用。

- 小汗腺：主要产生汗液。
- 大汗腺：结构类似于小汗腺。其作用尚不清楚,但是对一些哺乳动物而言在气味产生上有重要的作用。

皮下组织

皮下组织不仅储存脂质还助于绝缘,也有助于构成身体轮廓和形状。

毛发

与表面皮肤构成不同,毛发由角蛋白组成。与细腻的毛发(如女性面部的毛发)相比,头发属于终毛,粗糙并含有色素。

毛发的生长

毛发的生长是周期性的,依次包括活跃的生长期、生长退行期、休止期,最后毛发脱落。在任何给定时间,大部分毛发处于生长期,且通常持续 3 年以上。虽然毛发的异常似乎不会对健康造成特殊影响,但是头发对于社交活动极为重要,当接诊头发过少或过多的患者时需言语得当。

指甲

甲板是一层角蛋白。其主要功能是保护指尖和提高灵活性。它是由指甲基质产生的,主要在甲襞近端以下,但仅在一些指甲可见苍白的新月(或"半月")。指甲平均以每月 3mm 的速度生长,但手指甲比脚趾甲生长速度快。指甲变化可为皮肤病和系统性疾病的诊断提供线索。

皮肤病史

据估计,大约有超过 2000 种不同的皮肤疾病,其可涉及全身的皮肤、毛发和指甲的变化,描述如何较好地采集皮肤病史是极为困难的。希望以下的内容有助于得出重要信息,包括发病时间、进展情况、主要症状、加重或者缓解因素以及相关的情况或疾病。

如果就诊时皮疹仍然存在, 则没有必要让患者详细地描述,因为众所周知皮疹是很难被描述清楚的。然而,如果已经消退,病史对于某些疾病则有诊断价值,至少可以提供重要线索。

病史采集

- 疾病何时开始的?
- 从哪里开始的?
  - 现在身体哪些部位受到影响?
- 病变何时发生了变化?
  - 是持续性还是间歇性发病?
- 是进行性的(如果是,如何进行性发展的?)还是稳定的?
- 有分泌物或者出血吗?
- 有疼痛、瘙痒或者感觉改变吗?
- 目前仍感觉干燥或者瘙痒吗?
- 是否存在明显的触发因素或者加剧该疾病的因素? 相关因素包括:
  - 日晒。
  - 极端的温度(通常高温可以加剧瘙痒)。
  - 与某些物质(如乳胶、橡胶、金属、染发剂)接触。
  - 工作 (如职业性过敏或潮湿工作环境导致刺激性接触性皮炎)。
- 缓解症状的因素?
  - 如日晒、局部治疗、全身性用药。
- 接受过何种治疗?
  - 治疗是有效的或无效的?
- 是否存在全身性症状,如发热、全身不适、关节痛、体重下降或者咽痛?

既往史

- 既往的皮肤问题?
- 询问是否有糖尿病、结缔组织病、炎性肠病、特异性反应(湿疹,尤其是婴儿,哮喘,花粉过敏)?

过敏反应史

- 切记询问任何既往过敏反应的特征。

用药史

- 患者服用何种药物及服用时间? 见框4.1。
- 如果可能存在药物反应,询问最近非常规服用的药物(如抗生素、非处方镇痛药)。

· ❶切记药物性皮疹出现可能会有几天甚至几个月的延迟。

· 免疫抑制可能增加患皮肤癌的风险。

家族史

● 特别询问过敏性疾病、银屑病及皮肤癌。

社会史

● 职业(考虑潮湿工作环境、阳光暴露、暴露于化学品或者植物)。

● 爱好。

● 宠物(包括亲戚朋友的宠物)。

● 生活条件——居住房间/生活空间里有多少人?

● 近期旅游史? 离开前是否进行适当的疫苗接种?

● 昆虫叮咬?

● 性传播性疾病的危险因素? 如果相关,收集一个完整的性生活史。❶询问时语言要得体。

社会心理的影响

● 询问该病是如何影响患者的。

● 躯体症状, 如疼痛或阳光下症状加重可能会减少日常活动。

● 躯体无症状,但是难为情和尴尬心理也会导致社交困难。

框 4.1　药疹的常见原因

　　任何药物都可能引起皮疹并且大部分在用药 1～2 周后开始出现。药物性皮炎伴有皮疹时, 以下药物常常被视为诱因:

● 抗惊厥药物。

● 磺胺类药物(如甲氧苄啶、复方新诺明)。

● 青霉素。

● 别嘌呤醇。

● NSAID。

毛发和指甲的症状

脱发

在临床上,脱发意味着头发减少:它不是一种诊断。更多信息详见框 4.2。在病史上考虑:

- 突然或者逐渐发生?
  - ·切记正常人每日脱发可多达 150 根。
- 脱发部位[头发和(或)毛发]?
- 弥漫性的还是局限性的?
- 其他头皮症状(如脱屑、痒、疼痛、结痂)。
- 其他部位的皮疹(如扁平苔癣、皮肤红斑)。
- 其他疾病(如系统性红斑狼疮、严重创伤、在过去几个月有心理压力或发热性疾病)。
- 脱发家族史。

框 4.2　脱发的重要病症

- 男性脱发:通常从 30 岁发生。脱发开始于额颞部,然后是冠区。
- 女性脱发:往往发生于绝经后,但是许多更年轻女性也脱发;导致冠区的头发稀少而前额发际有所保留。
- 斑秃:与器官特异性自身免疫紊乱有关,且往往开始于 20 岁或 30 岁。头皮上有非炎症性斑秃且边缘清晰。头发短(数毫米长)而稀少,具有诊断意义。眉毛、胡子及体毛也会受到影响。指甲生长缓慢且有凹痕。极端的例子包括:
  - ·全秃:所有的头发都脱落。
  - ·普秃:身体部位的毛发都脱落。
- 休止期脱发:严重疾病、高热或者分娩可以使不同阶段的毛囊同步化,使毛发同时进行休止期,持续 3~6 个月。这将导致毛发严重脱落且几乎所有头发都脱落,之后会缓解。
- 瘢痕性脱发:包括扁平苔癣、烧伤及感染在内的炎症性病变引起脱发。瘢痕性脱发的原因是毛囊被破坏,所以是永久性的。

毛发过度生长

青春期后女性面部毛发生长是常见的，但是很多人对此很苦恼。如果患者主诉毛发生长异常，应像对待其他任何症状一样并且询问：

- FHx 的类似问题。
- DHx。
- 对于女性来说，询问月经周期（末次月经的时间？月经是否规律？）及有无男性化症状（如变声、阴蒂增大、新发痤疮）。

指甲症状

应像对待其他皮肤病史一样对待指甲变化的病史。

然而，仍需寻找与指甲相关的皮肤或系统疾病的证据，如牛皮癣、湿疹、真菌感染等。见框 4.3。

框 4.3　重要的指甲疾病/体征

也可见第 3 章。

- **分裂出血**：由微栓子或者创伤引起的指甲下小纵条纹出血。在体力劳动者中发现这种指端病变是正常的。
- **凹痕**：在指甲表面的微小凹陷。银屑病、扁平苔癣及斑秃的一个特征表现。
- **甲剥离**：银屑病患者可见甲板从甲床上分离。也可发生于创伤、甲状腺毒症，或由某些药物引起。
- **白甲病**：指甲变白，见于低蛋白血症。
- **Beau 线**：指甲的横向凹陷。这些代表急性重症疾病期间指甲生长受到抑制。
- **甲沟炎**：甲沟的感染或炎症，其引起疼痛、发红和肿胀。
- **反甲**：指甲呈匙状（凹陷），常见于重度缺铁性贫血。
- **杵状指**：见第 3 章。
- **灰指甲**：指甲真菌感染引起的指甲增厚、不透明、易碎、呈黄色。可能与银屑病引起的指甲变化难以区分。
- **纵行黑甲**：特别是如果 Hutchinson 征（色素沉着延伸至接近甲沟部位）是阳性的，指甲色素条纹可能提示为甲下黑色素瘤。

检查皮肤

警惕只专注于患者所确定的区域,所有的器官皮肤都需要检查。

解释及取得同意后,要求患者脱掉内衣,躺在舒适的沙发或者床上,然后为其盖上床单。确保房间温暖、私密并且有足够的光照。最好有一个可调节的光源。当男医生给女性患者查体时最好有一名女性同事陪同。

皮肤的一般检查

先查看整体表面皮肤以发现任何异常病变。可以以任意顺序进行检查,但是检查者应该建立一种模式,以确保不会有任何部位被遗漏。

切记检查那些隐蔽部位:

- 大腿内侧。
- 女性乳房下面。
- 外生殖器。
- 腋窝。
- 臀沟(臀部之间)。

❶记得检查口腔黏膜、指甲、头发和头皮。

皮肤的颜色

皮肤的颜色在个体间差异很大,而在阳光暴露的皮肤表面应该呈现正常的变化,并且分布均匀。

检查局灶性病变

▶如果病变是凸起的,其检查方法也可见"检查肿块"。

仔细检查并记录每一部位病变:

- 成簇或单个结节? 如果成簇,是哪一种形式?
- 部位。
- 分布/位置(对称/不对称? 其周围情况? 存在于光暴露区域? 皮节区?)。
- 颜色。
- 形状。
- 大小(直径)。
- 外观。
- 界限。

- 周围皮肤表现。

对于上述提到的各个方面,尽量准确用皮肤术语描述。然而,如果病变是梨形的,则可以称其为梨形病变。

观察分布时,需记录病变部位接触衣物(或缺乏)和物品的种类(特别要考虑皮带扣、手表、手套和珠宝首饰)。

如果病变有色素沉着,考虑一些特殊情况(框 4.4)。

触诊

触诊每一个病变部位(首先获得患者同意)。因触诊皮疹或病变部位而引发感染是罕见的,检查者戴手套触诊皮肤则更为罕见。判断每个病变部位情况,如果检查部位有出血、渗出物或是检查外生殖器,此时检查者可戴手套。

对于每一个病变部位,注意:

- 压痛(观察患者的面部表情)。

框 4.4　描述色素性病变

面对一个色素性病变时, 关键是确定其是否为黑色素瘤(一种潜在的致命性癌症)。见 OHCM9。如果存在上述可能,应该让患者就诊于皮肤科医生或整形外科医生, 以进行组织切除活检。黑色素瘤可由痣演变而来或为新发病变。

ABCDE 法可以用于指导判断黑色素病变是否为临床"可疑",并提供一个可描述的框架。如果病变存在下述的一个或者更多阳性特征,那么黑色素瘤的可能性更大。然而,病史也很重要。如果有疑问,可就诊于皮肤科专家。

ABCDE

- A:不对称。
- B:边界不规则。
- C:颜色不均一。
- D:直径>6mm。
- E:(新)高出皮肤。

记住许多色素性病变不是黑色素性的。例如,脂溢性角化病通常表现为疣状、裂隙面。如果已经应用了 ABCDE 法,却并未包含病变的所有特征,可将 E 作为评判的"唯一标准"。

- 质地。
- 温度:
  - 用手背触诊(炎症病变部位通常皮温较高)。
- 深度/高度。
- 移动度:
  - 病变位于哪层皮肤,是否与下层或周围组织发生粘连?
  - 在各个方向或只在一个或两个方向移动?
  - 是否下层随肌肉或肌腱移动?

病变部位以外

检查患者整体皮肤情况, 如果必要应检查其他器官系统。如果条件允许的话,记得触诊淋巴结区域(见第 3 章)。

术语词汇表

仔细描述常常与皮肤病的诊断紧密相关。所有皮肤病变均应以公认的皮肤专业术语记录(图 4.1 至图 4.3)。

扁平、不易觉察皮肤颜色变化

斑
小的、扁平的、不易觉察的皮肤颜色变化，直径≤0.5~1cm 的 "雀斑"是色素斑

斑点
大的、扁平的、不易觉察的皮肤颜色变化

病变部位因空腔内有液体流动而高出皮肤

水疱
小水疱 (0.5~1.0cm)含有透明液体

大疱
含有透明液体的大水疱

脓疱
内含脓液，肉眼可见

脓肿
脓液局限性聚集在直径>1cm 的空腔

高出皮肤表面的硬质肿物

丘疹/多个丘疹
直径≥0.5~1cm 的小的硬质隆起的病变

斑块
大的扁平隆起区域

结节
一个圆顶形的硬质肿块，直径>0.5~1cm,可凸出皮肤表面或位于皮肤深部

风团
真皮水肿所致苍白区域,通常直径<2cm,且周围有红晕

皮肤缺损

糜烂
部分表皮缺损,愈合后不留瘢痕

溃疡
全部表皮及一些真皮缺损，愈合后可能会留瘢痕

裂隙
线条性裂口

萎缩
表皮和(或)真皮菲薄

图 4.1　原发性病变。(Images by Dr Ravi Kothari.)(见彩图)

（a）

表面变化

鳞屑
浅表角质层白色剥落
（提示表皮病理改变）

痂
病变部位的血液或
组织液变干后所致

结茧
在过度摩擦/使用部
位可见增生的表皮

苔癣样变
由于反复搔抓或摩
擦使表皮增厚，呈
树皮状皮肤

（b）

血管变化

毛细血管扩张症
明显可见浅表血管
（分支）

蜘蛛痣
皮肤表面单个毛细
血管扩张的小动脉

紫癜(不退色)
血外渗到皮肤里（通常
直径为 2mm 左右）

淤点
针尖型紫癜

淤斑
"淤青"。直径>2mm
的紫癜

红斑
局部血管扩张导致
皮肤变红

图 4.2　（a）继发性病变。（b）血管性病变。（Images by Dr Ravi Kothari.）（见彩图）

（a）

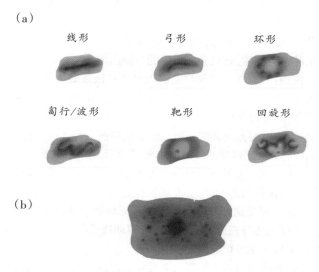

线形　　　　弓形　　　　环形

匐行/波形　　　靶形　　　回旋形

（b）

图 4.3　（a）成簇病变的病变形状和类型的描述性术语。（b）成簇病变的融合。注意小病灶如何融合成更大的病变。（Images by Dr Ravi Kothari.）（见彩图）

检查肿块

应该视诊及触诊任何凸出于皮肤的病变或肿块。注意：位置、分布、颜色、形状、大小、表面、边缘、周围皮肤的性质、压痛、质地、温度及移动度。

肿块位于哪一层？

- 是否随皮肤移动（表皮或真皮）？
- 肿块之上的皮肤是否可以移动（皮下组织）？
- 是否随肌肉收缩移动（肌肉/肌腱）？
- 是否只能向一个方向移动（肌腱或神经）？
  - 如果病变累及神经，当按压肿块时，患者可能感觉神经支配区域针刺样感。
- 是否是固定不动的（骨）？

考虑附加特性

- 质地：如石块、橡胶、海绵、软（记住肿块的质地并不总是与肿块成分保持一致——若充满液体的肿块表面紧绷,其触感是硬的)。

- 波动:按压肿块一面,其对面可能会凸出。
- 如果肿物为实性,它只会在相反的一侧凸出。
- 液波震颤:只有在病变部位充满大量流动液体时才可能会出现该现象。检查腹水液波震颤时冲击一侧腹部皮肤并在其对侧感觉波动感(见第 7 章)。
- 透光度:将房间光线调暗并用笔形手电筒照射肿块的一面,水、血清、脂肪或淋巴性质的肿块会透光,而实性肿块不透光。
- 共振:用于测试大肿块。叩诊肿块任何部位(见第 6 章)并听诊(及感觉)该肿块是中空的(充满气体)或实性的。
- 搏动:能否感受到肿块搏动? 仔细考虑该肿块搏动是否因其深层结构搏动传导来或者肿块本身搏动造成的。
  - ·将两手指放在肿块的两侧。
  - ·如果肿块搏动,其将"膨胀",并且检查者两手指将会向上、向外移动并且彼此分离。
  - ·如果肿块搏动是因其下结构搏动传导而来,两手指将会向上移动但不会向外移动(见第 7 章)。
- 压缩性:尝试按压肿块,直到其消失。如果这是可能的,释放压力并观察肿块恢复情况。可压缩的肿块可能是液体性质的或血管畸形。注意,这不是"复位"。
- 复位:疝的一种特征。尝试通过推动其进入到另一空间而减小肿块(如回至腹腔)。嘱咐患者咳嗽并观察肿块恢复情况。

听诊

听诊任何较大的肿块,可获得关于其起源及内容物的重要线索。尤其注意听诊:

- 血管杂音。
- 肠鸣音。

广泛的皮疹

"DCM"方法

"DCM"代表分布(D)、结构(C)及形态(M),这是呈现的最佳顺序。

分布

- 皮疹累及部位?
- 是否存在一种模式(如主要位于伸肌或屈肌表面,根据阳光暴露分布)?
- 大体上是否对称?

结构

- 如果皮疹是由多发病变组成,其排列方式是否一致?
  - 病变是否以线形、环形或其他可识别形状排列?
  - 成簇的病变之间是否存在正常的皮肤?
- 切记大多数皮疹不会显示一种特殊的结构,如果显示了,可能是诊断的一个重要线索。

形态

- 精确描述皮疹特征。例如,是黄斑、丘疹或斑块?
- 其颜色?
- 是否是孤立的病变,是否发生融合,是否只有一个受影响的区域?

完成其他相关特征的评估,如指甲、毛发或黏膜异常。

检查溃疡

检查溃疡的方法类似于其他任何皮肤病变。考虑其位置和大小,以及是单发还是多发病变。如果溃疡的形状、位置不常见或难以描述,可以将其画出来。腿部溃疡的注意事项见框 4.5。

边界

评估边界的形状。见图 4.4。例如:

- 倾斜:这些溃疡通常是浅表的,倾斜的边缘提示其正在愈合(如静脉溃疡)。
- 穿孔:这是全层皮肤缺损,见于典型的神经性溃疡、血管性病变。
- 破溃:病变延伸到溃疡边缘下面形成一个"唇"样的结构。见于典型的坏疽性脓皮病及感染性溃疡如结核病。
- 卷曲:溃疡边缘既不外翻又不破坏,且提示组织增生。基底细胞癌通常有一个典型的"卷曲"的边缘,常常被描述为"覆盖薄血管的珍珠"。

- 外翻:溃疡边缘组织增生过快形成一个外翻唇。见于典型的肿瘤性溃疡。

大多数静脉溃疡边界倾斜;动脉溃疡典型外观是"穿孔";坏疽性脓皮病(PG)及一些压疮表现为破溃的边缘,意味着缺损已延伸到实际溃疡边缘的下面。坏疽性脓皮病边缘还具有独特的紫色。如果病变部位有一个卷曲或堆积的边缘,考虑肿瘤性溃疡的可能性:大多数类型的皮肤癌和一些良性肿瘤可以表现为溃疡。

深度

- 溃疡大致分为浅层或深层;在基底部如果可见骨或肌腱意味着深部溃疡,但不要轻易下结论。

基底部

- 愈合溃疡底部有肉芽组织;表现为潮湿、鲜红且通常形成鹅卵石样表面。
- 一些溃疡有表面的蜕皮,黄色或棕色物质有时会被误认为脓。

周围皮肤

- 寻找慢性静脉疾病的体征(如外周水肿、静脉曲张、含铁血黄素沉积、脂性硬皮病、白色萎缩)和动脉供血不足体征(毛发脱落、皮肤发亮、皮肤出现红斑、周围皮肤发凉)。
  - ·如果怀疑动脉疾病,检查外周脉搏和毛细血管充盈时间。
- 评估周围皮肤质量:其他部位皮肤可能会有早期溃疡或其他皮肤损害,如水泡。
- 检查是否有蜂窝织炎, 但是切记慢性小腿溃疡周围湿疹(重力或接触)非常常见。
  - ·如果有结痂和搔抓,诊断为感染的可能性较小,治疗上应该体现这一点。
- 如果有动脉或静脉疾病可能,应该检查踝肱压力指数以确认或排除动脉性疾病,并确定使用压迫方法是否安全。

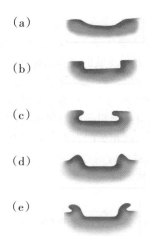

图 4.4　一些具有代表性的溃疡边缘。（a）倾斜。（b）穿孔。（c）破溃。（d）卷曲。（e）外翻。

框 4.5　关于腿部溃疡

　　腿部溃疡往往是动静脉疾病混合存在的结果，但是一种病理情况可能占主导地位。

静脉性溃疡

　　静脉高压导致纤维蛋白沉积在毛细血管周围的袖口（脂性硬皮病），进而干扰周围组织营养物质的交换。可表现为棕色变性（含铁血黄素沉积）、湿疹、毛细血管扩张，最终形成以肉芽组织和浆液性渗出物为基础的溃疡。静脉性溃疡尤其好发于踝关节内侧或外侧。这些溃疡将会随着时间和护理而治愈。

动脉性溃疡

　　伴随其他症状和腿部缺血体征，可能会出现毛发脱落及趾甲营养不良。慢性动脉供血不足可能会导致深部、边界清楚和伴随疼痛的溃疡，这些溃疡如果不恢复血供将不会治愈。动脉性溃疡尤其好发于足部或小腿胫部。

老年患者

　　虽然皮肤可能被视为身体最大的器官,但它却是患者评估中最易被忽视的部位。老化皮肤的许多功能性改变使其越来越容易受到损伤,并伴随伤口延迟愈合及感染风险增加。系统性疾病常常表现为皮肤和指甲变化,准确评估可以解决具有挑战性的诊断,如热激红斑可见于腹痛使用暖水袋的患者和潜在的胰腺癌患者,或者与淋巴瘤相关的迟发性鱼鳞病患者。对于严重不适的老年患者,需对压疮的存在和进展保持警惕,有助于减轻疼痛、行动不便以及促进恢复。

病史

　　● 症状:应认真对待。如果因局部没有明显的皮肤病变而试图忽略瘙痒症的存在时,很容易漏诊某些重要的疾病,如缺铁性疾病及肝脏疾病。年龄相关的皮肤改变应作为一种排他性的诊断,由经验丰富的医生做出(应避免用"老年性皮肤瘙痒症"这一术语——老年患者会感到被冒犯)。切记许多系统性疾病的首要表现是皮肤变化。

　　● 之前存在的情况:仔细记录是否存在压疮(及治疗计划)是医疗和护理的义务。不要推卸责任,预防压疮和其他干预治疗一样重要。尤其对于糖尿病患者。

　　● MRSA:患者适宜接受非定植治疗吗? 新发皮疹能反映对局部治疗过敏吗?

　　● DHx:询问药物的新变化和认真记录过敏或不耐受的情况很重要——必要时给患者的家庭医生打电话。查询药物图表,观察因皮下注射阿片类药物而出现的局部反应或由于应用低分子量肝素而发生的皮肤坏死。

　　● 功能史:脚趾甲过长是自我疏忽的表现还是视力下降、关节炎、握力下降或神经病变的征兆? 询问患者的饮食情况,尤其是疗养院居民。

检查

　　● 一般检查:评估压力区域是最重要的,询问并观察足跟痛,(如果必要放鞋跟垫片)。皮肤是薄弱、完整、明显或破损的吗?尤其在脱水状态下,干燥症非常常见。那些存在不适感及瘙痒患者会很感激医生会给其开润滑剂处方。

- 水肿：触诊时动作要轻柔以免损伤患者。是重力作用造成的水肿吗？有静脉功能不全或低蛋白血症的体征吗？避免立即做出心力衰竭的诊断。

- 重力性湿疹：常常与水肿变化相关。注意色素沉着变化并确保开润滑剂处方。对于可能接受加压包扎或穿弹力袜的患者，认真检查其外周脉搏/踝肱压力指数。仔细描述任何溃疡。

- 心电图贴：做完心电图检查后立即去除心电图贴。若因粗心大意而在记录心电图次日才去除心电图贴，薄弱的皮肤很容易撕裂并形成溃疡。

- 皮下积液：皮下积液是一些不适老年人的一个关键干预方面。养成检查输液部位的习惯，并警惕淤积及微小脓肿。

皮肤恶性肿瘤

- 常见表现：医生需花费大量时间检查患者并与其沟通。不要忽视典型眼周/鼻区基底细胞癌的溃疡，或忘记参考皮肤科同事的意见。如果怀疑皮肤癌，询问患者以前的职业或生活方式。

- 非典型表现：常见问题是许多病变部位不典型，所以需要深思熟虑并仔细检查容易被患者忽视的部位（如头皮、后背及小腿）。尤其要仔细检查指甲以发现系统性疾病或甲下黑色素瘤的体征。对于新发的孤立斑块诊断为银屑病要慎重。其更可能为 Bowen 病，所以要寻求专家的意见。

症状类型

技能站 4.1

说明

描述临床发现并做出最可能的诊断(图 4.5)。

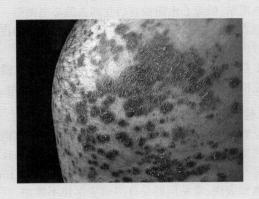

图 4.5　皮肤技能 1。(见彩图)

标准答案

病变总体上呈广泛对称性皮疹,主要累及躯干,四肢较少且面部没有病变。

无特殊排列结构。

从形态上看,这些红斑表明覆盖着银白色鳞片。病变较小(直径为 5~10mm),在某些部位可以融合成更大的斑块。

诊断为点滴状银屑病。

技能站 4.2

说明

描述临床发现并做出最可能的诊断(图 4.6)。

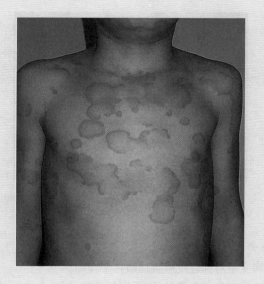

图 4.6　皮肤技能 2。(见彩图)

标准答案

病变呈广泛性、对称性皮疹,累及躯干、手臂及面部。
病变呈明显的环形和多环形(具有不同的曲线)。
红斑风团大小不一。
诊断为荨麻疹。

技能站 4.3

说明

描述临床发现并做出最可能的诊断(图 4.7)。

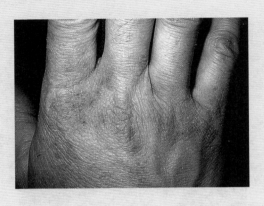

图 4.7 皮肤技能 3。(见彩图)

标准答案

病变呈对称性皮疹且局限在手背部。

这些变化是弥漫性的,无明显界限,所以无特殊排列结构。病变部位干燥,呈现微小红斑并有细小裂纹。

病变为湿疹性,最可能的诊断是刺激性接触性皮炎。

技能站 4.4

说明

描述临床发现并做出最可能的诊断(图 4.8)。

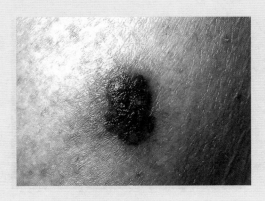

图 4.8 皮肤技能 4。(见彩图)

标准答案

这是位于上背部的一个孤立的色素性病变。其呈不对称性、形态不规则但边界清楚;有多种颜色,包括灰色、深棕色、蓝黑色及黑色;大小为 18mm×11mm 且病变高出皮肤表面。

其他特征包括潮湿、侵蚀表面及一些周围红斑。

病变高度怀疑恶性黑色素瘤。

技能站 4.5

说明

描述临床发现并做出最可能的诊断(图 4.9)。

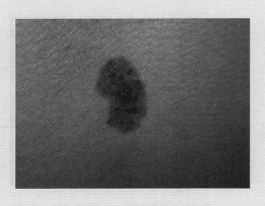

图 4.9 皮肤技能 5。(见彩图)

标准答案

这是一个孤立的色素性病变。

病变大体上对称、稍不规则但是界限清楚。有一个中褐色黄斑基底,其上有深褐色的丘疹,其中最大的位于中央位置。病变直径为 15mm×8mm。

这可能是一个良性的、先天性斑痣(斑点痣)。

技能站 4.6

说明

描述临床发现并做出最可能的诊断(图 4.10)。

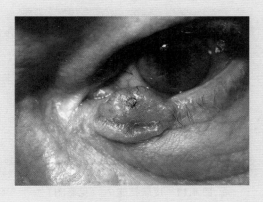

图 4.10　皮肤技能 6。(见彩图)

标准答案

这是一个孤立的 15mm 的病变,位于左内侧下眼睑缘。这是一个结节,伴有卷曲的、珍珠般的边缘,其上覆盖以扩张毛细血管。中央有一个小结痂。

诊断为基底细胞癌。

技能站 4.7

说明

描述临床发现并做出最可能的诊断(图 4.11)。

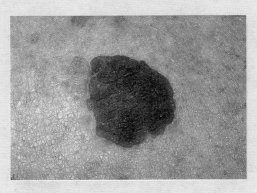

图 4.11 皮肤技能 7。(见彩图)

标准答案

这是一个色素性病变。其呈对称性、边界轻微不规则，外观坚硬。

虽然病变部位左侧相邻区域呈现正常皮肤色泽，但是贯穿主要病变部位呈均匀的中褐色。

直径为 12mm，病变形态是一个斑块（如高出皮肤表面）。表面有裂纹及疣。

这是脂溢性角化病。

(刘莲莲 译)

第5章

心血管系统

引言

心血管系统从根本上讲相当简单,关于它的功能有许多信息是从体格检查中逐渐累积的。心血管系统的基础解剖知识对于读者来说应该是相当熟悉的。在此,对临床评估有特殊意义的一些要点进行总结。

心脏

心脏在胚胎发育时期呈逆时针旋转,最终形成左室几乎完全在后,右室在前——整个心脏似乎由主动脉悬挂在胸腔内("aorta"源于希腊语"aorte",意思是悬挂)。

心肌呈复杂的螺旋形排列,这种结构使心脏在收缩时发生轻微拉伸和旋转,并撞击前胸壁。这种撞击可在心尖部感知到。

所有的这些运动是由含有少量液体的双层心腔所润滑,心脏就位于这一心包里。

心音

心室收缩时,三尖瓣与二尖瓣闭合,形成第一心音。心室舒张时,心室内压下降,喷入大血管的血液开始回流,主动脉瓣及肺动脉瓣关闭,这就形成第二心音。此种声音通常被描述为听起来像"扑通"声。

由于每种心音的实质是两瓣膜的关闭,如果瓣膜关闭延时,即一个瓣膜在另一瓣膜之后关闭将引起双重或分裂心音。第二心音分裂常见于年轻成人及儿童。吸气时,胸膜腔内压下降,吸引血液回流入胸腔,使右心回血量增加。同时,血液聚集于肺静脉使左心回血量减少。结果导致右室每搏量高于左室,右室收缩稍延长。因此,肺动脉瓣关闭迟于主动脉瓣,产生第二心音分裂("扑–通")。这是生理性心音分裂。

颈静脉搏动

右心与连接右心的大血管之间没有瓣膜。因此,右心房充盈及收缩产生压力波可回传至供给的静脉。此压力波可在颈静脉观察到。

动脉

当心室推动血液进入动脉时,它传送了一个能被感知的脉搏波进入外周。这并非收缩期来自心室的实际血流,而是一个压力波。波的形状及感觉可因驱动力、任何障碍物(如主动脉瓣)及周围脉管系统的状态而改变。

动脉有它们自身固有的弹力,使得血压在各脉搏波间可以维持基础或舒张压水平。

静脉

在静脉内,血液以很低的压力流动。

心脏水平以上,重力在血液回流中起着主要作用。心脏水平以下,血液回流主要靠深静脉周围的肌肉收缩,并由许多单向瓣膜辅助来阻止血液逆流。血液最初从浅静脉流向深静脉,再由单向瓣膜介导向上运行(如果这些瓣膜受损,血液流向浅表静脉,导致它们发生膨胀并且外形曲张——静脉曲张)。

血液回流也由血液泵出右室所形成的负压来辅助,因此每次心脏搏动时,血液都会被抽吸入右房。

胸痛

这是最常见且最重要的心血管系统症状。以胸痛为主诉的患者或许会对他们自己在详述症状之前被急速送去做心电图感到诧异。通常从病史中就能判断出胸痛可能的原因。

至于任何其他类型的疼痛,病史必须包括标准的"苏格拉底"式问题(见第 2 章):

- 性质(压榨感、灼烧感、疼痛感、刺痛感)。
- 疼痛准确的位置。
- 任何放射痛。
- 严重程度(评分≥10 分)。
- 发作的特点及频率。发作时患者正在从事的活动?
- 疼痛随时间的变化(现场评分≥10)。
- 持续时间(如果当时已缓解)。
- 加剧因素(尤其是它受呼吸或活动的影响吗?)。
- 缓解因素(包括硝酸甘油的使用)。
- 相关症状(恶心、呕吐、大汗、嗳气等)。

既往有胸痛史的患者通常会告诉你,这种疼痛与平时的心绞痛是否相同或存在不同。

心绞痛

心绞痛是由心肌缺血引起的疼痛。其典型特征见框 5.1。

"心绞痛"源于拉丁语"窒息",患者常常会这样描述它。由于大脑不能辨识来自于心脏本身的疼痛,故而疼痛位于前胸中心部位,并放射至下颌、肩膀或手臂以下,甚至到达脐。造成疼痛如此特点的原因是心脏及身体这些部位有共同的胚胎学起源。又如,一些患者仅在手臂或下颌感觉到心绞痛。

心绞痛通常是一种陌生的感觉,因此,患者常常用"不适"来形容它。

对于已知有心绞痛的患者,症状的演变十分重要。

框5.1 心绞痛的典型特征
- 胸骨后疼痛。
- "压榨感""憋闷感"或者"紧缩感"。
- 强体力活动或情绪激动、寒冷或餐后诱发。
- 休息及使用硝酸甘油喷雾剂后缓解(几分钟以内)。
- 不受吸气或动作/身体活动影响。
- 有时与呼吸急促相关。
- ▶此外,当描述这种痛时,患者通常紧握他们的右拳并按在胸上。

心肌梗死(MI)

患者知道这是一种"心脏打击"。这种痛与心绞痛类似,但更为严重、持久(即使使用了硝酸甘油喷雾剂),并且与恶心、大汗及呕吐相关。患者可能会描述一种濒死感——"死亡恐怖"。

心包炎

最常见的原因是病毒或细菌感染、心肌梗死或尿毒症。
- 持续的胸骨后"疼痛"。
- 吸气后加重(胸膜炎的)。
- 向前倾坐时稍缓解。
- 和活动或用力无关。

食管痉挛

经常被误认为心肌梗死或心绞痛。

- 一种严重的胸骨后烧灼痛。
- 进食或饮水后诱发。
- 可能与吞咽困难相关。
- 可能有吞咽困难史。
- 使用硝酸甘油后可因平滑肌松弛而缓解（因此易与心绞痛相混淆），但这种疼痛缓解需要 20 分钟，而心绞痛在几分钟内即可缓解。

胃-食管反流病（"胃灼热"）

- 胸骨后烧灼痛。
- 服用抗酸药缓解，进食后诱发。

主动脉夹层动脉瘤

必须与心肌梗死相区别，因为溶栓是致命的。

- 严重的撕裂样疼痛。
- 感觉疼痛位于后背部，典型位于两肩胛骨之间。
- 持续性，发作时最严重。
- 患者通常有高血压或者马方综合征。

胸膜炎性（呼吸性）疼痛

第 6 章将会对此进行详述。此症状可由一系列呼吸状况引起，尤其是肺栓塞及气胸。

- 锐痛，吸气及咳嗽时加重。
- 不位于中心，可以定位于胸腔一侧。
- 无放射痛。
- 硝酸甘油不能缓解。
- 可并发呼吸困难、发绀等。

骨骼肌疼痛

可由创伤、骨折、软骨炎等引起。可定位于胸部特定位点，活动及吸气后加重。触诊疼痛。

Tietze 综合征是第 2、3、4 肋软骨炎（肋软骨的炎症）。会伴随肋-胸关节的触痛肿胀。

呼吸困难及水肿

呼吸困难及水肿伴随出现,因为二者通常在心血管病患者中有病理生理学关联。

由心力衰竭引起的过多组织液会在重力的作用下积聚。液体会积聚在站立者的踝部,从而引起肿胀。患者卧床时,骶骨周围会发生肿胀。患者平躺时,液体会积聚在肺部(肺水肿),引起呼吸困难。

呼吸困难

呼吸困难是一种呼吸异常的感觉,第 6 章将会对此进行详述。有关呼吸困难的特定方面的问题,应该专门询问心血管病患者。

与其他疾病一样,你必须尽可能地评估症状,以评估其严重程度;并且以此作为一个基线来监测其治疗效果或疾病进展。纽约心脏病协会(NYHA)制订了呼吸困难分级(框 5.2)。实际上,这仅用于临床试验,并且对于估量呼吸困难所致的功能下降更有意义。尤其要询问:

- 在必须停止活动之前,患者能走多少路程(行走耐力)?
- 楼梯及斜坡呢? 能在上面飞奔吗?
- 患者是否确定他们停止活动是由于呼吸困难还是其他原因(如膝关节炎)?
- 患者必须得缩减日常活动量吗?

端坐呼吸

这是平躺时出现的呼吸困难。患者通常不会自觉把它当成症状,因此要询问:

- 患者一般枕几个枕头,并且改变过吗?
  - 一些患者可能会描述必须直立坐在椅子上睡觉。
- 如果患者枕着许多枕头睡觉,则询问原因。是因为躺下后呼吸困难还是有其他原因?

夜间阵发性呼吸困难

这是发生于夜间的呼吸困难,通常认为是由肺水肿引起。患者通常不会主动提供此信息,并且被问及此事时会非常愉快。

患者于夜间醒来时咳泡沫样痰,他们发现必须坐着或站立,并且多数会到窗户边呼吸新鲜空气,试图重获正常呼吸。

询问:

- 他们会在夜间醒来时咳嗽并且努力换气吗?
- 如果是,尽可能多地搜集信息,包括症状干扰患者睡眠周期的频率及程度。

咳嗽

肺水肿可引起咳白色泡沫样痰。由于支气管血管破裂,痰可能被染上血渍("粉红色")。但其本身通常不是一个令人焦虑的征象。

踝部水肿

如前所述,对于走动的患者,液体会积聚在踝部并引起肿胀。通常需要关注的是,在患者寻求医疗护理之前,肿胀可达到令人惊讶的严重程度。询问:

- 这已经持续了多久?
- 一天中有特别严重的时候吗(心脏水肿通常趋向于夜间更严重,过夜后由于水肿本身重新分布而稍微缓解)?
- 肿胀的确切范围? 它局限于足或踝? 还是蔓延至小腿、膝盖、大腿,甚至是臀、生殖器及腹前壁?
- 有任何腹部肿胀及腹水的证据吗?

框5.2　呼吸困难的 NYHA 分级法

- Ⅰ级:静息时无呼吸困难,剧烈活动后可出现。
- Ⅱ级:静息时无呼吸困难,中度活动后可出现。
- Ⅲ级:静息时中度呼吸困难,轻微活动后加剧。
- Ⅳ级:静息时显著呼吸困难,即便轻微活动也会加剧(患者通常卧床)。

疲劳

这是一个很难被界定的症状,因为你常常会发现,当被问及此症状时,大多数人都会声称他们比平常更疲惫。然而,病理性疲劳是由心排出量降低及对肌肉的供血减少引起的,需要认真对待。需要再次量化及判定:

- 患者是否感到体力与之前相比有所下降？
- 活动量会由于疲劳或其他症状(如呼吸困难)而减少吗？
- 由于疲劳，患者不得不放弃哪些活动？
- 在过度疲劳之前，他们能够做些什么？

心悸

心悸是指患者自觉心跳。患者对该词的理解与你有所不同。你应该花一些时间梳理出它们确切的意思。患者或许会不熟悉这个术语，反而描述为心脏"跳动"或"少跳一次"。

尽量确定：
- 这种感觉开始及停止的时间？
- 这种感觉持续多久了？
- 是突然还是逐渐发生的？
- 患者有一过性意识丧失吗？ 如果有，持续多久？
- 感觉心跳快、慢，还是其他情况？
- 心跳是否规则？

·要求患者在他们的膝盖上或者附近的桌子上敲出他们的感受，这对于诊断是非常有用的。
- 当心悸开始时，患者正在做什么？
- 与饮食是否有关(尤其是茶、咖啡、酒精、巧克力)？
- 是突发的吗？ 可被药物中止吗？
- 以前发生过吗？ 如果是，当时周围环境是怎样的？
- 有其他相关的症状吗(胸痛、呼吸急促、晕厥、恶心、头晕)？
- 患者必须停止活动或者平躺吗？

·患者能够以某种方式中止心悸吗(通常，患者发现他们可以采用刺激迷走神经的方法中止心悸，如 Valsalva 动作、咳嗽或者吞咽)？

晕厥

这是一种昏厥或昏倒。你必须确定患者是否确实有意识丧失，而非仅仅是将要晕厥的感觉(晕厥前)。尤其是患者记得撞击地板吗？ 如果确实有意识丧失，设法从目击者中得到辅助病史。

还要确定：
- 症状是逐渐还是突然发生的？

- 意识丧失持续了多久?
- 患者当时正在做什么(站着,排尿,咳嗽)?
- 有一些诸如胸痛、心悸、恶心、大汗(见前述)这样的前驱或者相关症状吗?
- 与药物使用相关吗(降压药及硝酸甘油喷雾剂的使用是常见的因素)?
- 当患者苏醒过来,仍然遗留一些症状吗?
- 有咬舌、小便或大便失禁吗?
- 在无意识期间,患者有任何的自主活动吗?
- 过了多久患者才感觉恢复到正常?

间歇性跛行

该词源于拉丁语"claudicatio",意思是"跛行"。然而如今,它被用来描述锻炼时发生的肌肉疼痛,是一种外周缺血的表现。

对于真实的间歇性跛行,患者这样描述疼痛:

- 感觉肌肉有紧"箍"感。
- 通常发生在小腿、大腿、臀和足。
- 只在锻炼时出现。
- 休息时消失。
- 可以出现足部皮肤无知觉或发麻相关症状(血液是从皮肤输送到缺血肌肉)。

通常,只要有可能,你都应该设法衡量。在此种情况下,确定"间歇性跛行距离"——也就是说,在疼痛开始之前,患者能够走多远。这将有助于评估伤残的严重程度和监测情况的进展。

静息时疼痛

一种与间歇性跛行类似的疼痛,休息时发生并且通常呈持续性——一种严重缺血的征象。患者会这样描述:

- 小腿、大腿、臀或足发生持续而严重的疼痛。
- 性质是"疼痛"。
- 持续一昼夜。
- 疼痛加剧会使患者从睡梦里醒来。
- 患者发现将患腿悬在床边会有轻微缓解。

其他病史

心脏危险因素

这些是病史的重要方面，影响着心血管疾病的发生风险。记录心血管事件的病史时，此部分内容应该按条目详细列在现病史的最后。在交谈记录中，这些内容不要重复。

- 年龄：风险随年龄增加。
- 性别：男性风险大于女性。
- 肥胖：患者体重是多少（计算他们的体重指数）？
- 吸烟：以包·年定量。不要被刚刚戒烟的"戒烟者"所误导。
- 高血压：诊断时间？治疗方案？是否监测血压变化？
- 高胆固醇血症：越来越多的患者会了解这一点，一些人甚至知道其最近一次的结果。诊断时间？治疗方案及监测情况？
- 糖尿病：类型？诊断时间？治疗方案及监测情况？日常血糖水平？
- 家族史：尤其是在 60 岁以前，已有心血管事件或诊断的直系亲属。

既往史

尤其要问：

- 心绞痛——如果他们有硝酸甘油喷雾剂，询问使用的频率，是否最近发生显著改变。
- 心肌梗死——发生时间？治疗情况？
- 缺血性心脏病——确诊依据？血管造影结果？其他检查结果？
- 心脏手术——是否行旁路手术？干预动脉数？
- 房颤或者其他心律失常——治疗策略？是否使用华法林？
- 风湿热。
- 心内膜炎。
- 甲状腺疾病。

用药史

尤其要注意心脏用药，评估并发症及患者对药物作用的理解。

社会史

在其他情况下,注意患者的工作情况,包括疾病如何影响患者的工作能力,并且留意心脏疾病诊断如何影响患者的就业。

记录家里的布置,如护工、辅助设施、楼梯等。

心血管检查概要

完整的检查概要见框 5.3。检查顺序无严格要求,但作者认为这是最简单的步骤,从手和面部开始检查,直至患者身体更加私密的部位。

体位

患者取坐位,用枕头支撑,后倾 45°,暴露胸部、手臂及踝(如果合适)。头部适当支撑,以使颈部肌肉放松。确保室内温暖,并有足够的私密性。在一个"检查"环境里,患者除去衣物仅留内衣裤。

如果想测量患者坐位及站立位血压(记住测量前让患者站立 3 分钟),在测量前这样做是明智的。

一般检查及手部

一般检查

通常,后退一步并客观检查患者。

- 患者看起来是病态的吗? 若是如此,是哪种形式的病态?
- 静息时呼吸短促吗?
- 有发绀吗?
- 他们的营养状况如何?
  - 他们超重吗?
  - 他们恶病质吗(肌肉萎缩、体重极度低下)?
- 他们有诸如特纳综合征、唐氏综合征或者马方综合征这些遗传性综合征的特点吗?

手部

握住患者的右手,就像和他们打招呼一样,仔细检查并简单和对侧比较。尤其要检查:

- 温度(充血性心力衰竭患者的手是凉的)。

框 5.3　心血管检查概要

为了表述清晰,本章中的内容以稍不同的顺序呈现。

以下是作者推荐的方法,也存在其他方法,只要没有遗漏,无正确或错误之分。

- 一般检查。
- 手。
- 桡动脉。
- 肱动脉。
- 血压。
- 面部。
- 眼。
- 舌。
- 颈动脉搏。
- 颈静脉压及脉搏波。
- 心前区检查。
- 心前区触诊。
- 心前区听诊。
- 颈部听诊。
- 动力试验(如果合适)。
- 肺底。
- 腹部。
- 周围脉搏(下肢)。
- 水肿。

- 出汗。
- 指甲状态。
  - ·如果外周血运差,会发蓝变色。
  - ·片状出血(甲床小的斑纹状出血),尤其见于细菌性心内膜炎,但也可见于类风湿关节炎、血管炎、创伤或者任何原因引起的败血症。
- 杵状指。
  - ·心脏原因包括感染性心内膜炎及青紫型先天性心脏病。

- 黄色瘤。
  - ·在皮肤下脂质堆积引起的黄色病变。
  - ·常见于腕关节肌腱。
- 奥斯勒(Osler)结节。
  - ·感染性心内膜炎的罕见表现(一种晚期表现,并且疾病通常在发展之前被治愈)。
  - ·在指腹或掌面鱼际隆起部位的红色痛性结节。
- 詹韦(Janeway)损害。
  - ·在手掌或指腹的无痛性斑丘疹性红斑。
  - ·细菌性心内膜炎的罕见特征。

周围脉搏

应该观察每个周围脉搏的速率和节律。尤其是肱动脉及颈动脉脉搏,也应该确定脉搏的强度及特点(波形)。

方法

检查方法见图 5.1。

由于你可能会摸到自己的脉搏(脉搏会在拇指上微弱感觉到),所以对于脉搏微弱的患者,尤其是在周围动脉,不用拇指去感触患者的脉搏是一种良好的习惯。

桡动脉

在此处感触波形无效,因其远离心脏。

- 将示指和中指置于桡侧腕屈肌的外侧,腕部桡骨茎突的内侧感受脉搏的搏动。

肱动脉

- 在肘前窝内侧,位于肱二头肌腱内侧。

颈动脉

这是评估脉搏强度及波形的最佳位置。

- 找到喉头,向外移动 2cm,向后按压至胸锁乳突肌内侧。
  - ·🛈不要立即压迫双侧颈动脉,尤其是在年老体弱的患者,因为有可能会阻止血液流入大脑。

股动脉

除非腹主动脉有病变或异常,否则这是评估脉搏波形的另一个有效位置。

- 患者通常暴露检查位置,躺在床或躺椅上,腿伸直。
- 要求患者脱去衣物,暴露腹股沟。
- 可在耻骨结节与髂前上棘的中点处扪及股动脉搏动。

腘动脉

位于腘窝的深部,由强大的肌腱环绕。很难被扪及,通常需要更多的压力。有几种检查方法,但我们推荐:

- 患者平躺,膝微屈,用左手指尖按压进入腘窝中心,将右手手指置于左手指尖上施压。

后胫动脉

- 触诊踝关节,在内踝的后下方。

足背动脉

- 位于第 1 和第 2 跖骨根部之间的足背面,姆长屈肌腱外缘。

脉率

可以用"每分钟搏动次数"表示。脉率<60 次/分,称为"心动过缓";脉率>100 次/分,称为"心动过速"。正常健康成人脉率应为 60~100 次/分。

最准确的方法是计算 1 分钟的脉搏次数。实际上,先计算出一部分脉率,然后用乘法计算出总的脉率。通常,我们计算 15 秒的脉率,然后乘以 4。

节律

只要确定有节律,就应该能扪及脉搏。脉律通常是规则或不规则的,但也存在变异。

- 规则的脉搏:对其含义无须解释。必须记住,在正常情况下,脉率随吸气而减少,随呼气而增加。
- 无规律的不规则脉搏:脉搏可以呈现为任意的形式,类似于房颤。房颤是心房以一种不规则的形式抽搐及收缩,同时,以任意的时间间隔传递电脉冲到心室(从而引起心室收缩及动脉搏动)。
- 规律的不规则脉搏:它似乎不引起收缩,是一种以其他的规则形式产生的不规则脉搏。例如,二联律引起规律异位搏动,导致脉搏之间交替的短间歇及长间歇。在文氏现象中,你会感

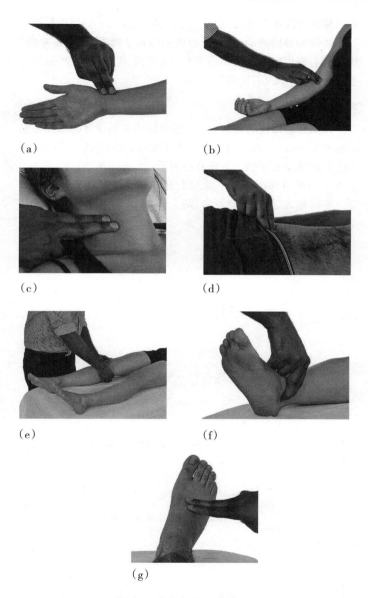

图 5.1 触诊周围脉搏。(a)桡动脉脉搏。(b)肱动脉脉搏。(c)颈动脉脉搏。(d)股动脉脉搏。(e)腘动脉脉搏。(f)后胫动脉脉搏。(g)足背动脉脉搏。

觉到脉搏间隔逐渐延长,直至一个脉搏"脱漏",然后周而复始。

● 规律的异位搏动:通常行心电图检查才能发现。"正常的"规则的心率可间断地被不合节拍的心跳干扰,使得脉搏感觉几乎总是"无规律的不规则"。

特点/波形及强度

颈动脉是最佳的评估位置。你可以感觉到动脉膨胀及萎陷的速度和力度。需要通过一些实践来掌握,而且想象如图 5.2 所示的一幅图是有用的。下面有些例子:

● 主动脉瓣狭窄:一个"缓慢上升"的脉搏,可伴有明显的震颤。有时称为"升支"或"停滞"期。

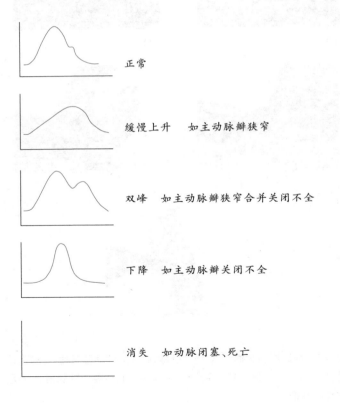

图 5.2　动脉脉搏波形及病因示意图。

- 主动脉瓣关闭不全：一个"下降"的脉搏，感觉就像突然撞击了你的手指，然后迅速下降。可以试着感觉肱动脉，并将患者手臂举至心脏以上。有时也称为"水冲脉"。
- 双峰脉：带有 2 个波峰的波形，见于主动脉瓣狭窄合并关闭不全。
- 肥厚型心肌病：起初脉搏正常，但很快消失。通常描述为"不稳"。
- 交替脉：一种强弱交替的脉搏，见于严重左室功能不全的心力衰竭患者。
- 奇脉：吸气时脉搏减弱（病因包括心包填塞、哮喘持续状态及缩窄性心包炎）。

其他动脉脉搏检查

此部分非常规检查，除非病史及其他检查结果提示可能存在特殊症状时才需实施。

桡动脉 – 桡动脉延迟

应该同时感觉到两侧桡动脉脉搏。正常状态下，脉搏同时发生。一侧桡动脉脉搏的延迟，可提示主动脉弓动脉瘤或锁骨下动脉狭窄。

桡动脉 – 股动脉延迟

应该同时触及一侧的桡动脉及股动脉脉搏。它们应该同时发生。股动脉脉搏的延迟，可提示主动脉缩窄等主动脉病变。

面部及颈部

面部

在静息状态下检查患者面部。检查者形成自己的特色是一个很好的想法。作者推荐先整体观察面部，逐渐转移到眼睛和嘴，然后是颈部。只要不漏检，检查的顺序并不重要。确保要求他们：

- 检查时柔和地拉下下眼睑，暴露结膜，嘱患者向上看。
- 让患者张开嘴进行检查。
- 让患者伸出舌头。

在心血管检查中，应该特别检查：

- 黄疸：可见巩膜黄染。

- 贫血:可见结膜异常苍白(这里需要经验)。
- 黄色瘤:黄色,好发于眼周的病变,提示高胆固醇血症。
- 角膜环:覆盖虹膜的黄环。多见于 40 岁以下患者,老年患者罕见。
- 二尖瓣面容:红色面颊,提示二尖瓣狭窄。
- 发绀:口唇及舌变蓝。
- 高腭穹:提示马方综合征等疾病。
- 牙齿卫生情况:引起心内膜炎的常见器官来源。

颈动脉脉搏

应常规检查颈动脉脉搏。

颈静脉压

原理

颈静脉连接上腔静脉及右心房,其间未汇入任何血管。因此,右房压力的改变可产生静脉压力波,此压力波可在颈静脉上观察到。通过检测脉冲的高度,右心循环的压力可以被检测到,用厘米表示。

通常认为颈静脉压只能在颈内静脉测量到。这种说法并不严谨。由于颈外静脉沿颈部弯曲而下,因此容易看见(图 5.3)。走行迂曲意味着脉搏不易传递且不准确。这正是颈内静脉被采用的原因。

- 右心房低于胸骨角 5cm,此被用作参照点。

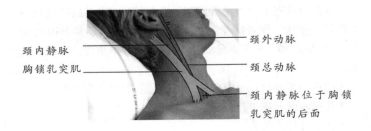

图 5.3　颈部脉管系统的表面解剖。注意颈内静脉部分被颈根部的胸锁乳突肌所掩盖。(见彩图)

- 正常颈静脉压为血液充盈 8cm(即胸骨角以上 3cm)。患者向后倾斜 45°,脉搏上缘应在颈根部以下。因此,这被用来作为测量颈静脉压的参照位置。
  - ▶记住,必须测量从胸骨角至脉搏上缘的垂直距离。
  - ▶在所测数值上增加 5cm,以便得到真实的颈静脉压。

检查

- 患者后仰 45°,暴露颈部。
- 要求患者转过头背向你(他们的左侧),并确保颈部肌肉放松。
- 检测颈静脉压,并测量从脉搏上缘至胸骨角的垂直距离(图 5.4)。
  - ·结果通常表示为"3cm"以上的垂直距离。
  - ·必须记住,在增加未测量的 5cm 后,才能得到 8cm 的总颈静脉压。
- 设法沿着胸锁乳突肌向上检查。不要距离太近,并且使用斜角照明来使脉搏更明显。

区分颈静脉及颈动脉脉搏

以下区分颈静脉及颈动脉的方法仅供参考,并不适用于所有情况。例如,在严重的三尖瓣关闭不全的患者中,可触及颈静脉脉搏,且不易被按压所阻断。如果验证困难,检测肝颈静脉回流。见表 5.1。

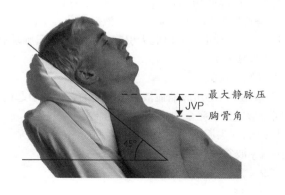

图 5.4　测量颈静脉压。测量垂直距离。

表 5.1　颈静脉及颈动脉脉搏

颈静脉脉搏	颈动脉脉搏
双峰(窦性心律)	单峰
不可触及	可触及
被按压所阻断	难以阻断
随呼吸而移动	几乎不随呼吸移动

肝颈静脉回流

- 观察颈部脉搏。
- 用右手掌心在肝脏表面施压。
  - 颈静脉压应该上升 2cm，但颈动脉脉搏不会。

颈静脉搏动特点

　　如果没有经验很难发现颈静脉搏动特点(框 5.4)。颈静脉脉搏有 2 个主峰(图 5.5)。应通过同时扪及颈动脉脉搏来计算心脏循环的峰时。主要特点是：

- α 波：由心房收缩引起。在颈动脉搏动之前出现。
- c 波：心室收缩期间，轻微的心房-心室环突起。
- x 波谷：心房舒张。
- v 波：三尖瓣关闭及心房充盈。
- y 波谷：三尖瓣开放及心室充盈。

表现

- 上升的颈静脉压：右心衰竭、三尖瓣狭窄、三尖瓣关闭不全、上腔静脉阻塞综合征、肺栓塞、体液超负荷。
- 大 α 波：通常由右心房肥大引起(肺动脉高压、肺动脉瓣狭窄及三尖瓣狭窄)。
- α 波缺失：房颤。
- "大炮"α 波：心房收缩血液撞击关闭的三尖瓣引起的大的、不规则波形。见于完全的心脏传导阻滞。
- 大 v 波：三尖瓣关闭不全形成的反流。
- 尖锐 y 波谷：缩窄性心包炎的特点。
- 尖锐 x 波谷：心脏压塞的特点。

Kussmaul 征

　　正常状态下，吸气时颈静脉压降低。当发生缩窄性心包炎、右室梗死或者极少见的心脏压塞时，吸气时颈静脉压将升高（Kussmaul 征）。

框 5.4　关于学习过程中"诚实"一词

当学生们在学习各种检查方法时，他们经常发现颈静脉压很难看到。这就提醒作者重要的一点。

在医学方面，当被老师问及"你能明白吗？"，常常会迫于大的压力而回答"是"。你或许会因担心显得迟钝、花费老师太多的时间或者耽误查房时间而如此回答。然而，这样回答对双方均没有益处。学生没能学习正确的技能及正确的体征鉴定方法，而老师也没能发现他们的示范是不合格的。错误因此而产生，并且传承下去。

因此，作者呼吁各年龄及各阶段医学生说"不，请再示范一遍"，如此，才能真正提高。

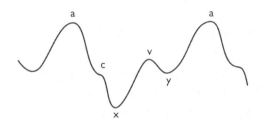

图 5.5　正常颈静脉搏动的表现。

心前区：检查及触诊

"心前区"是指覆盖在心前部的胸腔部分。

检查

患者取 45°半坐卧位，暴露胸部。检查：

● 瘢痕。

· 正中瘢痕提示曾开胸行冠状动脉旁路术。

· 左侧胸廓切开术可能是以前闭合的二尖瓣瓣膜分离术、缩窄切除术或者动脉导管未闭结扎术的证据。

- 任何异常的胸廓形状或运动。
- 起搏器或心内除颤器。
  - ·通常植入左胸区域。
- 任何明显的搏动。

触诊

解释你正在做什么,在触诊前获得知情同意。

一般触诊

将右手掌面置于胸壁,先触诊左侧,之后触诊右侧胸壁。你能感觉到任何搏动吗?

- "抬举感":通常在胸骨左缘感受到一种持续性、推动性搏动。
  - ·提示右室扩大。
- "震颤":这是一种可扪及的心脏杂音,感觉就像是在你手下方的一种震动。
  - ·由严重的瓣膜疾病引起。
  - ·如果出现在收缩期:主动脉瓣狭窄、室间隔缺损或二尖瓣关闭不全。
  - ·如果出现在舒张期:二尖瓣狭窄。

触诊心尖搏动

这是最低的外侧点,在此处可触及明确的搏动。通常位于锁骨中线第5肋间隙(图5.6)。

- 异常的心尖搏动位置:通常更加偏向外侧。
  - ·由扩大的心脏或胸壁疾病引起。
- 无心尖搏动感觉:通常由厚重的脂肪组织填充,或者过度膨胀的肺填充所致。
  - ·尝试要求患者向前或侧方倾斜。
- ❗警惕右位心。如果没有感触到心跳,则检查右侧。

心尖搏动特点

需要在触诊许多"正常"搏动后,通过积累经验才能掌握心尖搏动特点。一些常见的异常是:

- 更强有力:高动力循环。
  - ·原因包括败血症、贫血。
- 持续:搏动比预期的"更长"。
  - ·原因包括左室肥厚、主动脉瓣狭窄、肥厚型心肌病及运动过度。

- 双重搏动:可触及的心房收缩。
  - ·此为肥厚型心肌病的特征。
- "轻叩":这是对于严重二尖瓣狭窄可触及第一心音的描述。
- 弥散:一种难以定位的心跳。
  - ·由左室壁瘤引起。
- 不可触及。
  - ·可能的原因包括肺气肿、肥胖、心包积液及死亡。

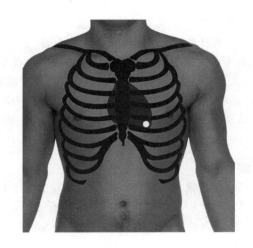

图 5.6　心脏及心尖搏动最常见位置的体表示意图。

心前区:听诊

方法

此处有不同的检查方法。一种较为明智的方法是用膜型听诊器在各区域听诊,然后用钟型听诊器重复。然后"返回",集中于任何异常心音。最后再检查其他区域,以探寻确切的杂音及额外心音的特点。

- "钟型"听诊器用来探查低频心音,膜型听诊器用来探查高频心音。
- 应该在四个标准听诊区听诊(框 5.5 和图 5.7)。

框5.5　四个听诊区

- 二尖瓣听诊区:锁骨中线第五肋间(心尖部)。
- 三尖瓣听诊区:胸骨左缘第五肋间。
- 肺动脉瓣听诊区:胸骨左缘第二肋间。
- 主动脉瓣听诊区:胸骨右缘第二肋间。

❗注意:这些听诊区不与瓣膜的解剖位置确切相关,但是瓣膜心音在各区域听诊最清楚的位置。

为了熟悉正常心音,应该多加练习和实践。心音产生的生理性原因及生理性分裂前已述及,此时需要复习。

如果你不确定哪个是第一或第二心音或者杂音在哪里发生,当听心音时,你可以触诊一侧颈动脉脉搏,以便能够"感触到"收缩。颈动脉搏动伴随第一心音发生(❗记住,一次心跳只会扪及一次颈动脉搏动)。

心音

第一心音(S_1)

二尖瓣关闭是第一心音的主要成分,音量取决于它关闭的力度。

- 响亮:强有力的关闭(二尖瓣狭窄、三尖瓣狭窄及心动过速)。
- 柔和:心室充盈时间延长或收缩延迟(左束支传导阻滞、主动脉瓣狭窄及主动脉瓣关闭不全)。
- 多变:变化的心室充盈(心房颤动、完全的心脏传导阻滞)。

第二心音(S_2)

- 柔和:主动脉瓣活动减低(主动脉瓣狭窄)或者瓣叶关闭不良(主动脉瓣关闭不全)。
- 响亮:主动脉瓣成分响亮见于高血压或先天性主动脉瓣狭窄(此处瓣膜狭窄但活动尚可)。肺动脉瓣成分响亮见于肺动脉高压。

第二心音分裂

- 增大的正常分裂:由右室排空延迟引起(右束支传导阻滞、肺动脉瓣狭窄、室间隔缺损或二尖瓣关闭不全)。

- 固定分裂：吸气相与呼气相的分裂程度相同。通常见于房间隔缺损。
- 反常分裂：在主动脉瓣成分之前，第二心音的肺动脉瓣成分提前出现。由左室排空延迟引起（左束支传导阻滞、主动脉瓣狭窄及主动脉缩窄）。

第三心音

此为只在第二心音之后出现的低频心音（仅钟型听诊器可闻及）。描述起来像"三音"或者"奔马"率。呈"Da-da-dum"或"ken-tuck-y"。发生在快速心室充盈的末期、心室舒张早期，由乳头肌紧绷或心室扩张引起。

- 生理性：只在心尖部可闻及的柔和声音。正常见于儿童及30岁以下成人。
- 病理性：意味着左室功能减弱或快速心室充盈（扩张性心肌病、主动脉瓣关闭不全、二尖瓣关闭不全或者缩窄性心包炎）。
- 可与高频心包叩击音相关联。

第四心音

舒张末期心音（在第一心音之前出现），由心室肌顺应性减弱或硬度增加所致。呈"Da-lub-dub"或"Ten-ne-ssee"。与异常强有力的心房收缩和左室舒张末期压力增高相关。

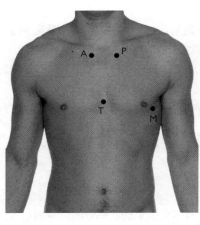

A=主动脉瓣
P=肺动脉瓣
T=三尖瓣
M=二尖瓣

图 5.7 心前区的四个标准听诊区以及在各区域听诊最清楚的瓣膜。

- 非生理性。
  - 原因包括肥厚型心肌病及高血压。

心脏杂音

这些是由血液湍流引起的"乐音性"嘈杂声。对于所听到的每个杂音,你应当确定:

- 出现时间。
- 位置以及放射部位(在哪里听得最响?)。
- 响度及音频(框 5.6)。
- 与姿势和呼吸的关系。

杂音的时间测定对于判断声音的起源是尤为必要的。必须明确杂音是发生在收缩期还是舒张期(你可以通过触摸颈动脉搏动来确定),之后判断杂音出现在哪个时段(早期还是晚期)。

收缩期杂音

全收缩期

- 这是持续整个收缩期的杂音。
- 源于血流从心室反流到心房(三尖瓣关闭不全、二尖瓣关闭不全)。
- 室间隔缺损也会引起全收缩期杂音。

射血收缩期

- 在收缩初期出现,很快渐次增强再渐次减弱,产生"呼呼"声。
- 源于血流急速射出心室时产生(肺动脉瓣狭窄、主动脉瓣狭窄、肥厚型心肌病)。
- 如果血流速度很快,也可听到(发热,健康的年轻成人)。

收缩末期

- 第一心音与杂音开始之间存在间歇,杂音持续直到第二心音开始。
- 瓣膜脱垂所致的三尖瓣或二尖瓣关闭不全。

舒张期杂音

早期

- 通常源于功能不全的主动脉瓣或肺动脉瓣所致的反流。在第二心音发生时响亮开始,舒张期渐弱。

·可以通过低沉而响亮地说出字母"R"来模仿此杂音。试试!

舒张中期

- 杂音在舒张晚期出现,可以是短暂的或者持续到第一心音开始。
- 通常源于血流通过狭窄的二尖瓣或三尖瓣所致。
- 较舒张期早期杂音更低频。

Austin Flint 杂音

- 此为心室舒张期间,可闻及的二尖瓣震颤。见于重度主动脉关闭不全,血流撞击二尖瓣所致的杂音。

Graham Steell 杂音

- 肺动脉瓣关闭不全继发于二尖瓣狭窄合并肺动脉高压所引起的肺动脉扩张。

连续性杂音

这些杂音贯穿整个收缩期与舒张期。常见原因包括动脉导管未闭或者动静脉瘘。

放射/传导

杂音有时会出现在通常不被听诊的心音区域,杂音有向血流方向放射的倾向。

例如,主动脉瓣狭窄的杂音沿颈动脉向上放射。二尖瓣关闭不全的杂音可在左腋下闻及。

框5.6　杂音音量分级

有经验的检查者应当能根据杂音的响度对杂音进行"分级"。

- 1= 很轻(初学者只有在被告知杂音存在的情况下才能听到它)。
- 2= 轻,但能被有经验的检查者用听诊器听到。
- 3= 适中,容易被听到。
- 4= 响亮,明显的杂音。
- 5= 非常响,在整个心前区都能闻及。可伴随可触及的震颤。
- 6= 不用听诊器也能听到。

体位

如果让患者处于某个体位,在重力作用下使得产生杂音的血流增加,使某些杂音变得更加响亮。

- 如果让患者站立、前倾,并听诊胸骨左缘,主动脉瓣关闭不全的杂音将变得更响。
- 如果让患者取左侧卧位(用钟型听诊器听诊心尖部),二尖瓣狭窄的杂音将变得更响。

力学试验

呼吸

- 吸气时,右心杂音(如肺动脉瓣狭窄)更响,呼气时更轻(增加静脉回流)。听诊时要求患者深呼吸。
- 左心杂音在呼气时更响。

Valsalva 动作

- 紧闭声门,用力做呼气样动作。
- 重复要求患者吹气到注射器的尾部,努力吹出活塞。
  - ·这将减少心输出量,使大多数杂音柔和。
  - ·在做 Valsalva 动作时,肥厚型梗阻性心肌病、二尖瓣关闭不全及二尖瓣脱垂杂音将变得更响。

额外心音

通常与特定的杂音相关联的附加心音,见表 5.2。

开瓣音

二尖瓣通常在第二心音之后立即开放。二尖瓣狭窄的患者,变硬的瓣膜突然开放会引起一种可听到的高频噼啪声。随后可伴有二尖瓣狭窄的杂音。如果没有开瓣音,则瓣膜可能僵硬。

- 在胸骨左缘,用膜型听诊器听诊最清楚。

喷射性喀喇音

与二尖瓣狭窄的开瓣音相似,是在收缩早期由变硬的半月瓣开放引起的高频喀喇音(主动脉瓣狭窄)。与二叶主动脉瓣相关。

- 在主动脉瓣或肺动脉瓣听诊区及胸骨左缘听诊。

收缩中期喀喇音

通常由二尖瓣脱垂引起,是瓣叶在心室收缩中期向后弹开(脱垂)的声音。随后是二尖瓣关闭不全的声音。

- 二尖瓣区域听诊最清楚。

肿瘤扑落音

由心房黏液瘤导致的一种非常罕见的现象。如果心房内有带蒂的肿瘤,在心房收缩期,带蒂的肿瘤会移动并阻碍心房血液流出,同时引起可闻及的声音。

心包摩擦音

这是一种摩擦的声音,类似于咯吱咯吱的皮革声。在心包炎患者中, 每次心跳均可听到炎性心包膜相互摩擦产生的声音。患者取坐位前倾更响,呼气时听诊最清楚。

金属瓣膜

已行金属瓣膜置换术的患者,有明显可听见的与瓣膜关闭相关的机械性"喀喇音"。不用听诊器通常都能听到这些声音,并会让人联想起彼得·潘中嘀嗒作响的鳄鱼。

- 一些瓣膜同时有开放及关闭的喀喇音。
- 如果患者的瓣膜喀喇音是柔和的,则提示功能障碍,如血栓或血管翳。
- 当瓣膜开放时,所有瓣膜修复术的患者均有血流杂音。

胸部检查

肺底

见第 6 章。注意检查爆裂音或积液体征。

腹部

见第 7 章。注意检查:

- 肝大。
  - ·触及肝震颤吗(严重的三尖瓣关闭不全)?
- 脾大。
- 腹水。
- 腹主动脉瘤。

表 5.2　心脏异常的筛选与预期的临床表现

异常	杂音的主要部位	传导方向	出现时间	附加心音*	心音示意图
主动脉瓣狭窄	主动脉区及心尖部	向颈动脉放射	射血收缩期	喷射性咯喇音（二叶瓣尤为明显）	S_1 — S_2 — S_1
主动脉瓣闭不全	胸骨左缘	向心尖部放射	舒张早期	(Austin Flint 杂音)	S_1 — S_2 — S_1
二尖瓣狭窄	心尖部	无	舒张中期	开瓣音	S_1 — S_2 — S_1
二尖瓣关闭不全	心尖部	向左腋下或左侧肺底放射	全收缩期		S_1 — S_2 — S_1
三尖瓣关闭不全	胸骨左缘下段	胸骨右缘下段,肝脏	全收缩期	收缩中期咯喇音（如果脱垂）	S_1 — S_2 — S_1
肺动脉瓣狭窄	胸骨左缘上段	左侧锁骨	射血收缩期		S_1 — S_2 — S_1
室间隔缺损	胸骨左缘	整个心前区	全收缩期		S_1 — S_2 — S_1

* 注意：附加心音（如咯喇音和开瓣音）可能只在某些特定的患者中出现，在某些存在异常的患者中不出现。

- 肾动脉杂音(肾动脉狭窄)。
- 肾脏肿大。

周围水肿

　　组织液的异常增多导致肿胀,原因很多,但通常是心力衰竭所致。水肿受重力的控制,所以,如果患者站立或行走,则聚集在踝部;坐着,则聚集在骶骨;躺着,则聚集在肺部(端坐呼吸)。

- 注意任何周围水肿,检查踝部及骶骨。
- 注意水肿是否是"凹陷性的"(你能用手指在上面按一个压痕吗? 最好检查胫骨前缘)。
- 注意水肿蔓延的高度(踝、小腿、大腿等)。
- 水肿是否蔓延超过大腿,检查外生殖器很重要,尤其是男性。此处的肿胀会引起排尿困难。

静脉曲张

检查

　　静脉曲张表现为可见的、扩张的、迂曲的皮下静脉,是由深静脉血反流所致(通常是大隐静脉的分支)。

- 患者通常以站立位检查,大腿充分暴露。
- 静脉星:皮内线状静脉。
- 白色萎缩:无溃疡的白色瘢痕皮肤。
- 静脉高压证据:
　　·脂性硬皮病 (皮肤及皮下脂肪组织的硬化导致踝部以上腿逐渐变细)。
　　·静脉湿疹。
　　·皮肤着色:含铁血黄素沉积所致棕褐色色素沉着。
　　·静脉溃疡。

触诊

- 在踝部可有凹陷性水肿。
- 检查静脉表面的柔软性或热度(血栓性静脉炎)。
- Phalen 试验:胫骨边缘内侧深筋膜明显的柔软缺损。
- 检查咳嗽刺激。
- 要求患者咳嗽。如果在静脉曲张处可触及一个搏动,在腹股沟的大隐静脉则可能有瓣膜功能不全。

听诊

- 在非折叠性的或大的曲张静脉上听诊,以排除动静脉瘘。

超声

- 诊断及定位主要反流最可靠的方法,代替了框 5.7 所示以往的临床检查。
- 将探头放在隐股静脉连接处(SFJ)3~4cm 以下,以及耻骨结节和 SFJ 的外侧。同时在小腿上施压,并且探测反流 1~2 秒。

框 5.7　以往的静脉曲张检查方法

▶多普勒超声已替代以往的较不可靠的检查方法。这些方法不应该被采用,列于此仅为回顾。

轻叩检查

- 一只手放在小腿内侧,沿着隐静脉的走行轻叩或轻弹隐股静脉连接处。
  - ·波动的传送提示瓣膜功能不全。

屈氏试验

- 患者取仰卧位,排空浅表静脉系统。
- 在适当的位置紧握你的手指时,按压 SFJ,并要求患者站立。
  - ·如果静脉不充盈,则功能不全的位置在 SFJ。
  - ·如果静脉充盈,则更低的位置有功能不全的交通静脉。

止血带试验

- 原理同屈氏试验,但在 SFJ 下方使用一条止血带,然后逐步收紧止血带,直到静脉不充盈(此处是瓣膜功能不全的位置)。

深静脉通畅试验

- 将止血带敷在 SFJ,要求患者踮着脚尖走路。如果深静脉系统功能正常,则静脉曲张会改善。

主要疾病的重要症状和体征

瓣膜疾病
二尖瓣狭窄
- 症状:呼吸困难,运动耐量降低,咳泡沫样(粉红色?)痰,心悸(通常与房颤及产生的栓子有关),吞咽困难(增大的左房压迫食管)。
- 体征:手掌红斑,颧部红晕,"抬举性"心尖搏动,左胸骨旁抬举性搏动,颈静脉大 v 波,第一心音增强,高频的舒张早期(Graham Steell)杂音合并或不合并开瓣音。

二尖瓣关闭不全
- 症状:急性呼吸困难,肺静脉淤血。
- 体征:心尖搏动加强并向左侧移位(容量超负荷),可能出现心尖部收缩期震颤,第一心音减弱,第二心音增强(肺动脉瓣成分),心尖部全收缩期杂音向左腋下放射(左外侧听诊最清楚)合并或不合并收缩中期喀喇音。
- 失代偿的体征:脉搏减弱,颈静脉压升高,伴有收缩期震颤移位的强有力的心尖搏动,左胸骨旁抬举性搏动,第三心音(ken-tuc-ky),舒张中期血流杂音,双重喀喇音,周围水肿。

二尖瓣脱垂
- 异常增厚的二尖瓣叶在收缩期脱入左房,类似和导致二尖瓣关闭不全。
- 发生于将近 5% 的人群中。
- 更常见于女性。
- 体征:收缩中期喀喇音,收缩晚期杂音,在心尖部听诊最清楚。
  - 下蹲可使喀喇音延迟,站立使杂音增强。

主动脉瓣狭窄
- 症状:心绞痛,晕厥,呼吸困难,猝死。
- 体征:强度弱的缓慢上升的脉搏("细迟脉"),脉压小,持续且强有力的心尖搏动(如果心室功能不全及出现扩大,则会移位),胸骨左缘喷射性收缩期(渐强-渐弱的)杂音(呼气末期前倾位最响),放射至颈动脉,第二心音减弱。

- 失代偿的体征:颈静脉压上升,胸骨左缘抬举性搏动,奔马律,双重喀喇音,周围水肿。

主动脉瓣关闭不全

- 症状:与主动脉瓣狭窄相似。
- 体征:强度大的"塌陷"脉,如果将患者的胳膊向上举,在桡动脉感觉明显("水冲脉"),脉压大,持续移位的心尖搏动,第二心音减弱,胸骨左缘舒张早期杂音(通常描述为"吹风样"或递减型)。严重的主动脉瓣关闭不全者,在股动脉也可听到"枪击音"。见框 5.8。

框 5.8　主动脉关闭不全相关体征

- Quincke 征:甲床毛细血管搏动。
- Corrigan 征:可见的颈动脉搏动。
- De Musset 征:随着心跳的点头运动。
- Muller 征:悬雍垂的搏动。
- Duroziez 征:按压股动脉远端,可听及股动脉舒张期杂音。
- Traube 征:股动脉"枪击音"。
- Austin Flint 杂音:心尖部闻及舒张中期杂音,是由于关闭不全的反流阻碍二尖瓣前叶的开放,类似二尖瓣狭窄的杂音。
- Rosenbach 征:肝脏搏动。
- Gerhardt 征:脾大。

举例

- 亚伯拉罕·林肯可能有马方综合征,他身高体长。另外,对过去照片的研究发现他有 Musset 征。在相机有较长快门时间的那个年代里,当和照片里坐在林肯周围的人比较时,林肯的点头征使他的面容模糊。
- Heinrich Quincke 教授:德国医生,1842—1922 年,也介绍了腰椎穿刺的诊疗方法。
- Dominic John Corrigan 先生:1802—1880 年,是都柏林医学院的第五任校长。
- Alfred de Musset:值得注意的是,De Musset 征是以患者而不是医生的名字命名的。De Musset 是一位法国诗人和小说家,于 1857 年死于梅毒性主动脉瓣关闭不全。

三尖瓣狭窄

常伴随二尖瓣或主动脉瓣疾病发生(如风湿热),并且通常是患者最不严重的问题。

- 体征:听诊与二尖瓣狭窄类似、肝大、肝脏搏动和静脉淤血。

三尖瓣关闭不全

- 体征:扩张的颈静脉,颈静脉明显的 v 波,全收缩期杂音,吸气时听诊更响,第二心音肺动脉瓣增强,左侧胸骨旁抬举性搏动,肝脏搏动,周围及骶骨水肿,腹水。

肺动脉瓣狭窄

- 体征:脉搏正常,伴随向肺野放射的喷射性收缩期杂音,常伴有肺动脉瓣区域可触及的震颤。其他右室劳损或衰竭的体征。

肺动脉瓣关闭不全

- 体征:响亮的可触及的第二心音,肺动脉瓣区域可闻及的舒张早期杂音,胸骨左缘听诊最响。

室间隔缺损(VSD)

大面积的

- 症状:婴幼儿呼吸困难,厌食,生长发育不良。
- 体征:由于肺动脉血管耐受力下降,一个大面积的缺损会在出生后的头几个月即出现心力衰竭的表现。
  - ·相关特点包括:脉搏微弱,由于通过二尖瓣的血流增加导致的舒张中期杂音。

小面积的

- 症状:通常无症状,称为"罗杰病"。
- 体征:脉搏正常,颈静脉压正常,胸骨左缘下方粗糙的全收缩期杂音,无失代偿的证据。

房间隔缺损(ASD)

这是最常见的先天性病变。通常是检查杂音时发现的一种无症状的病变。

分类

- 原发孔型:占房间隔缺损病例的 15%,与二尖瓣及三尖瓣关闭不全或室间隔缺损相关。通常在儿童早期确诊,与先天性综合征(唐氏综合征、Noonan 综合征、Klinefelter 综合征)相关。

心电图示右束支传导阻滞伴电轴左偏。

- 继发孔型:占房间隔缺损病例的 70%。通常是中心卵圆窝缺损,偶尔与二尖瓣脱垂相关。心电图示右束支传导阻滞伴电轴右偏。
- 静脉窦:占房间隔缺损病例的 15%,较高的隔膜缺损涉及来自上腔静脉或下腔静脉的血流,与肺动脉引流缺陷相关。

症状

- 原发孔缺损的症状: 儿童时期心力衰竭症状伴随生长迟缓、肺部感染及发育不良。对于成人,可有晕厥(心脏传导阻滞)及心内膜炎的症状。
- 继发孔缺损的症状:如果面积小可以无症状。疲劳,呼吸困难,心悸(房性心律失常),反复肺部感染,右心衰竭。也可有偏头痛及反常栓塞。

体征

- 无规律的不规则脉搏,心尖搏动不移位且可触及,第二心音固定分裂,胸骨左缘上方喷射性收缩期杂音。
- 如果对血流动力学有明显影响:无规律的不规则脉搏(房颤),心尖搏动外移,左侧胸骨旁抬举性搏动(右室超负荷),肺动脉瓣区收缩期震颤,第二心音宽的固定分裂,肺动脉瓣区喷射性收缩期杂音伴收缩期喀喇音(肺动脉扩张),三尖瓣区域舒张中期隆隆样杂音 (左向右的大分流使通过三尖瓣的血流增加),肺动脉瓣关闭不全。

心 — 手综合征

- 三指节拇指或其他与房间隔缺损相关的上肢畸形。
- 常染色体显性遗传(不完全的外显率)。

动脉导管未闭(PDA)

在肺动脉与主动脉之间胚胎性通道持续存在,使得血流从主动脉流入肺动脉,表现为:

- 症状:通常是无症状的。严重的患者有劳力性呼吸困难。
- 体征:洪脉,脉压差大,移位的抬举性心尖搏动,心前区"机械样"(连续性)杂音,第二心音消失,左侧第二肋间收缩或舒张期震颤。

主动脉缩窄

在主动脉弓或主动脉弓以上部位存在的先天性缩窄。

- 症状：通常是无症状的。可包括头痛、鼻出血、头晕目眩及心悸。跛行、下肢无力也是特点。缩窄会引起心脏劳损，并引起充血性心力衰竭的症状。

- 体征：桡动脉搏动增强，桡-桡动脉或桡-股动脉延迟，上、下肢血压差异，胸壁浅表血管明显，"抬举性"不移位心尖搏动，浅表血管及胸骨上切迹有震颤。前部的左锁骨下区域及后背的左肩胛下区域有收缩期或连续性杂音，股动脉脉搏弱。可有下肢发育不良。

- 手术矫治后：左侧胸切开术后瘢痕，右侧桡动脉搏动正常，左侧桡动脉搏动弱，心音正常，无桡-股动脉延迟。

心包炎

病因包括结缔组织病、肺结核、梗死后及特发性疾病。

- 急性心包炎的症状：持续的胸骨后"疼痛"，吸气困难（胸膜炎），坐位前倾稍缓解，与运动或用力无关。

- 如果是慢性、缩窄性的，可引起 Kussmaul 征、心尖搏动不可扪及、第三心音、肝大、脾大、腹水（"假性肝硬化"）。

心包积液

- 奇脉、颈静脉压升高，心尖搏动不可扪及，心音弱，肝大，腹水，周围水肿。

感染性心内膜炎

菌血症可继发于一系列事件，包括牙齿手术、刷牙、Ⅳ类药物使用、医源性疾病。

- 症状：萎靡，嗜睡，发热，厌食，体重减轻，肌痛，关节痛，心力衰竭，栓塞性卒中。

- 体征：发热，淤点，片状出血，Osler 结节（小的、红色／紫色凸起，在指腹的痛性病变），Janeway 损害（不规则的、平的、红色、手／足掌面无痛性斑点），Roth 斑（视网膜上的"棉絮状"斑点），指梗死，杵状指，杂音，肝脾大。

肥厚型心肌病

通常以常染色体显性遗传。

- 症状:可表现为突发性心脏猝死。否则通常无症状。如果存在流出道梗阻,可表现为呼吸困难,运动耐量降低、心悸、晕厥、胸痛。
- 体征:伴有急剧上升支的"急促的"周围脉搏。颈静脉压可见"a"波,强有力的心尖搏动,胸骨左缘喷射性收缩期杂音向腋下放射(不向颈部放射),做 Valsalva 动作时杂音增加,在一些病例中可闻及第四心音。
- 预后不良因素:年轻时确诊,有猝死的家族史,有晕厥症状,动态心电图证实有室性心律失常。

充血性心力衰竭

简而言之,是指心脏无力维持用于生命重要器官灌注的合适的心输出量。通常用"左"和"右"心衰竭来描述,但二者可同时存在("全心")。

左室衰竭(LVF)

- 症状:包括劳力性呼吸困难,端坐呼吸,夜间阵发性呼吸困难,咳粉红色泡沫样痰,疲劳,体重减轻,肌肉萎缩,厌食。
- 体征:会出现疲劳,苍白,大汗,四肢湿冷,心动过速,细脉,低血压,脉压小,心尖搏动移位(一种潜在的瓣膜畸形的杂音?),第三及第四心音,气促,肺底捻发音。

右室衰竭(RVF)

- 症状:同左室衰竭,并有周围水肿及面部肿胀。
- 体征:很多体征同左室衰竭。颈静脉压升高,肝大,腹水,周围性(骶骨的?)水肿,肝脏搏动(如果存在三尖瓣关闭不全)。

锁骨下动脉窃血综合征

锁骨下动脉窃血"现象"是由于椎动脉起始处近端的左锁骨下动脉发生阻塞性疾病,从而引起左侧椎动脉血液逆流。如果与由于脑部缺血所引起的短暂性神经系统症状相关,则被称为"锁骨下动脉窃血综合征"。

- 症状:活动左手臂引起肌肉痉挛、头晕、眩晕、构音障碍、晕厥、复视、眼球震颤。
- 体征:左上肢缺血证据(苍白,发绀,溃疡),左桡动脉及肱动脉微弱,左臂收缩期血压减低,左侧锁骨上窝可闻及杂音。

深静脉血栓形成（DVT）

经常与蜂窝织炎及破裂的腘窝囊肿相混淆。

- 症状：小腿疼，肿胀，不能行走。
- 体征：温热的，紧绷感，肢体肿胀，红斑，浅表静脉扩张，发绀。在深静脉内有可触及的血栓。患腿常有触痛感。

另见：

更多关于心血管疾病表现和临床体征的信息可以参见《牛津手册临床指导学习卡》，可用于为客观结构化临床考试（OSCE）和查房做准备。

"内科"学习卡组：

- 二尖瓣狭窄及关闭不全。
- 主动脉瓣狭窄及关闭不全。
- 混合瓣膜疾病。
- 人工瓣膜。
- 室间隔缺损。
- 房间隔缺损。
- 肥厚型心肌病。
- 主动脉缩窄。
- 动脉导管未闭。
- 法洛四联症。
- 右位心。
- 感染性心内膜炎。

"外科"学习卡组：

- 胸廓出口综合征。
- 锁骨下窃血综合征。
- 颈动脉疾病。
- 上腔静脉阻塞。
- 腋静脉血栓形成。
- 深静脉血栓形成。
- 缺血性溃疡。
- 腹主动脉瘤。

- 血栓闭塞性静脉炎。
- 雷诺现象。
- 外科性动静脉瘘。
- 淋巴水肿。

"实践步骤"学习卡组:

- 静脉穿刺术。
- 中心静脉导管取血。
- 股静脉导管置入。
- 建立中心静脉路径。
- 动脉导管置入。
- 记录 12 导联心电图。
- 颈动脉窦按摩。
- 兴奋迷走神经方法。
- 除颤。
- 直流电复律法。
- 临时外源性起搏。
- 心包穿刺术。
- 运动负荷试验。

老年患者

老年医学专家对心血管疾病同样感兴趣。随着人口日趋老龄化,心脏病、外周血管病及卒中的发病率不断上升。与此同时,老龄化是心血管疾病众多危险因素之一,老年人群是控制主要危险因素和次要因素后获益最大人群之一。因此,评估要综合全面。严谨的病史比不完全准确的病史或体格检查结果更加有用。

病史

- 心绞痛:可以多种方式表现。避免把此种症状称为疼痛(这样会让许多患者烦躁),而是听他们的陈述——"不适""剧痛"及"疼痛"通常是最常见的描述。许多老年患者几乎没有症状,多数以出汗或呼吸困难就诊。此时需要反应机敏,询问患者这些症状是否与劳力有关。

- 端坐呼吸：询问患者为什么要睡在加高的枕头上——经常是由于诸如关节炎这类疾病的症状。他们会坐在椅子里睡吗？
- 呼吸困难：与低的心输出量相关，不一定有肺水肿。疲劳是常见的就诊症状，不应被忽视。劳力性呼吸困难也可提示有心律失常。
- DHx：通常存在用药依从性、对症处理、实现目标剂量及避免副作用之间的平衡难题。避免草率"优化"用药剂量及打乱严谨的疗程。询问他们是否使用β阻滞剂滴眼液，其能够全身快速吸收，发挥显著疗效。
- 生活方式：询问吸烟史，寻找机会进行戒烟。戒烟从来都不晚！询问酒精摄入史，这关系着抗凝治疗的决策。有关健康饮食的建议常常是受欢迎的，并且比药片更加容易接受。
- 功能史：这点一直是所有病史中的关键部分。有针对性地干预，帮助患者沐浴以避免其过度劳累（或出现症状）可获得显著的效果。

检查

- 一般检查：留意线索，从洗手间回来后出现呼吸困难的患者（注意检查血氧饱和度！），随身准备硝酸甘油喷雾剂等。
- 听诊并思考：特别是关于瓣膜病变。评估瓣膜病变在多大程度上促成了患者的症状并安排检查，这点更有意义。主动脉瓣置换术、冠状动脉旁路移植术（CABG）或者经导管主动脉瓣置入术（TAVI），在老年患者中通常成功率很高。
- 水肿：触诊时应仔细，与一般教学相反，凹陷性和非凹陷性水肿都会疼痛！它受重力的影响吗？
- 周围脉搏：这部分常被忽视，却是检查的重要部分。仔细确认并寻找引起显著问题的皮肤改变和溃疡，但不是必须在病史中提到。

其他方面

- 其他检查：呼吸系统疾病常与心血管病重叠，并可以造成假象，如肺纤维化和左室衰竭。如果事件"不是叠加"，或者对于治疗收效甚微，那么请再次考虑你的诊断。

（杜雅琴　李广平　译）

第 6 章

呼吸系统

引言

解剖学

呼吸系统从鼻孔延伸至肺泡,也包括肺实质、脉管系统及通气所需的肌肉骨骼结构。为方便起见, 通常分为上呼吸道(URT),包括鼻和咽;下呼吸道(LRT),包括喉和所有远端结构。

气管、支气管和细支气管

气管位于胸骨上切迹的中线深部, 然后在大约胸骨角水平"隆嵴"处分为左、右主支气管。大约经 25 个分支到达肺泡。

肺

右肺有 3 个叶(上、中、下),而左肺因为心脏占据部分空间分为 2 个叶(上、下),但是上叶的舌部实际上是一个"左肺中叶"。注意,斜裂从后斜向下。听诊时可参考图 6.1。

由于横隔膜倾斜使肺下缘在前面位于第 6 肋, 而向后延伸至第12 肋。

生理学

这是一个复杂的系统,这里介绍的要点仅作为备忘录。

通气

- 中央处理。
  - ·呼吸中枢起搏器。
  - ·受更高的随意中心、情感中心和循环内分泌因素的影响。
- 传感器。
  - ·脑干和主动脉弓化学感受器。
  - ·肺牵张感受器和咳嗽受体。
- 效应器。
  - ·横隔膜。
  - ·肋间肌。
  - ·辅助肌肉(如胸锁乳突肌)。

肌肉收缩效应增加胸腔体积和空气的吸入,因为肺天然的弹性的回弹会促使空气从肺内排出,所以呼气在很大程度上是被动的。在生理压力下,首先通过增加潮气量然后通过增加频率来增加通气:适应呼吸的增快,呼气必须变得活跃。

气体传输

首先应获取足够的空气,同时还必须吸入氧气并排出二氧化碳。任何阻碍气体传输的情况都有临床意义:

- 全肺通气不足(如肌肉萎缩症)。
- 通气区域局部血流灌注不足(如 PE)。
- 血流灌注区域局部通气不足(如肺炎)。
- 扩散屏障增厚(如肺纤维化)。

注意患者的体位及心输出量的变化会影响通气血流的不匹配程度。

防御

位于咽喉和下呼吸道的咳嗽受体启动深吸气,随后呼气使得密闭的声门突然开启,导致气体被迅速、有力地排出。

大的吸入颗粒进入呼吸道的很多角落,从而影响气道壁。小颗粒可能在呼出之前从空气中沉积进入肺部的深处(如吸入药物)。

大部分的呼吸道内附有从杯状细胞分泌的黏液,可以捕获吸入的颗粒。随后,黏液由一个纤毛构成的"自动扶梯"连续向上横扫,直至到达喉部后咽下(是的,我们都这么做)。

在更小的气道和肺泡,巨噬细胞和各种分泌性防御蛋白在微观层面上抵御微生物。

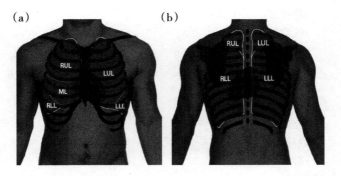

图 6.1 肺的表面解剖学。UL,上叶;ML,中叶;LL,下叶。(见彩图)

呼吸困难

定义

气促（SOB）或呼吸困难，是指患者感觉到呼吸费力。患者可能描述为"呼吸困难""无法呼吸"或"喘不过气来"。

这与"缺氧"不同。一个人可以感觉呼吸困难，但血氧水平正常。马拉松运动员冲过终点线时气喘吁吁但口唇并不发绀。

患者经常描述"紧缩感"，可能与哮喘气道狭窄或心脏病所致胸痛有关。需要梳理出患者的确切意思。

❶肋膜炎和肌肉骨骼导致的胸痛在深吸气时加剧，患者可能会说"我不能呼吸了"。因此，看似患者在抱怨呼吸困难，而实际问题是吸气痛。询问患者是否感觉无法深呼吸，原因是什么（疼痛或其他感觉？）。如果无上述情况，让患者深呼吸，观察会发生什么。

开始和持续时间

气促发生的快与慢（框6.1）？

框 6.1　呼吸困难发生的原因
- 突发。
  - 肺栓塞。
  - 气胸。
  - 哮喘急性加重。
- 数天 / 数周。
  - 哮喘恶化。
  - 肺炎。
  - 充血性心力衰竭。
- 数月。
  - 肺纤维化。
- 数年。
  - 慢性阻塞性肺病。

慢性发作很少报道。患者经常因为呼吸困难加重或呼吸困难影响日常基本活动时才就诊。询问患者最后能够爬楼梯的时间,呼吸困难持续的真正时间就显而易见了。

呼吸困难进展的特点同样重要:哮喘导致的呼吸困难可能是长期的且波动很大,而纤维化则更加严重(通常是逐渐加重的方式)。

严重程度

存在一些分级(框 6.2),但关键是根据功能障碍的进展进行量化,同时试图根据患者的具体情况具体分析,例如,"你还能割草坪而不用休息吗?""你和朋友走路时比他们慢吗?""早上洗漱和穿衣时会喘不过气来吗?"

❶确定活动受限是因为气促导致的,而不是由髋关节炎、膝盖、胸痛及其他疾病引起的。

加重和缓解因素

什么会使呼吸困难加剧?是否有特定的活动或情况会引发呼吸困难?记住,端坐呼吸并不是心力衰竭的特征性表现:平躺时呼吸在很大程度上依赖于隔膜,并且肺上叶灌注增加(通常慢性阻塞性肺病时损坏最严重),所以很多呼吸困难的患者在平躺时会感觉更加喘不过气来。

如何才能缓解呼吸困难?吸入器或暂时休息会有帮助吗?

过度换气

呼吸功能不全,尤其是过度换气很常见,多发生于确实有呼吸系统病理改变的患者。过度换气使血液 CO_2 下降,PH 值升高。这会导致突然发作呼吸困难的症状:

- 早期。
  - 嘴唇和手指感觉异常。
  - 头晕目眩。
  - 胸痛或"紧缩感"。
- 长期发作。
  - 支气管痉挛。
  - 随后发生缺氧($SpO_2<85\%$)。

框 6.2 　MRC 呼吸困难评分

- 1= 除非剧烈运动不会发作呼吸困难。
- 2= 快速行走或爬缓坡时感到憋气。
- 3= 由于呼吸困难在平地比同龄人行走缓慢,或按自己的速度行走时不得不停下来呼吸。
- 4= 在平地上行走 100m 或更短距离需要停下来呼吸。
- 5= 严重呼吸困难导致不能到户外,或穿脱衣时感觉呼吸困难。

咳嗽和咳痰

咳嗽

咳嗽是一种常见但经常被忽视、具有潜在痛苦的呼吸系统疾病,通常由上呼吸道感染(URTI)和(或)吸烟引起。咳嗽的持续时间、性质、加剧因素及是否咳痰很重要。表 6.1a 和表 6.1b 列举了咳嗽的病因。

注意,咳嗽可能是哮喘的唯一表现。

咳嗽的定位

没有特别的意义,但是患者往往急切地想要指出他们感觉

表 6.1a 　咳嗽起源的一些线索(急性)

病因	特征
喉炎	咳嗽伴声音嘶哑
气管炎	干性和非常痛
会厌炎	"犬吠样"
下呼吸道感染	脓性痰,可能伴胸膜炎性胸痛

表 6.1b 　咳嗽起源的一些线索(慢性)

病因	特征
哮喘	慢性、阵发性,运动后及夜间加重
食管反流	干性、恶心,通常晨起、饭后或长时间交谈后发生
肺水肿	泡沫样痰,平躺加重
鼻后滴漏	痒,常伴鼻塞

的咳嗽的起源。

喉部以外并超出感觉神经支配的定位是不可能的。因此,患者常常指出喉咙是咳嗽的来源。

慢性咳嗽

"慢性咳嗽"持续时间超过 8 周,通常是多因素造成的:常见的病因包括最初的病毒感染、哮喘、鼻后滴漏、胃食管反流性疾病及药物(尽管也可以是间质性肺病甚至肺癌的最初表现)。

❗吸烟者可能有慢性咳嗽,尤其是早晨,所以症状变化的采集(提供)是很重要的。

咳痰

咳嗽可清除多余的呼吸道分泌物。患者通常会更好地理解"痰"这个术语。需要收集的特征:

- 频率?
- 量多少?
- 痰液咳出的难易程度?
- 颜色。
- 黏稠度和气味。

尝试用众所周知的容器如茶匙、鸡蛋杯等来量化痰量。黏液性的痰,呈白色或清亮,但吸烟患者的痰可以是灰色的。黄色或绿色的脓性痰多由炎症细胞产生,所以通常提示存在感染;哮喘患者痰中的嗜酸性粒细胞也可使痰变色,产生胶冻样黄色痰栓。见表 6.2。

表 6.2 痰的一些典型特征

性状	病因
白色 / 灰色	吸烟
绿色 / 黄色	支气管炎、支气管扩张
绿色和恶臭	支气管扩张,脓肿
黏性,铁锈色的	肺炎链球菌感染
泡沫样,粉红色的	充血性心力衰竭
分 3 层(黏液性,浆液性,铁锈色)	严重的支气管扩张
非常黏,通常黄色	哮喘
黏性、黄色,但伴有大痰栓	变应性支气管肺曲菌病

咯血

咯血可以是少量的,也可能是大量且危及生命的出血("大量"咯血指 24 小时≥500mL)。需要确定咯血量、颜色、频率和相关的痰的性质。

咯血容易与源自鼻、口腔和胃肠道的出血(呕血)相混淆。应询问病史并检查这些可能的出血部位。

咯血的病因包括感染、支气管扩张、癌、肺栓塞和肺血管炎。"感染"常会产生痰中带血而非纯粹的咯血。

其他呼吸系统症状

喘息

是来自狭窄小气道的吹口哨样的声音。吸气和呼气时均发生,但通常在呼气时声音更响亮,更突出。呼吸道口径是动态变化的,在呼气时外部压力使气道最狭窄,此时会听到喘息。病因可能是呼吸道口径减小的任何过程:

- 气道肌肉收缩:哮喘。
- 气道支持组织减少:COPD。
- 气道水肿:心力衰竭。
- 气道炎症/黏液:支气管扩张。

喘鸣

一种发生在吸气时音调几乎不变的尖锐的"鸡鸣样"声音。是大气道狭窄的信号,通常在喉部或气管(如声带麻痹,插管后狭窄)。可以先于完全性气管阻塞(如会厌炎),所以如果原因未知应视为医疗急症。

胸痛

胸痛见第 5 章的深入讨论。

胸膜痛

呼吸道疾病引起的疼痛实际上可能是"胸膜性"的:通常来源于胸膜壁层(肺部没有痛觉纤维)。深吸气或咳嗽时感到局限于局部胸壁的严重尖锐的疼痛。注意,患者会避免深呼吸且可能抱怨"呼吸困难"。

肺实质痛

肺实质损伤可能引起持续的钝痛。这是恶性肿瘤侵犯胸壁的迹象。记住，其他呼吸道疾病用力呼吸时可增加胸壁压力，可能会导致模糊的胸壁疼痛。

横隔膜痛

横隔膜痛可能感觉为身体同侧的肩痛，有时源自隔膜肋部的疼痛可以指向腹部。

肌肉骨骼痛

一般来说，肌肉和肋骨病变会触及相应的胸壁并在扭转运动时加剧，尽管并非总是如此。肋软骨炎是胸膜痛的一种常见原因，Tietze 综合征是疼痛和高位肋软骨肿胀的特殊原因。

神经根疼痛

可能原因为脊髓病变或带状疱疹。

嗜睡

嗜睡的患者因为常见的病理性病因（阻塞性睡眠呼吸暂停）经常就诊于呼吸内科医生，常需要开始夜间无创通气治疗。

区分困倦和疲劳：想象你运动后的感觉及长时间清醒后的感觉（如长途飞行后）。量化患者嗜睡程度（框 6.3）。

阻塞性睡眠呼吸暂停（OSA）

这是由于易感人群上呼吸道阻塞（超重/下颌后缩/舌体肥大），在 REM 睡眠时腭肌肉松弛。部分阻塞引起打鼾，当完全阻塞时导致短暂缺氧。感觉到缺氧后患者清醒，肌肉得以恢复，正常气道开放。此循环每小时重复多次（嗜睡），患者难以入睡并翻来覆去（困倦，惹怒同伴），夜间血压不下降（导致难治性高血压）。

严重的 OSA 会导致二氧化碳潴留、嗜睡恶化及晨起头痛。

发作性睡病

与阻塞性睡眠呼吸暂停相比，发作性睡病不常见，但可致残，经常漏诊数年。最初，当患者经历突然情绪变化时（如一个笑话的笑点），突感膝盖无力。"猝倒"进展得更加明显和普遍，睡眠可突然发生在任何时候（如对话中），清醒状态下也可做梦。具有强大的遗传连锁。

框 6.3   Epworth 嗜睡量表

要求患者为每种情况选择一个数字级别，然后所有数字相加得出总分：

分级

0 = 从不瞌睡或睡眠

1 = 很少可能瞌睡或睡眠

2 = 中度可能瞌睡或睡眠

3 = 很可能瞌睡或睡眠

相关情景

- 坐着阅读。
- 看电视。
- 在公共场所坐着不动。
- 乘坐汽车 1 个小时或更长时间。
- 下午躺着休息。
- 坐着交谈。
- 午餐后安静地坐着(未饮酒)。
- 开车遇到堵车时停车的几分钟内。

结果

0~10= 正常；10~12= 边缘；12~24= 异常。

其他病史

其他关键症状

发热

特别是夜间发热，可能是感染的迹象如结核病，但要记住发热可能是由恶性肿瘤、PE 或结缔组织疾病炎症引起的。

体重下降

是癌症、慢性阻塞性肺病和慢性感染的常见症状。尝试量化减重程度(多长时间减轻多少)。

外周水肿

水肿表现为在一天结束时脚踝肿胀，可能是液体潴留的迹象，是由慢性低氧血症伴或不伴有组织缺氧或继发于慢性肺病(肺源性心脏病)的右心衰竭导致的。慢性阻塞性肺病的老年吸烟患者往往合并心脏疾病。

既往史

- 曾因呼吸道疾病接种疫苗,特别是 BCG。
- 既往呼吸道感染尤其是结核病,20 世纪 50 年代之前结核病手术可能导致终身畸形。
- 前面提到的 X 线异常患者。
- 童年("支气管炎儿童"可能有未确诊的哮喘)。
- 以前呼吸高依赖性或在强化治疗单位入院和无创通气。
- 影响胸部的多系统障碍如类风湿疾病。

用药史

许多药物可以导致呼吸系统病理改变。如果不确定,可咨询如下资源,如 Pneumotox(✎ http://www.pneumotox.com)。

- 使用哪种吸入器,频率是多少? 检查吸入器技术。
- 以前成功使用支气管扩张剂和类固醇。
- 免疫抑制剂包括口服类固醇易诱发(多数是非典型)感染。
- ACE 抑制剂引起干咳。
- 是否氧疗——氧气瓶或收集器? 每天几个小时?
- 使用非法药物(大麻导致肺气肿,许多其他非法药物也与呼吸道疾病有关)。

家族史

- 哮喘、湿疹及过敏。
- 遗传状况(如 α_1-抗胰蛋白酶缺乏症)。
- 家庭接触结核病。

吸烟史

尝试用"包·年"量化吸烟史。1 包·年是每天 20 支香烟,共吸一年。20 支香烟与 0.5 盎司(12.5g)烟草风险大致相同。

尽可能多询问吸烟史,那些自称戒烟的患者是否在就诊的途中才戒烟!

注意询问被动吸烟情况。

饮酒史

酗酒者面临更大肺感染的风险,暴食可能导致吸入性肺炎。

社会史

宠物

动物是常见的过敏原。记住鸟类和关在笼子里的动物。询问接触好友和家属饲养的宠物的情况、爱好等,例如,放飞鸽子或骑马。

旅行

询问旅行时(最近或之前)是否到过呼吸道感染流行地区。特别注意结核病。记住在发达国家军团菌可以通过水系统和空调传播。在其他发达国家,常见的病原体可能与在英国有所不同(如在美国的组织胞浆菌病)或具有广泛的抗生素耐药性。

职业

非常重要。个人职业病可能罕见,但是整体患病人数很多。注意暴露于石棉、煤炭、动物、金属和矿石、水泥粉尘及有机化合物的情况。

追溯职业史从接触到由此导致疾病之间的时间可能会滞后超过 20 年。记住,接触史可能不明显,患者可能在当时没有意识到。水管工、建筑工和电气工程师可能在过去已经暴露于石棉,同样他们的家庭也可能,例如,洗衣服。

查看健康和安全执行(HSE)网站 http://www.hse.gov.uk 获得更多的信息。

一般表现

呼吸道疾病患者呼吸短促,可能最易见到的患者体位是坐在床的边缘,而不是通常的向后 45°的坐位。选择一个舒适的位置。患者应暴露至腰部。医生自我介绍并清洁双手。

像往常一样,操作前可以通过观察患者获取更多的信息。

床边线索

在患者周围寻找疾病的证据及严重程度:

- 有吸入器吗? 哪一种? 有贮雾瓶吗?
- 有雾化器吗? 有 NIV 机器吗?
- 患者是否接受氧疗? 如果是,吸氧量及采取何种方法(如面罩、鼻插管等)?
- 有痰罐吗? 看看里面!

- 附近有任何可移动辅助设备吗?
- 在患者床边或口袋里寻找香烟、打火机或火柴。

呼吸

从床脚观察患者。或者观察他们走进你的诊室。

- 他们在休息时表现得喘不过气来吗? 在脱衣/行走之后呢?
- 计算呼吸速率。休息时应该<15 次/分钟。
  - 如果你认为你的观察改变了患者的呼吸模式,可以假装检查脉搏。
- 呼吸量是否正常(神经肌肉或纤维化疾病患者多为浅快式呼吸)?
- 呼气应该短于吸气(约 2:1),但阻塞性肺病患者在试图防止外部压力造成的气道塌陷时将相反。
- 他们通过缩唇呼吸吗(增加呼气末压力,是慢性阻塞性肺病的体征)?
  - 气道阻塞患者具有较高的残余气量（气道径向牵引增加/由于气道塌陷导致呼气不完全）。
- 他们是否使用辅助呼吸肌(如胸锁乳突肌)或支撑手臂夹住胸部吗(经典的体位是前倾,双手放在两膝上)?
- 吸气时腹部突出吗? 或者因隔膜衰弱导致吸气时腹部内移(胸腹反常运动)?

异常呼吸模式

- Kussmaul 呼吸:深,叹息样呼吸。见于代谢性酸中毒。
- 潮式呼吸:呼吸幅度和速率周期性起伏变化。源于对调节呼吸的血 CO_2 水平反馈系统失常。常见于大脑损伤后(提示预后差)或心力衰竭(患者预后往往相对较好)。
- 其他特征性神经源性通气模式已经描述,但均不常见。

听诊之前

- 说话受呼吸困难限制吗? 如果是,他们能叙述一个完整的句子吗?
- 倾听声音沙哑以及汩汩的过多的分泌物。
- 鼻音可能表明神经肌肉无力。
- 倾听咳嗽(见前文)及喘鸣和喘息。

技能站 6.1

说明

检查患者呼吸系统。

操作规范

- 清洁双手。
- 自我介绍。
- 解释检查的目的,获得患者知情同意。
- 询问应该避开的疼痛区域。
- 注意患者的外表和举止。
- 注意任何床边的线索。
- 请患者暴露至腰部,舒适地 45° 坐位。
- 测量患者的呼吸速率和呼吸模式。
  - 有些检查者喜欢同时假装检查患者的桡动脉脉搏。这样,患者就不会感到不自然,可以像通常那样呼吸。
- 检查手。
  - 注意着色、发绀、杵状指及桡动脉脉搏。
  - 评估震颤。
- 检查 JVP。
- 检查鼻、口和眼。
- 感受颈部、锁骨上和腋窝淋巴结。
- 检查胸部。
- 评估纵隔的位置和前后胸廓的扩张度。
- 叩诊前胸及背部,双侧比较。
- 听诊前胸及背部,双侧比较。
- 也可以考虑其他床边检查如 PEFR 或简单的肺活量测定。
- 感谢患者,如有需要帮助穿衣。

手、面部及颈部

温度

- 手指冰冷表明外周血管收缩或心力衰竭。
- 手温暖且静脉扩张见于 CO_2 潴留。

着色

持香烟的手指沾有焦油呈现黄色或棕色(尼古丁无色,不染色）。这表明吸烟,但不能作为抽烟数量的准确指标。

发绀

当血红蛋白减少明显>2.5g/dL（O_2饱和度大约 85%）时,皮肤、黏膜和指甲呈现浅蓝色。在良好的自然光线下更容易看到。

中心性发绀见于舌及口腔黏膜（严重肺部疾病,如肺炎、PE、慢性阻塞性肺病）。周围性发绀只见于手指和脚趾,是由周围性血管疾病和血管收缩引起的。

杵状指

指甲弯曲度增加。早期的杵状指表现为甲床软化（指甲可以左右摇晃）,但很难检测到。杵状指进展会导致指甲角底部缺失,最后导致纵向弯曲和畸形。

最重要的呼吸系统病因是癌症和肺纤维化,但也出现在慢性脓毒症（支气管扩张、脓肿、脓胸、囊性纤维化）。

脉搏

脉率、节律、特征。过速的"洪脉"= CO_2 潴留。

震颤

- 细震颤:由使用 β 受体激动剂类药物（如沙丁胺醇）引起。
- 扑翼样震颤:表现为腕背屈及手指外展的拍打样动作（图6.2）。与肝衰竭震颤相同。CO_2 潴留后期的迹象,所以少见。

血压

奇脉。原因:心包积液、重度哮喘（但应具有重度哮喘其他线索!）。

颈静脉压

参见颈动脉压。在肺血管收缩或肺动脉高压和右心衰竭时升高。在上腔静脉阻塞伴上胸壁静脉怒张、面部和结膜水肿时明显升高且无脉动。

鼻部

检查内部（鼻镜）和外部,查找息肉（哮喘）、鼻中隔偏曲及冻疮样狼疮（结节病肉芽肿的红/紫色的鼻腔肿胀）。

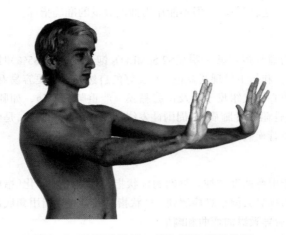

图 6.2　扑翼样震颤。手腕背屈，手指外展。

口

念珠菌病感染时特别需要检查（常见于吸入类固醇或免疫抑制剂的患者）。

眼

- ●结膜：有贫血的证据吗？
- ●Horner 综合征：胸腔交感神经干受压所致（肿瘤、结节病、纤维化）。
- ●虹膜炎：结核病、结节病。
- ●结膜炎：结核病、结节病。

淋巴结

参见第 3 章"方法"中的全面描述。特别是感觉前后三角及锁骨上窝。不要忘记腋窝接受胸壁和乳房的淋巴引流（图6.3）。

胸部检查

近距离观察胸部的形状和运动。

表面标记

瘢痕

可能提示既往手术。尤其观察腋中线寻找既往胸部引流的证据。记住肺切除术可以留下相对较小的横向瘢痕。

放射治疗

放射治疗常会导致持久的局部皮肤增厚和红斑。放疗位置通常有标记点。

静脉

寻找异常的突出于表面的血管,提示静脉回流受阻。

形状

- 畸形:有任何不对称的形状吗? 注意检查脊柱是否有侧弯或后凸。
- 手术:20 世纪 40 年代和 50 年代,结核病患者可能有手术导致的永久及严重畸形(胸廓成形术)。
- 桶状胸:圆桶状的胸腔伴前后直径增加。极度扩张是慢性阻塞性肺病的标志。
- 鸡胸:胸骨和肋软骨明显突出。因儿童期的骨骼具有可塑性,故而哮喘及佝偻病所致呼吸运动增加可导致胸廓形状的改变。
- 漏斗胸:胸骨和肋软骨内陷。发育缺陷,通常没有临床意义。
- 皮下气肿:气体聚集在颈部或胸部引流位置周围;软组织里的空气呈现弥漫性肿胀,触摸时噼啪作响。

(a)
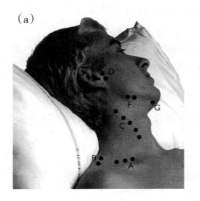

(b)
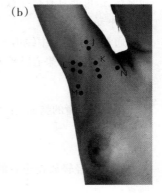

图 6.3 颈、锁骨上和腋窝淋巴结。A,锁骨上;B,颈后;C,颈前;D,耳前;E,耳后;F,颌下;G,颏下;H,枕部;J,外侧;K,胸肌;L,中央;M,肩胛下;N,锁骨下。

呼吸模式

当你站在床尾时,再次注意呼吸的频率和深度(只需要正式检查一次)。

运动

观察安静状态下呼吸过程中的胸壁运动。另外,要求患者深呼吸几次,并密切观察。

- 寻找不对称。运动减低的一侧通常表明有肺部疾病。
- 两侧运动减低认为存在慢性阻塞性肺病或神经肌肉病变。
- 肋膈沟是由略高于肋缘的下部肋骨的内陷形成的沟状带,偶尔见于儿童重度哮喘。

触诊

纵隔的位置

气管

气管会随着纵隔横向拉推移动(如纤维化或团块)。正常应位于胸骨上切迹正中线深部。

你需要向后下压,否则你只是检查了颈部的位置:所以应告知患者会不舒服。使用两根手指同时触诊气管两侧的沟。正常应感到它们大小相同(图6.4)。

即使存在病理状态,气管也常位于正中,但如果检查时感到偏移,这可能具有指导意义,应该寻找其他体征。

心尖冲动

通常位于锁骨中线第5肋间隙。然而,肺极度膨胀时心尖冲动很难定位,如果心脏扩大,心尖搏动可能会左移。

胸廓扩张

❗检查患者的胸廓之前解释即将要行的检查内容非常重要!参见框6.4。

前后径

- 将双手轻轻放在患者的前胸壁乳头以上的位置,手指向锁骨。
- 让患者尽力呼出气体,然后深吸气:双手的活动度应该一致。

横径（从前面）

- 将双手放在胸壁上略低于乳头水平的放置，伸展的手指横向两侧(图 6.5)。

- 在患者呼气末时伸展你的拇指，使它们在中线彼此接触（如果你的手太小或者胸廓太大，尽可能靠近）。

- 让患者深吸一口气，同时观察你的拇指，分开幅度应该一致。一侧任何运动减低均应可见。

·很容易按预期的方向移动拇指。注意拇指应遵循胸部的运动。

大多数资料建议在正面和背面测试横向扩张：这几乎是两次同样的测试，但是准确评估胸廓扩张的好方法。

框 6.4　关于女性胸部检查的建议

乳房有不同的形状和大小。检查时手的位置应该有相应变化。

特别是，如果面对一名年长或乳房特别大的女性患者，可能把双手放在乳房上方约第 5 肋水平更容易，而不应试图放在乳房下方。

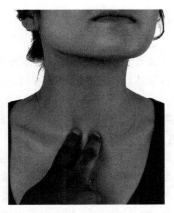

图 6.4　触诊气管。方法可以变化，指导学生使用一、二甚至三根手指。我们建议使用两根手指触诊胸骨上切迹气管两侧的沟。它们应该是对称的。

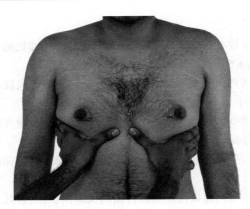

图 6.5 检测胸廓扩张时手的位置。用手指固定后让拇指随呼吸自由运动。

从后方检查扩张最好让患者身体前倾，把你的手放在胸壁，拇指向下。这个过程可以重复。

触诊语音震颤

是当患者说话时胸壁振动的感觉。它和语音共振提供了相同的信息，所以现在很少测试。

叩诊

方法

要掌握该法需要一定的练习。可以作为学生在病房花了多少时间的声音指示器（在临床实践中它可以提供十分有用的信息！）。

其目的是叩击胸壁并听和感觉由此产生的震动（图 6.6 和图 6.7）。适用于使用右手的检查者：

- 左手放在胸壁上，手指分开，中指位于肋骨之间。
- 使中指紧贴胸壁按压（学生通常压得不够用力）。
- 使用右手的中指，敲击左手中指的中间指骨（图 6.6）。如果左手接触不紧密，则必须更用力叩击左手中指。
- 叩击手指在叩击完成后要快速移开，以免抑制声音。
- 右手的中指应该保持在弯曲的位置，叩击的动作应来自手腕(就像弹钢琴)。

❗学生要尽快学会保持右手中指的指甲修剪整齐!

• 对自己、朋友和房屋周围物品进行练习。你会很快学会由叩击空腔和实质对象如肺和肝脏而产生的不同的触觉和声音。

• 在临床实践中,应该叩诊肺的每个区域,每次左右比较。

• 不要忘记肺尖部可以通过直接叩击患者的锁骨(不需要左手)评估。

• 如果听到(或感觉)一个浊音区域,应该更仔细的叩诊,可以图标出异常的边界。

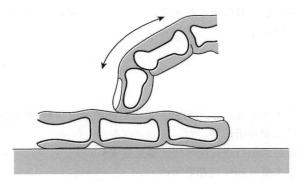

图 6.6 用右手的中指叩击左手中指的中间指骨。迅速撤回叩击的手指以免抑制声音和触觉。

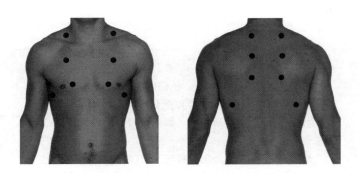

图 6.7 胸部叩诊区域。检查左右及前后每个区域。你可以直接叩诊患者的锁骨检查肺尖,可能会有点痛。

表现

- 正常肺叩诊为"清音"。
- 在密度增加的部位听到或感觉到"浊音"(肺实变、肺萎缩、肺泡液体、胸膜增厚、周围脓肿、肿瘤)。
- "实音"是胸腔积液时听到的独特的明显浊音。
- "过清音"表明该部位密度下降(肺大泡或气胸)。
  - 慢性阻塞性肺病可以造成全胸部呈过清音。

正常"浊音"的区域

- 心脏部位叩诊应该呈浊音,在肺过度膨胀状态时该区域减小(如慢性阻塞性肺病或哮喘)。

肝脏位于右前第 6 肋水平以下一个浊音的区域。肺过度膨大时下降。

听诊

方法

除了非常瘦或多毛的患者需要更好的表面接触,其他患者应该使用膜型听诊器。

- 让患者用口进行深呼吸。参见框 6.5。
- 整个吸气和呼气都要听诊。
- 听诊和叩诊相同的区域,从左到右比较。
- 如果发现异常,更仔细检查并定义边界(表 6.3 为特定的叶)。
- 听诊呼吸音和任何附加音,并注意其在呼吸周期中发生的时间。

框 6.5 **患者的表现**

许多患者难以正确配合。他们可能一次深呼吸后屏住呼吸,可能通过鼻子呼吸,或者可能只呼吸一次。简单的提示(继续,吸气呼气)会有所帮助。如果一切都失败了,简要演示通常会解决问题。

▶还要记得,在十分用力吸气、呼气时许多健康个体也会产生额外的噪音,在检查结束时引起换气过度症状。你可能需要使激动的患者冷静下来。

表现

呼吸音

● 正常："肺泡呼吸音"。由大气道和喉的气流所产生,在经由小气道改变后被听诊器闻及。通常被称为"沙沙声"。吸气和呼气早期尤其清楚。

● 声音减弱:如果局部声音减弱,多为积液、肿瘤、气胸、肺炎或肺塌陷。如果全肺声音减弱,多为慢性阻塞性肺病或哮喘。

· ▶"沉默胸"是一种威胁生命的哮喘发作的迹象。

● 支气管呼吸音:由于外周的肺密度增加使声音从喉到听诊器未发生变化。有一种"空的、呼气的"音响,吸气和呼气时听到的声音一样,通常中间有一个短暂的停顿。(想象在一个流行空间系列电影中某些头戴黑色头盔的恶棍。)

· 在颈部气管部位可以听到类似的声音。肺实变、肺脓肿、密集的纤维化也能听到。胸腔积液压扁的肺上可以听到。

附加音

● 喘息(鼾音):吹口哨的声调,由缩小的气道引起。呼气时可听到:

· 不同口径的气道有不同的音调。哮喘和慢性阻塞性肺病会导致合唱的音符称为"复调喘息"。

· 单声部的"喘息"提示一个气道变窄,通常为异物或癌症。

● 爆裂音(爆裂声,啰音):由空气进入塌陷的气道和肺泡引起的,通过分泌物时产生突然打开的爆裂音。吸气时可听到:

· "粗"啰音由大的气道开放导致,听起来像食用某种早餐麦片时的噼啪声和爆裂声。原因为分泌物或感染。

· "细"啰音发生在吸气末。听起来像撕裂尼龙扣的声音;也似在太阳穴用拇指和示指捻搓一束头发的声音。通常由分泌物

表 6.3　特定肺叶听诊

叶	听诊部位
上	前,乳头及以上水平
右中间 / 左舌叶	前外侧
下	后方

或纤维化所致。

·支气管扩张"脱落"爆裂音是主要的粗啰音,但注意在吸气时体积和深度均有减少。

·❶爆裂音在肺基底部闻及往往是正常表现,如果是这样,让患者咳嗽后则会消失。

● 摩擦音:就像折叠新皮革吱吱作响的声音或脚踩在雪上嘎吱嘎吱的声音,你一旦听过一次就会记住。在吸气末听得最清楚,可能局部非常明显。由炎症的胸膜表面互相摩擦引起的。

·原因:肺炎、肺栓塞及梗死。

·❶听起来与听诊器在胸壁上移动产生的声音类似。

语音共振

● 听诊语音共振等效于语音震颤。

● 声音通过固体(实变或塌陷肺)比通过健康的充气的肺传播得更快,能更清楚地听到发声。

● 让患者说"九十九"或"一,一,一",听诊之前相同的区域。

● 低频声音传播得更好,所以尽量发出一个"低沉"音质的声音(这就是为什么原来的德语"neun 和 neunzig"比"九十九"好)。

● 共振显著提高,耳语声也可以清楚地听到,称为"耳语音"。

主要疾病的重要症状和体征

肺炎

视诊

● 寻找在床边的痰罐。

● 呼吸过速、心动过速或低血压患者?

● 外周温暖。

● 洪脉。

● 出汗以及湿冷的。

触诊

● 受累一侧胸廓扩张度减小。

● 如果实变,语音震颤增强。

叩诊

● 浊音。

听诊

- 局部粗啰音。
- 支气管呼吸音(可能)。
- 耳语音。
- 吸入空气减少。
- 语音共振增强。

肺叶塌陷

触诊

- 纵隔移向患侧。
- 局部胸壁运动可能下降。

叩诊

- 局限于受累肺叶叩诊呈浊音。

听诊

- 通常呼吸音减低。

胸腔积液

视诊

- 单侧胸廓扩张度减少(如果大量)。

触诊

- 积液可将气管推向对侧。
- 心尖搏动:
  - ·大量右侧积液将心尖向左移位。
  - ·大量左侧积液可使触诊心尖搏动困难。

叩诊

- "实音"。

听诊

- 呼吸音显著减低。
- 语音共振减弱。
- 积液上方合并肺塌陷或肺实变可能产生积液上方区域闻及支气管呼吸音。

气胸

视诊

- 没有纵隔移位(只发生在张力性气胸)。
- 胸壁不对称时可能存在大量气胸(受累一侧体积增大)。

叩诊

- 过清音。

听诊

- 患侧呼吸音减低。
- 患侧语音共振减弱。

肺间质纤维化

视诊

- 患者可能存在发绀。
- 可能有结缔组织疾病或放疗所致皮肤变化的体征。
- 杵状指常见。

触诊

- 上叶疾病时气管可能移向纤维化一侧。
- 胸壁运动正常或下降。

叩诊

- 叩诊音正常。

听诊

- 呼吸音正常。
- 语音共振通常正常,如果存在密集的纤维化可能增强。
- 细尼龙扣样爆裂音。

慢性阻塞性肺病(COPD)

视诊

- 床边有吸入器。
- 有痰罐吗?
- 轻度皮肤损伤(使用类固醇)。
- 使用辅助呼吸肌/支撑体位。
- 呼吸急促。
- 没有纵隔移位。
- 不伴偏移的胸部高度扩张。

- 呼气延长,缩唇呼吸。

叩诊

- 可能全肺叩诊呈过清音。

听诊

- 全肺呼吸音下降,可能有额外的复调喘息。
- 通常在上叶(大泡常见)语音共振减弱。
- 心音常常减低。

支气管扩张

视诊

- 经常有大量痰液(通常脓性,可能含有血液)。
- 可能存在杵状指。
- 低 BMI。

触诊

- 没有纵隔移位。
- 双侧胸壁扩张度相等。

叩诊

- 叩诊清音。

听诊

- 混合,主要是粗啰音。
- 经常有额外的复调喘息。
- 语音共振正常。

神经肌肉功能不全

内在肌肉无力或神经支配受损。

视诊

- 神经肌肉疾病的非呼吸系统症状(如发声改变、活动受限)。
- 快速浅呼吸,有时胸腹反常运动。

触诊

- 双侧胸廓扩张度相等,但扩张程度受限。

叩诊

- 叩诊清音。

听诊

- 呼吸音正常。
- 基底部啰音常见于肺不张(受咳嗽影响)。

> 另见:
>
> 　　更多关于呼吸系统疾病表现和临床体征的信息可以参见《牛津手册临床指导学习卡》,可用于为 OSCE 和查房做准备。
>
> "内科"学习卡组:
> - 慢性阻塞性肺病。
> - 间质性肺病。
> - 肺叶切除术。
> - 胸腔积液。
> - 气胸。
> - 陈旧性肺结核。
> - 肺炎。
> - 阻塞性睡眠呼吸暂停。
> - 囊性纤维化。
> - Kartagener 综合征。
> - 支气管扩张。
> - 上腔静脉阻塞。
> - 慢性肺源性心脏病。

老年患者

　　多达 60% 的老年人可能有呼吸道症状,但很少就诊。随着年龄和劳力性呼吸困难增加,肺功能下降,常伴发非呼吸系统疾病。仔细、全面的评估是至关重要的。

病史

　　● 明确诊断:并不是所有的老年性呼吸系统疾病都是慢性阻塞性肺病,许多老人终身不吸烟。哮喘和肺纤维化也是常见诊断。

　　● 疲劳:常与慢性呼吸系统疾病有关,比呼吸道症状更易使患者丧失活动能力。

　　● DHx:应该全面和"吻合"其他医疗问题。抗胆碱能药物(如定喘乐)可能突发青光眼或使膀胱和肠道症状恶化,所以要彻底询问。

　　询问接种史。很多人因住院治疗错过每年接种流感疫苗。

考虑在医院接种疫苗。

- 营养和情绪:慢性疾病和长期护理常并发营养不良,因为更高的静息代谢率会影响疾病(例如,COPD)。情绪低落同样常见,应该引起重视。

- SHx:功能史至关重要,可能提示关键干预。全面职业史至关重要,许多人都不知道他们在工作或生活中与某物接触如石棉。

检查

- 常规检查:不合身的衣服或义齿可能提示体重下降(营养不良、慢性疾病、恶性肿瘤)。

- 手:关节炎或其他畸形可能使吸入器使用困难,提示相关诊断(例如,风湿性肺病)。较晚出现的肺纤维化可能不会出现杵状指。

- 胸部:注意"基底部爆裂音",常见于老年人。区分鉴别性体征——呼吸急促、发出爆裂音的位置、附加音等。

- 吸入器使用技术:主要检查;可能揭示为什么之前的治疗没有成功。

不能遗漏的诊断

- 哮喘:60 岁以上人群多达 8%,但诊断及治疗率均较低。肺活量测定法是一个关键的检查。

- 肺结核:老年人增加——源于再复发、慢性疾病、营养不良。没有特异性表现,如咳嗽、嗜睡、体重下降。

- 吸烟现状:患者可能长期吸氧,但可能还在吸烟!要考虑到尼古丁戒断是导致老年住院患者焦虑的一个因素。他们可能无法出去吸烟,所以尼古丁贴片(与高级护理和医务人员讨论)可能是非常有用的。

(索娅 李广平 译)

第7章

腹部

引言

腹部包括会阴、内外生殖器和腹股沟区。男性和女性生殖器将在本书后面讨论。

分界

腹部是指胸腔以下和盆腔以上的区域。腹前壁上缘由第 7 至第 12 肋软骨、胸骨剑突构成，下缘由腹股沟韧带和盆骨构成。

腹腔与胸腔之间由横膈膜隔开。但是，腹部和盆腔之间没有这样的一个分界线，因此，分界有不同的说法。

腹腔内容物

腹部内的器官几乎涉及身体的每个系统。

消化器官，如食管、胃、小肠、大肠以及相关器官（肝脏、胆囊、胆管系统、胰腺外分泌部分）都位于腹部内。胰腺的内分泌部分、肾上腺和生殖腺构成了内分泌系统。心血管系统有腹主动脉及其通向肝、脾、肠、肾和下肢的重要分支。免疫系统有脾、围绕主动脉和肠道的多个淋巴结以及肠道自身内的 MALT。整个泌尿系统都在腹部（肾脏、输尿管、膀胱和尿道）。

值得注意的是，和胸部一样，腹部内衬了一层薄薄的膜状组织：腹膜。这是一个双层膜："壁层"腹膜覆盖腹壁的内层，而脏腹膜覆盖在脏器表面。这两层膜之间（"腹膜腔"）有少量液体，它起到润滑剂的作用，在身体变换体位时使腹部内容物之间能够相对运动，例如，肠蠕动时的肠道扭曲。

少数脏器在腹膜之后，位于后腹壁。它们是胰腺、部分十二指肠、升结肠和降结肠以及肾脏。

腹部分区

为了便于描述，腹前壁人工分为九个部分。划四条假想线（图 7.1）：

- 在左右髂前上棘之间划一条水平线。
- 在左右肋下缘之间划一条水平线。
- 在左右锁骨中点处划两条垂直线。

为了更容易一些，也可以通过脐划一条水平线和一条垂直线，将腹部简单地划分为四个区域（图 7.2）。

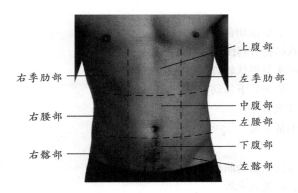

右季肋部　　上腹部　　左季肋部
右腰部　　中腹部　　左腰部
右髂部　　下腹部　　左髂部

图 7.1　腹前壁的九区分法。学生自己应该掌握这些,也应该掌握每个区域内的脏器。

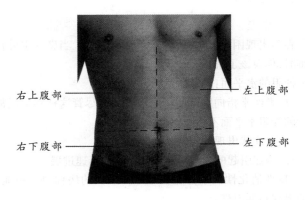

右上腹部　　左上腹部
右下腹部　　左下腹部

图 7.2　腹部的四区分法。

吞咽症状

吞咽的生理学

　　吞咽过程起始由延髓控制,同时也由自主蠕动反射控制,后者受食管中–远段内的肠神经系统调节。这个复杂的过程可以分为三个阶段:

口腔期

- 食物进入口腔。
- 咀嚼形成食团。

口咽期

- 舌上举推动食团进入咽部。
- 软腭提升封闭鼻咽部。
- 喉头与甲状软骨向前上移动。
- 会厌向后下移动关闭呼吸道。
- 呼吸暂停。
- 咽部缩短。

食管期

- 食管上括约肌松弛。
- 食团进入食管。
- 食管依次收缩(蠕动)。
- 食管下括约肌松弛。
- 食团进入胃。

吞咽困难史

吞咽出现困难,是食管疾病的主要症状。当患者主诉吞咽困难时,你应该了解:

- 梗阻的水平面:患者感觉在哪里受阻?
  - ·患者经常指向胸部的一个水平面,尽管这种感觉通常与实际的受阻水平面不一致。
- 发病:症状出现的速度?
  - ·由癌症引起的梗阻可能在几个月内迅速进展。
  - ·良性消化性狭窄可能在 GORD 漫长的病程中缓慢地、逐渐地出现吞咽困难。
- 发生经过:症状是间歇性还是持续性?
  - ·只在前几次吞咽时出现:下食管环,痉挛?
  - ·渐进性:肿瘤、狭窄、贲门失弛缓症。
- 固体/液体:固体、液体或二者均可?
  - ·固体和液体都受阻,提示动力性原因(贲门失弛缓症,痉挛)。
  - ·固体比液体受阻更大,提示更有可能是物理性梗阻(例如,癌症)。
- 相关症状:胃灼热(导致食管狭窄),体重下降,消瘦,疲劳(可能提示癌症)。咳嗽和窒息提示运动功能障碍引起的"咽部吞咽困难"(例如,运动神经元疾病引起延髓麻痹或假性延髓麻痹)。

吞咽困难的类型

病因列表见框 7.1。

口咽部

也被称为"高位"吞咽困难。患者难以启动吞咽,常常感觉似乎在颈部有明显的阻力。

此症状可能与吞咽困难本身相关,也可能与以下原因有关,包括:

- 吞咽启动困难。
- 鼻反流。
- 咳嗽。
- 鼻音。
- 咳嗽反射减弱。
- 窒息。

·由于喉部浸润和误吸所致。注意在神经受损不能咳嗽时可能会出现误吸。

框 7.1　吞咽困难的原因

口咽部

- 机械性和梗阻性:感染(如咽后脓肿)、甲状腺肿大、淋巴结病、Zenker 憩室、肌肉顺应性减低(如肌炎、纤维化)、恶性肿瘤、较大的颈部骨质增生。
- 神经肌肉:卒中、帕金森病、延髓麻痹、运动神经元疾病、多发性硬化、重症肌无力、肌肉萎缩。
- 其他:牙齿问题、口腔溃疡及口腔干燥。

食管

- 黏膜疾病:消化性狭窄、食管内的环状物和网状物(如 Plummer-Vinson 综合征)、食管肿瘤、化学损伤、放射损伤、感染性食管炎、嗜酸性粒细胞性食管炎。
- 纵隔疾病:肿瘤、感染(如结核、组织胞浆菌病)、心血管疾病(如血管压迫)。
- 平滑肌 / 神经支配疾病:贲门失弛缓症(如特发性、美洲锥虫病)、硬皮病、外科手术后(如胃底折叠术后、抗反流装置、胃束带手术)。

● 构音困难和复视。

·由某些神经疾病所导致。询问有无其他神经系统症状,并且进行全面的神经系统检查(见第 8 章)。

● 口腔异味。

·由 Zenker 憩室中大量的食物残渣引起。也可见于晚期(终末期)贲门失弛缓症或者长期梗阻。

食管

也被称为"低位"吞咽困难。患者很难指出明显的梗阻部位,经常指在颈部,但是实际上梗阻位于食管远段(如贲门失弛缓症)。

吞咽疼痛

吞咽时疼痛,通常反映累及食管黏膜或者在极少数情况下累及食管肌肉组织的严重炎症。

疼痛可以从胸骨后钝痛到尖锐的刺痛不等,并伴有背部放射痛。可以严重到患者感觉无法吞咽自己的唾液。原因如框 7.2 所示。

框 7.2　吞咽疼痛的原因

● 化学刺激。
　·酸。
　·碱。
● 药物性食管炎。
　·抗生素(例如,多西环素)。
　·氯化钾。
　·奎尼丁。
　·硫酸铁。
　·齐多夫定。
　·NSAID。
● 放射性食管炎。
● 感染性食管炎。
● 健康者:白色念珠菌,单纯疱疹。
● 免疫功能低下者:真菌(念珠菌、组织胞浆菌病),病毒(单纯疱疹病毒、巨细胞病毒、HIV、EBV),分枝杆菌(结核分枝杆菌及复合体),原生动物(隐孢子虫、耶氏肺孢子菌)、特发性溃疡。
● 继发于胃食管反流病(GORD)的重度溃疡性食管炎。
● 食管癌。

癔球症

在喉部感觉有"肿块"或者有紧实感,通常与吞咽无关。患者可能用"发紧""窒息"或者"扼勒感"等来形容,好像有东西卡在喉咙内。

- 出现在两餐之间。
- 吞咽固体或者大量液体食团可以暂时缓解。
- 情绪应激时加重。
- ❗不存在吞咽困难和吞咽疼痛。

癔球症的病因往往不清楚,可能是生理因素和心理因素共同所致。经常同时出现焦虑、惊恐障碍、抑郁以及躯体不适等。食管运动的生理检查通常是正常的。

生物因素、疑病特质、伴随窒息而产生的恐惧等多种因素结合可能加重症状。

胃灼热和反酸

也被称为胃食管反流病(GORD),是胃-食管交界处抗反流机制失效使胃内容物反流到食管所致。原因见框 7.3。

典型特征

- 部位:正中线,胸骨后。
- 放射:放射到喉部,偶尔也会放射到肩胛下区。
- 性质:"烧灼"。
- 加重因素:饭后、提高腹压的姿势(弯曲、下腰动作、仰卧)可使之加重。怀孕时也可加重症状。
- 伴随症状:常伴有酸或苦味(胃酸反流)或突然性的口中充满唾液*("反酸")。

某些食物(酒精、咖啡因、巧克力、脂肪餐)和某些降低 GOJ 括约肌压力的药物(钙通道阻滞剂、抗胆碱能药物)可以加重胃酸反流。

❗食管裂孔疝是反流的另一个重要原因——询问病史时一定要问。

---

* 唾液腺能产生 10mL 唾液/分钟。称为"食管-唾液反应"。

恶心和呕吐

定义

恶心

- 恶心的感觉,呕吐的前兆。
- 通常一阵阵出现。
- 可伴随干呕或者胃部翻腾感。
- 根据病因可持续数秒到数天。

框 7.3　胃灼热的原因

食管下括约肌压力减低

- 食物。
  - ·脂肪、糖、巧克力、洋葱、咖啡、酒精。
- 吸烟。
- 药物。
  - ·钙通道阻滞剂、硝酸盐、地西泮、茶碱、黄体酮、抗胆碱能药物。

黏膜的直接刺激

- 食物。
  - ·柑橘类水果、番茄类食品、辛辣食物、咖啡。
- 药物。
  - ·阿司匹林、NSAID、四环素、奎尼丁、氯化钾、铁剂。

增加腹压

- 弯腰。
- 托举。
- 用力排便。
- 运动。

其他

- 仰卧。
- 右侧卧位。
- 红酒。
- 情绪激动。

呕吐

- 通过胸腹肌肉反射性收缩而有力地排出胃内容物。
- 通常随后出现恶心和自主神经症状,如流涎。

发病

在时间上症状的发作是急还是缓?

- 急性:胆囊炎,胃肠炎,毒品使用,胰腺炎。
- 慢性:代谢性疾病,胃轻瘫,胃食管反流,怀孕,药物。

时间

你应该清楚什么时候容易发生呕吐, 尤其是与进餐的关系。

- 早餐前:酗酒,颅内压升高,怀孕,尿毒症。
- 在进餐时或者进餐后即刻:精神原因(也可能是消化性溃疡、幽门狭窄)。
- 餐后 1~4 小时:胃出口梗阻,胃轻瘫。
- 连续性:转换障碍,抑郁。
- 无规律:重性抑郁。

呕吐物性质

虽然令人不快,但应询问呕吐物的确切性质,如果可能的话,亲自查看一下呕吐物。

- 未消化的食物:贲门失弛缓症,食管疾病(如憩室、狭窄)。
- 部分消化的食物:胃出口梗阻,胃轻瘫。
- 胆汁:小肠近端梗阻。
- 混浊/恶臭:瘘,梗阻。
- 大量:24 小时>1.5L,生理性呕吐的可能性大于精神性呕吐。

伴随症状及其原因

- 恶性肿瘤:体重下降。
- 病毒:腹泻,肌痛,萎靡不振,头痛。
- 中枢神经系统:头痛,颈部僵硬,眩晕,局部神经系统体征/症状。
- 胃轻瘫:早饱,餐后腹胀,腹部不适。
- 周期性呕吐综合征:重复性偏头痛,肠易激综合征症状。

呕血

呕血提示有上消化道出血(食管、胃、十二指肠)。原因见框 7.4。需要询问:

- 出血量及其确切性质:

·大量的鲜红色血液提示活动性出血[合并肝病和(或)大量饮酒可能提示食管静脉曲张出血,腹痛、胃灼热可能提示胃或食管源性疾病,如消化性溃疡或 GORD]。

·在 GOJ(Mallory-Weiss 撕裂),长时间干呕结束时出现小血痕可能提示微小的食管创伤。

·咖啡样:看起来像小的褐色颗粒,这是描述出血的一个专业术语,指因暴露在胃酸中而产生变化的血液。说明出血已经停止或者出血量相对较少。

- 以前的出血事件,治疗和预后(例如,以前的手术?)。
- 吸烟。
- 药物的使用,如阿司匹林、氯吡格雷、NSAID 与华法林。
- ❶记住要询问有无体重下降、吞咽困难、腹痛以及黑便(考虑肿瘤的可能性)。

吐胆汁

评估呕吐物中有无胆汁。记住,胆汁大多是两种颜色:呕吐

框 7.4 上消化道出血的原因

- 消化性溃疡。
- 食管炎。
- 胃炎/糜烂。
- 糜烂性十二指肠炎。
- 静脉曲张。
- 门脉高压性胃病。
- 恶性肿瘤。
- Mallory-Weiss 撕裂。
- 血管畸形(如血管发育不良、动静脉畸形)。
- 结缔组织疾病(如 Ehlers-Danlos 综合征)。
- 血管炎。
- 凝血障碍。

物中没有未消化的食物经常呈绿色(胆绿素);黄色(胆红素),看起来像橙色,经常在小块呕吐物中出现*。

无胆汁的未消化食物提示胃和小肠之间存在梗阻(如幽门梗阻)。

腹痛

和所有疼痛一样,需要回答"SOCRATES"问题(见第 2 章),了解部位、发病、性质、放射、伴随症状、时间、加重/缓解因素以及严重程度。

部位

大多数腹部脏器的疼痛不能直接感受到——只能感觉到这个脏器胚胎起源所在的腹壁区域(框 7.5 和图 7.3)。某些特殊疼痛见框 7.6。

- 让患者指出疼痛部位。
- ·经常发现患者很难指出,可能区域很广泛。在这种情况下,让他们"用一个手指"指出疼痛最重的位置。
- ▶非常局限的疼痛可能起源于壁腹膜。例如,阑尾炎,开始可能是脐部疼痛(源于阑尾),然后随着炎症扩散到覆于阑尾的腹膜,疼痛"转移"到右髂窝。

放射

询问患者是否在其他部位感觉到疼痛,或者如果还有其他疼痛(患者可能不会把放射痛与腹痛联系起来)。

例如:

- 右肩胛骨:胆囊。
- 后肩部:横膈膜激惹。
- 背中部:胰腺。

框 7.5　腹痛的部位和胚胎学起源
- 上腹部:前肠(胃、十二指肠、肝脏、胰腺、胆囊)。
- 脐周:中肠(小肠和大肠包括阑尾)。
- 耻骨上:后肠(直肠和泌尿生殖器官)。

---

* 一个古老问题"为什么在呕吐物中总有胡萝卜?"事实上,其呈橙色是被胆红素染色了。我们建议你在下一次晚宴时和大家分享。

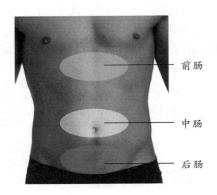

前肠

中肠

后肠

图 7.3 根据胚胎学起源的典型疼痛部位。

框 7.6 一些特殊疼痛

- 肾绞痛:在肾角和腰部的绞痛,有触痛,向腹股沟、睾丸或阴唇放射。一般情况下,患者辗转不安,无法找到一个能缓解疼痛的体位。
- 膀胱痛:在耻骨上区域弥漫的剧烈疼痛。
- 前列腺痛:可能在下腹部、直肠、会阴或股前会感到的一种钝痛。
- 尿道痛:严重程度从"瘙痒"不适到尿道末端的剧烈锐痛(男性阴茎顶部),排尿时加重。也可以在患者努力排尿时加重。
- 小肠梗阻:中央的绞痛,伴随呕吐、腹胀和(或)便秘。
- 结肠疼痛:在"小肠"之下,但有时因排便或排气暂时性缓解。
- 肠缺血:钝性、剧烈、持续性疼痛,位于右上腹/中腹,进食时加重。
- 胆道疼痛:剧烈、持续性疼痛,位于右上腹/上腹部,可持续数小时,常在进食油腻食物后加重。
- 胰腺疼痛:上腹部,向背部放射,坐位或身体前倾可缓解。
- 消化性溃疡疼痛:上腹部烧灼样钝痛。一般于夜间发作,患者从睡眠中惊醒。进食时加重,有时牛奶或抑酸药物可以使之缓解。

性质

询问患者疼痛的类型。如果患者无法描述,可以举例说明,但注意不要诱导。例如:

- 绞痛:这种疼痛呈阵发性,可能提示空腔、肌壁脏器(肠、胆囊、胆管、输尿管)梗阻。
- 烧灼样疼痛:可能提示酸性原因,与胃、十二指肠或食管下段有关。

加重或缓解因素

询问患者怎样可以缓解或加重疼痛,或者如果经常有这种疼痛,如何治愈。

排便习惯

应该询问患者的排便频率,以及近期是否发生了改变。还要询问本节介绍的其他症状。

便秘

一种排便障碍,对不同人有不同的意义。正常排便习惯是每天 3 次到每 3 天一次。

"便秘"是指排便<3 次/周,或者指大便很硬或不易排出。某些原因如框 7.7 所示。

框 7.7　某些便秘原因

- 低纤维饮食。
- 身体不能移动(如卒中、帕金森病)。
- 功能性肠病(便秘型肠易激综合征)。
- 药物(如阿片类药物、铁剂、抗抑郁药、铝剂、抑酸药物)。
- 代谢和内分泌疾病(如甲状腺功能减退、高钙血症、低钾血症、糖尿病、卟啉病、嗜铬细胞瘤)。
- 神经系统疾病(如自主神经病变、脊髓损伤、多发性硬化症)。
- 结肠狭窄。
- 肛门直肠疾病(如肛裂,导致的疼痛可使患者不敢排便)。
- 疏忽。
- 抑郁。
- 痴呆。

全面的病史应该包括:

- 便秘的病程。
- 肠蠕动的频率。
- 大便形状和黏稠度。
- 费力程度,特别是在排便结束时。
- 伴随症状(恶心,呕吐,体重下降)。
- 排便疼痛。
- 直肠出血。
- 合并腹泻?
- 液体和纤维的摄入量。
- 抑郁,缺乏运动。
- DHx(处方药和非处方药)。
  - ·可待因,抗抑郁药,铝剂,钙制酸剂。
- 代谢或内分泌疾病。
  - ·甲状腺疾病,高钙血症,糖尿病,嗜铬细胞瘤。
- 神经疾病。
  - ·自主神经疾病,脊髓损伤,多发性硬化,先天性巨结肠。

腹泻

定义为排便量(>200mL/d)及排便频率(3/d)增加。在黏稠度上也有变化,半成形或液状。某些原因见框 7.8 和框 7.9。

你应该了解缓急,因为急性腹泻提示感染。特别要询问:

- 颜色,黏稠度,异味,是否易于冲洗。
- 持续时间。
- 腹泻会影响患者的睡眠吗?
- 有血液、黏液或脓液吗?
- 伴随疼痛或绞痛吗?
- 有紧急情况吗?
- 恶心、呕吐、体重下降?
- 如果禁食是否会有不同?
  - ·分泌性腹泻没有变化,例如,大肠杆菌、金黄色葡萄球菌。
  - ·禁食后消失:"渗透性"腹泻。
- 国外旅行。
- 最近使用的抗生素。

框 7.8　某些腹泻的原因

- 吸收不良：可能引起脂肪痢，一种油腻的苍白色大便，极臭，难以冲刷。
- 肠道蠕动增加：甲状腺功能亢进症，肠易激综合征。
- 渗出性：肠道炎症引起的小量、频繁大便，经常伴有血液或黏液（如结肠癌、克罗恩病、溃疡性结肠炎）。
- 渗透性：大量的粪便，禁食后可消失。原因为乳糖不耐症、胃部手术等。
- 分泌性：大量的粪便，禁食后仍存在。无脓、血液或过多的脂质。原因包括胃肠道感染、类癌综合征、结肠绒毛状腺瘤、Zollinger-Ellison 综合征、血管活性肠肽（VIP）– 分泌性肿瘤。
- 其他：药物（尤其是抗生素），滥用泻药，便秘和粪块嵌塞（溢出），小肠或右半结肠切除术。

框 7.9　脂肪吸收不良（脂肪痢）

　　胰腺功能不全的一种常见表现。也可以由腹腔疾病、炎症性肠病、肠盲袢和短肠综合征引起。

　　应掌握以下性状，如果患者提到其中一种情况，则应询问全部内容：

- 大便苍白。
- 味臭。
- 不成形。
- 很难冲刷（漂浮物）。

直肠出血和黑便

　　直肠附近出血的原因很多，但是，详细询问病史会有助于诊断。部分原因见框 7.10。在采集病史时，要确定：

- 出血量。
  - ·量很少也能表现得很明显，马桶内的水会被染红。
- 血的性质（红，棕，黑）。
- 是混合在粪便中或在粪便表面？

- 是溅在便盆上,还是在粪便上,或者仅在厕纸上能看到?
- 是否伴有性状改变(黏液可能提示炎症性肠病或结肠癌)。

黑便

　　一种乌黑、焦油状和刺鼻气味的粪便,说明出血来自上消化道(或右侧大肠),其通过肠道时被转化。

　　住院患者经常被询问有无黑便,但是那些闻过真正的黑便的人几乎很难忘怀!

　　询问有无服用补铁或含铋化合物,因为它们可引起黑便,但没有黑便的气味或黏稠度。

黏液

　　黏膜的清澈、黏性分泌物。黏液含有上皮细胞、白细胞和浮于水的各种盐类。

　　大便表面或者大便中出现黏液可能提示:

- 炎症性肠病。
- 孤立性直肠溃疡。
- 小肠或大肠瘘。
- 结肠绒毛腺瘤。
- 肠易激综合征。

框 7.10　某些下消化道出血的原因

- 痔疮。
- 肛裂。
- 憩室病。
- 大肠癌。
- 大肠息肉。
- 血管发育不良。
- 炎症性肠病。
- 缺血性结肠炎。
- Meckel 憩室。
- 小肠疾病(如肿瘤、憩室、肠套叠、克罗恩病)。
- 孤立性直肠溃疡。
- 胆道出血(出血流入胆道系统)。

排气

少量气体经常从肠道逸出，经口腔（嗳气）和肛门排出，气体产生过多是胃肠道功能性和器质性疾病的一个常见表现。

经常伴随腹胀，是难以吸收的碳水化合物在结肠细菌作用下发酵所致。

过度排气是以下疾病的特殊表现：

- 食管裂孔疝。
- 消化性溃疡。
- 慢性胆囊疾病。
- 吞气症。
- 高纤维饮食。
- 乳糖酶缺乏。
- 小肠吸收不良。

里急后重

有便意但实际上排便很少或者排不出便。这种感觉可以持续或者间断，一般伴有疼痛、痉挛、不由自主的用力。

原因包括：

- 炎症性肠病。
- 肛门直肠脓肿。
- 感染性结肠炎。
- 结直肠肿瘤/息肉。
- 放射性直肠炎。
- 肠易激综合征。
- 血栓性痔疮。

全腹肿胀

腹部肿胀的 5 个经典原因（"5F"）：

- 脂肪。
- 液体（也见于框 7.11）。
- 胀气。
- 粪便。
- 胎儿。

除此以外，你还应该增加"肿瘤"和另一个"F"：功能性（肠易激综合征）。

框 7.11   失代偿性肝病中的腹水

- 肝硬化失代偿期,门静脉(肝窦性)高压与水钠潴留共同促进液体向腹腔渗出(腹水)。
- 所致的水肿可能不可见——也可能自下而上给横膈膜施压引起呼吸困难,尤其是仰卧时,并且可能伴随有胸腔积液。

黄疸和瘙痒

黄疸

黄疸("icterus")是因为组织中的胆红素过多所引起的皮肤、巩膜、黏膜的一种黄色色素沉着。某些原因见框 7.12,皮肤黄染的其他原因见框 7.13。

黄疸是胆红素正常代谢过程(包括吸收、转运、结合和排泄)受到干扰造成的。询问:

- 尿液颜色(由于结合胆红素从肾脏排泄,胆汁淤积性黄疸时颜色变深)。
- 大便颜色和黏稠度(胆汁淤积性黄疸时呈苍白色)。
- 腹痛(如胆结石引起)。

特别注意询问:

- 既往输血史。
- 既往黄疸、肝炎、胰腺炎或胆道手术史。
- 药物(如抗生素、NSAID、口服避孕药、吩噻嗪类、草药、合成代谢类固醇)。也见于框 7.14。
- 静脉药物使用。
- 文身和身体刺伤。
- 国外旅行和免疫接种。
- 性生活史。
- 肝病的 FHx。
- 饮酒。
- 与也有黄疸的患者身体接触。
- 肝脏毒素的职业暴露。

框 7.12　黄疸的原因

肝前性（非结合高胆红素血症）

- 过度生成：溶血；无效性红细胞生成。
- 肝脏摄取受损：药物（造影剂、利福平），充血性心力衰竭。
- 结合受损：Gilbert 综合征、Crigler-Najjar 综合征。

肝性（结合性高胆红素血症）

- 感染：病毒性肝炎、CMV、肝脓肿、败血症。
- 酒精和毒素：四氯化碳、真菌（毒鹅膏）。
- 药物性肝炎：对乙酰氨基酚、抗结核药物（异烟肼、利福平、吡嗪酰胺）、他汀、丙戊酸钠、氟烷。
- 代谢性：血色病、α_1-抗胰蛋白酶缺乏症、Wilson 病、Rotor 综合征。
- 血管性：Budd-Chiari 综合征、右心衰竭。

肝后性（结合性高胆红素血症）

- 管腔：胆结石。
- 管壁：胆管癌、硬化性胆管炎、原发性胆汁性肝硬化、胆总管囊肿。
- 管壁外：胰腺癌、肝门淋巴结。
- 药物：抗生素（氟氯西林、夫西地酸、拉维酸、呋喃妥因）、类固醇、磺脲类、氯丙嗪、丙氯拉嗪。

瘙痒

　　皮肤发痒，可能是局部，也可能是全身。机制尚不清楚，但可能是胆汁酸水平增高所致，后者继发于胆汁淤积。

　　可以有许多原因，特别是与胆汁淤积性肝病有关（如原发性胆汁性肝硬化、硬化性胆管炎）。

框 7.13　皮肤黄染的其他原因

- 胡萝卜素黄皮病:过量摄入胡萝卜素(橙色蔬菜,如胡萝卜、南瓜等)。
  - ·色素主要集中在手掌、足底、前额和鼻唇沟,但不累及巩膜。
- 番茄红素红皮病:过量摄入含番茄红素的红色食物(如西红柿)。
- 奎纳克林。
- 过度暴露于酚类化合物。

框 7.14　肝脏疾病的药物史

　　思考促发肝脏疾病的药物,记住询问非处方药。例如:

- 肝炎:氟烷、苯妥英钠、氢氯噻嗪、吡嗪酰胺、异烟肼、甲基多巴、HMG-CoA 还原酶抑制剂(他汀)、丙戊酸钠、胺碘酮、抗生素、NSAID。
- 胆汁淤积:氯丙嗪、磺胺类药物、磺脲类降糖药、利福平、呋喃妥因、合成代谢类固醇、口服避孕药。
- 脂肪肝:四环素、丙戊酸钠、胺碘酮。
- 急性重型肝炎:对乙酰氨基酚。
- ❶也要询问既往有无输血史。

食欲和体重

　　食欲减退和体重变化是非特异性症状,但如果症状严重、持续或者在意料之外,应该高度怀疑存在严重疾病。掌握那些值得注意的病因(框 7.15),对于那些存在营养不良风险的患者,考虑使用"MUST"评分(框 7.16)。

框 7.15　值得注意的病因

　　如果有以下情况,应该进行进一步营养评估和随访:

- 进食差超过 1～2 周。
- 体重下降 >10%。

框 7.16 "MUST"评分

"营养不良通用筛查工具(MUST)"用来帮助识别低体重且有营养不良风险的人群,同样也适用于肥胖人群。该评分由营养不良咨询小组制订(MAG),其是英国肠外与肠内营养协会(BAPEN)的委员会。

更多信息可以在 ℬ http://www.bapen.org.uk 中获得。

五个"MUST"步骤

1.从体重和身高计算体重指数(BMI)。

kg/m^2	评分
BMI>20	= 0(>30 = 肥胖)
18.5~20	=1
<18.5	=2

2.确定在过去 3~6 个月的计划外体重下降(%)。

%	评分
< 5	= 0
5~10	=1
>10	=2

3.考虑急病的影响。

如果患者是急病,并且无营养摄入 > 5 天,评分为 2。

4.1,2 和 3 的评分相加,得出营养不良的整体风险。

总分 =0	低风险
=1	中等风险
=2 或更多	高风险

5.启动适当的营养管理。

应用本地管理指南,制订适当的护理计划。

食欲和体重的重要注意事项

- ▶记住体重下降有很多腹部以外的原因，应进行一个全面的系统检查。

- 如果患者没有定期称重，可能不会注意到自己体重下降，询问衣服是否变得宽松。

- ❶记住患者可能是有意识地减轻体重——这可能会迷惑你。询问减重是否是"预期"的。

- 腹水重量是 1kg/L，肝衰竭的患者可能会有 10~20L 腹水，掩盖干重降低。

- 体重下降伴随食欲增加提示吸收不良或高代谢状态（如甲状腺功能亢进）。

- 对于每名患者，均应该计算 BMI（见第3章）。

需要询问的问题

- 询问患者的饮食习惯和每日的平均食量。

- 第一次发现症状的时间。

- 量化问题。比如体重下降，确认是如何下降的，历经多长时间下降的。

- 厌食的原因，进食会让患者恶心吗？

- 进食会引起疼痛吗（如胃溃疡、肠系膜绞痛、胰腺炎）?

- 伴随的症状包括：
  - ·腹痛。
  - ·恶心。
  - ·呕吐。
  - ·发烧。
  - ·月经不调。
  - ·情绪低落。

  也要询问：

- 大便的颜色和黏稠度（如脂肪痢？）。

- 泌尿系统症状。

- 最近对于气温耐受的变化。

下尿路症状

泌尿系统病史的其他要点见框 7.17。

尿频

指患者排尿比平常更频繁。

- 一天有多少次？每次尿量是多少？
  - 排尿量比平常增多,还是仅尿意比平常更急迫？

急迫性

指突然想要排尿,感觉可能来不及到达厕所。询问排出的尿量。

夜尿

夜间排尿。患者是否从睡梦中醒来去排尿？夜间排尿次数？每次排出的尿量？

尿失禁

指丧失了膀胱排空的主观控制。患者可能会不愿意谈论此事,所以尽量避免用"尿裤"这个词。可以在询问尿急之后接着询问有无尿失禁,"你是否曾经感觉希望马上去排尿？你有没有来不及去厕所？",或者询问是否"失去控制"。

尿失禁有 5 种主要类型:

- 真性:完全失去对排尿的控制。提示泌尿道与外界之间有瘘管或者有神经系统疾病。
- 咯咯地笑:在一阵笑声中尿失禁。常见于年轻女孩。

框 7.17　泌尿系病史中的其他要点

- 腰痛(泌尿系结石、尿潴留、肾盂肾炎、肾肿瘤)。
- 背部疼痛(如前列腺癌骨转移)。
- 急性肾损伤或慢性肾衰竭的全身症状(厌食、呕吐、疲劳、皮肤瘙痒、外周水肿)。
- 既往史:神经系统疾病引起膀胱功能障碍,既往腹部或盆腔手术引起膀胱去神经支配。
- 药物史(肾毒性)。
- 肾衰竭或多囊肾家族史。
- 职业史(工业致癌物引起膀胱癌)。
- 国外旅行(暴露于血吸虫病)。

- 压力：各种原因导致的腹腔压力突然增加时尿液漏出（如咳嗽、大笑、打喷嚏）。
- 急迫：强烈的尿意以至于患者等不到去卫生间。原因包括逼尿肌过度活跃、尿路感染、膀胱结石、膀胱癌。
- 滴漏或溢出：长期的膀胱涨满所致的尿液持续流出。在前列腺疾病的老年男性中最常见。

终末滴沥

男性的主诉，通常提示前列腺疾病。排尿结束时有尿液从尿道口滴下，需要阴茎的异常持久震动，这可能会弄到衣服上造成尴尬。

排尿踌躇

在开始排尿时会有困难。患者描述站好后会等待开始排尿。这通常是前列腺疾病或狭窄引起的膀胱流出道梗阻所致。

排尿困难

患者通常描述"排尿疼痛"，表现为在尿道口出现"燃烧样"或"刺痛"的感觉。

- 询问是否在排尿全程都有这种感觉，还是仅在结束时出现（即"终末排尿困难"）。

血尿

尿液中出现血液。这是一种异常表现。

- 记住"镜下血尿"患者只有在尿检中才能被发现。

排尿不尽

感觉在排尿末还残留有较多的尿液需要排出。提示逼尿肌功能障碍或前列腺疾病。

排尿间歇

尿流中断，呈断续样。原因有前列腺肥大、膀胱结石以及输尿管膨出。

少尿

少尿指尿量少或不足，定义为24小时排尿<400mL。原因可以是生理性的（脱水）或者病理性的（肾脏疾病、休克或梗阻）。

无尿

无尿是指没有尿液形成,应该尽快排除尿路梗阻。其他原因有严重的肾功能不全和休克。

多尿

大量尿液过多地排泄,必须仔细与尿频相鉴别(频繁的少量排尿)。

原因有很多,但包括摄入大量的水(包括精神性烦渴)、糖尿病(糖在肾小管中的渗透作用促进尿液的生成)、在肾小管 ADH 不敏感(如尿崩症)和肾脏浓缩功能受损(如慢性肾衰竭)。

记住还要询问患者利尿剂的应用。

其他病史

与本章其他章节描述症状时的要点一样, 你应该详细、完整地记录以下病史。

既往史

特别询问:

● 既往外科手术病史,包括围术期和术后并发症以及麻醉并发症。

● 慢性肠道疾病(如 IBD,包括最近有无再发和迄今的治疗)。

● 可能相关的疾病(如糖尿病合并血色病)。

用药史

出现的每一个症状都要和以前曾提到过的用药史进行参照。

吸烟史

吸烟者患有消化性溃疡、食管癌和结直肠癌的风险增加。在克罗恩病的自然病程上吸烟也可能造成不良结局。有一些证据表明吸烟可以预防溃疡性结肠炎。

饮酒史

需要详细的资料,参见第 2 章。

家族史

询问关于炎症性肠病、腹腔疾病、消化性溃疡、遗传性肝脏疾病(如 Wilson 综合征、血色病)、肠癌、黄疸、贫血、脾切除以及胆囊切除术的病史。

社会史

- 肝毒素和肝炎的职业暴露风险。
- 文身。
- 违禁药品的使用(特别是共用针头)。
- 与类似疾病的社会接触(特别是黄疸)。
- 近期的国外旅行。

饮食习惯

- 饮食中水果、蔬菜和纤维的数量。
- 乳糖不耐症的证据。
- 吃了某些食物后症状的改变。
- 对小麦、脂肪、咖啡因、麦麸的敏感性。

检查纲要

注意保护患者隐私。理想情况下,患者应该是平躺,头枕着枕头,手臂放在两侧。

腹部应该至少从胸骨底部暴露至耻骨联合——最好是暴露整个上身。除非需要,不暴露生殖器。

检查应遵循常规顺序。作者的建议见框 7.18。标准的操作是用双手从中部开始检查。这样在检查更精细或令人尴尬的部位前能让患者在身体上有一个适应过程。

一般检查

从床尾观察患者,评估患者的一般健康状况,查找有无第 3 章提到过的明显异常情况。特别注意:

- 体重的高或低。
- 水合状态。
- 发热。
- 痛苦。
- 疼痛。
- 肌肉萎缩。
- 周围水肿。
- 黄疸。
- 贫血。

框 7.18 腹部检查的框架

- 一般检查。
- 手。
- 上臂。
- 腋窝。
- 面部。
- 胸部。
- 腹部视诊。
- 腹部触诊。
  - ·浅触诊。
  - ·深触诊。
  - ·特殊脏器。
  - ·疝口的检查。
  - ·外生殖器。
- 叩诊(检查有无腹水)。
- 听诊。
- 肛门、直肠±前列腺的指诊。

视诊:手部

把患者的右手放在你的右手,仔细检查以下体征。

指甲

也见于第 4 章。

- 白甲病:指甲床由于低蛋白血症而苍白(如营养不良、吸收不良、肝脏疾病、肾病综合征)。
- 反甲:呈"匙形"凹陷,而不是正常的凸面形状。病因有先天性和慢性铁缺乏。
- Muehrcke 线:白色横纹。见于低蛋白血症,如重度肝硬化。
- 杵状指:病因可以是肝硬化、炎症性肠病和腹腔疾病。
- 蓝新月弧:正常的新月弧变成蓝色,见于 Wilson 病。

手掌

- 掌红斑:"肝掌"。手掌斑块状发红,尤其在大鱼际和小鱼际隆起的地方。

·也可以在足底。

·与慢性肝病、妊娠、甲状腺毒症、类风湿关节炎、红细胞增多症、慢性白血病(罕见)有关,也可以是正常现象。

● Dupuytren 挛缩:掌筋膜的增厚性和纤维性挛缩。在早期阶段,掌筋膜可见不规则增厚,特别是在第四和第五掌骨。

·能进展到手指固定屈曲状畸形,从第五指开始,发展到第三或第二指。

·通常是双侧,也可能会累及到足。

·尤其常见于酒精性肝病,但也有可能见于手工劳动者(或可能是家族性)。

● 贫血:掌纹苍白提示严重贫血。

视诊:上肢

上肢

检查上肢是否有以下体征:

● 淤血:可能是以下疾病的体征:

·肝细胞损伤和由此导致的凝血障碍。

·脾功能亢进导致的血小板减少。

·酒精导致的骨髓抑制。

● 淤点:针刺样出血点不会因受压而变白。可能是血小板减少症的一个体征。

● 肌肉萎缩:肌肉量减少,可伴随皮肤松弛。其是营养不良的一个晚期表现,常见于慢性酒精性肝病患者。

● 划痕(抓痕):提示存在瘙痒,可能是早期胆汁淤积的唯一可见表现。

● 医源性特征:注意不要遗漏动静脉瘘或血液透析导管。

肝性震颤(扑翼样震颤)

● 肝脏衰竭所致的肝性脑病的特点。与在高碳酸血症时所见的震颤相同(框 7.19)。

● 让患者向前伸出双手,腕部背屈,手指伸直分开。

·让患者保持这个姿势至少 15 秒。

·如果存在"扑翼样震颤",患者的手会抖动、腕关节和掌指关节处会不规则屈伸。

·这种震颤几乎总是双侧的,可能很细微且不连续。

代偿期的肝病患者出现肝性脑病的诱因有感染、利尿剂、电解质失衡、腹泻或便秘、呕吐、中枢作用药物、上消化道出血、腹腔穿刺或手术。

腋下

需要仔细检查是否有淋巴结病、黑棘皮病(皮肤变黑增厚,外观上看像天鹅绒。可能与腹腔内恶性肿瘤有关)。

框 7.19　扑翼样震颤的其他原因
- 尿毒症。
- 氮质血症。
- 二氧化碳中毒。
- 电解质紊乱(低血糖、低钾血症、低镁血症)。
- 药物中毒(巴比妥类、苯妥英钠、乙醇)。

视诊:面部

眼睛

让患者向前看,观察他们的眼睛和眼眶。让患者向上看,用一个手指轻轻拉下眼睑,观察患者的巩膜和结膜。特别要注意:

- 黄疸:巩膜变成黄色。其通常是最先看到黄疸的部位。对于皮肤黝黑的患者尤其重要,因为其他部位的黄疸不会如此明显。

- 贫血:结膜苍白。

- Kayser-Fleischer 环:最好在眼科的裂隙灯下查看。角膜巩膜内侧缘因铜沉积,出现一个黄绿色的色素环。可见于 Wilson 病。

- 睑黄瘤:脂质积聚在皮肤下方而形成的黄色凸起,特别是在眼眶的鼻侧。

口腔

让患者张大嘴露出牙齿,仔细观察牙齿的状态、舌和脸颊的内表面。也应该有技巧地尝试去闻患者呼出的气味。

- 口角炎:口角发红和发炎。是缺乏维生素 B_1、维生素 B_{12} 和铁的体征。
- 口周色素沉着：在口的周边有大量色素沉着。见于 Peutz-Jeghers 综合征。
- 牙列:注意是否有义齿或者龋齿。
- 毛细血管扩张：牙龈和口腔黏膜上小血管的扩张。见于 Osler-Weber-Rendu 综合征。
- 牙龈:尤其要注意有无溃疡(病因包括乳糜泻、炎症性肠病、白塞病和 Reiter 综合征)、肥大[病因有怀孕、使用苯妥英钠、白血病、坏血病(维生素 C 缺乏症)或炎症(牙龈炎)]。
- 呼吸:注意气味,特别是:
  - 肝病性口臭:带有甜味的气味。
  - 酮症:令人作呕的烂梨样甜味。
  - 尿毒症:腥味。
- 舌:特别注意:
  - 舌炎:舌头光滑红肿。病因包括缺乏铁、维生素 B_{12} 和叶酸。
  - 巨舌:舌体肥大。病因包括淀粉样变、甲状腺功能减退、肢端肥大症、Down 综合征和肿瘤。
  - 黏膜白斑:舌和黏膜发白增厚。吸烟、口腔卫生差、酗酒、脓毒症和梅毒等原因造成的癌前病变。
  - 地图舌:舌表面无痛的红环和线条,看起来像地图。缺乏维生素 B_{12}(核黄素)可以引起,也可能是正常变异。
  - 念珠菌病:"鹅口疮"。一种口腔黏膜的真菌感染。看起来像奶油样的白色凝乳状片状物,可以被刮去露出红斑状黏膜。病因包括免疫抑制剂、抗生素的使用、口腔卫生差、缺铁及糖尿病。

视诊:颈部和胸部

颈部

颈部和锁骨上淋巴结的检查见第 3 章。

特别注意左侧锁骨上淋巴结,当其增大时,称为 Virchow 淋巴结(Troisier 征,提示患有胃部恶性肿瘤)。

胸部

检查前胸,尤其要注意:

● **蜘蛛痣**:毛细血管扩张性病变。

·中心部位呈红色,扩张的毛细血管由此向外扩散,呈"**蜘蛛状**"。

·是从中心的小动脉分出许多扩张的毛细血管所致。

·如果病变为蜘蛛痣,用笔头或类似的东西在中心施压会完全消失,撤压后又重新出现。

·大小不等,可以从刚刚能看到至直径达 5mm 或 6mm。

·沿上腔静脉分布(图 7.4)。

·一般成人可以多达 5 个蜘蛛痣。

·病因为慢性肝病、雌激素过剩等。

● **男性乳房发育症**:由于乳腺导管增生所致的男性乳腺过度发育,使之看起来像青春期后女性的乳房。

·往往使敏感的患者感到尴尬。

·病因可以是酒精性肝病、先天性肾上腺皮质增生以及某些常用药,如螺内酯、地高辛和西咪替丁。

·也可以见于青春期的正常男性。

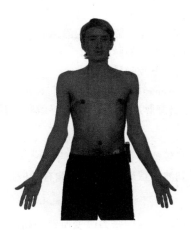

图 7.4　回流至上腔静脉的区域以及找寻蜘蛛痣的区域。一般成人可以多达 5 个。(见彩图)

视诊:腹部

腹胀

腹部有肿胀吗?考虑"5F",并且注意脐部。(外凸还是向内凹陷?)

局部肿胀

和检查其他肿块一样检查腹部肿胀,牢记其内在的解剖结构和可能涉及的脏器。

腹直肌分离

特别是在老年人和行腹部手术的患者中,两侧腹直肌收缩时可能向外侧分开,沿正中线缝隙形成一个隆起。

- 让患者把头从床上抬起或稍微坐起来,观察纵向正中线的隆起。

突显的血管

如果在腹壁上看到静脉,注意它们的确切位置。

- 尝试确定其内血液流动的方向:
  - 将两个手指放在静脉的一端,用力使之闭塞。
  - 沿着静脉移动一个手指,以"挤奶式"的动作使之排空。
  - 解除一个手指的压力,观察血液的流动。
  - 重复一遍,从另一个方向上排空血液。
  - 由于有静脉瓣,应该能够确定静脉血液流动的方向。
- 血流向下提示上腔静脉阻塞。
- 血流向上提示下腔静脉阻塞。
- 血流从脐中心向外放射("海蛇头")提示门静脉高压(门静脉–体循环通过脐静脉形成侧支循环,导致脐静脉曲张)。

蠕动波

通常只见于较瘦的、体型适中的年轻人。明显的肠蠕动可在皮肤下面看到波浪状运动,提示可能有肠梗阻。

腹纹

"白纹"是指由于腹壁张力改变所致的粉红色或白色条纹。在迅速成长的青春期少年,这可能是正常现象。也可见于肥胖、妊娠("妊娠纹")、腹水以及体重快速下降或腹腔穿刺后。

皮肤变色

两种典型的淤青/变色提示腹膜后血肿(特别见于胰腺炎):

- Cullen 征:脐部及其周围的皮肤变色。
- Grey Turner 征:侧腹的皮肤变色。

人造口

视诊

从以下方面来描述或鉴别人造口。

- 部位?
- 囊袋覆盖?
- 外观:
  - 内侧黏膜是否健康? 什么颜色?
  - 突出或与皮肤齐平?
  - 单孔(终端)或双孔(环状)?
- 内容物(如尿液、成形便、半成形便或液状便)。
- 其他的腹部瘢痕?
- 有引流或者愈合的人造口?
- 寻找并发症的证据:
  - 早期:坏死(变成黑/棕色)、感染。
  - 晚期:造口旁疝、脱垂、狭窄、回缩、梗阻、皮肤糜烂、出血。

常见的人造口类型

- 回肠造口术:可以是"环状"或"终端"式的。
  - 终端式:结肠全部/部分切除术(如炎症性肠病、家族性腺瘤性息肉病、全结肠巨结肠病)。
  - 环状式:为了保护远端吻合口(如结肠部分切除术、形成回肠直肠窝)。
- 结肠造口术:可以是"环状"或"终端"式的。
  - 终端式:Hartmann 术式,腹会阴联合直肠切除术。
  - 环状式:直肠外伤、结肠阴道瘘或肛周瘘。
- 尿道造口术/回肠膀胱术:一侧或双侧输尿管被连接到一小段回肠上,后者被断开并连接到皮肤(通常于根治性下尿路手术后做此手术)。
  - 黏膜皱襞突出可见,深粉/红色,右侧。

·❶除了出口可见外,与回肠造口术区别很大。

● 胃/十二指肠/空肠造口术:手术或内镜下创建胃/十二指肠/空肠与腹前壁之间的连接。用于进食和(或)排泄(胃)。

·口径窄,与皮肤齐平,黏膜不可见,通常在左上腹。装有留置管或接入装置。

其他人造口

● 盲肠穿孔术或盲肠造口术:在盲肠部位的环状造口。

● 阑尾造口术或盲肠穿孔置管术:用于儿科,方便近端灌肠。

● 胆囊造口术:在胆囊和前腹壁之间建立连接(胆囊内容物引流)。

● 肾造瘘术:在侧腹部置管,从肾盂引流尿液。

腹部瘢痕 1:开放手术

常见手术瘢痕见图 7.5。

经上、下中线剖腹切口

标准的择期和急诊切口。

● 经上中线:胃、脾手术。

● 经下中线:妇科手术(如子宫切除术、卵巢切除术),泌尿系统手术(如膀胱切除术、前列腺切除术)或结直肠手术(如乙状结肠切除术、经腹直肠切除术)。

● 全腹剖腹探查术:急诊手术时采用,用于可能涉及两侧的手术(如右或左半结肠切除术)。

屋顶式或 Mercedes-Benz 切口

● 经典的切口,用于部分肝切除术、肝移植或胰腺手术,例如,Whipple 术或坏死组织切除术。

Kocher 切口

● 开腹胆囊切除术的经典切口。

旁正中切口

● 现在很少使用;以前用于结直肠手术。

● 手术耗时长,失血的风险比中线剖腹手术更大。

● 关键点是沿着腹直肌分离内斜腱膜。

腹股沟切口

- 腹股沟疝修补术和睾丸切除术。
- 左侧或右侧均可。

Gridiron 和 Lanz 切口

- 用于阑尾切除术。
- Lanz 切口更横向,向中间延伸更多,且更靠近髂前上棘。

股部切口

- 用于进入股三角,特别是股动脉。
  ·如果是双侧,通常是用于股动脉–股动脉旁路移植术或血管内动脉瘤修复术。
  ·如果是单侧,在膝关节处可见更多的瘢痕(用于股动脉–腘窝或者股动脉–远端旁路移植术)。

Pfannenstiel 切口

- 用于剖宫产或经腹子宫切除术的经典切口。

曲棍球棒切口

- 用于肾移植的经典切口。

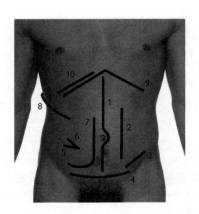

图 7.5　常见的外科瘢痕。1,正中线剖腹切口。2,旁正中切口。3,左腹股沟切口。4,Pfannenstiel 切口。5,Lanz 切口。6,Gridiron 切口。7,曲棍球棒切口。8,肾切除术切口。9,屋顶式切口,或者联合其他高位切口,"Mercedes-Benz"切口。10,Kocher 切口。

● 瘢痕可能不包括(垂直方向)剖腹手术切口,这取决于外科医生。

肾切除术切口

● 用于部分或全部肾切除。

腹部瘢痕 2:腹腔镜手术

腹腔镜或"钥匙孔"手术采用若干小切口以置入器械。一个切口伸进摄像机,另外至少 2 个"进口"放置抓握器。

进口的瘢痕常常是围绕内部手术区域的一个宽松的半圆形状。也见于框 7.20。

如果知道了摄像机的位置和抓握器的指向,你可以根据解剖知识猜到这是哪种手术。见图 7.6。

腹腔镜胆囊切除术

● 这是目前最常用的摘除胆囊的方法。并发症有胆漏、结石残留于胆总管中(CBD)、胆总管损伤和出血。

腹腔镜右半结肠切除术

● 左侧入路位于腹直肌外侧缘。

● 右上腹入路延长至能够进行结肠切除,吻合口的操作可以通过任一入路进行。

腹腔镜左半结肠切除术、乙状结肠切除术或经腹直肠切除术

● 右侧入路位于腹直肌外侧缘。

● LIF 入路延长至能进行结肠切除,以及能将端–端圆形吻合

框 7.20 　关于腹腔镜技术的更多内容

● 通常情况下,应用开放式技术或者 Hassan 技术。
　·做一个脐下小切口,切开腹白线并且能直视腹膜。然后在置入套管针之前用一个手指清除所有粘连。
　·气腹压保持在 12~15mmHg(1mmHg=0.133kPa)。
● 风险:损伤其他脏器,热烧伤波及远离手术部位的区域(穿孔或胆漏),转为开腹手术。

器置入并将直肠和肠断端连在一起。

腹腔镜腹股沟疝修补术

- 通常从正中线上的同一个入路进入左侧和右侧腹股沟。

腹腔镜阑尾切除术

- 此图表显示了一个可能的入路位置。

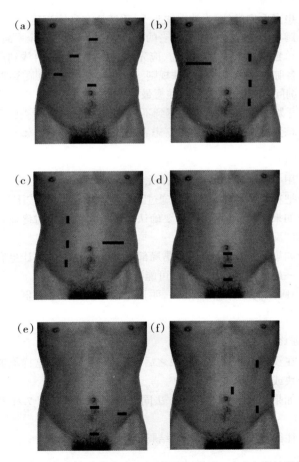

图 7.6 常见腹腔镜手术瘢痕。(a)胆囊切除术。(b)右半结肠切除术。(c)左半结肠切除术、乙状结肠切除术或经腹直肠切除术。(d)腹股沟疝修补术。(e)阑尾切除术。(f)肾切除术。

●另一个常见的入路是在脐水平,将 LIF 入路移到 RIF 入路,以便能牵引阑尾。

腹腔镜肾切除术

●其中一个入路扩大到能将肾脏移除。

触诊:一般触诊

一般步骤

患者取仰卧位,头枕在枕头上,手臂放在身体两侧。

蹲在床边或沙发旁,使患者的腹部与你的眼睛在一个平面上。

单独检查某一脏器之前,应先在腹部四个区域由浅到深触诊。各脏器触诊顺序无特殊规则,选用符合你习惯的顺序即可。

▶询问患者的疼痛部位,注意最后检查该部位。

▶开始之前,嘱患者如果感到不适要告知医生。在检查腹部时不应该紧盯着腹部,而要观察患者面部有无痛苦迹象。

浅触诊

用手指指尖和手指掌面来完成。

●把右手放在患者的腹部,通过掌指关节的屈曲轻轻按压。

●如果浅触诊时有疼痛,要确认向下按压或撤压时疼痛是否加重("反跳痛")。

●如果腹肌紧张,确认它是局部还是全腹性的。要让患者放松——患者稍微弯曲膝关节可能有助于放松腹肌。

·腹肌的不自主紧张——明显是在保护其下的脏器——被称为"防卫"。

深触诊

在浅触诊腹部四个象限之后,加压重复检查。这样能够触到肿块或结构异常。

●如果触及肿块,检查方法同其他肿块一样(框 7.21 和框 7.22)。

●往往有可能觉察到乙状结肠中的大便硬如腻子。

框 7.21 肿块位于哪一层？

- 表皮或真皮:随着皮肤移动。
- 皮下组织:皮肤在肿块上移动。
- 肌肉 / 肌腱:随着肌肉收缩移动。
- 让患者把头和肩膀从床上抬起来。
  - 腹腔内:因腹肌紧张更难触及。
- 骨:不活动。

框 7.22 腹部肿块的特性

- 硬度:硬度并不总是与组成成分相关。一个充满液体的肿块如果绷紧会很硬。
- 波动:按肿块的一侧,对侧会突出。
- 液波震颤:仅在充满液体的肿块非常大时才出现。
  - 对于腹水,拍打一侧,在对侧能够感觉到震动。
- 半透明:在暗室,用手电筒照肿块的一侧。内含有水、血清、脂肪或淋巴液时会"发光"。
  - 固体肿块不透光。
- 共振:仅对大肿块能做此项检查。叩击并听诊(以及感觉)肿块是中空的(充满气体)还是实性的。
- 搏动:仔细确认搏动是从肿块下面的组织传过来的,还是肿块本身在搏动。
- 压缩性:尝试按压肿块至其消失。如果有可能,解除压力并且观察肿块是否能重现。
  - 可压缩性肿块可能是充满液体的或者是血管畸形。
  - 注意,这和还原性不同。
- 还原性:疝的一种特征。尝试将其内容物放回腹腔来缩小肿块。让患者咳嗽并观察肿块是否重现。

触诊:腹主动脉

腹主动脉可在脐上正中线触及,尤其是较瘦的人。如果触及:

- 将双手分别放在能摸到的最外侧边缘。
- 测量手指间的距离。正常是 2~3cm。

- 是它本身在搏动/扩张(在这种情况下,你的手指要向外移动)或者这种搏动是从其他组织传导过来的(在这种情况下,你的手指会向上移动)? 见图7.7。

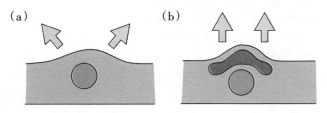

图7.7 触诊搏动性肿块。(a)如果是可扩张的,你的手指向外移动。(b)如果搏动是传导过来的,你的手指会向上移动。

触诊:肝脏和胆囊

肝脏

正常情况下肝脏分布在正中线右侧第5肋间隙到肋缘,隐藏在肋下,通常不被触及;如果没有触及肝脏,也不用担心。

- 用右手掌面,从右髂窝开始触诊。
- 应将手倾斜,使示指与肋缘平行(图7.8)。
- 轻轻施压,让患者深呼吸。
- 每次呼气时(此腹壁向内凹陷),你的手指应该轻轻向上滑动,此时肝脏随着横膈膜向下移动。

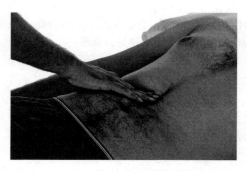

图7.8 肝脏触诊。让示指的侧面与肋缘平行,从右髂窝向肋骨逐渐触诊。

·在吸气的顶点,手缓缓减压。

● 如果肝脏刚好在手的上方,你的示指外侧面就会撞到肝缘,按照触诊步骤沿着它滑动。

● 如果没有触及肝脏,把手向上移动 1~2cm,再次触诊。

● 重复这个过程,向肋骨移动,直到触及肝脏。

如果触及肝缘,应该注意:

● 用手指宽度或(最好)厘米仔细记录其至肋缘的距离。

● 肝缘的性质(表面光滑或不规则?)。

● 柔软度。

● 肝脏是否搏动。

表现

● 在正常、健康、较瘦的人群,可于肋缘下触及肝脏。

● 肝脏增大有多种原因。

● 在 COPD 或哮喘患者中,由于胸部过度扩张,也可触及肝脏。也可见于有膈下积液的患者。

● 当有"Riedel 叶"时,也可触及肝脏,Riedel 叶是一个正常变异,是肝右叶下表面的凸状物。

● 在女性中更为常见。

● 通常被误认为是右肾或增大的胆囊。

胆囊

位于右肋缘、第 9 肋顶端和腹直肌外侧缘所在的区域(图7.9)。通常只有在胆道梗阻或急性胆囊炎导致胆囊增大时才可

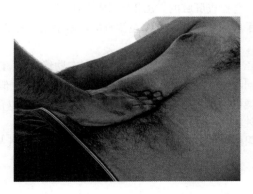

图 7.9 胆囊触诊。做检查的手应在第 9 肋的顶端与肋缘垂直(腹直肌外侧缘与肋软骨交界处)。

触及(框 7.23)。

- 感觉像一个球形、局灶性的、圆形的肿块,随着吸气移动。
- 右手垂直于肋缘,从内向外触诊。

框 7.23 胆囊体征

Murphy 征

　　胆囊炎的体征。深吸气时胆囊处触诊有疼痛。只有在左侧的同一位置没有疼痛时才能说明是阳性。

Courvoisier 定律

　　有黄疸时,可触及胆囊不一定是胆结石引起的。

触诊:脾脏

　　脾脏是最大的淋巴器官, 在不同人中的大小和形状各异, 大约一个拳头的大小(12cm×7cm)。

　　正常情况下隐藏在左肋软骨下,不能触及。

　　脾脏向下方肿大,朝着右髂窝的方向延伸进入左上腹(甚至左下腹)。导致脾大、肝脾肿大和肝大的原因见框 7.24、框 7.25 和框 7.26。

方法

- 触诊与检查肝脏的方法相同(图 7.10)。
- 左手应该从后侧方支撑左侧胸部。右手指尖并齐,与左肋缘平行。
- 从正中线脐部以下开始触诊,朝向左肋缘进行,让患者深深吸气同时感受脾脏在手指下的移动,与肝脏触诊类似。
- 在脾脏下缘的中央有一个可触及的"切迹",可以帮助与其他腹部肿块相鉴别。
- 如果触及脾脏,用手指宽度或(最好)厘米测量其与肋缘的距离。

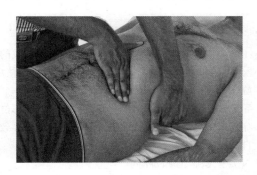

图 7.10　脾脏触诊。右手指尖与左肋缘对齐,触诊从脐下开始向左上腹移动。

触诊:肾脏和膀胱

肾脏在腹膜后,位于腹后壁脊柱 T12 和 L3 椎体间的两侧。它们会随着吸气稍微向下移动。右肾略低于左肾(因为肝脏的占位)。

"用双手"(两只手)触诊。在正常较瘦的人,可能会触及右肾下极。注意不要误把脾大当做增大的肾脏(表 7.1)。

方法

- 左手放在患者的右腰后。
- 把右手放在右肋缘下腹直肌外侧缘。
- 将右手手指并拢,掌指关节屈曲将手指推向腹部深处(图 7.11)。
- 让患者深呼吸。在双手之间可能感觉到圆形的肾脏下极在患者呼气时会滑过。
- 这种用一只手让肾脏向另一只手的方向移动的方法称为肾冲击触诊。
- 对于左肾,重复这个过程。弯腰,将左手放在患者的左腰后(图7.12)。

表现

- 单侧可触及肾脏:肾积水、多囊肾、肾细胞癌、急性肾静脉血栓形成、肾脓肿、急性肾盂肾炎(见"主要疾病的重要症状和体征")。

框 7.24　脾大原因

- 感染：EBV、CMV、HIV、病毒性肝炎、任何原因造成的败血症、亚急性感染性心内膜炎、伤寒、布氏杆菌病、结核病、钩端螺旋体病、组织胞浆菌病、疟疾、利什曼病、锥虫病。
- 血液系统疾病：髓系和淋巴细胞白血病、淋巴瘤、球形红细胞增多症、地中海贫血、镰状细胞（脾梗死晚期会导致小脾脏）、自身免疫性溶血性贫血、特发性血小板减少性紫癜。
- 浸润：糖原贮积症、Gaucher 病。
- 充血：肝硬化、充血性心力衰竭、门静脉血栓形成、脾静脉血栓形成、Budd-Chiari 综合征。
- 其他：淀粉样变性、囊肿、错构瘤、结缔组织疾病（如 RA、SLE、结节病）。

框 7.25　肝脾肿大原因

- 肝脏：合并门静脉高压的慢性肝病（如果有肝硬化，可能无法触及肝脏）。
- 感染：EBV、CMV、病毒性肝炎、感染性心内膜炎。
- 浸润：淀粉样变性、Gaucher 病。
- 血液系统疾病：淋巴瘤、白血病、恶性贫血、骨髓增生性疾病。
- 内分泌：肢端肥大症、甲状腺功能亢进。
- 肉芽肿性病变：结核病、结节病、Wegener 肉芽肿。
- 其他原因：疟疾、黑热病、血吸虫病。

框 7.26　肝大原因

- 硬化。
- 充血性心力衰竭。
- 肿瘤：继发性和原发性（如肝癌）。
- 感染：急性病毒性肝炎、肝脓肿、肝脏包虫囊肿。
- 多囊病。
- 三尖瓣反流（搏动性肝大）。
- Budd-Chiari 综合征。
- 血色病。
- 浸润：淀粉样变性、结节病。

● 双侧可触及肾脏：双侧肾盂积水、双侧肾细胞癌、多囊肾、肾病综合征、淀粉样变性、淋巴瘤、肢端肥大症。

表 7.1 脾大与左肾大的鉴别

脾大	肾大
不能触及其上缘	可能触及其上缘
在前缘有一个中央切迹	没有切迹，但可在内侧感觉到肾门凹陷
吸气早期移动	吸气晚期移动
吸气时向下内侧移动	吸气时向下移动
没有浮球感	有浮球感
叩诊浊音	叩诊清音（因为上覆肠道气体）
可能朝脐部方向增大	朝下外侧方至正中线增大

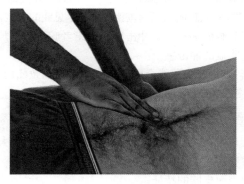

图 7.11 右肾触诊。

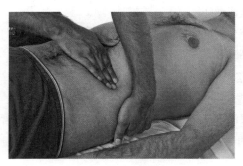

图 7.12 左肾触诊。

膀胱

当膀胱排空时不能触及。当充盈后,它会向上延伸,如果非常涨满可高达脐部。

与增大的子宫或卵巢囊肿相区分可能很困难。涨满的膀胱将会:

- 在耻骨联合后面可触及一个圆形包块。
- 叩诊呈浊音。
- 不能触及其下方。
- 按压涨满的膀胱会使患者有尿意。

触诊:疝

疝是体内脏器或组织离开其正常解剖部位的突出物。疝通常可以回纳,即疝内容物可自行或被推送至原来的腔。

腹疝是部分肠管经腹壁薄弱点突出而致。在腹部,疝好发于孔隙或腹壁薄弱点,例如,手术瘢痕。一些罕见疝的类型见框 7.27。

大多数腹疝都有咳嗽冲击感,嘱患者咳嗽可增加腹内压,从而产生明显的冲击感。

绞窄:难复性疝可能会因血液供应障碍导致疝内器官缺血和坏死,变得僵硬固定和肿大。

疝的检查方法

- 确定肿块的特征,包括部位、温度、触痛、形状、大小、紧张度及内容物。
- 注意表面皮肤的特征。
- 触诊疝,感觉咳嗽冲击感。
- 尝试回纳疝。
- 叩诊和听诊疝(听诊肠鸣音或杂音)。
- 检查腹壁对侧同一位置。

疝孔解剖

腹股沟管

腹股沟管从耻骨结节至髂前上棘。男性腹股沟管内有精索通过(输精管、血管和神经)。女性腹股沟管较窄,内有子宫圆韧带通过。

腹股沟管内环开口于腹横筋膜,位于髂前上棘和耻骨联合之间的腹股沟中点(股动脉搏动上方约 1.5cm)。

腹股沟管外环开口于腹外斜肌腱膜,位于耻骨结节上内方。

- 腹股沟直疝:自外环突出的疝。
- 腹股沟斜疝:最常见的疝(占全部疝的 85%)。比腹股沟直疝更易发生绞窄。

股管

股管是股血管内侧的一小部分股鞘,内含疏松的结缔组织、淋巴管和淋巴结。其前缘为腹股沟韧带,后缘为耻骨梳韧带,外缘为股静脉,内缘为腔隙韧带。

股疝是肠袢或大网膜通过股管突出的疝。股疝好发于中老年女性,由于疝环较窄和坚韧,故更易发生绞窄。

腹股沟疝的检查

视诊

- 检查双侧腹股沟区有无明显肿胀。
- 嘱患者咳嗽,观察肿胀的变化。
  - ·腹股沟管的轻度凸起是正常的(Malgaigne 凸起)。
- 检查有无开放性(腹股沟区)或腹腔镜(脐周)修补术瘢痕。

触诊

- 询问患者是否疼痛。
- 检查阴囊及内容物。
- 仔细检查任何肿块。
- 嘱患者咳嗽,感觉有无膨胀性冲击感。
- 询问肿块是否可以回纳。
  - ·让患者平卧,使其自行回纳。尝试回纳疝或让患者自己回纳。

疝与骨性标记物

- 将手指置于耻骨结节,嘱患者咳嗽。
  - ·腹股沟疝位于手指内上方。
  - ·股疝位于手指外下方。
- 将两个手指紧压髂前上棘与耻骨结节中点(内环)。嘱患者咳嗽。

 ·这将阻止腹股沟斜疝出现,而腹股沟直疝仍会出现。

听诊

- 听诊肿胀,寻找肠鸣音。

股疝的检查

视诊

- 腹股沟区肿块。
  - ·位于耻骨结节下外方。
  - ·股动脉内侧(触诊搏动)。
- 腹股沟区皮肤褶皱变平或消失。
- 表面皮肤颜色/纹理正常。

触诊

- 肿块呈球形,质硬,光滑。
  - ·触痛提示绞窄。
- 不能回纳。
- 通常无咳嗽冲击感。

叩诊和听诊

- 叩诊鼓音和活跃的肠鸣音提示肠绞窄。
  - ·股疝内通常有大网膜。

切口疝

- 检查患者站位和仰卧位。切口疝占所有疝的 10%~15%。
- 发病高峰在术后 5 年。

视诊

- 可见手术瘢痕处肿块。

触诊

- 有咳嗽冲击感。
- 注意肿块大小、位置、形状和内容物。
- 评估疝是否可以回纳,若可以回纳,触诊疝环边缘确定缺损大小。
  - ·若不可回纳,则可能是嵌顿型或绞窄型疝。

听诊

- 活跃的肠鸣音提示肠袢在疝囊内。

其他

- 应进行全面的腹部检查,寻找深部感染征象和腹内压升高的原因。

脐旁疝

- 疝位于白线,脐上或者脐下。
- 男性:女性=1:5。
- 危险因素包括:肥胖、经产和高龄。

视诊

- 在脐旁突出。
- 脐通常扭曲成新月形。

触诊

- 肿块与脐分隔且常可回纳。
  - ▶检查患者站立位,仔细观察肿块的大小、部位、形状及其内容物。
- 可有咳嗽冲击感。
  - ·无咳嗽冲击感并不能排除疝。
- ▶检查患者仰卧位。
- 评估疝是否可以回纳,若可以回纳,触诊疝环边缘确定缺损大小。

叩诊

- 鼓音提示肠袢在疝囊内。

听诊

- 活跃的肠鸣音提示肠袢在疝囊内。

其他

- 应该进行全面的腹部检查,寻找腹内压升高的原因。

Spigelian 疝

- 又称半月线疝。
- 由半月线(又称 Spigel 线)通过内斜肌并沿腹直肌鞘外侧缘突出。
- 大多位于脐下,邻近腹直肌鞘弓状线。

视诊

- 肿胀位于腹直肌外侧缘。
  - ·平卧位时不易发现肿块,让患者站立。

·可能需要患者指出肿块位置,尤其是肥胖患者。

触诊

- 有咳嗽冲击感。
- 表面皮肤正常。
- 能或不能回纳。

叩诊和听诊

- 叩诊鼓音和活跃的肠鸣音提示肠襻突出。
- 若疝内只有大网膜,无阳性听诊体征。

进一步检查

- 进行全面的腹部检查,寻找腹内压升高和腹部肿块的潜在病因。
- 疝内若含绞窄性肠襻,则可能出现腹胀。

框 7.27　其他疝的类型

- Maydl 疝:疝囊内含两段相邻肠襻;若发生绞窄,腹腔内肠襻也有坏死风险。
- 滑动性疝:疝囊由部分腹膜后组织构成。
- Richter 疝:部分肠壁绞窄。
- Littre 疝:肠襻憩室突入疝囊(50%为腹股沟疝,20%为股疝)。通常是 Meckel 憩室。
- Amyand 疝:阑尾突入疝囊并发生闭塞导致阑尾炎。
- De Garengeot 疝:一种罕见的亚型,阑尾嵌顿于股疝内。

叩诊

在腹部体格检查中,叩诊的作用在于:

- 确定肿大脏器或肿块的大小和性质。
- 检查移动性浊音。
- 诱发反跳痛。

器官或肿块叩诊呈浊音,充满气的肠襻叩诊呈鼓音。技巧来源于实践经验,用自己的肝脏练习叩诊。

腹水的检查

如果腹腔内有较多液体(腹水),在患者平卧时,液体由于重力作用多潴积于腹腔两侧,充气的肠管漂浮其上,故腹部两侧叩诊呈浊音,腹中部呈鼓音。

腹水可使腹部膨隆,脐部外凸。若怀疑存在腹水:

- 自腹中部向两侧叩诊。
- 听诊(或感觉)是否变为浊音。

然后做以下两项特殊检查:

移动性浊音

- 自腹中部向两侧叩诊至浊音界,这标志着腹腔内的气液平面。
- 固定扳指。
  - ·让患者翻转至对侧位(若浊音位于右侧,则翻转至左侧位)。
  - ·让患者保持新的体位半分钟。
  - ·由腹部一侧的浊音界向腹中部再度叩诊。
- 若浊音点是气液平面,腹水由于重力作用离开浊音区,浊音将变为鼓音。

液波震颤

检查有无液体波动感,只有大量腹水时才存在。

- 需要一名助手(可让患者协助)。
- 让助手的手掌尺侧压于患者腹中线上。
- 将左手贴于患者一侧腹壁锁骨中线水平。
- 右手叩击患者对侧腹壁(图 7.13)。
- 若存在液波震颤,左手则有叩击波动感。

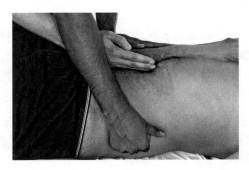

图 7.13 液波震颤检查。让助手将手掌压于腹中线上,防止腹壁本身的波动传播。

·助手的手非常重要,可以阻止腹壁表面的波动传播。

肝脏

- 沿锁骨中线叩诊肝上下界,确定肝上下径,用厘米表示。

脾脏

- 自左肋缘沿腋中线叩诊,左肋下叩诊浊音提示脾脏肿大,一般不能触及。

肾脏

- 用于鉴别肾、脾及肝大。
- 肾脏位于深腹部而被肾周脂肪组织包绕,使其叩诊呈鼓音。
- 脾大或肝大叩诊呈浊音。

膀胱

- 耻骨上叩诊浊音有助于鉴别不明肿块是膀胱肿大(浊音)或肠胀气(鼓音)。

听诊

是腹部检查的重要组成部分,不应跳过。

肠鸣音

肠道蠕动产生的低频咕噜声,呈间歇性。根据进餐时间不同而有所差异。尽可能听诊全腹以理解肠鸣音的正常范围。

用听诊器的膜型体件听诊脐下。

- 正常:低频断续的咕噜声。
- 亢进:通常称为"叮当声"。这些声音提示部分或完全性肠梗阻。
- 肠鸣:响亮的低频水声,甚至没有听诊器也可听到。(该声音称为"腹鸣"。)常见于腹泻或异常蠕动。
- 肠鸣音消失:若2分钟内未听到肠鸣音,可能无肠蠕动,见于麻痹性肠梗阻或腹膜炎。

杂音

血管内血液湍流产生的杂音,与心脏杂音类似。用听诊器的膜型体件听诊。

杂音可能发生于正常成人,但若听到全收缩期和舒张期杂音,则应高度怀疑病理性狭窄。腹部听诊区包括：

- 脐上(腹主动脉瘤)。
- 脐上正中线旁(肾动脉狭窄)。
- 上腹部(肠系膜上动脉狭窄)。
- 肝脏上(动静脉畸形、急性酒精性肝炎、肝细胞癌)。

摩擦音

这是一种与胸膜摩擦音类似的咯吱咯吱声,源于呼吸运动使炎症累及的腹膜间彼此发出相互摩擦。

在右上腹和左上腹分别听诊肝和脾。

病因包括肝细胞癌、肝脓肿、近期经皮肝组织活检、肝或脾梗死和性病相关的肝周炎(Fitz-Hugh-Curtis 综合征)。

静脉哼鸣

罕见,在上腹部水母头(继发于门静脉分流)上方可听到静脉血流嗡嗡声。

直肠检查

这是体格检查的一项重要组成部分,不能因为令人讨厌而略过。对于存在直肠出血、里急后重、大便习惯改变及肛门瘙痒的患者尤为重要。

▶牢记:如果不进行直肠检查,将会误诊。

检查前

向患者解释检查所涉及的内容并获得同意。注意你的言语和措辞。常用短语包括尾部、直肠、臀部。告知患者需检查直肠。提醒患者一般不会疼痛,但可能会有点凉和不舒适。

应该要求另一名工作人员在场。

检查过程中向患者解释每个步骤。

物品准备

- 行为监督人。
- 非无菌手套。
- 卫生纸。
- 凝胶润滑剂(如水凝胶)。

方法

- 获得知情同意,并注意保护患者的隐私。
- 暴露腰至膝部。
- 让患者取左侧卧位,双腿弯曲,使膝盖靠近胸部,臀部面向检查者,略突出于检查床边缘。
- 确保良好的光源,最好有移动灯。
- 戴手套。
- 用左手抬起患者右侧臀部。
- 检查肛周及肛门。
  - ·观察肛周有无皮疹、表皮脱落、皮赘、肛门疣、瘘管口、肛裂、外痔、脓肿、遗粪、出血和黏液。
- 让患者用力做排便动作,观察有无粉红色的直肠脱垂。
- 用润滑剂润滑右手示指指尖。
- 首先将右手示指指腹置于肛门中线,固定而缓慢地加压。
  - ·大多数肛门括约肌在触摸时反射性收缩,持续压迫时会迅速地放松。
- 当括约肌松弛时,将手指轻轻推入肛管。
- 通过让患者收缩肛门检查肛门括约肌紧张度。
- 前后 360°旋转手指,触诊有无增厚或不规则。
- 把手指尽可能完全插入直肠。
- 移动手指检查直肠的每一个面。注意:
  - ·有无直肠壁增厚或不规则。
  - ·有无粪便及其硬度。
  - ·有无压痛。
- 其次,男性可通过直肠前壁触诊前列腺。
  - ·正常的前列腺表面光滑,质韧,直径为 2~3cm。包括两侧叶和一个可触及的中央沟。
- 轻轻退出手指,检查手套是否有粪便、血液或脓液,并注意粪便的颜色。
- 告知患者检查结束并用卫生纸擦去臀沟排泄物和润滑剂。有些患者可能更喜欢自己处理。
- 感谢患者配合并穿好衣服。你可能需要帮助他们。

表现

　　如果在肛门内部或外部发现肿块或异常,应注意其具体位置。通常按钟面时针位置进行记录。

- 良性前列腺增生:前列腺肿大,中央沟通常扩大。
- 前列腺癌:前列腺失去弹性,质地变硬,侧叶可不规则或有结节。中央沟变形或消失。若肿瘤过大并发生局部扩散,直肠黏膜增厚可形成翼状前列腺。
- 前列腺炎:前列腺肿大,泥沼感,柔软。

检查技巧

- 若患者肛门轻微按压即出现剧烈疼痛,可考虑为:肛裂、坐骨直肠窝脓肿、肛门溃疡、血栓性痔疮或前列腺炎。
- 在这种情况下, 需要在操作前于肛前缘应用局部麻醉凝胶。若存在疑问,请示上级医生。

主要疾病的重要症状和体征

肝大

　　一旦发现肝大,应检查有无脾大及有助于明确病因的其他体征。详见框 7.28、框 7.29 和框 7.30。

检查结果

- 苍白/贫血。
  - ·见于溶血、慢性肝病、恶性肿瘤、骨髓衰竭、感染性心内膜炎。
- 黄疸。
  - ·见于溶血、慢性肝病、肝炎。
- 淋巴结肿大。
  - ·见于淋巴瘤、转移性疾病、白血病、骨髓增生性疾病、结缔组织疾病、结核病、病毒性肝炎、传染性单核细胞增多症。
- 恶病质。
  - ·见于恶性肿瘤、结核病。
- 淤点。
  - ·见于肝硬化性血小板减少、白血病。
- 带状疱疹、口腔念珠菌病。
  - ·免疫功能低下如白血病、淋巴瘤、结核病。

- 慢性肝病的特征。
  - ·蜘蛛痣、肝掌、白甲、杵状指、男性乳房发育。
- 外周水肿。
  - ·见于肝硬化、右心衰竭、低蛋白血症。
- 颈静脉怒张。
  - ·见于右心衰竭。

进一步检查：腹部

- 检查有无可见的肿块、静脉曲张、水母头。
- 触诊全腹有无压痛及肿块。
- 触诊肾脏、胆囊及有无腹水。
- 听诊肝脏有无杂音。

病因

- 感染：EBV、CMV、肝炎、肝脓肿、痢疾、钩端螺旋体病、阿米巴病、包虫囊肿、放线菌病。
- 肿瘤：肝细胞癌（HCC）、转移性肿瘤、多发性骨髓瘤、白血病、淋巴瘤、血管瘤。
- 代谢：血色病、淀粉样变性、糖原贮积病（如 Hunter 综合征、Gaucher 病、Niemann-Pick 病）、肥胖。
- 先天性：Riedel 叶、多囊性疾病。
- 其他：酒精、右心衰竭、Budd-Chiari 综合征、结节病。

框 7.28　不同程度肝肿大的病因

轻度

- 感染：肝炎、HIV、EBV、包虫病。
- 其他：胆道梗阻及以下病因。

中度

- 血液系统疾病：淋巴瘤、骨髓增殖性疾病。
- 浸润：淀粉样变性。
- 血色病及以下重度肝大病因。

重度

- 肿瘤：肝细胞癌、转移性肿瘤。
- 血液系统疾病：骨髓增殖性疾病。
- 循环系统疾病：右心衰竭、三尖瓣反流。
- 酒精性肝病和脂肪浸润。

框 7.29 肝大不同体征的病因

表面不规则

- 恶性肿瘤(如肝细胞癌、转移性肿瘤)、肝硬化。
- 包虫囊肿、淀粉样蛋白沉积、结节病肉芽肿。

搏动

- 血管:三尖瓣反流、血管畸形如脑动静脉畸形。
- 恶性肿瘤:肝细胞癌。

压痛

- 感染:肝炎、痢疾、EBV、肝脓肿。
- 恶性肿瘤:肝细胞癌、转移性肿瘤(肝包膜伸展)。
- 血管:右心衰竭、Budd-Chiari 综合征。
- 胆道梗阻、上行性胆管炎。

框 7.30 慢性肝病

- 肝硬化是组织学诊断,也可通过非侵入性检查诊断,如血清标志物和超声弹性成像。
- 肝功能的主要预后指标包括胆红素、凝血酶原时间、肌酐和钠水平(MELD 和 UKELD 评分)。

慢性肝病

检查结果:常规检查

体征:

- 苍白(贫血)。
- 文身、针迹(提示病毒性肝炎)。
- 杵状指。
- Terry 指甲(指甲近端 2/3 为白色,远端 1/3 为红色)。
- Muehrcke 线。
- 肝掌。
- 蜘蛛痣(数量和大小与严重程度相关)。
- 男性乳房发育。
- 全身性肌肉萎缩。
- 体毛脱落。

- 睾丸萎缩。
- 酒精滥用。
  - ·Dupuytren 挛缩。
  - ·腮腺肿大。
  - ·小脑体征(过指试验、共济失调)。
- 失代偿性肝病体征。
  - ·黄疸、紫癜、扑翼样震颤。

检查结果:腹部视诊

- 腹部膨隆(见于腹水、脐旁疝)。
- 水母头。
- 检查是否有瘢痕、引流口。

触诊、叩诊和听诊

- 触诊有无肝脾肿大。
- 叩诊肝上下界、移动性浊音、液波震颤。
- 听诊肝动静脉杂音(门静脉高压、Cruveilhier-Baumgarten 杂音)。

病因学

- 毒素:酒精和药物(如胺碘酮、氨甲蝶呤)。
- 病毒:乙型肝炎、丙型肝炎、巨细胞病毒、EBV。
- 代谢:非酒精性脂肪型肝炎(NASH)、血色病、Wilson 病、α_1-抗胰蛋白酶缺乏症。
- 自身免疫性:自身免疫性肝炎、原发性胆汁性肝硬化、原发性硬化性胆管炎。

酒精性肝病的临床表现

- 酒精戒断综合征,包括震颤性谵妄。
- Wernicke 脑病。
  - ·精神错乱、共济失调、眼肌麻痹。
- 酒精性脂肪肝。
  - ·超声脂肪肝表现,肝酶升高,合成功能良好。
- 酒精性肝炎。
  - ·黄疸、肝酶升高、凝血功能障碍、肝性脑病。
- 肝硬化门静脉高压症。

肝性脑病

- 神经精神系统功能紊乱伴肝功能异常(性格改变、智力障碍、意识不清）。

- 门静脉通过侧支循环分流至体循环，而缺乏肝脏的代谢解毒。
- 血氨浓度过高可引起神经毒性。
- 严重程度按 West Haven 分级（框 7.31）。
- ❗血氨浓度并不总与严重程度相关。
  · 其他相关毒素包括硫醇、短链脂肪酸和苯酚。

流行病学和预后

- 在肝硬化失代偿期，每年进展为肝性脑病的风险为 20%。
- 30%~40% 的肝硬化患者可随时出现肝性脑病。
- 肝性脑病与预后差和急性肝衰竭的短期死亡率相关。

常见诱因

- 氮负荷增加：便秘、胃肠道出血、输血、氮质血症、感染、低钾血症。
- 毒素清除减少：脱水（液体限制、利尿剂、腹腔穿刺、腹泻、呕吐）、低血压（出血、全身血管扩张）、贫血、门体分流术。
- 改变神经递质：苯二氮䓬类、精神活性药物。
- 肝细胞损伤：持续使用酒精、肝细胞癌。

框 7.31 West Haven 分级

- 0 级：无明显认知功能障碍，可通过神经心理学研究检出。
  · 记忆力降低，无行为改变，无扑翼样震颤。
- 1 级：轻度意识障碍，情绪 / 行为异常，睡眠障碍，注意力不集中，计算能力降低。
  · 震颤、结构性失用，运动失调。
- 2 级：嗜睡或淡漠、定向障碍、行为异常、言语不清。
  · 扑翼样震颤、共济失调。
- 3 级：昏睡至半昏迷，但对语言刺激有反应，神志不清，明显定向障碍。
  · 扑翼样震颤通常不能引出，反射亢进。
- 4 级：昏迷，有或无疼痛刺激反应。
  · 去大脑姿势。

黄疸

黄疸常见病因见框 7.32。

检查：视诊

- 检查巩膜和结膜。
  - ·用左手拇指拉下患者眼睑，让患者向上看。
  - ·用笔形手电筒检查软腭（高弹性蛋白组织较易吸收胆红素）。
- 检查慢性肝病体征。
- 有无体环和文身(肝炎风险)。

检查：触诊

- 触诊腹部有无压痛、肿块、脏器肿大(包括胆囊)。

检查：叩诊

- 叩诊肝脏、脾及有无腹水。

框 7.32　黄疸的病因

肝前性(非结合胆红素血症)

- 胆红素生成过多：溶血、无效造血。
- 胆红素摄取障碍：药物(造影剂、利福平)、充血性心力衰竭。
- 胆红素结合障碍：Gilbert 综合征、Crigler-Najjar 综合征。

肝源性(结合胆红素血症)

- 感染：病毒性肝炎、钩端螺旋体病、肝脓肿、败血症。
- 酒精和毒素：四氯化碳、菌类(毒鹅膏)。
- 药物性肝炎：对乙酰氨基酚、抗结核药物(异烟肼、利福平、吡嗪酰胺)、他汀类药物、丙戊酸钠、氟烷。
- 代谢：血色病、α_1-抗胰蛋白酶缺乏症、Wilson 病、Rotor 综合征。
- 血管：Budd-Chiari 综合征、右心衰竭。

肝后性(结合胆红素血症)

- 腔内：胆结石。
- 肝内：胆管癌、硬化性胆管炎、原发性胆汁性肝硬化、胆总管囊肿。
- 肝外：胰腺癌、肝门淋巴结。
- 药物：抗生素(氟氯西林、夫西地酸、阿莫西林克拉维酸、呋喃妥英)。

其他检查

- 直肠有无苍白便(肝后性)或黑便(消化道出血并发症)。
- 检查阴毛生长情况和睾丸大小(慢性肝病性萎缩)。
- 检查有无疝。
- 进行尿胆红素实验(肝后性)。

胆结石

胆结石的常见病因见框 7.33。

背景和流行病学

- 胆结石的形成通常由于胆汁中的胆固醇过多。
- 发病率为 10%(儿童发病率为 2%)。
- 发病率随年龄而增加(40%的女性年龄大于 80 岁)。
- 男性:女性为 1:2。
- 典型症状:"5F"综合征(女性、40 岁、家族史、肥胖、多次生育史)。

检查:视诊

可能无胆结石体征,检查有无危险因素及并发症。

- 黄疸?
- 开放手术或腹腔镜胆囊切除手术瘢痕(见相关讨论)。
- 如果患者近期做过手术,可发现 T 型管和引流管。
    - 可弯曲导管位于右上腹。

框 7.33　胆结石的常见病因

- 溶血:镰状细胞贫血、遗传性球形红细胞增多症、地中海贫血、恶性贫血、人工心脏瓣膜。
- 代谢:糖尿病、肥胖、胰腺疾病、囊性纤维化、高胆固醇血症、甲状旁腺功能亢进、甲状腺功能减退症、怀孕。
- 胆汁淤积:肝炎、Caroli 病、寄生虫感染、长期禁食(如 TPN)、美沙酮。
- 吸收不良:(结石形成的风险增高 10 倍) 炎症性肠病疾病(尤其是克罗恩病)、小肠切除术、旁路术。
- 其他:肌营养不良。

检查：触诊

- 可触及胆囊。

Murphy 征

- 用 2 个手指压于右肋下胆囊点处，嘱患者深吸气，观察有无压痛。
- 在左肋下重复此操作。
- 如果患者仅有右侧触痛，即 Murphy 征阳性。
  - 见于急性胆囊炎、上行性胆管炎、脓胸。

腹水

定义和病因

- 腹水指腹腔内液体量超过 25mL。
- 常见病因：肝硬化门静脉高压、腹膜肿瘤。
- 少见病因：肝细胞癌、Budd-Chiari 综合征、充血性心力衰竭、胰腺炎、结核病。

肝硬化晚期合并腹水

- 腹水是肝硬化失代偿期的初期表现。
  - 10 年随访发生率>50%，并且恶化疾病进展，大幅度降低生存率。
  - 若进展为利尿剂难治性腹水，1 年死亡率为 50%。
- 自发性细菌性腹膜炎（SBP）是肝硬化腹水常见而严重的并发症，定义为腹水中性粒白细胞数>250 个/mm^3。

检查：视诊

- 大量腹水时，腹部可有膨隆。
  - 患者取仰卧位，腹部向两侧膨出（液体沉积于结肠旁沟）。
- 检查慢性肝病体征。
  - 手：杵状指、白甲、淤点或淤斑、肝掌、掌腱膜挛缩症、震颤、抓痕。
  - 面部：贫血、黄疸、睑黄瘤、腮腺肿大、舌炎。
  - 颈部：Troisier 征/Virchow 结节（腹腔内恶性肿瘤）。
  - 躯干：蜘蛛痣、男性乳房发育。
  - 腹部：腹壁静脉曲张、水母头。

检查：触诊

- 检查腹部各区有无压痛及肿块。

·大量腹水较难触及脏器肿大。

检查：叩诊

- 叩诊肝、脾、膀胱及肿块。
- 移动性浊音。
- 液波震颤。

其他检查

- 检查有无疝、淋巴结及心血管系统体征（外周水肿及胸腔积液）。

原发性胆汁性肝硬化

- 以肝内胆管胆汁淤积、门静脉炎和纤维化为特征的进行性损伤的自身免疫性肝病。
- 可能导致肝硬化及其并发症，直至肝移植或死亡。
- 主要发病于 50~70 岁的女性。

病史

- 大多数无症状。
- 疲劳（多因素：自主神经功能紊乱、睡眠障碍、白天嗜睡、抑郁）。
- 瘙痒（通常发生于黄疸前数月至数年，与胆汁淤积程度及肝硬化阶段无关）。
- 右上腹隐约疼痛感。
- 夜盲症、骨痛、易出现淤伤、脂溶性维生素吸收不良（维生素 A、D、E 和 K）。

检查：视诊

检查：
- 抓痕。
- 色素沉着。
- 杵状指。
- 骨关节病（包括小关节）。
- 睑黄瘤。
- 黄瘤。
- 失代偿性肝病体征。
  - 黄疸。
  - 腹胀。

·腹壁静脉曲张。
·肝大。
·脾大。
·腹水。
·肝性脑病。
·扑翼样震颤。

相关的自身免疫系统疾病

● 检查有无类风湿关节炎、甲状腺功能减退、Sjögren 综合征、硬皮病、系统性红斑狼疮、乳糜泄。

血色病

● 铁质沉积于脏器组织并产生脏器毒性的常染色体隐性遗传病。

● 大多数遗传性血色病基因,称为"HFE",位于第六对染色体短臂两个主要的突变基因是 C282Y 和 H63D。铁调素基因表达或其功能缺陷是大多数非 HFE 相关血色病的病因。

● 杂合子约为 1∶10,纯合子为 1∶200/400,但外显率低(伴有协同因素如过量饮酒外显率高)。

● 好发于男性,女性月经具有保护作用。

症状

● 通常不明显或非特异性。
·乏力、疲劳、嗜睡、情感淡漠、体重减轻。
● 器官特异性:关节痛、腹痛(肝大)、闭经、性欲减退、阳痿(垂体功能障碍、肝硬化)、呼吸急促(CCF)。
● 记忆力减退、情绪波动、烦躁不安。

检查结果

血色病患者可能表现出以下临床特征:
● 肝大。
● 肝脏疾病皮肤体征(肝掌、黄疸、蜘蛛痣)。
● 门静脉高压体征(脾大、腹水)。
● 关节炎和关节肿胀。
·尤其是第二、三掌指关节、腕关节、髋关节和膝关节。
● 呼吸急促、水肿、颈静脉怒张(扩张型心肌病)。
● 心律失常(传导异常)。

- 色素沉着。
  - ·由于铁质或黑色素沉积,呈青铜色或黑灰色。
- 肘部瘢痕(既往肘部静脉切开术)。
- 脱发。
- 性腺功能减退(睾丸萎缩、腋毛及阴毛脱落)。
- 血糖和尿糖升高(胰岛 β 细胞铁毒性导致继发性糖尿病)。
- 甲状腺功能减退(见相关讨论)。

Wilson 病

定义和流行病学

- Wilson 病或肝豆状核变性是一种少见的铜代谢异常的常染色体隐性遗传病,表现为过多的铜沉积于肝脏、脑和其他组织。
- 发病率约为 1/3000, 在儿童及青少年中常表现为肝脏疾病,在年轻成人中常表现为神经精神系统疾病。

发病机制

- 由于 ATP7B 基因突变导致转运铜的 P 型 ATP 酶缺陷。
- ATP7B 基因定位于染色体 13q14.3。
- 肠道内铜的吸收和转运正常, 但结合铜蓝蛋白及排泄障碍。

临床表现

Wilson 病可引起多种临床表现,患者可能会出现以下临床特征:

- 神经症状。
  - ·构音障碍。
  - ·肌张力障碍。
  - ·震颤。
  - ·共济失调
  - ·帕金森症状(强直、运动迟缓)。
  - ·笔迹不清。
  - ·眼球运动障碍。
  - ·多发性神经病变。
- 肝脏。
  - ·急性肝炎,慢性活动性肝炎。

　　　　·肝硬化。

　　　　·暴发性肝衰竭。

　　● 精神症状。

　　　　·烦躁易怒,情绪不稳。

　　　　·行为多动。

　　　　·躁狂症、抑郁。

　　　　·神经病。

　　　　·注意力减退。

　　　　·人格改变。

　　● 眼部:角膜 K-F 环。

　　　　·铜沉积于角膜缘的后弹力膜,呈绿褐色或金褐色,肉眼或通过裂隙灯检查可见。

　　　　·表现出几乎所有 Wilson 病的神经系统症状。

　　　　·葵花状白内障(仅在裂隙灯下可见)。

　　● 其他(发生率<10%)。

　　　　·内分泌、肾、心脏、骨骼表现。

Peutz-Jeghers 综合征

背景和流行病学

　　● Peutz-Jeghers 综合征是由于 STK11 基因胚系突变所致,以肠道错构瘤性息肉和皮肤黏膜色素斑为特征。

　　● 常染色体显性遗传,外显率可变。活产婴儿发病率在 1/50 000~1/20 000。

　　● 这种疾病增加胃肠道和其他系统癌症风险,包括胰腺、乳腺、子宫颈、卵巢、子宫、肺和睾丸。

　　● 患者在 64 岁时癌症累计发生风险为 93%,57 岁时大约一半死于癌症,50 岁后癌症风险快速增加。

　　● 鉴别诊断见框 7.34。

检查:视诊

　　● 色素斑直径约 1~5mm。

　　● 主要发生于口唇周围,横越红唇边缘。

　　● 深褐色至黑色(雀斑样)。

　　● 也可存在于手、脚、脐周、外阴和肛周。

　　　　·颊黏膜常发生类似病变。

　　● 可有直肠息肉脱垂。

其他系统检查

- 腹部:检查有无瘢痕(肠套叠或恶性肿瘤手术)。
- 可能触及到直肠息肉。
- 可有睾丸肿块:检查睾丸和男性乳房发育症(Sertoli 细胞肿瘤所致)。
- 女性应检查乳房有无肿块。

阑尾炎

流行病学

- 主要依据临床诊断,故需要排除其他疾病。
- 终身发病风险为 7%。
- 总死亡率为 0.2%~0.8%,但超过 70 岁的患者易发生诊断延误,故其死亡率更高。
- 36 小时后穿孔风险为 16%~36%,每 12 小时增加 5%。

检查:视诊

- 发热。
- 转移性腹痛。
- 右髋关节屈曲且不愿伸展。
- 面容潮红。

框 7.34　Peutz-Jeghers 综合征的鉴别诊断

- Laugier-Hunziker 综合征:口周和口腔内色素沉着,但无全身性表现。
- Cronkhite-Canada 综合征:肠息肉和雀斑样病变,好发于老年人,皮肤病变更广泛。
- Addison 病:低血压,皮肤和牙龈色素沉着,低钠血症和高钾血症。
- McCune-Albright 综合征:性早熟,咖啡牛奶斑,骨纤维发育不良包括股骨、胫骨、骨盆和颅骨。
- 家族性腺瘤性息肉病和 Gardner 综合征:多发性腺瘤性结肠息肉。Gardner 病变包括多发性结肠外息肉,如骨瘤和纤维瘤。

- 舌干。
- 口臭。
- 让患者用手指指向疼痛部位。
  - 通常位于麦氏点(脐与右髂前上棘连线中外 2/3 交界处)。

检查:触诊

- 右下腹压痛。
  - 最显著压痛位于麦氏点。
- 右下腹叩击痛。
- 结肠充气试验。
  - 压迫左下腹,询问患者是否疼痛及疼痛部位。
  - 右下腹疼痛者为阳性。
- ▶ 反跳痛。由于疼痛且对诊断无意义,故应避免此项检查。

其他检查

- 直肠或妇科检查:右腹痛可提示阑尾炎,但检查可能无异常(框 7.35)。
- 腰大肌征:伸展髋关节收缩腰大肌,若被炎性阑尾刺激,则引起疼痛(尤其盲肠后位)。
- 闭孔征:屈曲和内旋髋关节引起耻骨上疼痛。炎性阑尾刺激闭孔内肌所致。

溃疡性结肠炎(UC)

定义和流行病学

- UC 是一种特发性炎症性肠病,以慢性和反复性结肠黏膜炎为特征。
- UC 累及肛门边缘至部分或全部结肠。除反流性回肠炎外,

框 7.35 阑尾位置症状

- 盲肠后位(75%):右腰/右下髂窝疼痛及压痛。可无肌紧张。腰大肌试验可阳性。
- 盆位(20%):耻骨上疼痛、尿频、腹泻。膀胱刺激征可有血尿和白细胞尿。腹痛可能不明显,主要表现为直肠和阴道的压痛。
- 回肠前位和回场后位(5%):可无症状及阳性体征。回肠炎可引起呕吐。

一般不累及小肠。

- 发病年龄呈双峰分布,多见于 15~30 岁和 60~70 岁。
- 不吸烟患者的患病率是吸烟者的 3 倍(有些患者戒烟后复发)。

相关因素

- 原发性胆管炎、胆管癌、淀粉样变性、尿酸性肾结石。

病史

- 取决于疾病程度及活动性。
  - ·血性腹泻、黏液脓血便、便频、里急后重、腹部绞痛、发热、乏力、疲劳、体重减轻。

视诊:一般检查

体格检查通常无显著体征,除非呈急性起病。

- 口腔溃疡。
- 舌炎。
- 苍白(贫血常见)。
- 外周水肿。
- 杵状指。
- 眼部炎症(葡萄膜炎、巩膜外层炎、巩膜炎)。
- 库欣样特征(若使用类固醇)。
- 肠病性关节病(大关节炎、血清阴性的脊柱关节病:骶髂关节炎、强直性脊柱炎)。
- 结节性红斑(15%)。
- 坏疽性脓皮病(1%~2%)。

视诊:腹部

- 可有手术瘢痕(如右半结肠切除术)。
- 造瘘口及吻合处。
- 腹腔引流口和引流位置。

触诊

- 可有腹胀、肌紧张。

叩诊

- 过清音(见于腹胀)。

听诊

- 叮当声样肠鸣音(见于肠梗阻)。

克罗恩病

定义和流行病学

- 以透肉芽肿性炎症为特征的特发性炎症性肠病,累及口腔至肛门各段消化道(最常见于回盲肠部)。有一个慢性、复发/缓解的过程。
- 发病年龄呈双峰分布,多见于 15~30 岁和 60~80 岁。
- 吸烟增加发病风险 3~4 倍。

肠道并发症

- 营养不良、瘘、结肠腺癌(克罗恩结肠炎)、短肠综合征(手术切除术后)。

肠外并发症

- 肝:脂肪变性、慢性活动性肝炎、肝硬化、淀粉样变性。
- 胆道:胆道结石、硬化性胆管炎、胆管癌。
- 肾:尿酸结石、草酸结石。
- 肌肉骨骼:肠病性关节病、骨质疏松症。
- 眼:葡萄膜炎、巩膜外层炎、巩膜炎。
- 皮肤:结节性红斑、坏疽性脓皮病。
- 血液系统疾病:贫血(铁、维生素 B_{12} 和叶酸缺乏)、血栓形成。

病史

- 腹痛,腹泻,体重减轻,发热,乏力,厌食症。

视诊:一般检查

- 口腔溃疡。
- 舌炎。
- 苍白(贫血常见)。
- 外周水肿。
- 杵状指。
- 眼部炎症(葡萄膜炎、巩膜外层炎、巩膜炎)。
- 库欣样特征(若使用类固醇)。
- 肠病性关节病(大关节炎、血清阴性的脊柱关节病:骶髂关节炎、强直性脊柱炎)。
- 结节性红斑(15%)、坏疽性脓皮病(1%~2%)。

视诊:腹部和会阴

- 多发手术瘢痕。

- 造瘘口及吻合位置。
- 肠外瘘。
- 肛周皮赘,肛裂,溃疡,瘘管。
- 腹部引流口或引流位置。

触诊

- 可有腹胀、肌紧张、肿块(尤其是右下髂窝)、肝大。

叩诊

- 过清音(见于腹胀)。

听诊

- 肠鸣音增强(见于急性加重期)。

肛周疾病

痔

- 肛垫肥大(引起症状)。
- 临床特征:急性脱垂和炎症引起肛周肿块、疼痛及刺激不适,也可引起出血。慢性:出血和肛门瘙痒。
- 部位:主要位于截石位 3、7、11 点肛门血管蒂处。
- 分度(Lord):
  - Ⅰ度:出血,无脱垂。
  - Ⅱ度:脱垂,可自行还纳。
  - Ⅲ度:脱垂,需用手还纳。

肛裂

- 由肛膜远端至齿状线的浅表线性撕裂,通常由大便干结引起。几乎都位于肛管正中线上:90%位于后正中线,10%位于前正中线。
- 临床特征:视诊即能确诊,常因剧烈疼痛无法行肛门指诊。多为剧烈性疼痛,于排便过程中产生刀割样疼痛,随后出现剧烈的搏动样疼痛,持续数分钟或数小时(盆底痉挛)。便纸上常见血迹。

肛周脓肿

- 定义:肛管周围软组织发生的脓肿。
- 临床特征:慢性起病,肛周持续性疼痛,可伴有压痛或破溃。

肛瘘

- 定义:肛门直肠与会阴或阴道之间的异常通道。常由肛门直肠脓肿引起,其他少见的原因包括创伤、克罗恩病、肿瘤、放疗、结核病。

- 临床特征:肛周或会阴部疼痛、肛周皮肤红肿、发热、心悸、脓性分泌物。
- Goodsall 规律:经肛门中间画一横线(截石位),若外口在线后方,内口常在肛管后中央处,且瘘管常是弯型。若外口在线前方,瘘管常是直型。

直肠脱垂

- 定义:直肠黏膜或整个直肠壁脱出(完全脱垂),常见于老年人和儿童。
- 临床特征:可见肛门肿物脱垂,黏膜表面呈深红色或深蓝色,有时可见溃疡。疼痛,便秘,肛门失禁,黏液流出或直肠出血也可能发生。

肾病综合征

肾病综合征是一种临床综合征,而不是诊断。

肾病综合征的四种特征

- 尿蛋白>3g/24h。
- 水肿。
- 低白蛋白血症。
- 高脂血症。

成人肾病综合征的常见病因

- 微小病变性肾病(MCD)。
- 膜性肾病。
- 局灶节段性肾小球硬化。
- 糖尿病性肾小球硬化症。

肾病综合征的其他病因

- 肾淀粉样变性、狼疮性肾炎、系膜毛细血管性肾小球肾炎、塌陷性肾小球病(HIV 相关性肾病)、轻链沉积病。

双下肢水肿的病因

- 右心衰竭。
- 淋巴水肿。
- 低白蛋白血症。
- 肝衰竭。

并发症

- 血栓栓塞风险增加(抗凝血因子在尿中丢失)。
  - ·白蛋白<20g/L 的患者通常需口服华法林抗凝治疗。
- 肾静脉血栓。
  - ·患者表现为腰痛、血尿、急性肾功能恶化。
- 肺栓塞。
- 感染(免疫球蛋白和补体丢失)。
- 高胆固醇血症。

检查结果

- 全身性水肿。
- 眼睑水肿。
  - ·晨起较重。
- 双下肢凹陷性水肿。
  - ·呈对称性。
  - ·可向腹部延伸。
- 也可见:
  - ·肺水肿。
  - ·胸腔积液。
  - ·腹水。

慢性肾病(CKD)

英国的常见病因

- 糖尿病。
- 肾小球肾炎,如 IgA 肾病。
- 反流性肾病。
- 尿路梗阻。
- 肾血管性疾病。
- 高血压。
- 多囊性肾病。

其他病因

- 多发性骨髓瘤,肾淀粉样变性,系统性红斑狼疮,血管炎,肾小管间质性肾炎,硬皮病,其他遗传性肾病如 Alport 病、草酸盐沉着症、胱氨酸病。

病史

慢性肾病患者通常无症状,常在晚期出现症状,包括:

- 疲劳、乏力(继发性贫血)。
- 呼吸困难(液体超负荷、酸中毒)。
- 食欲缺乏、呕吐、口腔金属味(常见于尿毒症)。
- 瘙痒。
- 不宁腿。
- 骨痛。
- 下肢肿胀。

检查结果

慢性肾病患者可能无特异性临床表现,或可出现多个临床症状:

- 苍白(见于慢性贫血)。
- 皮肤呈柠檬色(见于尿毒症)。
- 瘙痒抓痕。
- 高血压。
- 心包摩擦音(少见,见于尿毒症)。
- 胸腔积液。
- 可扪及肾脏(常见于多囊性肾病、肾盂积水)。
- 双下肢水肿(液体超负荷或严重蛋白尿)。
- 膀胱膨胀?

透析治疗的表现

- 腕部或肘窝(通常在非优势手臂)可见用于血液透析的动静脉内瘘。
- 腹部可见腹膜透析管。

肾移植

- 肾移植是终末期肾病(ESRD)患者最理想的肾脏替代治疗方式。
- 同期胰肾联合移植适用于慢性肾病 5 期合并 1 型糖尿病患者(框 7.36)。
- 肾移植后,患者需终身服用免疫抑制剂,以预防免疫排斥反应。
- 移植的肾脏可来自死者或活体捐献。

- 移植肾位于左侧或右侧髂窝。

检查:视诊

- 检查患者是否有糖尿病的征象。
- 胰岛素注射部位可有脂肪萎缩或脂肪增生。
- 检查是否有严重糖尿病并发症,包括糖尿病视网膜病变所致的视力损害和外周血管疾病。

检查:腹部

- 斜行瘢痕下可触及质硬肿块。
  - ·患者可能不止有一个移植肾,可能在每一侧髂窝均有一个移植肾。
  - ·髂窝延伸的 Lanz 切口称为 Rutherford-Morrison 切口。
  - ·肾动脉通常与髂内或髂外动脉吻合,肾静脉与髂外静脉吻合。输尿管分别与膀胱吻合。
- 检查是否有肾切除术瘢痕(正中线或腰部)。

终末期肾病的体征

- 腕部或肘窝的动静脉内瘘(Cimino-Brescia 瘘)。
- 脐周腹膜透析管置入术瘢痕。
- 锁骨下透析管置入术瘢痕。
- 颈部甲状旁腺切除术瘢痕(见于晚期肾性骨病)。

成人多囊性肾病(APKD)

- 成人多囊性肾病是最常见的遗传性肾病,患病率约为 1/1000。
- 成人多囊性肾病是常染色体显性遗传病。
- 23%~40%的患者无家族史。
- 多囊肾通常不易发现。

病史

- 囊肿增大或感染引起患侧腹部或腰部疼痛。

框 7.36　同期胰肾联合移植(SPK)

- 下腹部弧形手术瘢痕(桶柄状),每侧髂窝均有可触及肿块。
- 胰腺通常移植到右侧髂窝,肾置于左侧髂窝。

- 夜尿、多尿(尿浓缩功能下降)。
- 高血压。
- 低蛋白尿、持续镜下或肉眼血尿。
- 晚期表现为尿毒症症状。

检查结果

- 双侧肾脏肿大,表面不规则(框 7.37)。
  - ·吸气时冲击触诊侧腰部肿块,手可有向上推动感。
- 也可触及肝脏肿大,边缘不规则,呈分叶状。
- 检查终末期肾病的体征。

终末期肾病的体征

- 髂窝肾移植手术瘢痕和可触及肿块。
- 腕部或肘窝(通常在非优势手臂)用于血液透析的动静脉内瘘。
- 下腹部腹膜透析管或瘢痕。
- 颈部甲状旁腺切除术瘢痕(见于晚期肾性骨病)。
- 锁骨下透析管置入术瘢痕。

成人多囊性肾病相关因素

- 其他脏器的囊肿,尤其是肝、脾和胰。
- 心脏异常:二尖瓣脱垂,主动脉瓣反流。
- 颅内动脉瘤破裂,表现为蛛网膜下腔出血。只有在颅内出血有阳性家族史的情况下,才会对患者进行筛查。
- 结肠憩室,腹部和腹股沟疝。

框 7.37　双侧肾肿大的其他病因

- 双侧肾盂积水。
- 淀粉样变性(肝脾肿大?)。
- 结节性硬化症(皮脂腺瘤或皮革样斑?)
- Von Hippel-Lindau 病。

另见：

更多关于腹部疾病临床表现和临床体征的信息可以参考《牛津手册临床指导学习卡》,可用于 OSCE 和查房的准备。

"内科"学习卡组：

- 慢性肝病。
- 肝性脑病。
- 自身免疫性肝炎。
- 原发性胆汁性肝硬化。
- 血色病。
- Wilson 病。
- 慢性肾病。
- 淋巴结肿大。
- 肾病综合征。

"外科"学习卡组：

- 腹部肿块。
- 腹股沟疝。
- 股疝。
- 切口疝。
- 脐旁疝。
- 半月线疝。
- 腹部气孔。
- 阑尾炎。
- 黄疸。
- 腹水。
- Peutz-Jeghers 综合征。
- 胆结石。
- 肛周疾病。

"内科"和"外科"学习卡组：

- 肝大。
- 脾大。
- 溃疡性结肠炎。
- 克罗恩病。
- 成人多囊性肾病。
- 移植肾。
- 单一可扪及肾。

老年患者

老年人大都患有胃肠道疾病,除了本章描述的症状外,还包括营养、口腔护理和失禁。由于潜在疾病或药物的影响,许多老年人有胃肠道症状,并对讨论这些疾病感到尴尬。全面的评估至关重要,并且简单的干预就能获益。

病史

- 口腔护理:在任何评估中都很关键,但经常被忽略。义齿不合适或丢失,饮食摄入量将会减少,住院患者更容易丢失义齿。
- 明确症状和诊断:患者真的患有肠易激综合征吗?许多患者可能会描述自己有这样的诊断,但我们需要明确这意味着什么。必须重视近期排便习惯的改变。
- 便秘:会引起患者体重严重下降,常可治疗。
- 体重和营养:思考患者体重下降的原因,诊断范围很广泛,应评估患者的情绪、饮食习惯和功能状况。
- 用药史:考虑药物的副作用,镇痛药可引起便秘,抗生素可引起腹泻。患者近期是否住院(腹泻是难辨梭状芽孢杆菌感染所致?)。询问是否使用非处方药物,包括非甾体类抗炎药(包括局部用药)和通便药。
- 失禁:是评估的另一关键部分,明确是否有其他胃肠道干扰因素,包括情绪多变、认知能力和视力问题,这与既往病史相吻合。

检查

- 一般检查:注意体重减轻的征象——消瘦、衣服不适等。对于住院患者,一份完整的体重记录表以及悉心的照顾可以减轻营养不良和急性疾病。
- 检查口腔:诊断通常很明显,应检查义齿护理情况(与清洁不良相关的复发性口腔炎)和有无其他疾病,如口腔念珠菌病。
- 观察:可导致消化道症状的其他全身性疾病(如多发性毛细血管扩张、瓣膜性心脏病合并胃肠道出血)。
- 检查:全身淋巴结有无肿大。检查疝孔:腹痛原因可能是瞬间的,并可回纳。
- 直肠检查:对于有排便习惯改变、失禁、缺铁性贫血、膀胱刺激征者至关重要。

不能遗漏的诊断

● 功能性肠紊乱:在老年人中不常见,故多考虑器质性疾病。内镜检查耐受性良好并且诊断率高。

● 胆源性脓毒症:是老年人三大常见传染源(仅次于胸部及尿道),可无本章所描述的突出特征。当鉴别诊断和选择抗生素时需警惕这种可能性。

(刘相丽　刘恩照　荆祥阳　译)

第 8 章

神经系统

现有症状

病史对于诊断神经系统疾病是至关重要的。例如，在描述意识丧失或癫痫时，如果患者不能给出完整的病史，应该向整个事件的见证者——亲属、朋友、家庭医生或者路人询问相关病史。

了解神经系统症状的方法

神经系统症状繁多，你需要弄清每个复杂症状的以下特点：
- 具体症状。
- 发作性质（急性？慢性——几小时？几天？几周？几个月？）。
- 发展过程（渐进性？阵发性？恢复过程？）。
- 诱因。
- 加重和缓解因素。
- 既往类似症状的发作史。
- 之前做过何种检查和治疗。
- 伴随症状。
- 其他相关的神经系统症状。

眩晕

明确眩晕的概念。许多人用"头晕"描述以下各种情况：
- 旋转的感觉="眩晕"。
- "视物模糊"或"头晕目眩"——一种相当非特异性的症状，可能在许多系统疾病中都会表现出来。
- "晕厥先兆"——晕倒前患者所体验到的独特感受。
- 不协调——事实上，许多患者会把共济失调或虚弱导致走不了直路当成眩晕。

头痛

病史采集内容同其他类型的疼痛。确定疼痛的性质、严重程度、部位、持续时间、发展过程、发作频率、放射痛、加重和缓解因素及其他相关症状。
- 询问面部和视觉上的相关症状（框 8.1 中列出了头痛的不同类型）。

麻木和无力

患者总会混淆这两种症状，把腿部无力但感觉正常描述成麻木。

同样,也会把手脚发麻或疼痛描述为麻木。

震颤

检查者应该确定震颤是否只在静息状态下出现,或只在定向运动时出现,或在这两种情况下同时出现。在某个时刻更严重了吗? 根据震颤引起的功能障碍可以确定疾病的严重程度(不能拿住杯子/不能把食物放进嘴里?)。

再一次确定患者描述的症状。震颤是一种颤动的、规律的或不稳定的不随意运动。

晕厥

详细介绍见第 5 章。

跌倒和意识丧失(LOC)

询问病史时,必须向目击者确认,明确患者是否出现过真正意义上的意识丧失。部分患者把单纯跌倒(不伴失去知觉)理解成意识丧失,区分两者的关键是询问患者"您还记得自己摔倒了吗? "

询问有无先兆症状及预警信号,可提示跌倒与其他器官系统有关(如出汗或无力可提示低血糖;心悸可提示心律失常)。

癫痫

即使是对病史采集经验丰富的临床医生,也很难区分这种症状。我们需要尽早明确患者是否存在意识状态受损,询问伴随症状。非专业人士通常把癫痫等同于昏厥或是强直–阵挛发作,而临床医生的观点则有所不同。实际上仍有一部分人是"假性发作",即没有器质性病变,是由心理因素导致。

需要注意以下几点:

- 晕厥发作常可引起强直–阵挛性抽搐,可能被误诊为癫痫。
- 真正的强直–阵挛发作性癫痫可引起咬舌、尿便失禁,或两者皆有。
- 假性发作的患者也可以出现癫痫发作,反之亦然。

视觉症状

通常包括视野缺失、复视或畏光(看强光时眼睛疼痛感)。检查者需明确患者的症状,事实上,当患者出现视野模糊、弱视或眼前有云雾影时,他们往往会描述成复视。

视觉症状详见第 9 章。

其他病史

▶记得询问患者是左利手还是右利手（明确残疾是否来源于神经功能缺失，并有助于定位诊断颅内病变）。

直接询问

- 头痛（框 8.1）。
- 晕厥、昏倒、头晕和短暂意识丧失。
- 视觉症状。
- 手脚发麻、刺痛。
- 麻木。
- 乏力。
- 失禁、便秘、尿潴留。

既往史

▶尤其对有癫痫病史的患者来说，询问其出生史很重要，因为出生时脑缺血缺氧可遗留神经系统症状。

同样，我们需要全面了解病史，尤其需要了解：

- 高血压——如果有，如何治疗？
- 糖尿病——何种类型？如何治疗？
- 甲状腺疾病。
- 心理疾病（如抑郁）。
- 脑膜炎或脑炎。
- 头颅或脊髓损伤。
- 癫痫、惊厥、癫痫发作。
- 肿瘤。
- HIV/AIDS。

用药史

主要询问：

- 抗痉挛药（过去和现在使用的药物）、口服避孕药、类固醇、抗凝药、抗血小板药。

家族史

完整的家族史也很重要，询问神经系统相关疾病以及可能遗漏的疾病（如癫痫、意识丧失等）。

框 8.1 几种典型头痛类型

紧张性头痛

- 双侧——前额、颞部。
- 紧缩的感觉放射至颈部和肩部。
- 可持续数天。
- 无相关症状。

蛛网膜下腔出血

- 突发的,典型症状就像被砖头击中一样。
- 枕部起始——可蔓延至整个头部。
- 伴有颈部僵硬,偶有畏光。

鼻窦炎

- 额窦炎,眼睛后方或整个颊部痛感。
- 筛窦,鼻后痛。
- 皮肤可有触痛。
- 前屈疼痛加重。
- 持续 1~2 周,伴有鼻炎。

颞动脉炎(巨细胞性)

- 弥散性,疼痛从颞部扩散到单侧头部。
- 颞动脉上皮肤触痛(梳头发时痛)。
- 吃东西时出现咀嚼暂停。
- 视物模糊——如果症状加重且不处理可导致失明。

脑膜炎

- 全头痛。
- 伴有颈项强直和脑膜刺激征。
- 恶心、呕吐、畏光。
  · 紫癜性皮疹与败血症有关,并非脑膜炎所致。

丛集性头痛

- 起病迅速,通常单侧眼痛。
- 伴有眼睛充血及水肿,面部潮红。
- 也可有流涕。
- 每次持续数周。

颅内压增高

- 全头痛,仰卧、紧张、咳嗽、用力或晨起时加重。
- 晨起前患者可痛醒。
- 可伴有嗜睡、呕吐、局灶性神经症状。

偏头痛

- 单侧——极少超过中线。
- 头部跳痛。
- 伴有畏光、恶心、呕吐及颈项强直。
- 可能会出现先兆症状。

烟酒史

和其他系统回顾中的烟酒史一样重要。

社会史

- 职业——职业可影响神经系统疾病的发生,所以应该在刚开始了解病史时询问患者的职业,询问是否有重金属或其他神经毒性物质暴露史。
- 驾驶——许多神经系统症状会出现在驾驶过程中。
- 仔细询问家庭环境(当诊断疾病有困难时这项病史会有所帮助)。
- 询问社会关系——家人、朋友、保姆、日常接触者等。

体格检查大纲

神经系统查体十分复杂,我们可能遇到困难,但也无需害怕。学习者应该迎难而上,勤加练习,因为准确到位的神经系统查体得益于在病房的长时间工作(框 8.2)。

框 8.2　检查概要

神经系统查体复杂且冗长,以下列出了全面的神经系统查体的简明提纲。

- 视诊、情绪、意识状态。
- 语言和高级神经功能。
- 第 2 至第 12 对颅神经。
- 运动系统。
- 感觉系统。
- 共济功能。
- 步态。
- 其他额外的检查。
- 其他相关查体。
- 头颅、脊柱、颈项强直、耳鼓膜、血压、前胸、颈动脉、乳房、腹部、淋巴结。

视诊和精神状态

神经系统检查应该从简单地观察和接触患者提供的线索开始。

- 患者是否有其他人陪同?他们之间如何交流?
- 患者是否使用助行器械或其他辅助装置?
- 有无异常运动?
- 如果可以,观察患者进入诊室时的步态。
- 有任何言语障碍吗?
- 患者情绪如何?
  - 不需过多了解患者的情绪。
  - 询问患者有什么不适感。
  - 患者状态如何? 着装、头发、皮肤和指甲情况?
  - 患者有无坐立不安、不适当的情绪高涨、言语急促?
  - 患者有无明显沮丧、表情淡漠?
  - 有没有否认任何残疾?

认知功能

神经系统疾病会影响认知功能,而患者的表现或交流技巧与受教育程度有关,所以正式评估后的变化也应该记录下来。

简明的精神评分系统(10 分)

这是一个简易的评分系统(框 8.3)。更全面的 30 分评分系统见框 16.12。

▶询问这份问卷前应注意,你可能会因为没有解释清楚冒犯患者,所以要首先解释问卷的目的,获得患者允许后再开始询问。

提示

- 如果要让患者记一个地址,注意不要提供自己的地址!
- 避免过于频繁地重复这个测试,患者可能记住前一次问到的"西大街 42 号"!

框 8.3 简易的精神评分系统

1.出生日期 • "你的生日是哪天？"

2.年龄 • "你的年龄？"

3.时间 • "现在几点了？"
· 对比当前最近的时间。

4.年份 • "现在是哪一年？"
· 注意住院患者总是记不清住院的具体日期或月份，但住院年份一般不会忘记。

5.地点 • "我们在哪儿？"或"这是什么地方？"
· 医院、诊室或手术室的名称。

6.国家领导人 • "现在我国的总理是谁？"
· 需要患者回答名字，像"麻烦缠身的人"等描述性回答是不合格的，尽管有时符合实际情况。

7.第二次世界大战 • "第二次世界大战什么时候开始？"

8.5 分钟复述 • 告诉患者一个地址（通常使用"西大街 42号"），让患者复述，确保患者准确听到后，让患者记住，5 分钟后让患者复述这个地址。
· 患者必须记全这个地址才得分。

9.20～1 • "从 20 倒数到 1"。
· 患者可能需要提示，例如：20、19、18 等。

10.认知 • "我是做什么工作的？""这个人是做什么工作的？"
· 二者均答对可获得一分。

言语和语言

言语和语言障碍,尤其是表达性言语障碍困扰着患者及其家人。询问时我们需要仔细、从容、镇静、严肃地面对可能出现的各种奇怪和令人惊讶的答案。

检查

- 言语和语言障碍可能是早期表现,有时不需要评估,你可以简单地评价患者的言语功能,让患者阅读或做一个指令(例如,闭上眼睛)、写一个短句。

- 如果存在明显问题,可以正式检查患者语言功能,通过让患者回答更复杂的问题:是或否的问题、简单的句子或说明、更复杂的句子,最后让患者复述复杂的短语或绕口令。

- 得出结论前应确保患者没有耳聋(或患者的助听器工作正常),并且能够理解你说的话。

构音障碍

这是一种发音障碍而语言功能正常(书写功能正常)的疾病。病因可能是小脑病变、脑神经下运动神经元病变、锥体外系病变、口咽部肌肉或支配神经出现问题。

- 听听患者的发音和说话的节奏。
- 通过让患者复述内容来测试不同器官的功能。
  · "Yellow lorry(黄卡车)"或者含有"D""L""T"的单词(舌头功能)。
  · "Peter Piper picked a pickle(风笛手皮特夹起了一个泡菜)"或者带有"P""B"的单词(嘴唇功能)。
- 小脑病变:说话慢、含糊、音低且音节的重音相同("略读")。
- 面瘫:说话含糊。
- 锥体外系病变:单音调、音低、无节奏。

发音困难

发音困难——声音嘶哑。通常病因为咽部疾病、咽部神经损害或极少见的肌肉疾病,例如,重症肌无力。

这种情况也有可能是"功能性的"(精神性的)。

失语症

这种言语障碍不仅涉及语言,而且阅读和书写功能也会受到影响(一些患者试图通过记事簿和笔克服言语障碍,结果却发现毫无作用)。

言语障碍症有四种主要类型:

表达性失语

也被称作"前部的""运动性"或"Broca"失语(框 8.4)。

- Broca 区(额叶)病变,影响发音。
- 理解力正常。
- 答非所问。
- 说话不流利,话语颠倒。
- 不能复述句子。

接受性失语

也被称为"后部的""感觉性"或"Wernicke"失语。

- Wernicke 区病变导致对语言和书写内容理解障碍(诵读困难)和"寻找合适用词"困难。
- 不能理解指令或者问题。
- 语言流利但存在许多语法错误。
- 可能包含无意义的单词。
- 不能复述句子。
- 患者通常不能意识到自己存在的语言障碍,话语荒诞,常

框 8.4 表达性失语

往往会非常困扰患者。

亲朋好友会试着通过书写的方式和患者交流,但并不明白是语言出现了问题,最后他们会失望地发现书写交流和言语交流一样无法进行。

一些有用的建议:

- 不要假装能理解,告诉患者你能和不能猜到的分别是什么,问问患者你是否理解正确。
- 尝试其他的交流方式,例如,躯体语言、手势。患者常能够通过画图表达。

会因为其他人不理解而感到沮丧。

    ·"Jargon 失语"是指一种严重的接受性失语,只有无意义的单词("新义")和声音。

    ·言语错乱是指用一个单词代替另一个单词的意义。

传导性失语

见于弓状束或连接这两个语言区的其他连接部位病变。

- 患者能正确理解并做出回答。
- 不能复述句子。

命名失语

- 所有的语言功能都是正常的,除了不能给物体命名。
- 病变来自于角回。
- 患者可能会委婉地表达一个物体（例如，如果不能说出"笔",他们往往会说"我写字用的东西"）。

完全性失语

- Broca 和 Wernicke 区均受损。患者不能说话也不能理解别人说的话。

颅神经检查

以下各部分分别描述了不同颅神经的特殊检查方法。临床上(查体考试中),这些检查应是连贯完成的。

学生应该了解每对颅神经检查的重点和非重点内容,形成一套适合自己及患者的检查顺序。

第 2、3、4、6 对颅神经

对第 2(视神经)、3(动眼神经)、4(滑车神经)及第 6(展神经)对颅神经具体的检查方法见第 9 章。

眼部章节可以了解:

- 视觉灵敏度=视力。
- 视野。
- 瞳孔。
- 眼球运动。
  - ·第 3、4 及第 6 对颅神经麻痹。
  - ·其他眼球运动障碍。
- 检眼镜及其使用。

·眼睛前段的检查。

·眼睛后段的检查(包括眼底检查)。

第1对颅神经:嗅神经

应用解剖学

感觉:嗅觉。

运动:无。

鼻黏膜上存在纤维,其轴突越过筛骨板到达嗅球。嗅神经在额叶下向后侧延伸,主要存在于同侧的颞叶沟回中。

注意:嗅上皮组织也包含第5对颅神经第一支的神经末梢。

检查

一般不做常规检查,除非患者主诉嗅觉缺失(嗅觉丧失症)及表现出其他的症状可提示额叶或颞叶病变(如肿瘤)。

● 非正式检查:利用附近有气味的东西(如咖啡、巧克力),询问患者闻到的气味是否正常?

● 正式检查:利用一系列可辨别气味的相同瓶子进行测试,要求患者通过闻气味进行辨别。常用的物质:咖啡、香草、樟脑、醋。

● 分别测试每一个鼻孔,确定嗅觉丧失是单侧还是双侧。

表现

● 双侧嗅觉丧失:通常是鼻而不是神经出现问题。

● 原因包括上呼吸道感染、创伤、吸烟、老龄及帕金森病。少见原因还包括筛骨肿瘤、纤毛低动力症。

● 单侧嗅觉丧失:黏液堵塞鼻孔、头部创伤、额叶下脑膜瘤。

▶提示

薄荷、氨水和薄荷醇能刺激三叉神经末端,不推荐用于检测第1对颅神经的功能。

第 5 对颅神经：三叉神经

应用解剖学

感觉：面部感觉由三个分支支配——眼支(V_1)、上颌支(V_2)、下颌支(V_3)。神经分布见图 8.1。

运动：咀嚼肌。

始于脑桥的三叉神经，止于颞骨岩部切迹的三叉神经节。V_1 穿过海绵窦，经眶上裂入眶内；V_2 通过眶内孔出颅（同时供应着上颚和鼻腔）；V_3 和运动神经纤维一起通过卵圆孔。

检查

视诊

观察患者的面部——颞肌瘫痪将会在颧弓上方出现凹陷。

检测运动功能

- 嘱患者咬紧牙关，感觉两侧咬肌及颞肌的饱满度。
- 嘱患者张大嘴——颌会偏向存在神经病变的一侧。
- 再次嘱患者张大嘴，同时用一只手施力合拢下颌。

检测感觉功能

- 轻触每一个分支，嘱患者如果可以感觉到就回答"是"。
  - ·每侧选择易记的三个点进行检测：前额、脸颊、下颌中一点。
- 每个分支，两侧对比，可以允许两侧小的差异（每次施加的力量不可能完全一样）。
- 在同一个点上用无菌针测试针刺感。
- 温度觉并不做常规测试，只有当轻触觉和针刺感异常时才可以考虑。利用试管或其他小容器装满温水或冷水进行测试。

表现

- 肌肉瘫痪：长时间的第 5 对颅神经瘫、MND、肌强直性营养不良。
- 所有感觉缺失：第 5 对颅神经神经节病变（带状疱疹？）。
- 只有轻触觉缺失：伴有同侧肢体感觉障碍：对侧顶叶（感觉皮质）病变。
- 只有第 5 对颅神经轻触觉丧失：脑桥感觉神经根病变。
- 只有针刺感丧失——位于对侧肢体：同侧脑干病变。
- 口鼻处感觉丧失（鼻、唇、前颊）：脊髓感觉神经元下段病变

(脊髓空洞症、脱髓鞘病变)。

反射

颌反射

- ❗向患者解释做这项反射检查将会发生什么。
- 属患者将口微张开。
- 检查者将拇指置于患者下颌正中部,用叩诊锤轻叩检查者的拇指指甲。
- 感觉和观察下颌运动。
  - ·正常人应该有轻微的下颌关闭动作, 但每个人的闭合程度不同。快速的闭合可能提示脑桥水平以上的 UMN 损伤(例如,假性延髓麻痹)。

角膜反射

　　传入=V_1,传出=Ⅶ。
- 嘱患者向上方注视,不看检查者。
- 用棉签轻触患者角膜。从外侧轻触,这样患者就看不见棉签接近。
- 观察双眼,正常反应是眼睑迅速闭合。
  - ·无反应=同侧 V_1 麻痹。
  - ·只有一侧未闭合=Ⅶ麻痹。

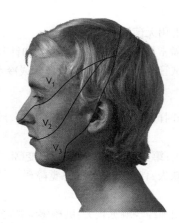

图 8.1　三叉神经感觉分支分布。V_1= 眼支,V_2= 上颌支,V_3= 下颌支。注意 V_1 延伸到最顶端,包括角膜;V_3 不包括下颌角。

● ▶注意不要接触隐形眼镜镜片！这样会减弱感觉能力,先让患者取下镜片。

▶提示

● 注意感觉分布区域！下颌角不受 V₃ 支配,由耳大神经支配(起自第 2、3 颈神经)。

● 检查角膜反射时,注意轻触角膜(覆盖在虹膜上)而不是结膜(覆盖在巩膜上)。

第 7 对颅神经:面神经

应用解剖学

感觉:外耳道、鼓膜、耳后的小部分皮肤。特殊感觉:舌前 2/3 味觉。

运动:面部表情肌、镫骨肌。

自主性:副交感神经支配泪腺。

起自脑桥,和第 8 对颅神经在桥小脑角并行。在膝状神经节发出一个分支到镫骨,而大部分的分支通过茎乳孔出颅,转向前穿过腮腺。

检查

面部表情肌

同时检测两侧表情肌。一些患者不能理解指令——作者建议在发出每一个指令后立刻示范,让患者模仿(例如"像这样鼓腮")。做这项检查时,检查者可能会觉得尴尬——检查者做同样的面部表情会缓和情绪,有利于患者的配合(图 8.2)。

● 静息状态下观察患者的面部。注意鼻唇沟偏移、口角偏斜、额纹不对称。

● 嘱患者抬眉("向上看"),注意额纹。

● 向下压眉,注意是否存在无力。

● 嘱患者"闭紧双眼",观察,然后用拇指和示指检查抵抗力。"不要让我把你的眼睛睁开"。

● 嘱患者鼓腮,注意两侧是否漏气。

● 嘱患者露齿。"让我看看你的牙齿！"看看是否不对称。

● 嘱患者撅起嘴唇。"吹哨！"看看有无不对称。患者总是会在吹哨后面露微笑(见下文)。

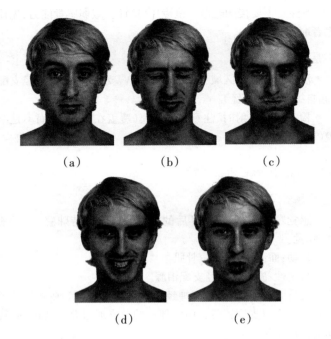

图 8.2　测试面部表情肌。(a)皱眉。(b)闭眼。(c)鼓腮。(d)露齿。(e)吹口哨。

"吹哨－微笑"征

当被要求吹哨时患者不能面露微笑(吹哨微笑征阴性),通常是由于面肌的"情感性麻痹",症状和帕金森病相同。

外耳道

如果只检查第 7 对颅神经,外耳道可简单查一下——如果检查所有颅神经时可以作为第 8 对颅神经检查内容的一部分。

味觉

专科诊室之外的地方很少检查味觉。

* 轮流用蘸有溶液的棉条刺激舌头的每一边。保证在每一次测试前用蒸馏水漱口。

* 测试:甜、咸、苦(奎宁)、酸(醋)。

表现

● 上运动神经病变：会导致同侧面瘫但额纹保留，前额由双侧神经支配（单侧=CVA 等；双侧=假性延髓麻痹、运动神经元病）。

● 下运动神经病变：会导致同侧所有面部运动消失（单侧=脱髓鞘病变、肿瘤、贝尔瘫痪、脑桥病变、桥小脑角病变；双侧=结节病、格林–巴雷综合征、重症肌无力）。

● 贝尔瘫痪：特发性单侧第 7 对颅神经下运动神经元瘫痪。

● Ramsay-Hunt 综合征：膝状神经节疱疹导致偏瘫（在外耳可找到疱疹）。

▶提示

● 贝尔麻痹是闭眼时眼球向上运动。正常情况下也会出现，但因为第 7 对颅神经麻痹眼睑不能闭合，所以能清楚看到这种现象。

● 第 7 对神经麻痹不会造成眼睑下垂。

● 第 7 颅神经长时间麻痹会导致受累一侧的肌纤维收缩，鼻唇沟明显的一侧更明显（跟预期的相反）。

● 双侧第 7 对神经麻痹会造成面部下垂、无表情，常常会被忽视。

第 8 对颅神经：听神经

应用解剖学

感觉：听力（耳蜗）、平衡（前庭）。

运动：无。

第 8 对颅神经由蜗神经和前庭神经两部分组成。蜗神经始于内耳螺旋器，通过内耳道到达脑桥的神经核。神经纤维传到颞叶前回。前庭神经始于球囊和半规管，与面管中蜗神经一起在桥小脑角入脑干，止于脑桥和小脑。

检查

首先询问症状——听力丧失/改变或平衡出现问题。

前庭神经病变导致突发眩晕伴共济失调，但其他情况下无共济失调。

- 开始检查每侧耳朵,详见第 11 章。

听力

　　分别检查每侧耳朵。用耳屏盖住一侧,或者在外耳道口摩擦手掌制造声音。

简单测试听力

- 在一侧耳旁轻声说一个数字,然后让患者重复。
- 另一侧耳旁重复。
- 注意在每一侧耳旁耳语时用同样的音调（呼气末最好）和同样的距离(大概 60cm)。

Rinne 测试

- 敲击一个 512Hz 的音叉,靠近耳朵(空气传导,图 8.3a)。
- 然后把音叉柄贴在乳突上(骨传导),见图 8.3b。
- 询问患者哪个地方听到的声音最大。
  - 正常=空气传导>骨传导="Rinne 阳性"。
  - 神经性(感觉性)耳聋时,Rinne 测试可阳性。
  - 在传导性耳聋,结果相反(骨传导>空气传导)。

Weber 测试

- 敲击一个 512Hz 的音叉, 将音叉柄贴在头顶或前额中央(图 8.3c)。
- 询问患者是不是某一侧听到的声音更大。
  - 神经性耳聋时,在健侧耳朵听到的声音更大。
  - 传导性耳聋时,在患侧耳朵听到的声音更大。

前庭功能

旋转测试

- 嘱受检者面对检查者,双臂伸直。
- 嘱患者向前走,然后闭上眼睛(继续走)。
- 注意观察!
  - 患者会逐渐偏向患侧,有时会转向 180°。

Hallpike 检查

　　一种检测良性体位性眩晕(BPV)的方法。不要测试颈椎病患者或可能存在后循环障碍的患者。

- 告诉患者可能会发生什么。
- 嘱患者背对床沿, 这样当他们向后躺时头部不会有支撑

（在床沿上）。

●把患者的头部转向一边，让他们眼睛注视同侧。

●嘱患者迅速后仰——托住患者的头部，使头部低于水平面约 30°角。

●注意观察眼球震颤(受损的耳朵最低)。

●重复以上动作，把头偏向另一侧。

·没有眼球震颤=正常。

·眼球震颤，伴轻微延迟（约 10 秒）、疲劳(不能成功重复 10~15 分钟)=良性体位性眩晕。

·眼球震颤，不伴延迟，没有疲劳=中央前庭综合征。

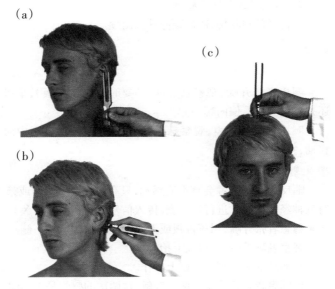

图 8.3　(a)测试空气传导。(b)测试骨传导。(c)Weber 测试中音叉的位置。

第 9 和第 10 对颅神经

第 9 对颅神经（舌咽神经）和第 10 对颅神经（迷走神经）常被一起描述，因为它们有相似的功能，共同支配咽、喉、吞咽。

应用解剖学：第 9 对颅神经

感觉：咽、中耳。特殊感觉：舌头后 1/3 味觉。

运动：茎突咽肌。

自主性：腮腺。

起自延髓，通过颈静脉孔。

应用解剖学：第 10 对颅神经

感觉：鼓膜、外耳道、外耳以及胸腹部的本体感觉。

运动：上颚、咽、喉。

自主性：颈动脉压力感受器。

起自延髓和脑桥，通过颈静脉孔出颅。

检查

咽部

- 嘱患者张开嘴，观察悬雍垂（必要时使用压舌板），是居中还是偏向一侧？偏向哪一侧？
- 嘱患者发"啊"声，观察悬雍垂，正常情况下应该正中向上移动，它偏向一侧吗？

咽反射

咽反射检查患者会有不适感觉，只有在怀疑有第 9 或第 10 对颅神经病变时才进行该检查（传入信号=Ⅸ，传出信号 Ⅹ）。

- 嘱患者张开嘴，用压舌板或无菌小棍轻触咽后壁一侧。
- 观察悬雍垂（正常应该上抬）。
- 在咽后壁另一侧重复以上操作。
- 询问患者是否感觉到两次轻触，这两次的感觉是否不同？

喉部

- 嘱患者咳嗽——有无异常？逐渐发生还是突然发生？
- 听患者说话——注意音量、音质，是否表现为疲劳（说话时间长了会变轻）。
- 检查吞咽：
  - 在每个阶段，观察吞咽动作——两个阶段或是一个流畅的动作? 水离开口腔有无延迟(口腔阶段)? 咽/喉反应(咽部阶段)? 有无任何咳嗽/哽咽感? 任何"湿"音?

- ▶ 在患者吸气前结束。
- 给患者小口勺水吞咽,重复三次。
- 给患者一啜水吞咽,重复三次。
- 给患者一杯水嘱其整口吞咽,重复三次

表现
悬雍垂

- 移向一侧=对侧第 10 对颅神经病变。
- 没有运动=肌肉瘫痪。
- 发"啊"声时有运动但无咽反射和咽部感觉降低=第 9 对颅神经麻痹。

咳嗽

- 故意咳嗽缓慢出现=声带麻痹。
- 湿泡音、咳嗽(在吞咽测试前)=咽和声带麻痹(第 10 对颅神经麻痹)。
- 吞咽和呼吸气困难=第 9 和第 10 对颅神经病变或第 10 对颅神经病变。

第11 对颅神经:副神经
应用解剖学

感觉:无。

运动:胸锁乳突肌、斜方肌上部。

副神经分颅根和脊髓根。

颅根始于延髓的疑核,脊髓根始于颈髓第 1 至 5 节前柱的外侧部脊髓根的纤维结合在一起,沿脊髓干上行,穿过枕骨大孔,和颅根合成副神经干,通过颈静脉孔出颅。

颅根汇入迷走神经(X)。

脊髓根支配胸锁乳突肌和斜方肌的上部。

▶ 注意每侧大脑半球支配同侧胸锁乳突肌、对侧的斜方肌。

检查

不能单独检测颅根的功能。

- 观察胸锁乳突肌是否有萎缩、自发收缩活动、肥大以及任何异常的头部位置。
- 嘱患者耸肩并观察。
- 嘱患者再次耸肩，同时向下按住双肩。
- 嘱患者将头转向一侧，首次无阻力，第二次施加阻力（手放在颊部）。

表现

单侧副神经损伤少见。副神经损伤通常表现为广泛无力或神经症候群。
- 双侧无力：肌肉疾病或运动神经元病变导致的功能破坏。
- 单侧无力（病变斜方肌及胸锁乳突肌同侧）：提示周围神经病变。
- 单侧无力（病变斜方肌及胸锁乳突肌对侧）：常伴有偏瘫，提示胸锁乳突肌病变同侧的上运动神经元（UMN）病变。

提示

- 记住胸锁乳突肌的动作是把头转向对侧（例如，向左侧转头障碍提示右侧乳突肌无力）。
- 当施加阻力时，注意应在被检者的颊部施压，在下颌施压会导致疼痛和损伤，特别是老年人和虚弱的人。

第12对颅神经：舌下神经

应用解剖学

感觉：无。
运动：舌肌。
位于第四脑室底的舌下神经核发出轴突经锥体旁离开脑干，经舌下神经孔出颅。

检查

- 嘱患者张开嘴，观察舌的大小和收缩。
- 嘱患者伸舌，观察有无偏移和异常运动。
- 嘱患者前后、左右伸舌。
- 检测舌肌无力，检查者将手指放在患者面颊，嘱患者从口腔内用舌对抗。

表现

- 下运动神经元（LMN）病变会导致病侧肌束颤动，伸舌向病侧偏移，舌向健侧偏移无力。

- 单侧上运动神经元病变极少导致明显的临床症状。

- 双侧上运动神经元病变会导致全舌轻瘫，运动减低。

- 双侧下运动神经元病变（例如，运动神经元病变）会导致轻度舌瘫。

- 伸舌时快速伸缩舌运动可以由小脑病变、锥体外系病变、特发性震颤导致。

▶ 提示

- 伸舌时间长时舌会有波浪样运动，这属于正常现象。

运动系统：应用解剖学

运动系统相当复杂，比本书介绍的更为详细。以下介绍的只是概要（框8.5）。

皮质

主要运动区位于外侧大脑中央前回，和邻近脑组织支配随意运动。皮质从中央到侧边神经支配的肌群分布见图8.4。代表区的大小与运动精细程度（运动神经元的数量）有关。

锥体束

锥体束与面部、声带、手和脚的精细及随意运动有关。

最简单的通路由2个神经元组成，第一，上运动神经元（UMN）始于脑皮质，向下通过内囊、脑干、脊髓，在脊髓处联结下运动神经元，出脊髓后联结骨骼肌纤维。

- 有三条锥体束系统：
·皮质脊髓侧束：控制手和脚的精细运动，占UMN的90%，下行时在延髓锥体交叉处交叉到对侧，右侧的脑神经支配左侧的肢体，反之亦然。
·皮质脊髓前束：支配颈和躯干，占UMN的10%，在延髓锥体交叉处不交叉，在脊髓白质前下行，下行过程中陆续交叉，在颈和上胸段出椎孔。
·皮质延髓束：支配眼、面、舌、颈和说话的随意肌，止于延髓和脑桥的神经核,一部分交叉,另一部分不交叉。支配颅神经第 3、4、5、6、7、9、10、11 和 12 对。

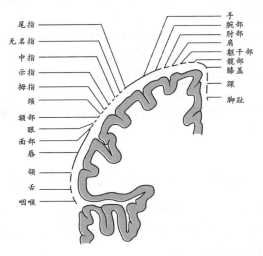

尾指
无名指
中指
示指
拇指
颈
额部
眼
面部
唇
颌
舌
咽喉

手
腕部
肘部
肩
躯干部
髋部
膝盖
踝
脚趾

图 8.4　皮质运动区的冠状切面,显示不同肌群的代表区。注意代表区越大提示肌肉运动的精细程度越高——手、面部、唇。

框 8.5　功能性无力

　　大部分的神经检查依赖于患者的配合,有时候患者主诉的神经系统症状并不存在,而是由一些精神心理因素引起。即使对于非常有经验的医生来说,这部分的检查也非常困难。如果有以下症状,则需要考虑"功能性":

- 肌肉无力分布异常。
- 肌肉虽然无力但反射和张力正常。
- 运动多变,着力不均。
- 重复同一检查但结果不同。

❶注意!不要直接作出功能性无力的结论,不要因为症状不常见就诊断为功能性异常,所有患者都应该怀疑,但功能性无力是排他性诊断。

锥体外系统

是指锥体系统以外的所有躯体运动神经系统,组成了复杂的神经环路,包括皮质、边缘系统、基底节、小脑和脑神经核。这5条主要的通路控制手和脚的精细运动、头和眼对视觉刺激的反应、肌张力及躯体的稳定和平衡。

基底节/核:复杂的神经环路与自主运动、计划运动有关,也可抑制固有神经环路。

小脑

包括学习和表演技巧、自主运动(例如,跑步、弹钢琴)、姿势和平衡,监测冲动,接受运动信号,比较不同,协调运动。

运动系统:视诊和肌张力

视诊

和其他系统一样,当你刚见到患者时检查就已经开始了,贯穿病史采集的全过程。

- 使用助行器? 或步态异常?
- 手抖——运动异常? 肌力? 弛缓?
- 静止性震颤?
- 明显的无力(例如,偏瘫)?
- 患者是否有坐姿平衡?

正式视诊可以在体格检查时进行,患者取舒适坐位或卧位,要充分暴露,观察所有肌群:

- 异常姿势——因为无力或挛缩。
- 萎缩。
- 肌纤维自发性收缩(局部肌肉不规则收缩)。

注意观察上肢带、手部的小肌群、股四头肌、小腿和踝关节的前部。

注意脚挛缩或形状异常。

肌张力

检查静息时四肢张力,这项检查需要多加练习,肌张力正常,升高或下降只可通过经验感觉出来(图8.5)。

⚠ 这项检查实施起来可能有些困难,因为要要求患者放松,但这样往往是起到相反的效果!可以让患者数数来转移注意力,或者让患者想象睡着了的状态而使肢体放松。然而,通过轻松交谈转移患者的注意力也是一种成功的策略,你应该在说话时或说话期间重复以下步骤,使患者在不经意间完成整个检查。

手臂

- 握住患者的手(就像握手),用另一只手扶住患者肘部(图8.5a)。通过这个姿势,你可以:
  - ·前臂旋前及旋后。
  - ·腕部旋转360°。
  - ·肘部伸屈运动。

腿

- 髋部:让患者躺平,腿伸直,扶住患者膝部,左右转动(图8.5b)。
- 膝盖:患者保持相同的姿势不动,手放在膝盖下,迅速上抬(图8.5c),注意足跟。正常情况下,它应该从床上或检查台上轻微抬起。
- 踝:扶住脚和小腿,屈伸踝关节(图8.5d)。

表现

- 正常肌张力:运动时轻微的阻力(经验获得)。
- 肌张力下降:见于下运动神经元病变、小脑病变或肌源性病变导致的"弛缓"。
- 肌张力升高:
  - ·痉挛(折刀样强直):四肢僵硬,随着外在压力的增加,肢体突然开始被动运动。见于上运动神经元病变。
  - ·强直(铅管样):向各个方向被动运动时阻力均匀。
  - ·强直(齿轮样):系锥体外系体征,僵硬肢体被动运动时伴有震颤,肢体呈走-停模式。
  - ·非自主抗拒:(伸展过度)见于双侧额叶病变和紧张性精神分裂症,肌张力会随着检查者施加压力的增加而升高,患者会表现出抵抗运动。
  - ·肌强直:活动后肌肉舒张缓慢。当让患者握拳后,不能快速地松开手,握手后放开动作缓慢(例如,强直性肌营养不良)。
  - ·肌张力障碍:肢体或头部姿势异常,看起来很不舒服。

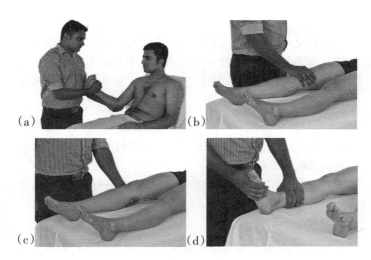

图 8.5　检查肌张力。(a)检查上肢。(b)检查髋部肌张力。(c)检查膝部肌张力。(d)检查踝部肌张力。

运动系统：上肢肌力

　▶检查面部肌肉时，检查者应该演示每个动作，然后由患者模仿(图 8.6)。

　　也可以让患者做相同或相似的动作来对抗检查者的动作——用患者的手指对抗你的手指等，每一组肌群应该根据 MRC 评分系统进行 0~5 级评分，见框 8.6。

　　进行上肢肌力检查时要同时检查双侧肌力，直接对比左右两侧的差异。

　❗注意不要弄伤虚弱的老年患者或那些患有骨关节炎、类风湿关节炎及其他风湿性疾病的患者。

肩

　●外展(C5)：嘱患者上臂水平外展，肘部弯曲，"手臂向上就像小鸡！"嘱患者在检查者向下压手臂时保持不动。

　●内收(C6、C7)：嘱患者抱紧自己的手臂，肘部弯曲，检查者施加外力使患者手臂分开。

肘

- 屈曲(C5、C6):嘱患者肘部屈曲置于胸前,握住患者的肘部和腕部,试着伸展患者上臂,告诉患者"不要让我伸展你的上肢!"
- 伸直(C7):嘱患者保持上述姿势,在上臂远端/手腕施加推力。告诉患者"把我推开!"

腕

- 屈曲(C6、C7):患者上臂旋后,屈腕,维持腕部掌屈位,检查者用腕部将其伸展。
- 伸直(C6、C7):与上个动作相反,患者保持腕部伸直,检查者尝试使其弯曲。

手指

- 屈曲(C8):嘱患者握紧检查者手指,或者最好与检查者掌对掌钩住手指(图 8.6c),让患者对抗检查者施加的拉力。
- 伸直(C7、C8):嘱患者伸直手指。检查者用一只手握住患者腕部,另一只手在第一指间关节施力使手指屈曲。
- 外展(T1):嘱患者张开五指,对抗检查者施加的合拢外力。
- 内收(T1):检查者一只手握住患者的中、无名、小指,另一只手握住示指,让患者并拢手指,或在患者手指间放一张纸,让患者对抗检查者抽纸的外力。

旋前肌漂移

轻度无力的有效检查方法,嘱患者前臂伸于胸前,手掌向上,闭眼。如果一侧无力,同侧的手臂会旋前并逐渐下移。

运动系统:下肢肌力

患者应该坐在检查台或床上,双腿伸直,下肢尽可能充分暴露,以便看见肌肉收缩(图 8.7)。

同样的,需检查每一侧的每一组肌群,对比两侧肌力的区别,根据 MRC 评分系统进行肌力评分(框 8.6)。

髋

- 屈曲(L1、L2、L3):下肢平放在床上/检查台,嘱患者抬起一侧肢体,维持膝部伸直。检查者可在膝上方的大腿处下压,对抗患者的动作,告诉患者"阻止我向下压!"

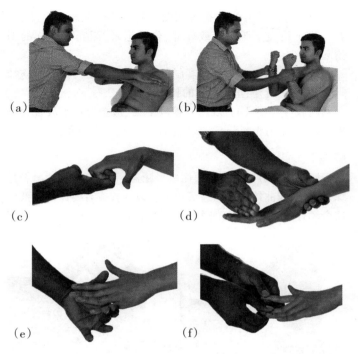

图 8.6　检查上肢肌力。(a)肩部运动。(b)肘部运动。(c)手指屈曲。(d)手指伸直。(e)手指外展。(f)手指内收。

框 8.6　医学研究委员会(MRC)肌力分级

- 5 级 = 正常肌力。
- 4 级 = 肢体能做抗阻力动作,但不完全。
- 3 级 = 肢体能抵抗重力离开床面,但不能抵抗阻力。
- 2 级 = 肢体能在床面上移动,但不能抵抗自身重力,即不能抬起。
- 1 级 = 肌肉可收缩,但不能产生动作。
- 0 级 = 完全瘫痪,肌肉无收缩

▶作者在患者病历中看到越来越多的其他评分数字如"4+""4–",我们发现很难区分 4+、4 和 4–。一些有经验的医生尝试将上述评分做得更细致,但是我们在临床上还是推荐该评分方法。

- 伸直（L5、S1）：当检查者试图抬起下肢时嘱患者下压，或者一只手施力于腓肠肌或踝部，告诉患者"阻止我把你的腿抬起！"
- 外展（L4、L5、S1）：嘱患者腿外展，检查者在大腿侧边施加阻力，告诉患者"阻止我将你的腿并拢！"
- 内收（L2、L3、L4）：双腿并拢放中央，检查者将手放置大腿中部，向外施力将腿分开，告诉患者"不要让我把你的腿分开！"

膝盖

- 屈曲（L5、S1）：一只手扶住患者膝盖，另一只手扶住患者足踝，使膝盖屈曲约60°。（患者可能会以为检查者要让他们抵抗这个动作，所以需要立刻作出指示"屈膝"。）让患者一直屈膝

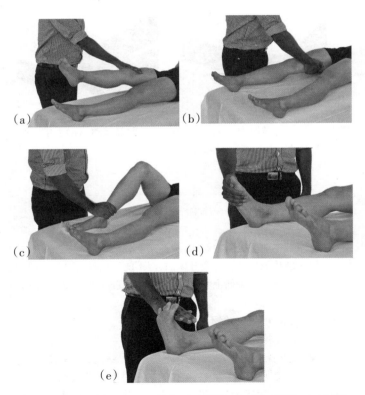

图8.7 检查下肢肌力。(a)屈髋。(b)伸髋。(c)屈/伸膝。(d)跖屈。(e)背屈。

（告诉患者"阻止我下压你的腿"），在足踝处施力对抗患者的动作。

- 伸直（L3、L4）：患者腿的姿势与上一条描述的相同，当检查者施力向上抬时让患者伸直腿（告诉患者"把我推走""伸直腿"），或者患者保持腿伸直的姿势，检查者试图让患者腿屈曲。

足踝

- 跖屈（S1、S2）：患者伸腿，足踝放松，检查者一手放在足底向内施加力，同时让患者用力抵抗你的动作，告诉患者"向下推，阻止我推回去！"
- 背屈（L4、L5）：患者保持以上姿势，检查者一只手放在患者脚背上，让患者上抬脚背，但患者常会移动他们的整个下肢，所以这个时候也要通过手势协助，并告诉患者"翘起你的脚背，阻止我向下压"。

腱反射

原理

腱反射是肌梭感受到肌肉的突然牵拉，并随后启动一个简单的 2 神经元反射弧，引起肌肉收缩。

叩诊锤叩击肌腱（导致肌肉突然牵拉），观察肌肉收缩的情况。在下运动神经元病变或肌病时，肌腱反射（下降）或消失，但在上运动神经元病变时腱反射（升高）或者活跃。

方法

每个反射先做右侧再做左侧，之后左右对比。手持叩诊锤手柄末端的位置，让手腕做放松摆动运动（图 8.8）。嘱患者放松（患者放松事项见本章"视诊和肌张力"）。

检查

- 肱二头肌反射（C5、C6）：嘱患者坐好，将其前臂横放于腹部。检查者用拇指按住肱二头肌腱并用叩诊锤敲击其拇指。同时观察患者肱二头肌收缩反应。
- 旋后肌反射（C5，C6）：实际上是对肱桡肌进行检查。嘱患者手臂放松横放于腹部，检查者将手指放于桡骨粗隆上，并用叩诊锤轻敲其手指，患者前臂会屈曲。如果反射活跃手指也会弯曲。

- 肱三头肌反射(C7):抓住患者手腕,肘部成 90°弯曲。轻敲尺骨鹰嘴上方约 5cm 的肱三头肌腱,观察肱三头肌腱反射。
- 手指反射(C8):只有患者肌张力病理性升高时,这个反射才会出现。检查者手心朝上将患者手指置于其手掌中,并使患者前臂内旋,敲击检查者的手指背面,患者的手指会出现弯曲。
- 膝反射(L3、L4):嘱患者腿伸直,检查者一只手托起腘窝,使膝关节弯曲成 60°角,敲击髌骨下方的肌腱并观察股四头肌收缩。如果活跃,需进行阵挛测试。
  - ·髌阵挛:嘱患者腿伸直,检查者的拇指和示指放在髌骨上缘,将它突然向下(向脚部)推动,并停止。观察股四头肌,任何阵挛性跳动都是异常。
- 踝反射(S1、S2):使患者髋部弯曲并外展,屈膝约 90°,检查者用手握住脚掌叩击跟腱,观察小腿肌肉收缩/踝部屈曲。
  - ·或者,嘱患者腿部伸展并且放松,检查者将手指放在前脚掌上并用叩诊锤叩击其手指。

加强

如果反射消失,有时需要要求患者去执行"加强"动作,这种动作会增加脊髓神经元的兴奋性。但是这种影响是短暂的,因此检查者需要在加强动作的 10 秒钟内检查反射。

- 对于上肢反射,嘱患者咬紧牙齿。
- 对于下肢反射,嘱患者双手手指相扣并朝相反方向拉伸。

记录腱反射

通常用列表记录或者是将数字标注到人体简易图的适当区域。

- 0=消失。
- ±=强化时可引出反射。
- 1+=减弱/弱于正常。
- 2+=正常。
- 3+=活跃/高于正常。

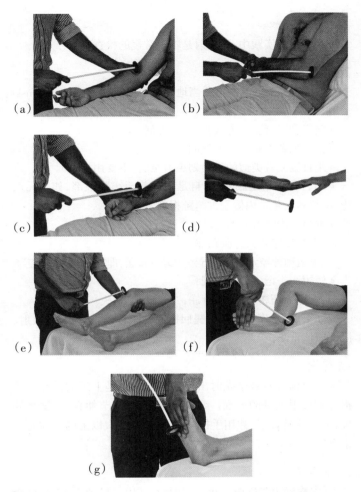

图 8.8　腱反射检查。(a)肱二头肌腱反射。(b)肱三头肌腱反射。(c)旋后肌反射。(d)手指肌腱反射。(e)膝反射。(f)踝反射。(g)踝反射的替代方法。

其他反射

在平常的实践中,跖反射是唯一常规的检查。

跖反射

(L5、S1、S2) 有时不适当地称之为巴宾斯基反射(Babinski 反射)。

- 嘱患者以舒服地方式平躺,腿外展。
- 告诉患者你将要接触他的足底。
- 用竹签或者类似的物品划患者足底(不要用指甲)。
- 用竹签轻划足底外侧,自足跟向前至小趾根部,如果无反应,继续转向足掌内侧至大踇趾根部。
- 观察大踇趾的初始运动。
  - ·正常反应是大踇趾跖屈。
  - ·上运动神经元损伤会导致大踇趾背屈,即"巴宾斯基反应"。
- 使用箭头记录你的发现:
  - ·下降为跖屈;升高为背屈;"–"为反应消失。
- 如果由于"痒"的反应,腿回撤或足跟移动,称为躲避反射。测试应该重复。

踝阵挛

- 当肌肉突然被牵拉时出现节律的收缩是上运动神经元受损导致反射亢进的表现。嘱患者仰卧,膝关节伸直,大腿稍外旋,突然使足背屈,并用手持续置于足底,3 次以上的收缩是异常反应。

腹壁反射

(上腹壁由 T8~T9 支配,下腹壁由 T10~T11 支配)这个检查依赖于观察腹部肌肉,然而肥胖者不易观察,儿童、老人、经产妇或有腹部手术史的患者此反射亦不明显。

- 患者仰卧,暴露腹部。
- 用棉签或者类似物,轻划每个节段的腹壁皮肤,从外侧向脐滑动。
- 每一节段测试,腹壁肌肉都会收缩。
- 总结发现并使用简单的 2×2 网格表概略地指出反应存在与否。并标记"+""–"分别表示存在或无反应("±表示中间反应")。

提睾反射

(L1,L2)由于它的特殊性,很少检查此项目,首先需要充分解释并取得患者的同意。

- 患者站立,暴露腰部以下部位,检查者轻划患者大腿上部内侧。
- 同侧提睾肌收缩,使睾丸上提。

原始反射

这些反射见于新生儿,但也可能见于少数正常成年人,还有一些老年人会重现这种反射,但主要出现在额叶病变和脑病患者中。

原始反射不属于常规测试,除非检查者特别寻找额叶病变或帕金森病的征象。

眉间轻叩

- 用你的示指反复轻敲患者双眉毛之间的前额。
- 如果正常,患者只在前三四下轻叩时眨眼睛。

掌颌反射

- 轻划患者手掌,从桡骨侧划到尺侧。
- 观察患者下颌。
- 如果反射存在,将会出现同侧颈部和下颌肌肉收缩。

强握反射

- 检查者用手指从桡尺侧方向触摸患者手掌,告诉患者不要握住你的手。
- 如果存在强握反射,患者会不自觉强直性握住检查者的手,并且不愿意撒手。

口鼻部(噘嘴)反射

- 嘱患者闭眼,用手指或者用叩诊锤(叩诊锤谨慎使用)轻叩患者嘴唇。
- 嘴唇不自主地噘起为阳性反应。

吸吮反射

- 嘱患者闭上双眼,轻轻触碰患者嘴角,患者嘴巴将有吮吸的动作,并且患者头部转向刺激源一侧。

感觉系统:应用解剖学

感觉系统与神经系统的其他部分一样是极其复杂的。以下是简要说明,以提供充分的背景知识解释这种检查方法及其表现。

脊神经根与皮节

脊神经始于每个脊髓水平,包括每个躯体节段的感觉神经元和运动神经元。由感觉神经元相对应的每个脊髓水平面可通过皮肤区域标出,每个节段称为皮节。参见图 8.10 和图 8.11。

绝大多数皮节是被重叠支配的,因此单一神经后根损害时,感觉障碍并不明显(教材中显示了各皮节分布的明显变化)。在初学阶段,医学生应努力熟悉皮节分布。

躯体感觉传导通路

脊髓有两个主要传导感觉冲动的通路。临床重要性在脊髓损伤时可以见到,并且在本章节后进行了总结。

后索

脊髓后索传递轻触觉、本体感觉和振动觉以及形体感觉(能通过触摸识别物体的能力),重量辨识力、运动感觉(运动觉)。

神经从受体延续到同侧脊髓至延髓,其轴突形成脊髓后索(薄束和楔束),二级神经元在延髓交叉上行形成内侧丘系到达丘脑。从这里脉冲传递到感觉皮层。

脊髓丘脑束

脊髓丘脑束传导痛、温觉。第一级神经元在后角灰质换元,进入脊髓。第二级神经元交叉至对侧并上升,组成脊髓丘脑束,终止于丘脑。

大脑皮质感觉区

位于中央后回,正好在大脑皮质运动区后方,此区域受到来自身体各处的刺激,并且可以映射(图 8.9)。一个区域的病变将导致对侧躯体相应部位感觉丧失(见上面的感觉通路)。

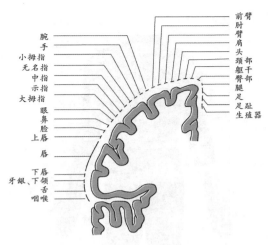

图 8.9 感觉皮层图显示区域对应不同的身体部位对应的区域,注意手指和嘴唇占大面积。

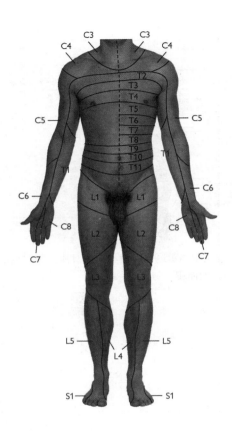

图 8.10   皮节(前视图)。学生要很好地熟悉这张图,尤其是四肢。注意重要体表标志可以帮助记忆(C7 支配中指,T4 位于乳头水平,T10 在脐的水平)。

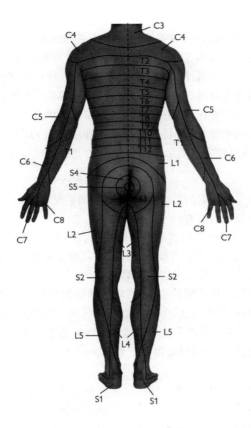

图 8.11 皮节(后视图)。

感觉系统检查

感觉系统检查困难在于要求检查者和患者双方注意力都要高度集中并且相互配合,检查结果依赖于患者的反应。因此,结果部分带有主观性。许多患者由于缺乏对检查的理解或者为了讨好检查者所得出的结果被证实是不可靠的。因此,教育、解释以及重复检查在检查的每个阶段都是重要的。

有时候感觉缺失(特别是振动觉和温度觉)并不被患者觉察,在检查过程中被揭示可能令人不快,这一点应记在心中。

方法

检查会受病史的影响。在实践中,如果没有病变,轻触觉可作为快速筛选的检查。

如果你想测试振动觉和本体感觉,最好优先测试,因为此项检查所需要的注意力最低,并且在其他感觉检查前测试,可以通过此检查来评估患者的可靠性。

对于每一种感觉检查,你都应该从疑似存在感觉缺失的任何区域开始,向外检查,并将受影响的区域绘制出来,然后从头到脚系统检查。在每个肢体或者身体区域总是先查一侧再查另一侧。检查者要有目标,每个皮节至少要测一个点。

轻触觉

嘱患者闭目,用棉花捻或细条轻触皮肤,要求患者感觉到触碰时说"是"。每次触碰之间的间隔应该是无序随机的。

- 在实际操作中,检查者经常会用手指轻轻触碰,然而这有测试"压觉"而不是"轻触觉"的风险。而且确保每个部位使用的力量都是均衡的也很困难。
- ❶不能这样做。在皮肤做细微的触碰会刺激发纤维,再次重申这不是"轻触觉"。
- ❶注意预期感觉减退的地方(例如,是茧)。
- 测试每个肢体/身体部位,进行复查并询问"感觉相同吗?"在检查其他部位之前,彻底检查任何感觉异常的部位。

感觉忽视

- 这是不易察觉但是重要的顶叶功能障碍体征。患者可以感觉患侧的刺激,但当对侧同时刺激时,则觉察不到患侧的刺激。

● 嘱患者闭上双眼并询问是否能够感觉出触碰是来自左侧还是右侧,检查者可以刺激身体任何部位——通常用手足作为快速筛选部位。

● 轻触患者右手,之后左手,然后双手。

● 随机重复轻触以确认结果可靠。

　·例如, 右侧顶叶病变的患者可以感觉到左侧和右侧的刺激,但双侧同时触碰时,他们将不能感受来自左侧的刺激。

振动觉

　使用 128Hz 音叉(与测试第 8 对颅神经相比)。

● 嘱患者闭上双眼,轻敲音叉并将音叉柄放置于患者的骨性隆起处,询问患者是否感受到音叉振动。

● 如果"是",检查者用另一只手使音叉停止振动,询问患者是否振动停止。

● 检查操作时务必对比左、右两侧,骨性隆起包括:

　·手指尖、手腕、肘部、肩膀、髂前上棘、胫骨粗隆、跖趾关节和足趾。

本体感觉

　如下的本体感觉检查方法是粗略的,因此检查结果必须结合其他体格检查和病史进行解释。

　位置觉消失通常在远端,检查开始于患者的跗趾。检查如下所示。这种方法可以在任何关节处使用。

● 嘱患者闭上双眼,腿部放松,握住跗趾末节两侧。

● 其余足趾放松,检查者在关节处向上、向下移动足趾。

● 询问患者是否能感觉到运动以及运动的方向。

● 弯曲和伸直关节,停止运动间期询问是否有足趾在做向上或下移运动。

● 如果本体感觉缺失,继续测试其他关节,向近端测试。

● ▶从两侧面抓住足趾——错误动作是按住患者趾甲, 这可能误导患者认为足趾向下压。

● ▶正常本体感觉能够使患者识别非常细微甚至几乎看不见的动作。

针刺觉检查

　使用一次性针或者安全大头针。不能使用皮下注射器针头,因为这会刺破患者皮肤。

- 就像轻触觉测试,用针轻刺患者皮肤。
- 系统地测试每一皮节并标出异常部位。
- 每一次触碰时,询问患者的感觉,刺痛还是钝痛?
- 偶尔用大头针的钝端作为阴性对照来测试患者的可靠性。

温度觉检查

- 这不是常规测试。温度觉丧失可以从病史得出(例如,有无意外烧伤?)。
- 当测试时,所使用试管或者相似物中需提供热水和冰水两种,并且上述每个皮节均需测试。
- 记住保证试管外面是干燥的。

共济运动

共济运动应结合步态测试。小脑病变导致同侧共济失调。接下来的每一环节应左右对比(框 8.7)。

上肢

指鼻试验

- 嘱患者用示指触摸鼻尖。
- 检查者伸出手指——距患者一臂之遥——并要求患者用手指触摸检查者指尖。
- 要求患者手指在他们的鼻子和检查者手指之间移动。
- 寻找意向性震颤(当接近目标时加重)和指误实验(完全错过目标)。
- 每次患者触鼻时,可通过改变检查者手指位置使测试难度增加。

快复轮替运动

- (这很难描述,应该向患者演示)要求患者反复做前臂的旋前、旋后运动。保持对侧手臂静止不动,做拍手动作,先手掌面对掌面击打,然后手背面对掌面击打,如此反复(图 8.12)。
- 或者让患者模仿拧紧灯泡。
  - 缓慢而笨拙 = 轮替运动障碍。

⊘这是无法执行的快速轮替运动(继承=希腊语继承)。

反击征

- 嘱患者以静止体位(双臂放于身体两侧)快速外展手臂并突然停于水平面。

  ·如小脑病变,停止会出现延迟且手臂在最终位置会振荡。

- 或者拉患者弯曲的胳膊(好像测试肘部弯曲力量)并突然放手,如果缺乏协调性,患者会打到他自己的脸。这个测试很少有医生做——需要患者的信任和融洽的关系,很少施行的原因很明显(!)。

下肢

跟膝胫试验

- 患者取坐位,两腿伸直,要求患者足跟置于对侧胫骨上,以中等速度下滑。

  ·缺乏协调性将表现为足跟下滑时不稳,左右滑动。

  ·在感觉性——相对于小脑性——共济失调 (缺乏本体感觉),当闭上双眼,患者将执行得更糟。

脚打拍

- 患者尽可能快地用双脚拍打你的手。
- 正常人群,非优势侧完成较差。

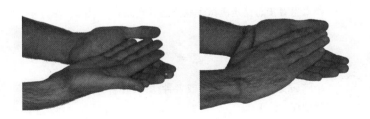

图 8.12 快速轮替动作。这很难向患者描述,通常需要简单示范。

框 8.7　小脑症状群

检查发现

- 眼球平滑追踪运功消失。
  - 这是一种极不易察觉的小脑病变在眼睛的表现。
- 可能存在眼球震颤。
  - 注意凝视的方向和眼球震颤的方向。
- 患者构音障碍。
  - 注意任何构音不清或者典型单调的爆破样音。
- 语调减低。
  - 单纯小脑疾病减少,但如果小脑疾病合并其他疾病,此现象增加(如后循环卒中,MS)。
- 意向性震颤。
  - 指鼻试验。
- 轮替运动障碍。
- 躯干不稳。
  - 要求患者坐好并双手交叉于胸前。
- 下肢共济失调。
- 要求患者把足跟放在对侧膝盖上,沿胫骨下滑,再次抬起患者脚放在膝盖上,重复此动作。

步态

- 步态不稳,宽基步态。
  - 如果患者步态稳定测试串联步态,(走路时一只脚放在另一只脚前面)。

附加

- 检查腱反射。
  - 小脑病变时,腱反射减少或者钟摆样,在合并其他疾病时,会增加。

外周神经

外周神经病变可单独出现(例如,外伤、压迫、肿瘤),也可是广泛病变的一部分(例如,多发单神经炎)。以下描述的是一些周围神经病变的体征(框 8.8 至框 8.10)。

上肢

正中神经(C6 ~ T1)

- 运动:前臂肌肉前部支配前臂前部肌肉(除外尺侧腕屈肌和"LOAF"运动(外侧第 1、2 蚓状肌,拇对掌肌,拇短展肌,拇短屈肌)。
- 感觉:拇指、示指和中指的前端,也有部分手掌桡侧部(图8.13)。

尺神经(C8 ~ C11)

- 运动:除外 LOAF 和尺侧腕屈肌的所有小肌肉。
- 感觉:尺侧手部,小指和无名指的一半(图 8.13)。

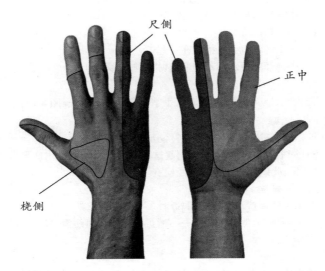

图 8.13　手部主要周围神经支配感觉的区域分布图。有相当大的重叠,并且有一小部分面积由桡神经支配,临床不易检出。

框 8.8　正中神经麻痹

视诊

- 认真检查前臂,寻找类风湿关节炎、骨关节炎和任何瘢痕的迹象。
- 手掌大鱼际肌萎缩。
- 祝福手征?
  - ·示指、中指伸直而其余手指屈曲,类似天主教的祝福手势。
  - ·由于指深屈肌麻痹。
- 拇指在手掌水平面外展。
  - ·有时也被称"猿手"。

肌张力

- 正常。

肌力

- 手掌大鱼际肌无力。
  - ·拇指外展、屈曲及对掌。
- 示指末端指间关节屈曲无力。
- 触笔检查:
  - ·患者手掌平放,手心朝上。
  - ·检查者握住钢笔(或类似物)略高于拇指,要求在患者手其余部分不动的情况下,垂直抬起拇指触碰钢笔。
  - ·正中神经麻痹时,患者不能做这个动作(拇短屈肌无力)。
- Oschner 扣试验。
  - ·要求患者将双手手指扣在一起。
  - ·正中神经麻痹示指不能弯曲(指深屈肌无力)。

感觉

- 拇指、示指前部和中指前端,手掌桡侧面感觉消失(图 8.13)。

Tinel 试验

- 叩击腕管处正中神经导致神经分布区域有麻刺感。
  - ·Tinel 征指通过叩击神经引起这根神经分布区域里出现异常感觉,此试验适用任何神经检查。

Phalen 试验

- 要求患者保持双手腕弯曲 60 秒。
  - ·这样导致感觉异常加重——通过放松手腕可缓解(50%的患者阳性)。

止血带试验

- 用血压计泵入刚刚超过收缩压的压力,持续 1~2 分钟可引发同侧手臂症状。

框 8.9　尺神经麻痹

视诊

- 背侧骨间肌和小鱼际肌萎缩。
  - ·如果是长期神经病变。
- "爪形手"。
  - ·掌指骨关节过伸且指间关节弯曲,通常小指最先出现,接着是无名指。
- 患者会抱怨前臂或肘部疼痛。

肌张力

- 正常。

肌力

- 除"LOAF"外的所有手部小肌肉无力(外侧第 1、2 蚓状肌、拇对掌肌、拇短展肌、拇短屈肌)。
- 示指外展无力。
- 前臂尺侧肌肉可能无力。
  - ·第四、五手指深屈肌使得远端指骨弯曲。
  - ·尺侧腕屈肌向内侧弯曲手腕。
- Froment 征:嘱患者用拇指和示指夹一张纸或握拳,患者表现手指无力或由于拇指不能外展而表现弯曲(图 8.14)。
- 测试拇指外展以排除 C8/T1 神经根损伤。

反射

- 正常腱反射。

感觉

- 手内侧部分、小指、无名指内侧一半感觉消失。

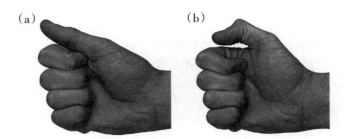

(a) (b)

图 8.14　(a)Froment 征正常。(b)Froment 征阳性。Jules Fromentz 于 1915 年在洛杉矶医药报发表了这篇论文。因此这一体征用他的名字命名。(该体征实际上在 1904 年由 Breeman 首次提出。)

框 8.10　桡神经麻痹

视诊

- 认真检查上肢。
- 手腕下垂的重要原因是桡神经麻痹。

肌张力

- 正常。

肌力

- 近端神经病变导致肱三头肌无力(伸肘)。
- 肱桡肌无力(肘屈曲伴前臂部分前旋)。
- 测试手腕、手指掌指关节和拇指的伸肌。
  - 表现部分或者所有肌肉无力。
  - 手指外展肌和大鱼际肌保留（使拇指外展与手掌成直角——见正中神经麻痹）。
- 请记住要检查手指外展时,必须伸直手指。
  - 如果还有手指下垂,请把患者手放在一个平面上进行测试。

反射

- 肱三头肌反射消失或者减弱提示近端损害（也可能存在 C7 根损害）。

感觉

- 手背侧鼻烟窝部小范围感觉消失。
  - 手部感觉神经支配有相当大的重叠,故而此测试很难检查。由桡神经支配的一小块面积可能在临床上不能查出。

桡神经(C5 ~ C8)

- 运动:肱三头肌、肱桡肌和手的伸肌。
- 感觉:手背侧鼻烟窝部小范围——难以测试。

下肢

股外侧皮神经(L2 ~ L3)

- 运动:没有。
- 感觉:大腿外侧(图 8.15a)。
- 病变检查:
  - 可能会有一些图示的感觉消失,但很难测试。

腓总神经（L4～S2）

- 运动：小腿前外侧部分。
- 感觉：足背和小腿前部。
- 病变检查：

　　·足下垂与相应步态。足背屈外翻无力。保留足内翻（图 8.15b）。

　　·注意在 L5 损伤，可能会有类似的缺陷，但还会出现内翻无力，髋外展无力和屈膝无力。

股神经（L2～L4）

- 运动：股四头肌。
- 感觉：大腿和小腿的内侧部（图 8.15d）。
- 病变检查：

　　·仅轻度伸膝无力，髋内收保留。

　　·牵拉测试：嘱患者仰卧，髋部外展、屈膝、足部跖屈。如果大腿或者腹股沟区感觉疼痛，这个伸展测试为阳性。

坐骨神经（L4～S3）

- 运动：膝盖以下的所有肌肉和部分肌腱。
- 感觉：大腿后面、踝和足（图 8.15c）。
- 病变检查：

　　·垂足、屈膝无力。

　　·膝反射存在但是踝反射及跖反射消失。

　　·牵拉测试：嘱患者仰卧，握住踝部，下肢伸直，抬起至 90°，到达 90°时，背屈足部。如果大腿后侧感觉疼痛，则为阳性。

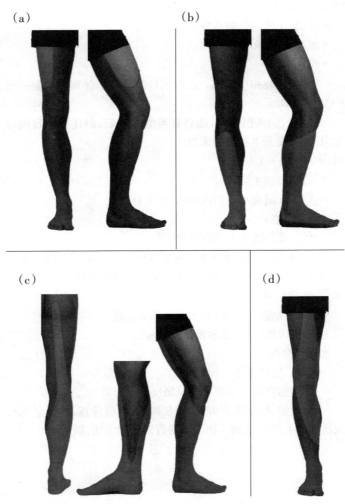

图 8.15 一些下肢神经的感觉支配区域。(a)股外侧皮神经。(b)腓总神经。(c)坐骨神经。(d)股神经。

步态

神经系统查体很容易遗漏此项检查——因为在一个拥挤的病房或者狭小诊室很难进行。然而你应在评估中试着加入此项。

当患者进入你的诊室或者在病房中返回自己座位时，你能够观察到步态。观察患者的站姿——趁机让患者做 Romberg 检查（框 8.11）。

患者可能只是缺乏信心，这个之后能被证实，如果怀疑患者有严重的平衡问题就不要进行测试。

检查

- 要求患者走几米，转身返回。
- 特别注意：
  - 使用拐杖。
  - 对称性。
  - 步距。
  - 双脚外侧间的距离。
  - 足和膝抬起的高度。
  - 是否有骨畸形。
  - 干扰正常步态的异常运动。
- 你可以考虑要求患者做以下动作：
  - 用脚尖行走（不能做到=S1 损伤或者腓肠肌病变）。
  - 用脚后跟行走（不能做到=L4/L5 病变——足下垂）。

表现

- 偏瘫步态：一侧比另一侧明显无力，患者倾斜骨盆以抬起无力的下肢向外画圈。如果患者没有使用拐杖，其步态可能不稳，行走是不安全的。
- 剪刀步态：如果双下肢痉挛（脑瘫、多发性硬化），则足趾擦地，躯干两侧摇摆且每一步双下肢交叉。
- 帕金森步态：前屈姿势伴小步擦地而行。没有或很少有手臂摆动。启动、停止及转身困难。步态看起来很着急（"慌张步态"），像试图追逐身体重心，阻止身体向前摔倒。
- 小脑性共济失调：宽基底步态（步基宽），身体移动笨拙，步距长短不一，转身困难。

- 感觉性共济失调:(本体感觉消失)患者需要更多的感觉输入以确定腿的位置,因此高抬腿。足底打在地上伴随宽基底步态。也可以通过患者走路来观察腿的运动。闭目站立征阳性(Romberg 征阳性)。

- 摇摆步态:(下肢近端肌肉无力)患者无法正常倾斜骨盆以故而通过增加旋转来补偿。也会出现在肩膀。也可以看到腰椎前突。

- 垂足:(L4/L5 受损,坐骨神经或者腓总神经)足无法背屈导致高抬腿步态并伴有髋部、膝部屈曲。如果双侧均发生,提示周围神经病变。

- 失用症:(通常为额叶病变如正常压力脑积水或者脑血管病)出现步态异常甚至在其他的运动可能正常的情况下,患者可以表现为好像冻结在地上无法启动行走。一旦行走,运动脱节。

- 短小杂乱步态:(弥漫性皮质功能障碍)直立姿势,步伐小伴正常手臂摆动。

- 疼痛步态:从病史可得出原因,由于疼痛,患者不对称跛行。

- 功能性:(也被称为歇斯底里)步态问题多样并且不一致。常伴有古怪复杂的动作,可能跌倒但不受伤,有旁观者时经常加重。

框 8.11　闭目难立征

　　进一步的本体感觉测试。由于通常在步态检查时测试,患者为站姿。如果下肢本体觉消失,只要患者能看到病变肢体,患者站立和行走都可正常。

　　❶检查时要小心——要保护患者,不要让他们跌倒并伤害自己。

- 要求患者直立。检查者面对患者。
- 要求患者闭上双眼。

　　如果患者本体感觉丢失,那么他将失去平衡开始摔倒——如果是这样,要求他们立即睁开眼睛;如果仍然不能保持平衡,帮助他们恢复平衡,不受伤害。

无意识患者

病史

- 目击者叙述? 衣服的状态——失去整洁?
- 注意项链/手链。检查皮夹子、钱包等。

检查

- ABC:(在其他牛津手册详细介绍)。
  - ·呼吸道通畅? 患者是否为复苏体位?
  - ·测量呼吸频率:注意呼吸形式。是否需要吸氧?
  - ·发绀? 触摸脉搏,听诊胸部,测量心率、血压。
- 皮肤:检查外伤、出血性淤斑、静脉用药的证据。
- 运动/姿势:
  - ·观察患者是静止还是运动? 四肢运动是否相似?
  - ·任何异常运动——抽搐,肌阵挛?
  - ·检查肌张力,对比双侧。
  - ·按压甲床以检查疼痛反应(四肢均要检查)。
  - ·测试腱反射和跖反射。
  - ·去皮层强直:(脑干以上损伤)上肢屈曲内旋,下肢伸直。
  - ·去大脑强直:(中脑损伤)肘部和手腕伸直,前臂内旋,下肢伸直。
- 意识:尝试通过声音唤醒患者。问患者的名字。如果反应存在,患者能否清晰明确地表达? 记录最好的反应。❶原本清醒的患者可能由于失语征导致不适当反应。
  - ·根据 GCS 或者 AVPU 进行意识水平的评分(框 8.12 和框 8.13)。
- 颈部:如果患者存在外伤,不做此项检查。脑膜刺激征检查——这些体征在深昏迷时减弱。
- 头部:观察外伤及面肌无力体征,测试痛觉。
- Battle 征:存在耳后的淤青,提示颅底骨折。
- 耳/鼻:寻找脑脊液(CSF)渗出或出血。检查任何清澈液体的葡萄糖水平(阳性=脑脊液)。检查鼓膜。
- 舌/口腔:寻找舌部损伤(抽搐)及口周的腐蚀性物质。闻有无酒精、酮症的气味。测试咽反射——在脑干疾病或深昏迷时消失。
- 眼睛:

框 8.12　Glasgow 昏迷评分

　　这是一个意识的客观评分,重复测试有助于判断患者是昏迷加深还是昏迷减轻。三个类别如下。注意单项最低得分是"1",意味着 GCS 评分最低可能是 3(即使患者已经死亡!)。

睁眼(最高 4 分)

自主睁眼	4 分
(任何)语言刺激睁眼	3 分
因疼痛刺激睁眼	2 分
没有睁眼	1 分

最好的语言反应(最高 5 分)

可交谈且定向力正常	5 分
可交谈但定向力障碍	4 分
不恰当用词(随机词汇、无交流)	3 分
无法理解的声音(呻吟等)	2 分
言语无反应	1 分

最好的运动反应(最高 6 分)

服从命令(如举手)	6 分
对疼痛的定位(手能向刺激处移动)	5 分
对疼痛有撤回反应(手远离刺激)	4 分
痛刺激异常的屈曲(去皮层姿势)	3 分
痛刺激异常的伸展(去大脑姿势)	2 分
没有任何反应	1 分

框 8.13　AVPU

　　一种更加简化且能快速评估意识的方法,通常用于非专科护士监测患者的意识水平。

A= 清醒

V= 对言语的反应

P= 对疼痛的反应

U= 无反应

·瞳孔：以毫米测量直径。是否等大？直接或间接对光反射测试。阿托品、三环抗抑郁药、苯丙胺使瞳孔扩大，吗啡、代谢性脑病昏迷使瞳孔缩小。

·测试角膜反射。

·眼底：特别检查视盘水肿和视网膜病变。

·玩偶头测试：检查者双手托住患者头部，从一边转到另一边，眼球应向相反方向移动以固定看一物体——提示脑干完整。

● 身体其他部分：做简单、全面的检查。特别检查外伤、骨折、肝病征象和额外心音。

● 其他临床检查：检查尿液、指测血糖、体温。

重要表现类型

颈项强直

由可引起伸肌痛性痉挛的疾病导致，包括细菌性和病毒性脑膜炎、蛛网膜下腔出血、帕金森综合征、颅内压升高、颈椎病、颈部淋巴结病变和咽炎（框 8.14）。

▶ 如果怀疑颈部损伤或颈椎不稳定，切勿行以下检查。

检查

● 患者取仰卧位。

● 将手放于患者头后，轻轻转动患者头部，就像他在摇头表示"不"。感受颈部是否有僵硬。

● 轻轻将头部抬离床面，观察髋部和膝部——下颌应该能容易触及胸部。

Brudzinski 征

● 检查者将患者头部屈曲，患者出现短暂髋部及膝部屈曲——一个脑膜刺激征的测试。

Kernig 征

● 进一步测试脑膜刺激征。

● 嘱患者仰卧，髋部和膝关节处屈曲，检查者托住患者小腿。

● 使髋部屈曲呈 90°，伸直膝关节，小腿指向天花板。

● 阳性为伸直腿时有抵抗感（由于腰椎根神经周围炎症引起的大腿后部肌痉挛）并且颈后部有疼痛。

Lhermitte 现象

- 这种测试为颈髓内病变(不是脑膜刺激征)。
- 当颈部被屈曲时,患者出现后背正中由上向下的串电样感觉。

上运动神经元和下运动神经元病变

上运动神经元(UMN)病变

脊髓前角细胞水平以上损伤定义为上运动神经元病变——从脊髓到初级运动皮层间的任何位置。

- 没有肌肉萎缩(虽然长期病变可有失用性萎缩)。

框 8.14　偏瘫:检查发现

视诊

- 有无任何因为脑活检或者开颅术所致的瘢痕?

肌张力

- 单侧肌张力增高。

肌力

- 如果要检查上肢,要求患者伸出手臂,手心朝上,闭上双眼。
  · 注意任何上肢无法充分抬高和旋后,闭目不能旋前手臂。
- 肌力减弱呈锥体束损害样分布。
  · 在上肢屈肌较伸肌束有力。
  · 在下肢伸肌较屈肌束有力。

反射

- 患侧腱反射活跃。
- 记住检查阵挛,阵挛可以出现在患侧。

感觉

- 可能有感觉消失,通常在无力一侧。
  · 如果表现交叉性感觉障碍并且针刺觉与振动觉和关节位置觉分离,则病变定位于脑干。

步态

- 如果患者能够走路,在患侧痉挛步态伴有足下垂,膝盖屈曲困难导致下肢呈划圈样行走。
- 锥体束形上肢的姿势可能被夸大。

- 肌张力升高。"痉挛状态"(折刀)由于牵张反射增强。
- 无力的典型模式被称为"锥体束形"。
  - ·上肢：外展肌和伸肌无力。
  - ·下肢：内收肌和屈肌无力。
- 腱反射升高和阵挛。伸性跖反射。

下运动神经元(LMN)病变

- 肌肉萎缩，肌束震颤。
- 肌张力下降。
- 弛缓性瘫痪。
- 腱反射下降。跖反射可以跖屈或者消失。

运动神经元病(MND)

见 *OHCM9*。运动神经元病是一种运动传导通路中前角细胞的疾病。进行性加重并且最终导致呼吸衰竭、死亡。大部分运动神经元病是散发的，但也可以有家族遗传性。最常见的是常染色体显性遗传性超氧化物歧化酶基因突变。

运动神经元病可以表现为四种不同的类型。在框 8.15 中有介绍。

视诊

- 查看患者是否有交流辅助、走路辅助、使用轮椅。

框 8.15　运动神经元疾病表现

　　运动神经元疾病在早期阶段可以表现为四种不同的亚型：

肌萎缩性侧索硬化症

- 上述临床表现。
- 上、下运动神经元病变特点混合的最经典的类型。

进行性延髓麻痹

- 在早期阶段出现延髓症状而肢体功能保留。早期呼吸肌受累故预后不良。

进行性脊肌萎缩

- 单纯下运动神经元体征。

原发性侧索硬化

- 单纯上运动神经元体征。

- 仔细查看患者四肢的肌肉萎缩和肌束颤动。
- 是否有胃造瘘管？

脑神经

- 患者可能存在构音障碍。
- 面肌无力。
- 颈屈伸运动无力。
- 舌肌纤颤。
  - ·要求患者舌头快速移动。痉挛的舌肌没有肌束颤动但是运动缓慢且无力。
- 存在唇、舌和软腭无力。
  - ·要求患者说："M，M，M""L，L，L"和"K，K，K"。
- 下颌反射活跃。

周围神经

- 检查肌张力、肌力和腱反射。存在上下运动神经元受损体征混合。
  - ·普遍的肌肉萎缩和肌束颤动伴随腱反射活跃，很可能存在的伸性跖反射。
- 感觉检查正常。

强直性肌营养不良

- 强直性肌营养不良是多系统受累，其中以肌病和肌强直为主要特征（框 8.16）。
- 肌强直是随意运动停止后持续不自主的肌肉收缩。

视诊

- 双侧部分性上睑下垂。
- 由于下颌无力，口部松弛、微张。
- 额秃。
- 面部表情呆板。
- 先天性白内障（通过眼底镜检查）。

肌张力

- 正常。

肌力

- 远端肌肉无力（特别是手足下垂）。
- 肌强直：要求患者紧紧握拳并迅速松开。注意肌肉缓慢松弛。

- 叩击性肌强直：用叩诊锤叩击患者手掌鱼际，拇短展肌将收缩并放松缓慢。

反射

- 减弱或者消失。

感觉

- 正常。

相关特征

- 心脏传导异常和心肌病。
- 睾丸萎缩，内分泌紊乱（主要为 2 型糖尿病）。
- 认知障碍：智力和人格退化。
- 过度嗜睡。

框 8.16　强直性肌营养不良

强直性肌营养不良 1 型

- 常染色体显性遗传伴遗传早现（后代会比前一代发展更为严重的症状）。
- 这是一种在 19 号染色体肌强直性蛋白激酶基因上不稳定的三核苷酸 CGT 重复表达。

强直性肌营养不良 2 型

- 常染色体显性遗传，但与经典的强直性肌营养不良略有不同。
- 患者没有面肌无力。
- 下肢近端无力较远端更严重。
- 临床症状较 1 型轻，虽然患者也有白内障和心脏传导异常。

帕金森病

帕金森综合征(Parkinsonism)是一组包括少动和强直症状的疾病。帕金森综合征有多种病因,包括药物诱导和其他颅内病变等。

帕金森病(PD)是一种神经变性疾病,在黑质中多巴胺能细胞缺失伴有路易小体形成。帕金森病基本上是一个临床诊断(目前)(框 8.17)。

视诊

- 表情少或者无表情的"面具脸"。
- 瞬目减少。
- 是否存在头部震颤?
  - ·点头样或摇头样震颤与特发性震颤及肌张力障碍有关。
- 语音低沉、单调。
- 检查静止时和特定姿势下手臂震颤情况。
  - ·帕金森病的震颤是不对称的。
  - ·通常所谓的"搓丸样"震颤,在休息时更加严重,但是可表现为不对称的姿势性震颤。

肌张力

- 检查肌张力,感觉非对称齿轮样强直。

肌力

- 检查重复手运动,例如,拇指、示指对指。
  - ·鼓励患者做快速的大幅度动作以确认是否存在运动迟缓。
- 使用连带运动(对侧肢体的主动运动)以加强震颤,齿轮样强直或运动迟缓。

步态

- 起步困难。
- 手臂摆动丧失。
- 曳行步态。
- 转身困难。
- 不能稳定/姿势反射消失。

其他检查

- 检查眼球追踪和玩偶眼运动。
  - ·是帕金森叠加综合征吗? 例如,进行性核上性麻痹。

框 8.17 异常活动

- 静坐不能：不安腿综合征，肌肉有难以形容的异常感觉，不能保持坐位。
- 手足徐动症：手指、手腕做缓慢、交替性屈、伸、旋前、旋后不自主运动。
- 眼睑痉挛：眼肌间歇性痉挛。
- 舞蹈病：四肢和脸部无节律、舞蹈样、痉挛性运动。患者可假装有目的。例如，当上肢突然抬起时，患者装出梳头的动作。
- 运动障碍：重复刻板的不自主的运动只有睡眠时才能停止。
- 迟发性运动障碍：面部运动障碍（唇动、嘴部扭曲）经常是抗精神病药物治疗的副作用。
- 肌张力障碍：肌张力明显升高，经常伴有痉挛，导致看上去很不舒服的姿势。
- 偏身投掷运动：为一侧肢体的猛烈的投掷样不自主运动，就像严重的舞蹈病。
- 肌阵挛：快速、短暂、触电样肌肉或肌群运动。
- 假性手足徐动症：肢体（经常是手指和上肢）蠕动样类似于手足徐动样的不自主运动，源于本体感觉丧失。当患者注意到后手臂会回到正常的位置。
- 肌颤搐：指肌肉在静止状态下呈现的持续缓慢、不规则的波动性颤动，就像蠕虫。面部肌颤搐，特别是眼睛附近。
- 抽搐：重复、习惯性的有目的收缩导致刻板的运动。通过努力短期内可以抑制运动。
- 颤摇：头部有节奏性的收缩，可以点头或摇头样运动。
- 震颤：重复、交替的运动，通常是不自主的。

脊髓损伤

由于某些脊髓传导束内的神经元与对侧身体相关，而另一些与同侧身体相关。因此，特定类型的脊髓损伤的运动和感觉丧失是可以预测的。

横贯性脊髓损伤

- 病变水平以下的所有功能消失。

脊髓半切综合征

也就是 Brown-Sequard 综合征*。

- 运动:病变水平以下,同侧上运动神经元瘫伴腱反射亢进。
- 感觉:病变水平以下。
  - ·对侧痛觉和温度觉消失。
  - ·同侧轻触觉、振动觉、本体感觉损伤。
  - ·(轻触觉可能保留是由于一些纤维在脊髓丘脑束中走行)。

后索损伤

- 病变水平以下双侧振动觉和本体感觉消失。

脊髓亚急性联合变性

"后侧索综合征"通常由于缺乏维生素 B_{12} 引起。

- 病变水平以下双侧振动觉和本体感觉消失。
- 下肢上运动神经元瘫,踝反射消失。
- (也可能有感觉性周围神经病变、视神经萎缩和痴呆)。

脊髓前动脉闭塞

- 病变水平以下双侧针刺觉和温度觉消失。
- 轻触觉、振动觉、本体感觉无受损。

脊髓空洞症

在脊髓中央的纵行空洞。

- 手及上肢尺侧缘小肌肉萎缩。
- 颈部、肩部、上肢"披肩样"分布的痛觉和温度觉丧失(检查瘢痕和外伤)。
- 振动觉、本体感觉和轻触觉未受损。
- 上肢萎缩和腱反射消失。
- 下肢上运动神经元瘫。
- 观察由于脊旁肌无力引起脊柱侧弯。

马尾综合征

- 由脊髓圆锥开始(开始于 L1)至尾部的最后的神经根马尾。

---

*查尔斯·爱德华研究了毛里求斯被传统甘蔗刀谋杀的幸存者,发现了脊髓半切综合征。

- 表现：
  - ·下背部疼痛(虽然这是可变的)。
  - ·膀胱和肠功能紊乱(也可出现是性功能异常)。
  - ·鞍区麻痹。
  - ·下肢不同程度的麻痹和感觉障碍。
- ▶急性腰椎间盘突出压迫马尾并导致括约肌障碍和瘫痪是外科急症,需要立即减压以预防远期并发症。

视诊

- 认真检查下肢,长期存在的病变可能导致肌肉萎缩。
  - ·上肢正常。
- 注意留置尿管提示膀胱功能障碍的存在。

肌张力

- 正常或减低。

肌力

- 上肢正常。
- 下肢减弱。
  - ·可能在神经根分布区完全瘫痪或力量减弱。
  - ·可能是单侧或者双侧。

反射

- 腱反射可能减弱或消失。
- (跖屈)屈性跖反射。

感觉

- 鞍区麻痹(在会阴和臀部周围)。
  - ·压迫坐骨神经根。
  - ·可能是单侧或双侧。

高级皮层功能紊乱

测试皮层病变的检查：

顶叶

- 感觉和视觉模糊。
- 视野缺损。
- 失认(缺乏感觉辨别能力)。
  - ·偏侧感觉缺失——对病变对侧的身体不注意,不关心。
  - ·自体认识不能——不能认识自己的身体部分。

·病觉缺失——否认神经缺损症状的存在。

·手指失认——当你要求患者伸出不同的手指时，患者不能做到(例如,"伸出你的示指")。

·实体觉缺失——不能单纯通过触觉辨认物体。

·图形觉缺失——当在手背上写字母或数字时患者不能辨认。

·面孔失认征——不能识别人脸（可用家庭成员或杂志上的名人做测试）。

● 失用征(不能执行命令动作或者正确使用物品)。

·观念性失用——能理解任务要求是什么但不能执行。

·观念运动性失用——不能按指令完成任务(例如,把茶叶放水壶里,把牛奶倒在咖啡杯里)。

·穿衣失用——不能正确穿衣(可用睡衣测试),这是通过行为测试被命名的失用之一。

● 格斯特曼综合征:左-右辨别不能,手指失认,书写不能(失写症),计算不能(用连续减7测试)。

颞叶

● 记忆力缺失——虚构(虚构故事及其细节)。

额叶

● 原始反射。

● 具体思考(不能解释谚语。例如,解释"两鸟在林,不如一鸟在手"的意思)。

● 嗅觉丧失。

● 步态失用。

重症肌无力(MG)

重症肌无力是一种神经肌肉接头处的自身免疫性疾病。

● 抗体结合乙酰胆碱的受体,拮抗乙酰胆碱。

● 50%~60%的患者出现眼肌症状,但是仅10%的患者表现为眼肌型重症肌无力。

● 发病年龄有两个高峰,第一个高峰在青年期(15~30岁),第二个高峰在老年期(60~75岁)。

● 90%发展为全身型重症肌无力,如果呼吸肌受影响可以致命。

视诊

- 认真检查双眼。是否有单侧或双侧的上睑下垂? 如果是,检查瞳孔。对于重症肌无力的患者双侧瞳孔等大且对光反射存在。
- 眼球是否存在共轭运动?
- 戴眼罩提示患者存在复视。
- 四肢检查通常是正常的。

颅神经

- 复视、过度凝视时恶化。
  - ·询问患者是否出现复视,复视的方向(例如,水平、垂直、倾斜)?
- 是否存在眼肌麻痹,向哪个方向凝视时出现?
- 易疲劳的上睑下垂。
  - ·检查者用手指置于患者视线上方,要求他向上注视手指30秒。
  - ·观察患者双眼。
  - ·如果出现疲劳性上睑下垂,患者眼睛将慢慢向下看,眼睑将逐渐闭合。
- 面肌无力。
- 测试通过要求患者紧闭双眼,鼓唇吐气并且打开下巴对抗阻力。
- 颈部屈伸无力。
- 构音障碍。
- 吞咽困难。
  - ·询问患者有无吞咽困难——除非能够控制患者状态,否则不用测试。

肌力

- 双上肢近端肌肉易疲劳无力。
  - ·测试肩外展力量。
  - ·要求患者上举、放下手臂20次。
  - ·复检肌肉力量(患者应出现肌肉无力)。

鉴别诊断

- 单侧上睑下垂和复合眼肌麻痹:部分第3对颅神经麻痹。
- 双侧上睑下垂:强直性肌营养不良。
- 双侧面肌无力:Guillan-Barre 综合征,肌营养不良。

- 近端肌肉无力:肌病,肌营养不良。
- 构音障碍:卒中,运动神经元病。

多发性硬化症(MS)

- 多发性硬化症是细胞介导自身免疫性疾病。以脑及脊髓反复发作炎性脱髓鞘为特征。
- 英国发病率为 100~140/10 万,每年新诊断患者约 2500~3000 人(或每周 50~60 例)。
- 多发性硬化症好发于女性,男女患病比为 1:(2~3)。
- 多发性硬化症发病年龄多在 15~45 岁,也可在任何年龄发病。
- 有一级亲属患病史的患者中有 4%会患多发性硬化症。
- 20%的多发性硬化症患者有一个亲属患该病。

检查

- 临床表现多种多样,取决于上或下运动神经元感觉系统炎症,感觉系统缺陷,脑神经麻痹的部位。一个完整、全面的系统检查是必要的。

临床分型

- 复发缓解型:80%的患者在起病初期表现为症状的反复复发/缓解。
- 继发进展型:复发次数增多或症状恶化,缓解减少。在发病10 年后 50%的复发/缓解型患者发展成继发进展型。
- 原发进展型:从发病初始,症状逐渐进展并持续加重(约占10%~15%)。

临床症状及体征

- 运动:不同程度的肢体无力,包括单瘫、截瘫、偏瘫和四肢瘫。痉挛导致痉挛步态。面肌颤搐(细微的持续、不规则的波形性颤动)。
- 感觉:痛觉异常、感觉异常、麻痹、Lhermitte 征。振动觉或本体觉严重减退或者消失。闭目站立征阳性。
- 颅神经:第 5 对颅神经最常受累,依次累及第 7 对、第 3 对和第 8 对。单独的颅神经麻痹是不常见的,多组颅神经麻痹少见,症状可以包括三叉神经痛。如果特别检查味觉、嗅觉经常可发觉功能障碍。
- 小脑病变体征:共济失调包括:轮替运动障碍、跟膝胫试验不稳、共济失调步态、吟诗样语言、失去平衡。

- 眼部症状：视觉敏锐度下降、色盲、视力完全丧失、(35 例中有 1 例)、球后疼痛、视物模糊、复视、眼球震颤、核间性眼球麻痹、中央盲点和其他视野缺陷、振动幻视、相对传入性瞳孔缺陷(Marcus Gunn 瞳孔)、视盘苍白和肌萎缩、Uhthoff 现象(视神经炎在发热、高温环境、运动后视力恶化)。

- 其他：神经性和肌肉骨骼痛、膀胱、肠和性功能障碍、疲劳、认知及情感问题、由于体温调节缺失热敏感引起多汗等。

另见：

更多关于心血管疾病表现和临床体征的信息可参考《牛津手册临床指导学习卡》，可用于为 OSCE 和查房做准备。

"内科"学习卡组：

- 近端肌病。
- 运动神经元病。
- 重症肌无力。
- 脊髓型颈椎病。
- 正中、尺和桡神经麻痹。
- 手的小肌肉萎缩。
- 脊髓空洞症。
- 多发性肌炎。
- 帕金森病。
- 弗里德希共济失调。
- 腓骨肌萎缩症。
- 脊髓亚急性联合变性。
- 脊髓半切综合征。
- 脊髓痨。
- 桥小脑角综合征。
- 延髓背外侧综合征。
- 颅神经麻痹。
- 延髓性麻痹。
- 假性延髓麻痹。

老年患者

诊断和处理神经系统疾病是复杂的，而认知功能减退和老龄化对神经系统的影响向临床医生提出了更大的挑战。

神经系统疾病表现是多种多样的，诊断的范围也是多种多样的。癫痫、帕金森综合征、痴呆都是老年人常见的疾病。因此，不要轻易地诊断卒中或短暂性脑缺血发作。

病史

● 知情人的陈诉:是至关重要的。许多患者可能就诊时症状轻微,容易忽视。癫痫复杂部分性发作可能很难诊断,所以要向家人、邻居、家庭护理人员等目击者询问病史。不仅询问关于当前事件,而且询问之前的功能和任何功能下降。

● 用药史:跌倒是常见的症状,永远记得询问任何可能降低血压的药物服用情况,即使跌倒的主要原因是由于神经系统疾病。

● 并发疾病: 可能进一步引发癫痫发作或使已有的神经体征看起来更恶化。不要急于做出原发疾病恶化的诊断,仔细评估会使你受益。

● 认知和情绪障碍:通常表现复杂。寻找病史线索并询问目击者。

● 日常功能:神经科病史的一个关键部分。疾病本身可能无法治愈而功能性问题往往不是这样。

检查

● 观察:非语言线索可能指向情绪或认知障碍。握手和面部表情是检查的一个重要组成部分。

● 思考: 关于疾病模式。试着确认是否存在单个或多个病变。经常会有多于一个的诊断——如脑血管疾病和糖尿病性周围神经病变。

● 评估认知:使用一份你觉得顺手的量表,例如 AMTS、MMSE,但是记住没有一半的分数! 注意原始 MMSE 量表是受版权保护的,所以可能不太容易得到。

● 步态:即使是简单地观察患者的步行就可以有所收获。只要可行就把它包括在你的检查中,并且记录行走困难的原因。

- 治疗的同事: 分享观察是一个有用的方法。治疗师是知识和经验的巨大源泉,所以向他们学习以及他们如何评估患者。

其他方面

- 交流诊断:许多诊断,例如痴呆和运动神经元病,可能是灾难性的, 所以你的方法需要经过深思熟虑。清楚患者知道什么,以及什么已经告知患者。首先向上级医生学习如何向患者解释诊断,更重要的是疾病带来的影响。对于许多良性特发性震颤,患者担心他们可能患有帕金森病,消除他们的疑虑也是重要的。

- 管理不确定性: 许多诊断并不清楚。尤其是在疾病的早期阶段。当患者诊断不清楚时不要过早下结论; 对不确定性的病情保持开放的心态,患者通常比他们的医生应对得更好。

(刘彤　戴威　高兴　译)

第 9 章

眼科

重要症状

眼病病史见其他章节:既往眼部病变病史以及家族性眼部疾病病史(框 9.1 和框 9.2)。眼部特征性症状包括:

红眼症

病史询问重点:

- 相关因素 (分泌物、流泪)。
  - ·脓性分泌物提示细菌感染。
- 疼痛(锐痛还是钝痛)。
  - ·剧痛:眼前段炎症、急性青光眼。
- 异物刺激。
  - ·上皮受损、异物。
- 畏光。
- 视物模糊。
- 佩戴隐形眼镜。
- 外伤史。

复视

详见框 9.3。

- 是视物成双还是视物模糊?
  - ·患者主诉"视物成双",但不是真的复视。
- 持续时间/发病年龄。
- 单眼还是双眼?
- 变化的还是持续的?
- 水平性、垂直性还是混合性复视?
  - ·水平性复视:第 3、第 6 对颅神经麻痹。
  - ·垂直性复视:第 4 对颅神经麻痹。
  - ·多变:重症肌无力。
  - ·进行性加重:甲状腺相关性眼病。

视力减退

- 单侧还是双侧?
  - ·单眼:提示为眼睛或者视神经的病变。
  - ·双眼:病变位于视交叉或者视交叉之后。

- 范围。
  - ·严重的视力减退经常由视神经病变所致。
  - ·单侧、局限性的视力减退:视网膜疾病,如视网膜脱离以及视网膜静脉分支闭塞。
- 起病速度。
  - ·起病迅速提示为缺血性病变。
  - ·起病缓慢典型为外压性病变。
  - ·数小时至数天内逐渐进展通常为视神经炎。

视物颜色异常

- 通常为视神经病变。
- 遗传性红绿色盲的发病率为 5%~8%。
- 罕有蓝-黄色盲由先天性色觉缺失所致,因此一旦发生要寻找原因。

框 9.1 疼痛的原因
- 剧烈的锐损: 角膜上皮受损(磨损、角膜炎)。
- 疼痛、畏光:虹膜炎。
- 眼睛运动时出现疼痛:视神经炎。
- 头皮压痛、颌跛行: 颞动脉炎。
- 恶心、呕吐:急性闭角型青光眼,颅内压升高(视盘水肿)。

框 9.2 飞蚊症的病因
- Weiss 环后玻璃体后脱离。
- 玻璃体浓缩。
- 玻璃体积血。
- 释放与视网膜撕裂相关的色素细胞。
- 炎性细胞。
- 肿瘤细胞。
- 星状玻璃体变性。

闪光

- "闪光感"是指在没有光线刺激的情况下出现光感。
- 单眼还是双眼？
  - ·单眼典型病因为玻璃体视网膜病变。
  - ·双眼病变通常是脑皮质原因导致。

病因

- 机械性视网膜刺激（后玻璃体脱离、撕裂）或者外压性病变。
- 视网膜下病变（脉络膜新生血管、葡萄膜炎、脉络膜肿瘤）。
- 脑皮质缺血（偏头痛或者 TIA）。
- 幻视。

其他症状

还需要询问有无:
- 凝视。
- 光晕或者星爆。
- 飞蚊症。
- 夜间驾驶困难。
- 近视加重。

其他病史

系统性询问

询问以下症状可明确一些具有眼部症状的系统性疾病。
- 多发性硬化症：无力，膀胱感觉功能异常。
- 甲状腺相关性眼病：怕热，体重减少，易怒，焦虑。
- 重症肌无力：吞咽困难，肌无力于一天结束时加重。
- 栓塞性疾病：动脉粥样硬化，心律失常。
- 听神经瘤：听力丧失，耳鸣，平衡障碍。
- 风湿性和胶原血管性疾病：关节痛，皮疹。

既往史

- 糖尿病。
- 高血压。
- 过敏（过敏性结膜炎）。

- 风湿病(干眼症,角膜软化,巩膜炎)。
- 神经系统疾病(第 7 对颅神经麻痹,暴露性角膜炎)。
- 代谢性疾病(高钙血症)。

既往眼病史

- 既往行眼科手术。
  - ·眼内手术(内皮功能紊乱)。
  - ·屈光手术[准分子激光原地角膜消除术(LASIK)、干眼、角膜瓣开裂]。
- 患者是否佩戴眼镜?
- 患者是否佩戴隐形眼镜?
  - ·类型。
  - ·整夜佩戴?
  - ·清洗方案(包括使用自来水)?
  - ·游泳时是否佩戴?
- 创伤(物理、化学、辐射)。
- 感染。
  - ·单纯疱疹病毒性角膜炎。
  - ·眼部带状疱疹。

用药史

- 局部应用类固醇激素(白内障、青光眼、地图状疱疹性溃疡)。
- 防腐剂/抗过敏剂的毒性作用。
- 乙胺丁醇、异烟肼、胺碘酮和环孢素可能导致视神经病变。
- 明确是否服用毒品非常重要,尤其是瞳孔非典型异常的患者。

家族史

- 视神经炎患者常有多发性硬化的家族史。
- 接触性感染,结膜炎。
- 遗传性角膜营养不良。
- 青光眼。

家族眼部疾病史

- 询问家属是否患有眼部疾病(例如,青光眼、遗传性视网膜营养不良)。

框 9.3　复视的原因

水平性复视：第 6 对颅神经麻痹

- 由于外直肌麻痹导致外展功能障碍。
- 眼球偏向病变侧时水平性复视加重。

垂直性复视：第 4 对颅神经麻痹

- 由于上斜肌麻痹导致向下看时复视加重。
- 眼球向同侧上斜,眼球远离病变侧和头向同侧倾斜时复视加重。
- 眼球内收减少。

混合性复视：第 3 对颅神经麻痹

- 可能累及部分或者全部。
- 累及或不累及瞳孔;合并或不合并眼睑下垂。
- 除了外直肌和上斜肌,所有眼外肌麻痹。

机械性复视

- 单眼运动和双眼运动功能均减弱。
- 病因:甲状腺相关性眼病,创伤(眶壁／眶底骨折),特发性眼眶炎症,肿瘤。

重症肌无力

- "伟大的冒充者"。
- 间歇性复视,程度不一。
  - 常于一天结束或者运动后加重。
  - 合并或不合并眼睑下垂。
- 冰袋实验:在闭合的眼睑处放置冰袋 2 分钟后,再次检查眼睑是否下垂。如果眼睑下垂显著改善(>2mm)可认定为阳性。

代偿性隐斜

- 间歇的,但有固定的模式。

单眼复视

- 双眼屈光率间存在较大差距(屈光参差,散光)。
- 角膜混浊或扩张。
- 晶状体半脱位。
- 虹膜缺损:创伤、激光周边虹膜切除术。

社会史

需重点询问：

- 职业和爱好：对于了解患者视力需求十分必要（运动，驾驶，阅读）。
- 曾经居住的国家(阳光暴露,卫生条件差)。
- 铅和一氧化碳可能导致视神经损害。
- 性传播疾病(例如,梅毒,HIV/AIDS)。

视力

必须熟记产生视力的光线路径,此条路径的任何部分受损都会导致视力缺失(框 9.4)。

视力轴:应用解剖学

了解解剖学构造后,视野缺失的病变可以通过视力路径进行定位。

- 光线通过角膜、前房、瞳孔、晶状体和玻璃体到达视网膜。
- 视神经始于视网膜（中枢神经系统中唯一可以直视的神经）。神经通过视神经孔,与另外一只眼睛的视神经在垂体窝上方的"视神经交叉"交汇。在这里,视神经的鼻侧部位相互交叉。它们继续沿着视束到达外侧膝状体。在膝状体,两侧视神经分离,上层视网膜连接顶叶,其余的连接颞叶。
- ❗学生容易在这里发生混淆,应该在早期就理解掌握! 由于物体经过晶体投射后,视网膜上显示的影像是上下、前后颠倒的。因此,鼻侧的视网膜接受双眼颞侧的视觉传入,而颞侧的视网膜则接受双眼鼻侧的视觉传入。
- 因此,举例来说,视网膜鼻侧的神经纤维连接左侧大脑,接受右侧视觉的传入(左侧颞侧视网膜和右侧鼻侧视网膜),反之亦然。

视力检测

Snellen 表（图 9.1）

在光线良好的情况下,患者站立在距离 Snellen 表 6m 远的地方。

- 轮流检测双眼,可以佩戴或者不佩戴平时用来视远物的眼镜。
  - ·应用针孔重复检测。如果视力有改善,说明存在未矫正的屈光不正(而不是眼部疾病)。

- 记录下能看见的最低线(每条线允许 2 次失误)。
  - 每个字母旁的数字指的是正常视力能够看到的距离。
- 记录下视力,以能够看到的最小的字母代表的距离来表示。
  - 比如,如果患者可以从 6m 远的距离看到"36",那么视力为"6/36"。

视力不佳

如果患者根本就看不见 Snellen 表,评估患者是否能够:

- 看清楚手指数(CF)。
- 看到手掌运动(HM)。
- 有光感(PL)。
  - 如果患者无光感,那么记录为"'NPL"(无光感)。

框 9.4　视力丧失的一些原因

角膜

- 干眼、角膜擦伤、角膜溃疡、疱疹性角膜炎、角膜水肿(急性闭角型青光眼)、圆锥角膜。

眼前房

- 虹膜炎、出血、前房积脓。

晶状体

- 白内障。

玻璃体腔

- 玻璃体积血、玻璃体炎。

视网膜

- 分支/中央动脉或静脉阻塞、视网膜脱离、黄斑变性、黄斑水肿、高血压性视网膜病变。

视神经

- 视神经炎、缺血性视神经病变、视盘水肿。

视交叉

- 垂体瘤、脑膜瘤

视束

- CVA、肿瘤。

枕叶皮质区

- CVA、肿瘤。

技能站 9.1

说明

　　检查患者视神经功能。

操作规范

- 清洗双手。
- 自我介绍。
- 解释检查的目的,获得患者知情同意。
- 面朝患者而坐。
- 检查患者远距离和近距离的视力。
- 检查患者色觉(如石原色觉检查图)。
- 检查是否有相对性瞳孔传入障碍(RAPD)。
- 检查视神经盘是否存在水肿、出血、萎缩、侧支血管和视杯。
- 进行视野检查(对抗、手动、自动),检测是否存在特征性的视野缺损。
- 感谢患者配合。

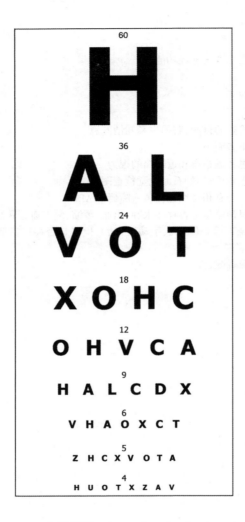

图 9.1 Snellen 表示意图。(Reproduced with permission from *Oxford Handbook of Ophthalmology.*)

LogMAR 表

　　该表为检测远视力的替换方法。相比 Snellen 表，该表的优势是只有 5 个字母并且每行的间距相等，进而避免了"拥挤效应"（图 9.2）。

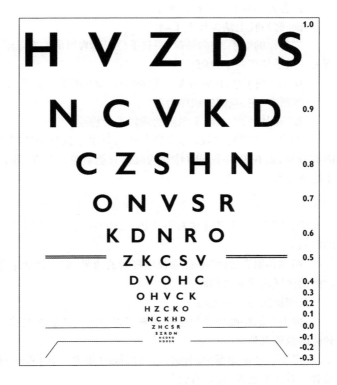

图 9.2　LogMAR 表示意图。（Reproduced with permission from *Oxford Handbook of Ophthalmology.*）

视野

检查视野

大体缺陷和视觉忽视

- 与患者相对而坐,平视,相距 1m。
- 首先双眼睁开检测大体缺陷和视觉忽视。
  - ·让患者朝你看("看我的鼻子")。
  - ·询问"我脸上缺少什么了吗?"
  - ·举起你的双手,伸向外侧,一只手位于你视野的右上象限,而另一只手位于左上象限。
  - ·移动一根手指,让患者在直视你的同时指向你移动的手掌。
  - ·按照右、左、双侧的顺序检测。
  - ·按照同样的方法对下象限的视野进行检测。
  - ·如果存在视觉忽视,那么患者在每只手单独移动的时候能够看见,而在两只手同时移动的时候只能看见一只手(不同于感觉忽视)。

单眼检测

- 位置同上,让患者遮住右眼,同时你闭左眼,让患者盯住你的右眼。
  - ·在你和患者之间,平行寻找你视野的边界,它应该和患者看到的区域几乎完全相同。
- 分别检测每一个象限。
  - ·伸出你的胳膊使其位于你和患者正中间,然后将其移动到你的视野之外。
  - ·将手缓慢移动至中间部位(可以同时摩挲一个手指),让患者一看到手就说"可以看到"。
  - ·❶确保患者一直盯着你的右眼。
  - ·你应该能够同时看到你的手掌。
- 分别对右上、左上、右下和左下象限进行检测,每次手从视野的一角进入。
  - ·确保患者一直盯着你(如果不及时纠正,许多患者会转头去看你的手掌)。
- 如果出现视野缺失,详细标出具体缺失区域,找到缺失的边界。检测缺失是否超过垂直或者水平中线。

- 双眼交替检测(在检测期间,为了更好地集中注意力,你们需要短暂休息)。
- 使用一个红色大头针或者类似的红色物体重复上述过程,对视野缺失区域进行更详细的标注。
  - ·如果患者看到了红色的大头针,就说"看到了"。
  - ·首先应该在中线外侧 15°的地方标记视野盲点(这项检测针对你的检测方法和患者的可信程度)。
- 评估患者单眼或双眼视野缺损是 1/4 象限、1/2 视野还是其他的形状。
- 如图 9.3 所示两个圈中画出视野缺损部位以表示患者视野缺损。

常见的视野缺损

将以下的缺损和图 9.3 中的数字进行比较。

- 管状视野:狭窄的视野(青光眼或者视网膜受损)。
  - ·管状视野通常是功能性的。
- 视野盲点扩大:由视盘水肿导致。
- 单侧视野缺损(1)严重的眼睛损伤、眼睛血供受损或者视神经受损导致的单眼失明。
- 盲点:视野存在"黑洞"(黄斑变性、血管病或者毒素)。
  - ·如果是双侧,意味着在枕叶皮质存在非常小的病变(如多发性硬化症)。
- 双颞侧偏盲:(2)双侧视网膜 1/2 鼻侧和单侧视野的 1/2 颞侧视野缺失(病变位于视交叉中心如垂体肿瘤、颅咽管瘤、鞍上脑膜瘤)。
- 双鼻侧偏盲:双眼 1/2 鼻侧视野缺失(罕见)。
- 偏盲:(3)常见于卒中患者。双眼的右侧或左侧的视野缺失(例如,右眼的鼻侧和左眼的颞侧。如果中央部分视野(黄斑)未累及,病变可能位于视辐射;累及黄斑,病变位于视束。
- 同象盲:单眼视野的 1/4 缺失。
  - ·上象偏盲:(4)提示病变位于颞叶。
  - ·下象偏盲:(5)提示病变位于顶叶。

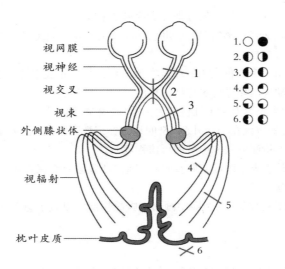

视网膜

视神经

视交叉

视束

外侧膝状体

视辐射

枕叶皮质

图 9.3 视网膜到枕叶皮层的视觉通路示意图,显示不同病变部位导致的视野缺失。(见彩图)

瞳孔

瞳孔的异常包括瞳孔大小不规则以及光反射、集合反射受损(框 9.5 和框 9.6)。

应用解剖学

瞳孔大小是由自主神经系统调控的。

- 瞳孔收缩(缩瞳),通过副交感神经控制的瞳孔括约肌。
- 瞳孔扩大(散瞳),通过交感神经支配下的瞳孔扩张肌。

光反射(副交感神经系统)

- 鼻侧视网膜纤维在视处交叉处交叉,连接对侧顶盖前核,支配两个 Edinger-Westphal 核(图 9.4)。
- 颞侧视网膜纤维连接同侧顶盖前核,这再次支配 Edinger-Westphal 核。
- 四重神经支配确保了光线照射到任何一只眼睛的时候都能够引起双侧瞳孔的缩小。
- 副交感神经节前神经纤维连接 Edinger-Westphal 核至睫状

神经节。

- 副交感神经节后纤维通过短睫状神经连接睫状神经节至瞳孔括约肌。

相对性瞳孔传入障碍（RAPD）

- 光照进眼睛会导致同侧的瞳孔收缩，即"直接"反射，也引起对侧眼的收缩，即"间接"反射。
- 如果传入通路上存在缺陷（如视神经损伤），光线照射到病变眼睛的时候会立刻引起双侧瞳孔的扩大。
- 在一只眼睛进行药物扩张之后，RAPD 仍然可以存在。

因此，我们应该注意观察未扩大的瞳孔来评估是否初始即有扩大。

近反射（副交感神经系统）

凝视近处的物体来激活"近反射"，包括集合反射、辐辏反射和缩瞳。最后的通路是光反射，比如第 3 对颅神经、睫状神经节和睫状短神经。

交感神经系统

包括三种神经元：

- 中枢性：降至下丘脑后部，经过同侧脑干至 Budge 睫脊中枢，其位于 C8 和 T2 之间的脊髓中间外侧角（图 9.5）。
- 节前纤维：升至接近胸膜顶，止于颈部的颈上神经节。
- 节后纤维：沿颈内动脉上升，汇入海绵窦的三叉神经眼支处。通过长睫状神经止于瞳孔开大肌。

RAPD 的检测

- 坐在患者对面，用笔形手电筒照射一只眼睛 2~3 秒。
- 迅速用手电筒照射另外一只眼睛。
- 观察是否有初始瞳孔扩大（RAPD）。

集合反射的检测

- 坐在患者对面，手持一个物体（如书本的一页）置于患者面前 30cm。
- 观察有无瞳孔缩小。
- 如果不确定，让患者越过你的肩膀看远处的东西，然后再看那页书。

技能站 9.2

说明

　　检查患者瞳孔。

操作规范

- 清洗双手。
- 自我介绍。
- 解释检查的目的,获得患者知情同意。
- 面朝患者而坐。
- 让患者凝视远处物体。
- 观察是否有瞳孔不等大(瞳孔大小不一致),异色(巩膜颜色不一致),眼睑下垂,眼位偏差。
- 暗反射。
  - 用尺子测量瞳孔大小,调暗房间光线后再次测量。
  - 如果存在瞳孔不等大,在明亮环境下较大的瞳孔可能是病变的那只,反之亦然。
- 检查每只眼的瞳孔直接光反射。
  - 用手电筒照射眼睛,观察瞳孔的反应。
- 检查瞳孔间接光反射。
  - 用手电筒照射一只眼睛,观察另一只眼睛的瞳孔反应。
- 观察是否存在 RAPD。
- 检查集合反射。
- 感谢患者,必要时帮助患者整理衣冠。

全套检查

- 如果可能的话,用裂隙灯检查患者是否有蚓状虹膜运动(Adie 瞳孔)。
- 进行眼运动检查检测是否合并视神经麻痹。
- 进行全套神经系统检查,尤其检查是否有深反射的降低(见于 Holmes-Adie-Moore 综合征)。

瞳孔异常

相对性瞳孔传入障碍(RAPD)

　　该病由于视觉通路前侧的病变导致。

　❶角膜混浊或者白内障不会引起 RAPD。

病因包括:

- 视神经病变（如视神经炎、压迫性病变）。
- 严重视网膜病变[如视网膜中央静脉闭塞症（CRVO）、视网膜脱离]。
- 视交叉和通路病变（梗死、脱髓鞘病变）。

Horner 综合征

眼交感神经麻痹（在第 1、第 2 或第 3 神经元水平压迫颈胸交感神经）。多种病因，取决于病变部位。

- 单侧轻度眼睑下垂。
- 患侧无汗症（出汗减少）。
- 患侧虹膜异色（如果病变是先天性的或者长期的，巩膜颜色不同或者变浅）。
- 轻度瞳孔缩小。
- 瞳孔扩大正常或者轻度延缓。
- 没有相对性瞳孔传入障碍。

Argyll Robertson 瞳孔

由神经梅毒导致。

- 瞳孔缩小且不规则（副交感神经）。
- 光反射消失。
- 集合反射活跃。

Holmes-Adie-Moore 综合征（或称为 Adie 瞳孔）

瞳孔括约肌和睫状肌去神经化，可能由病毒性疾病导致，通常见于中年女性。

- 瞳孔扩大（散瞳症）。
  - ·在光线下，瞳孔不等大（瞳孔大小不一致）更明显。
- 光反射或者集合反射减弱。
- 深反射减弱或者消失。

第 3 对颅神经麻痹累及瞳孔

病因包括硬膜下血肿伴海马沟回疝、后交通动脉瘤、肿瘤、血管炎。

- 瞳孔固定性扩大，眼睑下垂，眼球运动受限，保持向外上看。

框 9.5　光反射–近反射分离

　　集合反射正常,但是光反射消失或者减弱。

- 传入神经传导缺陷(如视神经病变)。
- Holmes-Adie-Moore 瞳孔。
- Argyll Robertson 瞳孔。
- 异常的第 3 对脑神经再生。
- 强直性肌营养不良。
- 帕里诺中脑背侧综合征。

框 9.6　瞳孔异常的其他原因

瞳孔缩小

- 药源性(酒精,阿片类和抗精神病药)。
- 慢性 Adie 瞳孔。
- 虹膜炎。

瞳孔扩大

- 药源性(阿托品, LSD,致幻蘑菇,可卡因,安非他命, SSRI 抗抑郁药)。
- 虹膜创伤。

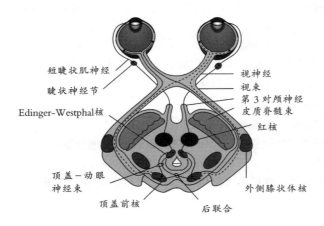

短睫状肌神经

睫状神经节

Edinger-Westphal核

视神经

视束

第 3 对颅神经

皮质脊髓束

红核

顶盖–动眼神经束

顶盖前核

后联合

外侧膝状体核

图 9.4　光反射通路。(Reproduced with permission from *Training in Ophthalmology* by Sundaram et al.)(见彩图)

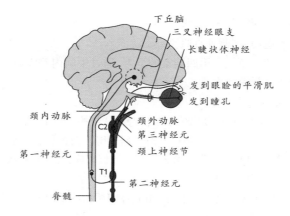

图 9.5　瞳孔交感神经通路。（Reproduced with permission from *Training in Ophthalmology* by Sundaram et al.）（见彩图）

眼睛运动

眼睛运动是由三对颅神经支配：动眼神经（Ⅲ）、滑车神经（Ⅳ）和展神经（Ⅵ）。当双眼同时运动的时候，还有核上神经中枢支配眼球共扼运动或"视图"（图 9.6 和框 9.7）。

应用解剖学

第 3 对颅神经（Ⅲ）：动眼神经

- 运动：提上睑肌、上直肌、内直肌、下直肌、下斜肌（除了外直肌和上斜肌以外的所有眼外肌）。
  - 第 3 对颅神经有两个运动核团：主核团和附属副交感神经核团（Edinger-Westphal 核）。
- 自主神经系统：副交感神经控制虹膜和睫状肌的瞳孔括约肌。
- 中脑的核复合体位于中脑的上丘水平。

第 4 对颅神经：滑车神经

- 运动：对侧上斜肌。
  - 它是最细的颅神经，在颅内走行最长，是唯一一条从脑干背面发出的颅神经。
- 神经核在第 3 对颅神经核的下方，位于中脑下丘水平。接受前庭系统和内侧纵束（MLF）的信号。

第 6 对颅神经:展神经

- 运动: 同侧外直肌。
- 神经核位于第四脑室的下方,通过中间内侧纵束与第 3 和第 4 对颅神经相连。

眼睛水平运动

- 眼睛水平运动由位于脑桥旁网状结构(PPRF)的水平凝视中枢控制。其与同侧第 6 对颅神经核相连,支配同侧眼睛外展,通过对侧 MLF 与对侧的第 3 对颅神经核相连,支配对侧眼睛内收。

眼睛垂直运动

- 眼睛垂直运动由位于 MLF 喙间质核的垂直凝视中枢控制。

眼睛运动的检查

观察

- 坐在患者对面,评估患者头的位置。
- 观察是否有上睑下垂(眼睑下垂)。
- 在鼻子前的中心部位用笔式手电筒照射每一只眼睛,观察是否存在角膜反射的不对称。
  - 双眼都应该大体位于中央。如果角膜反射偏向鼻侧,为外斜视。如果偏向颞侧,为内斜视。

遮眼检查

该检查用于评估是否有隐斜视(框 9.3),指的是在正常双眼视物的情况下,眼睛代偿性偏斜。

- 让患者凝视远方物体。
- 用你的手轮流遮住患者的一侧眼睛,然后观察另外一只眼睛的运动。如果没被遮住的眼睛移动并固定,那么存在隐斜视,这时候运动方向能够提示斜视的类型:
  - 向内运动=外斜视 (眼睛偏外)。
  - 向外运动=内斜视 (眼睛偏内)。
  - 向下运动=上斜视 (眼睛偏上)。
  - 向上运动=下斜视 (眼睛偏下)。

不遮眼检查

- 撤除遮挡,观察眼睛运动。
  - 相关运动的解释同遮眼检测。

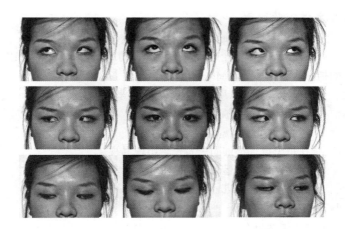

图 9.6　凝视的九个方位,包括向前直视(中立位)。(见彩图)

框 9.7　正常和异常的眼睛运动

- 转向:正常的单眼运动包括内收、外展、抬高、降低、内旋、外旋。
- 转位:正常双眼的共轭眼球运动,双眼朝一个方向运动。
- 离散度:正常双眼运动,双眼朝相反的方向运动 (如集合反射)。
- 隐斜视:正常视力情况下眼睛偏差不明显(视网膜图像是“融合的”)。当患者疲劳的时候可以起到“失代偿”并且变得明显,或者在双眼视力受妨碍的时候可被观察到 (如遮住一只眼睛)。
- 斜视: 明显的偏差。例如:
  - ·内斜视 = 内聚性斜视。
  - ·外斜视 = 散开性斜视。

替代的遮眼检查

- 每一只眼睛在反复遮眼数秒钟后迅速移开,这样总有一只眼睛处于遮蔽状态。
  - ·观察眼睛偏移和恢复情况。

自主性眼睛运动

- 询问患者在第一眼位(直视你)的时候是否有复视。
- 面向患者而坐,让患者保持头部不动,盯着一个物体(如你的指尖或者笔形手电筒)。
  - 有时候,你可以用手扶住患者下巴来保持头不动。
- 如图 9.6 所示检查九个方位的情况。
  - 避免极端的凝视。
  - 在每个位置都询问患者是否出现复视。
  - 观察有无眼睛运动失败或者异常运动(如眼球震颤)。
  - 每个位置都要进行遮蔽检查。

扫视

- 在患者两侧拿着两个目标物(一只手的大拇指和另外一只手的常用手指)。
- 让患者在两个物体之间来回快速观察。
  - 可以先进行动作示范。
  - 运动应该准确、流畅、迅速。
- 在垂直方向上重复上述动作(在中线上下拿着目标物进行检查)。

集合反射

- 嘱患者注视前方约 1m 的目标物。
- 缓慢将目标物向患者移动,同时观察患者的双眼。
  - 双眼应该缓慢、对称、平稳地发生内聚。

技能站 9.3

说明

　　检查患者眼球运动。

操作规范

- 清洗双手。
- 自我介绍。
- 解释检查的目的,获得患者知情同意。
- 面朝患者而坐。
- 询问患者是否存在视力问题。
- 做一个简短的视力和视野检查。
  - ·眼盲患者是无法跟随你的手指的。
- 嘱患者直视着你。
- 注意患者的头部位置,同时观察是否有上睑下垂迹象。
- 嘱患者注视你的鼻子。
  - ·注意观察眼球是否存在明显的不对称(斜视)。
- 让患者保持眼球居中,分别进行遮眼和不遮眼检查。
- 检查眼球自主运动。
- 如果有需要,让患者凝视每个视野的 9 点钟方向,分别进行遮眼和不遮眼检查。
- 检查眼球扫视运动。
- 检查集合反射。
- 感谢患者配合。

第 3、第 4 和第 6 对颅神经麻痹

动眼神经（Ⅲ）麻痹

临床特点

- 眼睑下垂。
- 患侧眼睛出现外斜视和下斜视（"朝下朝外"）。
- 所有方向均有眼肌麻痹,除了外侧和下方（图 9.7）。
- 散瞳症（瞳孔散大——多变）。

　　·控制瞳孔缩小的神经纤维位于该神经的浅表,并且由浅表血管供血,因此对于压迫性疾病很敏感。瞳孔散大需要区分"内科"第 3 对颅神经麻痹和"外科"（压迫性）颅神经麻痹。

病因

- 20%~45%由微血管病变导致（患有糖尿病和高血压）。
- 5%~ 20%为颅内动脉瘤(常为后交通动脉）。
- 外伤。
- 肿瘤。
- 脱髓鞘病变。
- 血管炎。
- 先天性。

滑车神经（Ⅳ）麻痹

临床特点

- 垂直复视（向下凝视加重）。
- 受累眼睛轻度外转(头向相反方向来代偿）。
- 上斜视（患侧眼睛比对侧高）。
　　·向对侧凝视加重,头向患侧倾斜。
- 外展受限。

病因

- 30%~40%由头外伤导致。
- 20%由微血管病变导致（常在 3~4 个月内得到改善）。
- 先天性（常见病因,虽然大部分患者直到成年后才会有症状）。
- 其他病因:出血性、梗死性、脱髓鞘病变、肿瘤、感染。

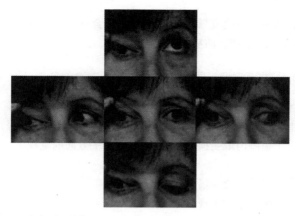

图 9.7　右侧动眼神经（Ⅲ）麻痹患者在五个方向凝视的表现。（见彩图）

展神经（Ⅵ）麻痹
临床特点
- 受累眼睛不能外展。
- 复视（朝患侧注视时加重，远视重于近视）。

病因
- 微血管病变（最常见）。
- 其他病因:脱髓鞘病变、梗死、颅内压增高、肿瘤、脑膜感染、血管瘤（基底动脉）、炎症性疾病。

混合型神经麻痹
海绵窦
　　与眼球运动的调控有关的三个神经中,支配虹膜的交感神经以及三叉神经的眼支和上颌支都在此交汇。常见病变包括:颈动脉海绵窦瘘;垂体肿瘤压迫; 海绵窦血栓,合并眼球突出和球结膜水肿; 假性动脉瘤。

眼眶
　　眼肌麻痹可以由眼眶内任何外压性疾病引起。多个视神经受累的时候可表现为眼球突出。许多病变可能直接侵犯眼外肌肉及其支配神经。

眶上裂
　　眶上裂传出所有控制眼外斜肌的神经以及三叉神经眼支。

眶上裂的炎症或病变导致 Tolosa-Hunt 综合征—— 一种复杂的单侧眼肌瘫痪,伴有前额的麻木和眼痛。

其他眼球运动障碍

核间性眼肌麻痹(INO)

指连接对侧第 3 和第 6 对颅神经核的内侧纵束(MCF)异常。

由于患侧内聚受损,患者主诉出现水平方向的复视。

单侧病变

- 同侧眼睛内收受损。
- 受累眼睛经常出现眼球震颤(框 9.8)。

双侧病变

- 可能出现双侧外斜视(眼睛朝外看)。
- 垂直型眼球震颤。
- 视觉追踪受损。
- 后部病变集合反射存在,而前部和中脑病变集合反射消失。

脑桥旁网状结构 (PPRF)病变

PPRF 负责水平凝视时的集合运动。

- 患眼水平凝视麻痹。
- 垂直凝视保留。
  病因:血管疾病、脱髓鞘病、肿瘤。

"一个半综合征"

INO 合并 PPRF 病变或者累及同侧第 6 对颅神经核团。

- 病变同侧眼睛集合凝视麻痹 (所谓的"一"),朝对侧看时患侧眼睛不能内收 (所谓的"半")。

帕里诺(中脑背侧)综合征

- 两眼不能同时向上凝视、两眼球向眶内回缩、眼球震颤。
- 光反射–近反射分离。
  - ·近反射存在,光反射减弱。
- 眼睑退缩(Collier 征)。
  病因:脱髓鞘病变、动静脉畸形、肿瘤、第三脑室扩张、累及中脑的血管病变、脑膜炎。

框 9.8 眼球震颤

眼球震颤是一种不自主的有节律性的眼睛震动，可能有多种临床表现。

- 方向:垂直、水平、上升、下降、旋转。
- 运动速度:慢、快。
- 纠正运动速度。
- 摆动性眼球震颤:在两个方向以同样的速度震动。
- 跳动性眼球震颤:不同方向上的速度不同,眼球震颤的方向由快速相方向决定。

知觉缺陷型眼球震颤

- 由于缺少视觉刺激导致的摆动型眼球震颤。
- 常见原因包括:先天性白内障、眼白化病、无虹膜、先天性视神经病变。

运动性眼球震颤

- 通常在出生时或者出生后不久出现,睡眠时不出现。伴有集合反射的减弱。

隐性眼球震颤

- 仅在一只眼睛被遮蔽时出现双侧的跳动性眼球震颤。
- 跳动性眼球震颤的快速相是远离遮蔽眼睛。

分离性眼球震颤

- 双眼眼球震颤模式不一致。
- 病因包括: INO、后颅窝病变。

下跳性眼球震颤

- 跳动性眼球震颤,快速相朝下,慢速相朝上。凝视时无特殊。
- 与皮质延髓连接相关的疾病: MS、卒中、脊髓空洞症, Arnold-Chiari 畸形、锂中毒。

凝视诱发性眼球震颤

- 在凝视部位出现,而不是第一眼位。
- 如果为生理性,应该伴有乏力,并且为对称性。
- 病理学病因:药物、脑干病变以及后颅窝病变。

上跳性眼球震颤

- 见于第一眼位凝视。
- 病因: Wernicke 脑病、药物、下脑干病变。

前庭性眼球震颤

- 另外一种类型的跳动性眼球震颤,继发于前庭系统疾病,通常表现为旋转性。快速相远离病变侧。检查是否伴有耳鸣,眩晕、听力丧失。

眼前段检查

使用裂隙灯是一种理想的检查方法,但是所有的结果通过检眼镜也可以观察到。

调整反射角至+10来检查眼前段。

不具备检眼镜的时候甚至可以通过使用笔形手电筒和蓝色滤光器来获得许多信息(框9.9)。

常规检查

- 行 RAPD 检查。
- 一般检查。
  - ·一般状态。
  - ·面部不对称。
  - ·皮肤病变(如疱疹)。
- 眼睑。
  - ·位置:上睑下垂,睑内翻(眼睑内翻),睑外翻(眼睑外翻)。
  - ·检查睫毛,查看是否有睑缘炎或者其他疾病。
  - ·查看是否有肿块、红斑或者肿胀。
  - ·翻开上眼睑和下眼睑,观察结膜和穹隆部。尤其要观察是否有异物、乳头样突起、小囊、睑球粘连(睑结膜与球结膜部分或者完全粘连)。
- 结膜。
  - ·观察:充血、出血、球结膜水肿(水肿)、肿块、擦伤、异物、翼状胬肉(结膜的良性增生)。
- 巩膜。
  - ·观察:颜色、充血、肿胀。
- 角膜。
  - ·提起眼睑检查整个角膜。
  - ·滴入 2%的荧光素,查看在蓝光下荧光素显示为绿色的上皮损伤。
- 眼前房。
  - ·测量深度。
  - ·观察细胞、纤维素、耀斑、充血(眼前房积血)、脓肿(眼前房积脓)。
- 虹膜。
  - ·注意:颜色、形状、运动、萎缩。

· 使用后部反光照射法查看透视病变。
- 晶状体。
  · 观察:白内障、人工晶状体。注意位置和运动。
- 前玻璃体。
  · 观察晶状体后面,让患者朝上、朝下和直视来观察玻璃体。
  · 观察细胞(小的白色沉积物),"烟灰"(提示视网膜撕裂的颗粒),血液。

框 9.9   使用裂隙灯

只有眼科专家擅长使用裂隙灯。使用裂隙灯的要点:
- 确定裂隙灯电源接通,将开关转到左手边,这时候会有光线。
  · 如果灯还不工作,检查灯泡。
- 调整目镜至你的瞳孔间径(IPD),将目镜调整至适合的反射角度。
- 在灯顶部的开关选择光线强度(白光,热滤过的白光,正常光,绿光,蓝光)。
  · 从弱光正常光线开始,然后按需使用滤光的白光。
  · 调节光线的宽度、高度、角度和方向。
- 调节自己和患者椅子的高度,确保椅子高度适宜。
  · 裂隙灯高度用桌子底下的操纵杆调整。
- 让患者放松下巴,将前额置于额托。确保高度适宜。
- 调节下巴高度,使患者眼睛与裂隙灯标记保持一致。
- 逐步缓慢移动裂隙灯靠近患者,使用操纵杆获得精确的眼睛聚焦。
  · 使用操纵杆调整光线高度。
- 检查眼前段。
  · 旋转目镜下方的开关来增加放大倍数。

直接照明
- 使用同轴光线(光线的角度)可以更好地评估角膜和眼前部。
- 观察细胞。
  · 运用同轴光线,以前房为中心,瞳孔的黑色为背景。
  · 看起来像小粉尘颗粒的细胞在光线下在液体中上下运动。

后部反光照射法
- 将白光缩短,直接通过瞳孔照射至视网膜。你可以通过光线反射评估晶状体透明度(瞳孔散大)或者虹膜透光度缺陷情况。

眼后段检查

　　眼后段是指眼睛中晶状体深处的部分,包括玻璃体、视神经盘和视网膜(框 9.10)。

　　对眼底行直接检眼镜检查对于神经系统检查是至关重要的,但是由于操作比较困难,学生经常不去进行该项检查。

　　直接检眼镜能够获得一个眼底放大的视野,但是要想获得越过赤道部的视网膜外周视野需要使用裂隙灯或者间接检眼镜。

　　为了获得完整的检眼镜检查,通常需要将滴眼液滴入下结膜囊来散大瞳孔(1% 的托吡卡胺或者 1%的环喷托酯)。

　　❶如果你打算散大瞳孔,应询问患者是否既往有闭角型青光眼或者夜晚在光线下视物成晕的情况。如果你有所怀疑,或者患者前房似乎变浅,最好谨慎使用这种方法,因为散大瞳孔会阻塞房角而发生急性闭角型青光眼。

如何使用检眼镜

- 向患者介绍自己,解释操作过程,取得知情同意。
- 确保房间昏暗,理想情况下坐在患者对面。
  - ·也可以在患者平卧位时进行操作。
- 熟悉检眼镜的操作。选择大孔径的灯,调整光线以避免患者感到刺眼。
- 让患者注意观察远处的物体,保持双眼固定(尽可能放松)。
- 折射角设置为+10。
- 在离患者约 30cm 处通过检眼镜观察,将灯从鼻侧移动到颞侧直到位于瞳孔前。
  - ·瞳孔变为红色,视轴的混浊将会变成黑色的点或者线。
  - ·通过调节检眼镜的镜片,你可以知道病变的部位。可能的部位包括角膜、房水、晶状体(及其前囊和后囊)以及玻璃体。
- 时刻记住从患者 15°的方向检查,即视神经进入眼睛的角度。
  - ·小心不要阻挡另一只眼睛的视野,始终保持其固定不动。
- 调整为+10 后能够检测前房。
  - ·通过逐渐减少镜片的能力,能够依次检测角膜、虹膜和晶状体。

- 让患者朝上、下和直视来观察玻璃体。
- 接下来,将反射角调整为 0 或者合适的反射角。
- 找到一条血管,然后调整焦点。沿着血管,将直径增加到视神经盘。如果不能找到血管,换个方向再尝试。
- 检查视神经盘,注意:

框 9.10　检眼镜下观察什么

玻璃体

- 细胞(表现为小的白色的微粒)。
- 颗粒。
- 血液。
- 星形玻璃体变性 (玻璃体钙沉积)。
- Weiss 环 (后玻璃体脱离)。

黄斑

- 点状／斑点状出血。
- 微血管瘤。
- 渗出。
- 棉絮样渗出。
- 水肿。

血管

- 串珠状静脉。
- 静脉环。
- 视网膜内微血管异常 (IRMA)。
- 新生血管(薄而扭曲的血管)。
- "银丝"(具有闪耀、银色条纹的动脉)。
- 动静脉交叉(动脉从上部穿过后静脉如同"被挤压"一样)。
- 大血管瘤。

周边视网膜

- 变性。
- 撕裂。
- 视网膜脱离症。
- 色素沉着。
- 激光治疗／冷冻治疗的瘢痕。
- 脉络膜视网膜瘢痕。
- 肿瘤。

- ·视杯:视神经盘比例。
- ·颜色。
- ·形状。
- ·边界。
- ·边缘。
- ·异常的血管。
- 检查 4 个象限。
- 检查黄斑。
  - ·让患者直接注视灯光。

眼外伤

面对一名外伤的患者你可能觉得有些慌张,但是通过系统性方法你将不会遗落任何重要的体征。对于涉及故意伤害的病例,将来可能涉及法律诉讼的情况,你需要将你的发现准确地通过绘画/图像的形式记录下来(框9.11)。

病史

获得一个完整且明确的病史:

- 受伤的日期和时间。
- 受伤的原因:钝器伤、锐器伤、高速。
- 视力症状:模糊、飞蚊症、闪光、复视。
- 不要忘了其他的面部/全身损伤。

常规检查

- 视力(最好为矫正视力并进行针孔实验)。
- 瞳孔:是否等大? 反应性如何?
- RAPD?
- 眼睑:是否有肿胀、青紫、撕裂伤?
- 眼前段检查。
  - ·怀疑有眼球破裂的患者,将损伤减少到最小。
- 结膜:是否有撕裂伤以及结膜下出血?
- 角膜:是否清澈?
  - ·使用 2%荧光素的滴眼液在蓝光下进行检查,上皮细胞损伤的时候呈现绿色(Siedel 检测)。
- 眼前房:细胞、血液(前房积血),同对侧眼睛比较存在视差深度。

框 9.11　外伤的一些临床表现

化学损伤

　　碱损伤比酸损伤更危险,因为可以造成更严重的细胞破碎,甚至可以穿透至基质或更深。

- 检查双眼的 pH 值。
- 先冲洗,然后再评估。
- 检查是否有角膜缘的缺血(角膜缘结膜血管发白)。
- 检查角膜的透明度:有严重化学损伤的时候会出现混浊。
- 其他临床表现:结膜水肿、上皮受损、前葡萄膜炎。

异物

　　可能有穿通和穿孔(入和出)。

- 从病史判断贯通伤的风险。
- 检查是否有穿孔的风险:视力下降、上皮损伤(Siedel 征阳性)、瞳孔不规则、虹膜缺损、晶状体缺损。
- 翻开眼睑,扩张后检查是否有玻璃体积血或者视网膜异物。

角膜异物

- 患者主诉眼睛有异物感,同时有畏光、流泪、视物模糊的表现。
- 观察:结膜充血、角膜可见异物伴或不伴锈环或者浸润、伴或不伴前葡萄膜炎。

角膜擦伤

- 结膜充血,角膜上皮细胞受损,外用麻醉药能够缓解疼痛,采用针孔实验能够提高视力。

外伤性前房积血

- 钝伤病史。
- 前房积血 ± 外伤性瞳孔散大,瞳孔形状不规则(瞳孔括约肌损伤)。

眼球破裂:前部

- 严重外伤病史。
- 结膜下出血、葡萄膜组织疝出、前房变浅、眼前房积血、± 角膜水肿、眼内炎。

眼球破裂:后部

- 严重外伤病史。
- 结膜下出血、与未受伤眼睛相比眼前房加深、玻璃体出血、视网膜出血、视网膜脱离、眼内炎。

眶骨骨折

- 钝伤病史(如网球伤)。
- 临床特点:视力模糊、伴或不伴复视、眶周青紫出血、充血、痛性限制性眼睛运动、眶下感觉减退 (眶下神经受损合并眶底骨折)、眼内炎、外科性气肿。

- 晶状体:透明性,检查患者移动双眼时是否有晶状体移动。
- 玻璃体:是否出血?
- 视网膜:视网膜震荡(视网膜有发白区域)、出血、视网膜撕裂/脱离、脉络膜破裂。
- 视神经盘:检查其功能和外观。

红眼症

方法

- 详细询问患者病史,包括既往眼部疾病、系统回顾和眼部疾病家族史。
- 系统检查眼睛:
  - ·视力。
  - ·瞳孔反应。
  - ·眼睑。
  - ·结膜/巩膜。
  - ·角膜(使用荧光素,在钻蓝色灯下检查是否有上皮缺陷)。
  - ·前房。
  - ·虹膜。
  - ·晶状体。
- 记录下患者在正确指令下的远视力和近视力。
  - ·▶一定记住要检查双侧眼睛。
- 使用针孔镜是否能够提高视力。

危险信号

- ▶佩戴隐形眼镜后的红眼症首先应该考虑感染性角膜炎,除非证明是其他原因导致的,并且应该在发病的当天就诊。
- 如果通过针孔镜或者佩戴眼镜后还不能矫正视力的明显下降,应该考虑比较危险。

红眼症的病因

结膜炎

详见框 9.2。

葡萄膜炎

- 色素膜层的炎症(虹膜、睫状体和脉络膜)。
- 前葡萄膜炎通常表现为角膜周围的感染、畏光、流泪以及视力模糊。

- 进展性葡萄膜炎可能导致虹膜与晶状体的黏附,虹膜后粘连可能导致瞳孔变小而不规则。
- 严重情况下,在前房可能形成脓肿(眼前房积脓)。

感染性角膜炎(角膜溃疡)

- 症状:眼部不适,通常有长时间的隐形眼镜佩戴史、畏光、视物模糊。
- 体征:感染性结膜炎、角膜溃疡、±前房细胞。

单纯疱疹病毒性角膜炎

- 症状:疼痛、畏光。常有流泪,可能有唇疱疹的病史。
- 体征:荧光染色后,在钴蓝光下可以在角膜表面见到树枝状溃疡。

巩膜外层炎

- 巩膜外层的炎症,位于结膜的深处。
- 症状:青紫、触痛、流泪。
- 体征:巩膜外层的炎症血管不像深层巩膜血管那样,比较表浅,可以触碰移动。甚至有时候可以触及结节。

巩膜炎

- 可以在结缔组织病中见到(Wegener 肉芽肿、风湿性疾病、结节性多动脉炎)。
- 症状:严重的眼睛疼痛,患者夜间难以入睡。
- 体征:巩膜变薄,脉络膜显露变成蓝色。

结膜下出血

- 发红经常是唯一的症状和体征。
- 询问有无高血压或者出血性疾病的病史。

急性闭角型青光眼

- ▶眼科急症。
- 全身表现包括恶心、呕吐、头痛。
  - ·典型病史包括视物模糊、光下视物有光晕。
- 临床特征:视力显著下降;发红,眼睛感染。固定的、中等程度、椭圆形瞳孔,由于水肿导致的角膜模糊。
- 眼内压升高使得眼睛变硬(对比侧)。

框 9.12 结膜炎

细菌学

- 症状:急性红眼症、眼涩、灼热、分泌物渗出、视力无改变。
- 体征:感染性结膜炎、脓性分泌物、角膜正常。

病毒性

- 症状:急性红眼症、流泪,经常从一只眼睛开始,然后传染到另外一只眼睛。
- 体征:眼红、流泪、伴或不伴结膜水肿、伴或不伴眼睑水肿、伴或不伴假膜形成、角膜上皮下混浊、淋巴结触痛。

衣原体

- 症状:单侧或者双侧脓性分泌物,红眼症(可能变为慢性)、伴或不伴尿道炎(可能是无症状的)。
- 体征:红眼症、脓性分泌物渗出、伴或不伴外周结膜浸润、淋巴结触痛。

过敏性

- 症状:瘙痒是主要症状,双侧发红,流泪,伴随有"花粉症"症状(打喷嚏、流鼻涕)。
- 体征:眼睑水肿,"桃红色"结膜,乳头状突起。

新生儿眼炎

- 通常在出生后的一个月之内发生结膜炎,通常是出生时获得。该病在英国需要上报。
- 临床特点:脓性分泌物,伴或不伴结膜水肿,眼睑水肿,角膜炎。
- 衣原体: 出生后 4~28 天。
- 淋病双球菌:超急性发病(出生后 1~3 天)。

甲状腺疾病的眼部表现

检查

视诊

- 从正面、侧面和上方观察患者的眼睛(框 9.3)。
- 观察巩膜在虹膜的上面或者下方是否能够看到,眼球是否凸出(突眼症——从上方观察最好)。
- 观察结膜和巩膜的健康情况,尤其是观察有无溃疡或者结膜炎。
- 确保双眼都能够闭合(闭合不了是急症)。

视野

推荐对视野情况进行快速筛查。

眼睛运动

检查眼睛在所有方向上的运动情况。

睑后退（von Graefe 征）

- 高举你的手指，让患者盯着手指，眼睛跟着手指进行运动（确保患者头不动）。
- 迅速将手指向下运动，这样使得患者先向上看再迅速往下看。
- 观察眼睛和眼睑是否同时流畅运动？
  ·如果出现睑后退，上眼睑落后于眼睛运动，当眼睛向下运动的时候虹膜上方的白巩膜能够被观察到。

表现

眼球突出

- 眼球向外突出，这是由于眶后脂肪增加、水肿以及细胞浸润引起的。
- 可以通过"Hertel 突眼测量仪"进行正式评估。

突眼症

这是眼球突出的严重表现形式。巩膜在虹膜下部边缘以下可见（虹膜下缘）。特别严重的情况下，患者不能够闭合眼睑进而导致：

- 角膜溃疡。
- 结膜水肿（由于正常静脉和淋巴管堵塞导致结膜和巩膜水肿）。
- 结膜炎。

睑退缩

上眼睑退缩，患者朝前看的时候，能够在虹膜上方观察到到白巩膜。

这是由于甲状腺激素分泌过多引起上睑提肌的肌张力增加和痉挛所致（Dal-rymple 征）。

睑后退

描述同上。由支配上眼睑肌肉的交感神经系统过度激活所致，可见于甲状腺激素的过度释放。

框 9.13　甲状腺毒症和 Graves 病的眼部表现

　　一个常见的误解是眼球突出和突眼症都是由甲状腺毒症导致。实际上是错误的。眼球突出和突眼症见于 50% 由 Graves 病引起的甲状腺毒症患者。但是,即使甲状腺激素水平正常,眼球突出可能持续存在。

甲状腺毒症的眼部表现

- 睑退缩。
- 睑后退。

Graves 病的眼部表现(Graves 眼病)

- 眶周水肿和结膜水肿。
- 眼球突出 / 突眼症。
- 眼肌麻痹 (尤其是向上凝视)。
- 睑退缩和睑后退仅在甲状腺毒症发生时存在。

　　视物模糊提示合并视神经病变,因此需要行眼底镜检查。

主要疾病的重要症状和体征

疼痛性视力丧失

- 外伤。
  - ·角膜异物, 角膜擦伤,外伤性前房积血,贯通伤,眼球破裂。
- 角膜溃疡。
- 单纯疱疹角膜炎。
- 前葡萄膜炎。
- 眼内炎。
- 巩膜炎。
- 巨细胞动脉炎(GCA)。

急性无痛性视力丧失

玻璃体出血

- 临床特征:有或无眼底受损,伴或不伴红反射降低。
- 病因:视网膜脱离,糖尿病视网膜病变。

湿性老年性黄斑变性

- 详见本章其他部分。

视网膜中枢或者分支静脉阻塞

- 临床特征:广泛的或者半球视网膜出血,伴或不伴棉绒斑,渗出,视盘水肿,黄斑水肿。
- 常见病因:高血压、糖尿病、高脂血症。
- 其他病因:血管炎(如 Behçet 病、结节病、系统性红斑狼疮),凝血功能异常(如蛋白 S 或者蛋白 C 缺乏、抗磷脂抗体综合征),多发性骨髓瘤,青光眼。

视网膜中枢或者分支动脉闭塞

- 症状:突发视力丧失,可能有 GCA 的症状,10%的患者可能出现黑矇。
- 体征: 视网膜苍白,樱桃红点, 视网膜静脉栓塞。
- 病因:
  - ·动脉粥样硬化性:高血压,糖尿病,吸烟,高脂血症。
  - ·栓塞性:颈部血管/主动脉疾病,心脏瓣膜病。
  - ·血液系统疾病:蛋白 C 缺乏,抗磷脂抗体综合征,淋巴瘤,白血病。
  - ·炎症性疾病:GCA,SLE,结节性多动脉炎,Wegener 肉芽肿。
  - ·其他:口服避孕药,外伤,偏头痛。

前部缺血性视神经病变(AION)

- 可能是动脉性(颞动脉炎或者 GCA)或者非动脉性(高血压,糖尿病,贫血,吸烟,高脂血症)。

颞动脉炎或者巨细胞动脉炎(GCA)

- 症状:头痛、头皮压痛、颌跛行、颈痛、发热、不适、关节痛。
- 体征:触痛,无脉搏颞动脉,相对性瞳孔传入障碍,视盘肿胀。
  - ·伴或不伴视网膜中央动脉闭塞症,颅神经麻痹。

视网膜脱离症

- 临床特征: 飞蚊症,闪光,视力丧失/视野缺损。
- 危险因素:
  - ·眼睛:外伤史,白内障手术,近视眼。
  - ·全身性:Stickler 综合征,马方综合征, Ehlers-Danlos 综合征。

高血压视网膜病变

临床特征

▶临床表现取决于视网膜病变分级。

● 局部/广泛的小动脉收缩和硬化(图 9.8)。

● 动脉粥样硬化引起动静脉(AV)交叉压迹:"AV 夹"(动脉从静脉上部交叉)以及视网膜动脉出现银线样改变。

● 微血管瘤。

● 棉绒斑提示缺血。

● 视网膜出血,常为火焰状。

● 渗出;经常为黄斑星型。

● 动脉大血管瘤。

● 视盘水肿。

● 恶性高血压时出现血管扭曲。

分级

● 1 级: 轻度的广泛动脉收缩和狭窄。

● 2 级: 较第 1 级严重,出现 AV 交叉。

● 3 级: 在第 1 级和第 2 级基础上出现视网膜出血、渗出、微动脉瘤以及棉绒斑。

● 4 级: 除了上述所有的描述外还有视神经盘 ± 黄斑水肿。

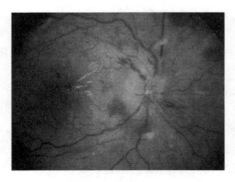

图 9.8 高血压视网膜病变。(见彩图)

糖尿病视网膜病变

糖尿病是壮年人群中致盲的最常见病因。预测糖尿病视网膜病变最好的指标是糖尿病的病程长短（图 9.9 至图 9.11）。

发病机制

微血管病最主要的是影响毛细血管前微动脉、毛细血管和毛细血管后微静脉。周细胞减少，血管内皮细胞破坏，红细胞的变性聚集增加导致微血管阻塞和渗出。

临床特征

眼底表现通常是双侧、对称性的。根据疾病严重程度和表现，异常可以有以下表现：

- 微动脉瘤。
- 点渍状出血。
- 脂质渗出。
- 静脉呈串珠状。
- 视网膜内微血管异常（IRMA）。
- 棉绒斑（CWS）。
- 视盘或者其他部位出现新生血管（NVD/NVE）。
- 牵张性视网膜脱落。
- 黄斑水肿、增厚（糖尿病黄斑病变）。

分类

早期治疗糖尿病视网膜病变研究提出了一个糖尿病视网膜病变的分类方法，将疾病分为非增生性（NPDR）和增生性（PDR）。英国国家筛选委员会分类列在括号里。

非增生性

- 轻度：至少一个微动脉瘤（R1）。
- 中度：出血或者微动脉瘤，脂质渗出，静脉呈串珠样，IRMA（R2）。
- 重度（"4:2:1"规律）：四个象限存在出血或者微动脉瘤。静脉串珠样在两个以上象限可见。至少一个象限存在 IRMA（R2）。
- 非常严重：上述指标中满足 2 个或者以上（R2）。

增生性

- 早期 PDR：视网膜上出现新生血管（NV）；视盘（NVD）或其他区域（NVE）出现新生血管（R3）。

- 高危 PDR:视盘上新生血管（NVD）占视盘的 1/4~1/3 或以上区域。任何 NV 和玻璃体或者视网膜外的出血（R3）。治疗为氩气激光广泛视网膜光凝术。

糖尿病黄斑病变

- 视网膜中央凹周围 500μm 范围内出现视网膜水肿。
- 视网膜中央凹周围 500μm 范围内出现硬性渗出,相邻的视网膜增厚。
- 视网膜中央凹周围 1 个视盘直径范围内出现视神经水肿直径≥1 个视盘。

青光眼

青光眼是一种视神经病变,与眼内压增高导致不可逆的视神经受损相关。该病通常无症状,经检查意外发现,但是可以致盲。

应用解剖学

- 房水由睫状体产生,主要通过小梁网状系统排出,但是也可以通过葡萄膜巩膜途径排出。
- 正常眼内压为=8~21mmHg。

原发性闭角型青光眼

- 前房排水角狭窄阻碍了液体的流出,导致眼内压(IOP)升高。
- 急性:典型表现为眼睛发红、疼痛,由于水肿导致角膜模糊不清;固定的轻微扩张的椭圆形瞳孔;视力减退;头痛、恶心和呕吐。

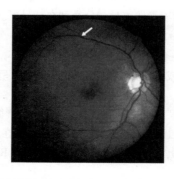

图 9.9 非增生性糖尿病视网膜病变。白箭头所示为微动脉瘤,黑箭头所示出血。(见彩图)

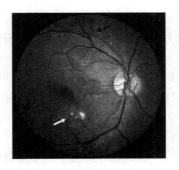

图 9.10 增生性糖尿病视网膜病变。白箭头所示为新生血管形成的棉绒斑。黑箭头所示为点状出血。（见彩图）

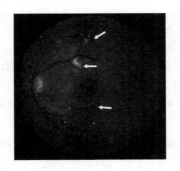

图 9.11 糖尿病黄斑病变。白箭头所示为硬性渗出,黑箭头所示为出血。黄斑内可见新生血管生长。（见彩图）

- 慢性/亚急性:可能在夜晚出现灯光附近产生光晕;通常很难与开角型青光眼鉴别,除非使用裂隙灯观察前房。

原发性开角型青光眼

- 虽然前房角保持开放,房水流出仍然减少。
  - ·50 岁以上患者中最常见的青光眼类型。
- 危险因素: IOP 升高,中央角膜厚度变薄,加勒比黑人,年龄增加,有一级亲属发病。
- 其他危险因素:高血压、糖尿病、近视眼。

继发性青光眼

- 由其他视力问题或者治疗导致的,房角可能是开放的或者闭合的。

眼压正常的青光眼

- 房角开放,视野缺损且视盘改变,但是 IOP 在"正常范围"。

导致继发性青光眼的情况

- 葡萄膜炎:
  · 小梁网炎:小梁网状结构的慢性炎症导致房水流出减少。
  · 虹膜膨隆: 虹膜与晶状体前囊相黏附 (虹膜后粘连)呈360°,前葡萄膜炎导致虹膜前凸, 由房水阻塞、房角关闭所致。
- 虹膜发红:眼睛缺血导致(视网膜静脉/动脉阻塞,糖尿病)可以导致前房的新生血管生长或出血,阻塞液体流出。
- 外伤:钝性外伤导致房角损伤,可以引起小梁网的瘢痕形成。

老年性黄斑变性(AMD)

AMD 是西方国家致盲的首要病因。主要有两种类型。最常见的干性 AMD 表现为视力逐渐丧失,而少见的湿性 AMD 或称为新生血管性 AMD 表现为更快和更严重的视力下降。

干性 AMD

- 进行性的黄斑萎缩, 表现为出现玻璃膜疣, 视网膜色素上皮细胞(RPE)和 Bruch 膜之间出现细胞外物质的沉积。
- 导致 RPE 和视网膜感光细胞层的缺损。

湿性 AMD

- 占 AMD 总数的 10%,是西方国家致盲最常见的原因。
- 脉络膜血管簇产生新生血管并进入视网膜中,形成脉络膜新生血管膜 (CNV),其能够在视盘中造成渗液或者渗血,进而形成瘢痕导致视力减退。

症状

- 中心视力丧失(起病可缓可急)。
- 扭曲 (视物变形症:直线看起来是波浪形并有扭曲)。
- 盲点。

体征

- 硬玻璃膜疣(界限明显的黄色病变)。
- 软玻璃膜疣(界限不明显的白色病变,可能融合)。

- 色素沉着。
- 视网膜下或者视网膜内出血。
- 渗出。

危险因素

- 年龄。
- 家族史。
- 女性。
- 白种人。
- 吸烟。
- 高血压。
- 心血管疾病。
- 高脂血症。

白内障

晶状体是一种双凸、透明、无血管的透明层包裹的结构。晶状体纤维终身生长，因此晶状体是眼睛中唯一一个持续生长的结构。随着年龄增大，晶状体的透明性逐渐丧失，最终引起白内障，这种疾病在高龄患者中极为常见(图 9.12)。

常见症状

- 视力逐渐降低。
  - ·阅读困难。
- 在迎面而来的车头灯光前会感到眩光。

危险因素

大多数白内障是老年性的，但是有些白内障可能与某些全身性疾病相关，包括：

- 糖尿病：通常是皮质或者后囊下白内障。患者通常较年轻，并且白内障进展相对较快。
- 钙稳态失衡。
- 葡萄膜炎。
- 眼内肿瘤。
- 闭角型青光眼。
- Wilson 病：因为形似被称为"向日葵白内障"。由于铜沉积导致变为绿褐色。

继发性白内障的分型

- 核硬化: 中央晶状体变色对远视力的影响多于近视力。
- 皮质白内障: 由晶状体外侧皮质内较年轻的晶状体纤维的破坏导致。可以引起多种表现,包括辐射状和空泡状。
- 囊下白内障:在晶状体上皮细胞的前部或者后部形成。后部的更易影响近视力而非远视力。

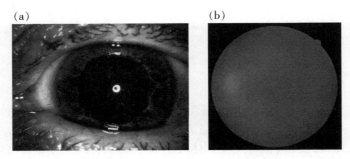

图 9.12　(a)白内障外部观。(b)成熟白内障的镜下观。(见彩图)

另见:

更多有关眼部疾病临床表现和临床体征的信息可参考《牛津手册临床指导学习卡》,可用于为 OSCE 和查房做准备。

"内科"学习卡组:

- 红眼症。
- 糖尿病视网膜病变。
- 高血压视网膜病变。
- 视盘水肿。
- 青光眼。
- 视盘萎缩。
- 白内障。
- 视网膜中央静脉闭塞。
- 视网膜脱离症。
- 血管样条纹症。
- 老年性黄斑变性。
- 巨细胞病毒性视神经炎。
- 有髓神经纤维。
- 星状玻璃体变性。
- 视野缺损。
- 眼球震颤。
- 眼睑下垂。
- Holmes-Adie-Moore 综合征。
- Argyll Robertson 瞳孔。
- 核间眼肌麻痹。

(南京 译)

第 10 章

运动系统

引言

关节

关节是指骨与骨之间或骨与软骨之间的连接点或接触点。其分类主要依据两点,即联结关节面的结缔组织类型以及关节本身的活动度。

关节分为以下三种类型(框 10.1 和框 10.2):

- 纤维关节(韧带联合):两骨之间以纤维(胶原)结缔组织相联结,是一种固定的、不活动的关节,不含关节腔。例如,颅骨间缝合。
- 软骨关节(软骨联合):两骨之间以软骨相连,可轻微活动,不含关节腔。例如,耻骨联合、椎间盘。
- 滑膜关节(动关节):两骨之间覆以软骨及滑膜闭合而成的关节腔,可自如活动,为最常见的关节类型,四肢关节为典型代表。

滑膜关节

软骨

透明关节软骨覆盖于骨的关节内表面, 可在运动时减少关节面摩擦,缓冲震荡和冲击。并非所有的骨关节内面均有透明软骨覆盖,未被透明关节软骨包覆的区域为裸区,裸区为炎症性关节炎(如类风湿关节炎)的主要侵蚀区域。

框 10.1　滑膜关节分类

滑膜关节分类繁多,其中较为重要的几类如下:

- 滑车关节:主要在一个单一平面内活动(如肘关节、膝关节、指间关节)。
- 球窝关节:可绕三个运动轴活动,包括屈/伸、内收/外展、旋转运动(如肩关节、髋关节)。
- 车轴关节:由骨和韧带连成环状做旋转运动(如脊椎 C1 和 C2 之间的寰枢关节和桡尺间连结)。
- 滑动关节:两骨的关节面较平坦,可从一侧移动到另一侧或做前后运动(如腕骨间关节、跗跖关节、胸锁关节、肩锁关节)。
- 鞍状关节:与滑车关节类似,但在第二个平面上也有一定的活动度(如拇指底部关节)。

> 框 10.2 滑膜关节的运动形式
>
> **角度运动**
>
> - 屈:两骨之间的角度变小(如弯曲肘部的动作即为屈肘)。
> - 伸:两骨之间的角度变大(如伸直肘部的动作即为伸肘)。
> - 外展:骨远离人体正中线的动作(如将手臂向外移动到一边即为肩外展)。
> - 内收:骨靠近人体正中线的动作(如将手臂向内移动到靠近身体的一边即为肩内收)。
>
> **旋转**
>
> 关节沿其垂直轴进行的运动。
>
> - 旋内:骨朝向人体正中线旋转(如伸膝状态下转动下肢使足趾指向内侧即为髋关节旋内)。
> - 旋外:骨远离人体正中线旋转(如伸膝状态下转动下肢使足趾指向外侧即为髋关节旋外)。
>
> **特殊运动形式**
>
> 以下运动形式仅发生于特定关节。
>
> - 旋前:逆时针转动拨盘一样旋转前臂。
> - 旋后:顺时针旋转拨盘一样旋转前臂。
> - 背屈:活动踝关节使足背靠近胫骨(如足尖上抬)。
> - 跖屈:活动踝关节使足底面与胫骨呈一直线(如足尖下垂)。
> - 内翻:倾斜足底使其面对面靠近。
> - 外翻:倾斜足底使其背向远离。
> - 前伸:使下颌向前运动。
> - 后缩:使下颌向后运动。

某些滑膜关节尚包含纤维软骨盘(如膝关节半月板)或纤维软骨唇(如髋关节和肩关节)。

关节囊及滑膜

附着于滑膜关节周围的袖袋样结构(外层为纤维囊状结构,内衬滑膜)。

内层滑膜可分泌滑液,兼有润滑和营养软骨(关节软骨内并无血管和神经分布)作用。滑液中的吞噬细胞可移除关节腔内的微生物和组织碎片。

韧带为关节囊的增厚部分,但某些韧带与关节囊分离存在。

附着点

附着点是关节囊、韧带或肌腱附着于骨的部位。附着点炎是血清阴性炎症性关节炎的标志(如银屑病关节炎、强直性脊柱炎)。

腱鞘

腱鞘是包围在肌腱如指浅屈肌、指深屈肌、肱二头肌外的滑膜鞘。机械性病因(如 Quervain 腱鞘炎)或自身免疫性病因(如狼疮、类风湿关节炎)可导致炎症(腱鞘炎)。跟腱是人体最大的肌腱之一,但它没有真正意义上的腱鞘,而仅由一层菲薄的结缔组织覆盖,称为腱周组织。

运动系统重要症状

一份细致准确的病史蕴含巨大的信息量,甚至可以帮助我们在体格检查和实验室检查完成前做出诊断。

疼痛

疼痛是运动系统疾病中最常见的症状,可按照其他类型疼痛的常规方式进行问诊。

疼痛可发生于关节结构、关节周围结构,或其他部位的牵涉痛(框 10.3 至框 10.5)。

明确疼痛的特点、起病情况、部位、放射痛、严重程度、周期性、加重及缓解因素(须特别提及活动和休息对症状的影响)及昼夜变化。机械性/退行性关节病所致疼痛常因关节的活动而

框 10.3　髋关节痛的常见病因

- 前侧(腹股沟区):髋关节病、缺血性坏死、髂耻滑囊炎、腰椎间盘突出压迫 L1~L2 神经根、腹股沟疝或股疝。
- 内侧:内收肌起止点病、腹股沟疝或股疝。
- 外侧:转子间滑囊炎、外展肌起止点病(大转子疼痛综合征)、感觉异常性股痛。
- 后侧:骶髂关节炎引起的炎症性背痛(俗称臀痛)、坐骨滑囊炎、椎管狭窄、椎间盘脱出压迫 L3~L5 神经根及骶神经根。

框 10.4　膝关节痛的常见病因

- 髌骨软化症：髌骨软骨软化，久坐后膝关节前方疼痛，常见于年轻人。
- 剥脱性骨软骨炎：通常与外伤后骨软骨骨折所致关节内游离体形成和关节下软骨坏死有关。
- 胫骨结节骨软骨炎：胫骨骨骺牵拉性损伤后出现，典型表现为胫骨上方肿块。
- 其他原因：骨关节炎、创伤、滑囊炎、肌腱炎、类风湿关节炎、感染、恶性肿瘤。

框 10.5　关节痛的其他病因

肩关节

- 肩袖疾病（如肌腱炎、断裂、粘连性肩关节炎 / 冻结肩）。
- 牵涉性痛：如颈椎源性、纵隔源性、心源性。
- 关节炎：盂肱关节炎、肩锁关节炎。

肘关节

- 肱骨上髁炎（外上髁炎 = 网球肘，内上髁炎 = 高尔夫球肘）。
- 鹰嘴滑囊炎。
- 颈部 / 肩部引发的牵涉痛（如颈椎病）。
- 骨关节炎和类风湿关节炎。

机械性/退行性脊柱疼痛

- 关节炎。
- 创伤。
- 感染。
- 强直性脊柱炎。
- 脊椎前移。
- 腰椎间盘脱出、腰椎管 / 侧隐窝狭窄。
- 脊柱肿瘤。
- 代谢性骨病。

加重,而炎症性关节病所致疼痛常因关节活动而缓解。

- 关节内的疼痛称为关节痛。
- 肌肉内的疼痛称为肌痛。

特点

- 骨痛典型的表现为钻孔样、穿透样痛,常夜间加重。病因包括佩吉特病、肿瘤、慢性感染、缺血性坏死及骨样骨瘤。
- 骨折痛常为尖锐的刺痛,活动后明显加重。
- 电击样痛多提示神经卡压(如椎间盘突出)。

起病

- 急性起病的疼痛多为急性感染表现,如脓毒性关节炎、晶体性关节病(如痛风)。
- 骨关节炎、强直性脊柱炎及类风湿关节炎的疼痛常缓慢(隐匿)起病。

部位

尽可能明确疼痛最严重处的准确部位,以及相关疼痛较轻的部位。指导患者指出疼痛最严重的部位。

疼痛部位并不一定为病变部位,常可能为牵涉痛。牵涉痛的产生是由于大脑皮层无法完全区分胚胎学起源相关部位传入的感觉信号。例如,髋关节痛时常会产生大腿至膝关节的牵涉痛,颈椎痛时常会产生肩关节区的牵涉痛。牵涉痛常无法准确定位,并随受累关节(而非牵涉部)的活动而加重。

僵硬

本症状为主观上感觉无法进行关节活动或关节活动困难。

▶若以关节僵硬为主要表现而不伴明显疼痛,首先考虑痉挛或强直,查体时须关注肌张力增高和其他上运动神经元体征。

问诊要点:

- 关节僵硬感何时最重?

·"晨僵",日间逐渐缓解,此为炎症性关节病的特征性标志(如类风湿关节炎、强直性脊柱炎。常须数小时方可完全缓解)。

·晨僵也可见于非炎症性关节病(如骨关节炎)。此类病例中患者的晨僵缓解时间较短(常 <20 分钟)。

- 有哪些关节受累?

·类风湿关节炎中关节僵硬主要见于手足关节;风湿性多

肌痛中关节僵硬主要见于肩关节和盆骨带；强直性脊柱炎中关节僵硬主要见于臀部及下背部。

- 晨起后多长时间晨僵症状能够缓解？
- 休息和活动后对关节僵硬有何影响？

　　·炎症性关节炎中，关节僵硬随休息加重，随活动缓解。而非炎症性关节病中，关节僵硬随活动加重，一天结束时往往症状更重。

肿胀

　　关节肿胀由多种因素所致，包括滑膜衬里层炎症、滑液量增多、骨肥大或关节周围组织肿胀。

　　本症状在关节痛、关节僵硬出现时尤为明显。问诊要点：

- 哪些关节受累（小关节还是大关节）？
- 受累关节是否对称分布？
- 肿胀的起病方式如何？

　　·急性起病：血肿、急性晶体性滑膜炎、关节血肿（创伤、抗凝剂及其他潜在出血性疾病）。

　　·慢性起病（数日或数周）提示炎症性关节炎。

- 肿胀是持续的还是间断的？
- 有无相关联的疼痛症状？
- 触诊关节表面是否发热？
- 是否伴有红疹（常见于感染性、创伤性及晶体性关节病）？
- 受累关节是否受到过任何损伤？
- 是否整个手指或足趾像香肠一样全部肿胀起来（指／趾炎）？

骨擦音/骨擦感

　　活动关节时闻及或感觉到的极细微的破碎声。

　　骨擦音常需与其他关节性／关节周围性的非病理性听诊音如裂开声、沉闷声、弹响和噼啪声相鉴别。

交锁、扳机现象与脱膝感

交锁

　　交锁是指在完成特定动作时突发的活动受限，提示关节内游离体或关节内软骨撕裂导致的机械性运动障碍。最常见于膝关节。

扳机现象

与交锁现象类似,可见于手指,表现为无法完成主动伸指动作。最常见病因为手指屈肌腱鞘增厚,也可并发于创伤或其他手指伸肌病变。扳机指可由患者或医生被动伸展。

脱膝感

下肢关节(如膝关节、踝关节)退行性关节炎患者主诉负重时出现关节的不稳定感,称为脱膝感,是一种可与跌倒相关或无关的主观感觉。

畸形

急性关节畸形可由骨折或脱位导致。慢性关节畸形在骨排列不齐中更为常见,也可见于关节半脱位或脱位(框 10.6)。

问诊要点:

- 关节畸形病程时限。
- 关节畸形的相关症状,如关节疼痛和关节肿胀。
- 关节畸形造成的功能丧失(患者之前可以完成,而目前无法完成的关节功能)。

无力

问诊要明确无力症状为局灶性无力(周围神经损伤),还是全身性无力(全身性疾病)。

对于部分患者而言,主观上的无力可能是由疼痛引起,如风湿性多肌痛患者常主诉髋部和肩部的"无力"。

框 10.6 关节畸形的相关术语

外翻

关节远端的骨骼或部分肢体向身体外侧偏斜。

例如,膝外翻畸形,表现为 X 形腿,双膝在中线处接触,而双足分离。

内翻

关节近端的骨骼或部分肢体向身体内侧偏斜。

例如,膝内翻畸形,表现为 O 形腿,即便双足紧贴的情况下双膝之间仍有较大间距。

感觉障碍

问诊时要明确麻木感或感觉异常的分布范围,以及加重和缓解因素。

功能丧失

功能丧失(残疾)是指无法完成特定的躯体动作,注意与"残障"概念相鉴别,后者强调躯体残疾对患者生活造成的社交/功能障碍。

功能丧失常为肌无力、疼痛、机械性因素及神经损伤的综合作用结果。

问诊时要注意结合患者职业,同时要注意了解患者的行动能力(能否上下楼梯?能否独立进食、洗漱、穿衣?能否进行购物、烹饪等日常活动?)。

情绪和睡眠

慢性肌肉骨骼疾病的患者常合并或发展为情绪低落。所以问诊过程中要对情绪问题进行针对性问诊。

同样的,此类患者可能合并睡眠不足和(或)睡眠质量差。慢性睡眠障碍可导致痛觉敏感性增高,对疼痛的感知增强。如果程度严重,可能导致慢性全身弥漫性疼痛(如纤维肌痛)。

问诊要点:

- 睡眠情况如何?
- 是否存在入睡困难?
- 是否在夜间频繁醒来?如果是,原因是什么?
- 醒来后是否感觉神清气爽?

关节外症状

多种运动系统疾病(如类风湿关节炎、系统性红斑狼疮)可引起关节外表现或多系统表现,概述如下。

- 全身症状:低热、体重下降、疲劳、嗜睡。
- 皮疹:血管炎性皮疹、光敏性皮疹、甲襞梗死、脱发(见第 4 章)。
- 口腔表现:
  - 口干(干燥综合征)。
  - 溃疡(非瘢痕性:系统性红斑狼疮;瘢痕性:白塞病)。

- 雷诺现象（原发性雷诺病，系统性红斑狼疮，系统性硬化症）。
- 尿道炎（赖特综合征）。
- 瘢痕性口腔－生殖器溃疡（白塞病）。
- 眼部表现：
  · 眼干（干燥综合征）。
  · 巩膜外层炎、巩膜炎、穿孔性巩膜软化症（类风湿关节炎）。
  · 葡萄膜炎（血清阴性炎症性关节炎）。
- 心肺表现：气促（肺纤维化？）、心包炎、胸膜炎（类风湿关节炎），主动脉瓣反流（强直性脊柱炎）。
- 神经系统表现：
  · 神经卡压（类风湿关节炎）。
  · 偏头痛、抑郁、精神病（系统性红斑狼疮）。
  · 卒中（抗磷脂抗体综合征）。

其他病史

既往史

问诊所有既往内外科疾病史，尤其是创伤和肌肉骨骼疾病相关病史（框 10.7）。

家族史

家族疼痛史问诊亦相当重要，尤其是针对具备遗传因素的运动系统疾病：

- 骨关节炎。

框10.7　病史筛查

若运动系统疾病非病史采集的重点，你可以通过三个问题做一个简短的筛查：

- 你的肌肉、关节或背部有疼痛或者僵硬感吗?
- 你自己可以毫不费力地穿上衣服吗?
- 你可以自如地上下楼吗?

若上述问题有阳性发现，我们应进一步详细问诊。

- 类风湿关节炎。
- 骨质疏松症。
- 银屑病。
- 系统性红斑狼疮。
- 血清阴性的脊柱关节病。

须注意血清阴性脊柱关节病（如强直性脊柱炎）常见于 HLA B27 单倍型患者。

用药史

详尽的用药史包括所有处方药与非处方药（包括草药）的用药情况。尽量去评估所有既往和目前治疗的效果。

同时要问诊运动系统用药产生的副作用，包括：

- 非甾体类抗炎药相关的胃部不适。
- 甾体类激素治疗的长期副作用，如皮肤变薄、骨质疏松、肌病、感染、缺血性坏死。

还需要问诊已知的具有肌肉骨骼副作用的药物应用情况，包括：

- 他汀类：肌痛、肌炎、肌病。
- ACE 抑制剂：肌痛。
- 抗痉挛药：骨软化症。
- 喹诺酮：肌腱病。
- 利尿剂、阿司匹林、酒精：痛风。
- 普鲁卡因、肼屈嗪、异烟肼：药物性狼疮。

▶还须注意的一点是违禁药物可增加结核、HIV、肝炎等感染性疾病的患病风险，此类疾病均可引起肌肉骨骼症状。

吸烟史和饮酒史

需要仔细问诊完整的吸烟饮酒史。

社会史

此部分可作为功能状态问诊的自然延伸，并须涵盖患者职业、种族等信息。

- 某些职业人群为特定运动系统疾病的易感人群。
  · 体力劳动者易患负重关节的骨关节炎。
  · 重复性劳损常见于办公室工作人员。
  · 使用振动工具者易患手臂振动综合征。

·疲劳骨折可见于运动员。

● 种族与运动系统疾病发病相关,如亚洲人群中狼疮与结核的患病比例增高,这两种疾病均与多种运动系统主诉相关。

● 年龄:针对老年患者须注意问诊患者日常生活活动,是否行动方便,以及是否拥有家庭辅助设施,如升降椅、护栏等。

● 注意询问家庭护理及其他健康支持情况。

● 酌情问诊性生活史。反应性关节炎或赖特综合征可由衣原体感染、淋病等性传播疾病导致。需要时可对 HIV 和肝炎的危险因素进行问诊。

运动系统病史概述

同其他系统一样,将临床资料(以及诊疗思路)有机地归纳整合到一个条理清晰的框架之中对于诊断的确立至关重要(框10.8)。

框10.8　肌肉骨骼系统病史概要

● 现病史。

· 明确受累关节数量。

· 理清症状体征的定位及出现的先后顺序。

● 关节受累的发病模式。

· 单次发作。

· 偶发 / 间歇性发作。

· 进展性 / 递增性。

● 关节外表现。

● 既往史。

● 家族史。

● 过敏史。

● 用药史。

● 吸烟史。

● 饮酒史。

● 社会史。

初步诊断

运动系统病史采集结束后,应当明确如下问题:

- 主要运动系统症状。
- 受累关节的数量(框 10.9)。
- 受累关节的定位(框 10.10)。
- 受累关节的起病情况与发展演变(框 10.11)。

以上信息可以帮助你在多数情况下确立初步临床诊断。

框 10.9   受累关节数量的诊断

单关节(单关节炎)

- 晶体性关节病。
- 关节血肿。
- 感染。
- 退行性关节炎。
- 创伤后关节炎。
- 少或多关节炎的单关节表现形式。

2~4 个关节(少关节炎)

- 炎症性关节炎(类风湿关节炎、银屑病关节炎、反应性关节炎、强直性脊柱炎)
- 感染(感染性心内膜炎、急性风湿热)。
- 骨关节炎。

>5 个关节(多关节炎)

- 炎症性关节炎(类风湿关节炎、银屑病关节炎、系统性红斑狼疮)。
- 骨关节炎。

框10.10 通过关节受累进行诊断

类风湿关节炎
- 掌指关节、近端指间关节、腕关节、跖趾关节。
- 通常不累及远端指间关节、第1腕掌关节。

银屑病关节炎
- 累及远端指间关节更为常见。
- 有时可能与类风湿关节炎类似。

强直性脊柱炎
- 骶髂关节、脊柱、肩关节及髋关节。

系统性红斑狼疮
- 掌指关节和腕关节。

骨关节炎
- 膝关节、第1腕掌关节、远端指间关节、近端指间关节、脊柱椎间关节、髋关节及踝关节。

痛风
- 第1跖趾关节、指间关节、膝关节及踝关节。

二水焦磷酸钙结晶沉积症 (CPPD)
- 膝关节、腕关节、掌指关节。

框 10.11 通过起病和进展的特点进行诊断

单次发作的急性关节炎
- 反应性关节炎、结晶性关节病或炎症性关节炎的首次发病、化脓性关节炎。

反复发作完全缓解型
- 结晶性滑膜炎(痛风、急性焦磷酸钙结晶性滑膜炎)、复发性类风湿关节炎。

持续性或进展性病程伴递增的关节受累
- 类风湿关节炎(通常为对称性)、血清阴性的炎症性关节炎(通常为不对称性)。
  · 数月或数年后可停止进展。

持续性或进展性病程伴骶髂关节和脊柱受累
- 血清阴性的脊柱关节病。
  · 也可见于外周大关节的少关节炎。

慢性病程伴关节陆续受累型
- 骨关节炎。
  · 数月之内进行性多个指间关节受累,可见于结节性骨关节炎早期。通常见于绝经后妇女。

运动系统体格检查概述

全面完整的运动系统体格检查相当耗时和复杂。

本章将之分为以下关节 / 区域进行操作：手部（包括腕关节）、肘部、肩部、脊柱、髋部、膝部、踝部和足部(框 10.12)。

框 10.12　体格检查概要

遵循如下标准模式对每个关节进行检查：

- 视诊。
- 触诊。
- 动诊。
  - ·主动。
  - ·被动。
- 特殊检查。
- 功能检查。

单纯主动活动受限反映关节周围肌腱和肌肉的潜在病变，主动活动和被动活动同时受限提示关节本身的病变。

▶在全面的运动系统体格检查中，不应忽视有症状关节相邻的"上下"关节。例如，肘关节病变，需同时检查肩关节和腕关节。

GALS 检查法

运用 GALS 检查法可对运动系统整体状态进行快速筛查评估(框 10.13)。

你可以通过 GALS 检查法对运动系统整体进行快速的筛查，以快速识别需要进一步详细检查的关节或区域。

GALS 检查法包含如下四部分：

- G = 步态。
- A = 手臂。
- L = 腿。
- S = 脊柱。

框 10.13　改良 GALS 检查法

GALS 是针对无症状人群的一种快速筛查方法。*以下是经过略微修改的版本,在此向最初的作者们表示歉意。

步态

- 观察患者行进、转向及返回。
  - ·步伐及双臂摆动应对称、流畅,骨盆无倾斜,步长正常。起步、停止、转向动作应快速流畅。

双臂(患者取坐位)

- 视诊:观察有无肌肉萎缩,肩、肘、腕、指关节有无畸形。按压第 2 至第 5 掌骨,正常应无压痛。
- 肩外展:向侧方举起双臂,高过头顶,正常活动范围为 170°~180°。
- 肩外旋:用手触摸两肩胛间区。
- 肩内旋:用手触摸腰背部,正常应高过 T10。
- 伸肘:伸直双臂,正常为 0°。
- 伸腕和伸指:祷告手势。
- 屈腕和伸指:反祷告手势。
- 力性抓握:紧握拳头,正常应遮住指甲。
- 精细抓握:指尖放在拇指上。

双腿(患者取仰卧位)

- 视诊:观察膝、踝、足有无肿胀或畸形,有无股四头肌萎缩。按压跖骨,正常应无压痛。
- 屈髋及屈膝:主动及被动试验。正常屈髋可达 120°,屈膝可达 135°。
- 髋内旋:屈髋 45°时,正常情况下内旋可达 90°。
- 膝:按压试验及髌骨漂浮征。
- 踝:背伸(正常 15°),跖屈(正常 55°)。

脊柱(患者取站立位)

- 后方视诊:观察有无侧弯,椎旁、肩部、臀部肌肉体积,髂嵴高度。
- 侧方视诊:观察胸椎后凸、腰椎及颈椎前凸是否正常。
- 压痛:棘突间压痛,正常应无压痛。
- 腰椎前屈:弯腰触脚趾。手指和地板之间的距离小于 15cm 为正常。腰椎活动度(Schober 试验)。
- 颈椎侧屈:将耳朵贴在肩膀上。

*Doherty et al.(1992). *Annals Rheum Dis* 51:1165–9.

手关节

　　手部检查是常规体格检查的重要组成部分。本章重点关注手部检查的运动系统体征。读者可参考第 4 章和第 8 章对皮肤、毛发、指甲、神经系统等手部其他部分检查的描述(图 10.3)。

视诊

　　环顾室内及患者,查看有无辅助器械或辅助设施。暴露肘关节水平以下前臂,面朝患者坐下。首先观察手背,嘱患者双手平放,掌心向下置于枕垫之上,五指放松贴于枕垫。然后观察手掌,重点观察以下部分。

皮肤与指甲

- 肤色。
  - ·红斑(急性痛风、急性焦磷酸钙结晶性关节炎、感染)。
  - ·指端缺血:苍白或发绀。
- 皮肤厚度。
  - ·皮肤菲薄:使用糖皮质激素。
  - ·胖胝:体力劳动者。
  - ·皮肤紧张,色泽明亮,指端硬化:系统性硬化症。
- 散在分布的皮肤病变。
  - ·血管炎。
  - ·银屑病。
  - ·Gottron 斑丘疹(皮肌炎)。
  - ·溃疡(系统性硬化症——典型表现为指尖溃疡)。
- 其他软组织病变。
  - ·类风湿结节(沿指伸肌腱分布)。
  - ·痛风结石(近指间关节分布)。
  - ·腱鞘囊肿(近腕关节分布)。
- 瘢痕。
  - ·腕关节融合术:腕背部正中纵行瘢痕。
  - ·掌指关节置换术:掌指关节背部纵行瘢痕。
  - ·肌腱转移术:背面纵行瘢痕。
- 指甲。
  - ·杵状指:肥大性肺骨关节病。

·甲下线状出血:感染性心内膜炎、血管炎、物理性创伤(体力劳动者的手指创伤导致远端甲床的线状出血)。

·甲分离(银屑病、甲状腺功能亢进)。

·指甲凹陷(银屑病)。

·甲襞毛细血管扩张和甲周红斑:皮肌炎、系统性红斑狼疮、系统性硬化症。

肌肉萎缩

视诊骨间肌和前臂肌。

姿势、畸形和肿胀

● 按顺序依次检查如下关节(框10.14):

·远端指间关节(DIP)。

·近端指间关节(PIP)。

·掌指关节(MCP)。

·腕关节。

框10.14　手指和腕部畸形

● 天鹅颈样畸形:远端指间关节屈曲固定,近端指间关节过伸,与类风湿关节炎相关。

● 纽扣花样畸形:远端指间关节过伸,近端指间关节屈曲,与类风湿关节炎相关。

● Z状拇指:拇指的掌指关节屈曲,指间关节过伸,与类风湿关节炎相关。

● 掌指关节尺偏畸形:类风湿关节炎及其他情况的特征,掌指关节的手指向内侧偏斜(前臂尺侧)。

● 腕关节半脱位:腕关节半脱位(类风湿关节炎)。

● 腕关节偏斜:类风湿关节炎患者常出现手向桡侧偏斜。

● Heberden结节:远端指间关节后外侧方骨肿胀(骨赘导致),这是骨关节炎特征。

● Bouchard结节:与Heberden结节类似,发生于近端指间关节,为骨关节炎特征。

● Dorsal bar:指间关节出现融合的Bouchard结节或Heberden结节。

● 望远镜畸形:指间关节损害晚期表现,被动牵拉时手指可被拉长,手指皮肤有明显风琴样皱纹,可见于晚期银屑病关节炎。

● 嘱患者握拳,观察掌指关节头。

　　·正常情况下掌指关节头之间存在凹陷间隙,当发生掌指关节滑膜炎时此间隙消失。

● 嘱患者将双手置于胸前,屈肘关节、肩关节,伸腕关节,在此体位观察如下内容:

　　·类风湿关节炎中的腕骨掌侧半脱位。

　　·桡神经麻痹导致的垂腕。

　　·指伸肌腱断裂导致的槌状指。

手掌异常

　　与手背体征类似,手掌检查如下方面:

● 腕管减压术瘢痕:掌侧正中线上纵行瘢痕。

● 大鱼际肌萎缩或小鱼际肌萎缩。

● 手掌红斑(类风湿关节炎、肝病、使用糖皮质激素)。

● 远侧掌褶附近结节(掌腱膜挛缩症导致掌侧筋膜增厚)。

● 肌腱结节:常发生于掌指关节头,与扳机现象有关。

● 痛风结石(指尖)。

● 皮肤钙质沉着(指尖;见于局限性皮肤性系统性硬化症)。

● 指尖凹陷(指尖;见于弥漫系统性皮肤硬化症)。

触诊

❗询问患者是否有压痛,并最后触诊压痛区。

● 用你的手背感受患者腕关节、拇指基部、掌指关节、指间关节之间的温度变化。

　　·一般情况下,外周皮肤越远端温度越低。

● 对视诊中发现的一切异常部位进行触诊。

● 挤压掌指关节(按 GALS 检查法操作)以筛查掌指关节滑膜炎。

● 按压尺骨茎突(琴键征)以检查尺桡关节及其支持韧带的完整性。

● 评估皮肤增厚情况。

　　·用拇指与示指轻捏患者手背皮肤,使其形成一道皮褶。

　　·若上述操作无法形成皮褶,尝试在皮下软组织上方左右移动皮肤。

● 在手掌触诊指屈肌腱以观察有无肌腱增厚。

活动度

动诊之前须询问患者是否有任何疼痛感。先检查主动活动,再检查被动活动。

主动活动

- 伸腕:使用祷告手势(合掌法)进行检查。嘱患者双手掌相对置于身前,手指充分伸展,如图10.1所示。
- 屈腕:使用反祷告手势进行检查。嘱患者双手置于身前,手背相对,手指充分伸展,如图10.2所示。
- 腕外展(桡偏):屈肘90°,掌心向上,前臂固定,嘱患者做手指指向外侧动作。
- 腕内收(尺偏):屈肘90°,掌心向上,前臂固定,嘱患者做手指指向内侧动作。
- 屈指:嘱患者握拳。
  - 观察手指的活动度。正常情况下指甲可被掌面包握。
  - 各指间关节的屈指活动度可在必要时详细评估。固定近节指骨可评估近端指间关节弯曲(指浅屈肌),固定远节指骨可评估远端指间关节弯曲。
- 伸指:嘱患者伸直手指,运用祷告手势和反祷告手势进行评估。扳机指可能在伸指检查中被发现。
- 拇指活动:评估屈、伸、外展、内收、对掌等动作(见第8章)。

被动活动

- 移动患者的每个关节,评估其活动度,观察过程中是否伴发疼痛。
- 移动过程中注意感受骨擦感,尤其是检查拇指基底部时。

功能检查

- 功能检查是所有手部检查中至关重要的一环,不应被忽略。嘱患者做如下动作:
  - 书写自己的名字。
  - 倒一杯水。
  - 系上和解开纽扣。从平面上捡起一枚硬币。

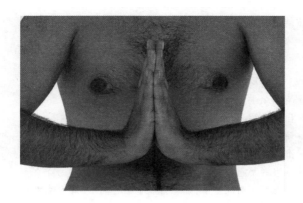

图 10.1　祷告手势。

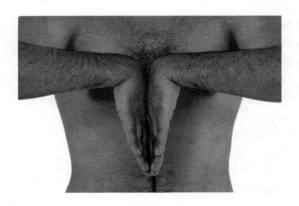

图 10.2　反祷告手势。

技能站 10.1

说明

　　手部体格检查。

操作规范

- 清洁双手。
- 自我介绍。
- 解释检查的目的,获得患者知情同意。
- 询问患者已知的疼痛部位。
- 嘱患者暴露上肢远端,包括前臂、腕、手。
- 与患者面对面坐下,嘱患者双手掌心向下,置于枕垫上。
- 视诊手部、腕部及前臂的背侧。观察肘部。
- 使用手背感受患者各关节区温度(由近及远)。
  - ·同时感受双侧对应部位。
- 触诊腕关节、掌指关节、指间关节,注意有无肿胀、触痛。
- 嘱患者翻转掌心向上。
- 视诊手部、腕部及前臂的掌侧。
- 先后评估主动活动和被动活动。
- 感觉检查(见第 8 章)。
  - ·着重检查正中神经、尺神经、桡神经。
- 肌力检查(见第 8 章)。
- 反射检查(见第 8 章)。
- 检查尺动脉和桡动脉搏动。
- 功能状态评估。
  - ·嘱患者做书写及系上和解开纽扣等动作。
- 感谢患者的配合。

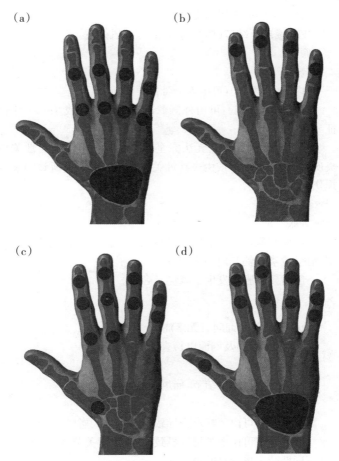

图 10.3　不同疾病侵犯关节模式。(a)类风湿关节炎。(b)银屑病关节炎。(c)骨关节炎。(d)痛风。(见彩图)

肘关节

视诊

观察床旁有无助行器及其他器械。嘱患者站立,确保双上肢暴露,对患者进行全身观察。

让患者手臂自然下垂,前臂掌心朝前,从前、侧、后方观察肘关节,注意如下内容:

- 皮肤改变(如银屑病皮肤鳞屑)。
- 皮肤或皮下结节(如类风湿结节、痛风结石)。
- 瘢痕。
- 畸形。
  - 内翻(肘内翻):可由髁上骨折导致。
  - 外翻(肘外翻):可由外侧髁部骨折不愈合或 Turner 综合征导致。
  - 固定性屈曲畸形(无法完全伸直肘部):可由炎症性关节炎所致滑膜炎引起,或由炎症性关节炎或骨关节炎所致的关节损伤引起。
- 肌肉萎缩。
- 肿胀。
  - 滑膜肿胀可见于肘关节外侧面,桡骨头周围,或鹰嘴窝后部周围(鹰嘴外侧和内侧之间)。
  - 鹰嘴囊肿胀常发生于鹰嘴囊后侧。

触诊

▶触诊开始前要询问有无疼痛。

触诊关节后面及侧面以检查:

- 温度。
- 皮下结节(类风湿结节、痛风结石)。
- 肿胀。
  - 软性肿胀可由鹰嘴囊炎导致(如脓毒症、痛风)。
  - 韧性肿胀可由滑膜增厚导致(如类风湿关节炎)。
  - 硬性肿胀提示骨畸形。
  - 若存在关节积液,可尝试将其移至鹰嘴一侧。
- 触痛。
  - 动作轻柔地触诊关节缘及上髁。注意疼痛的精确定位。
- 骨擦感。
  - 在做屈/伸和旋前/旋后动作时。从后外侧触诊肘关节。
- 尺神经。
  - 沿肘关节内侧进行触诊,检查有无尺神经半脱位(发生于肘关节屈/伸过程中,出现突然折断的啪嗒声;沿肘关节内侧触诊此体征)。
  - 触诊尺神经,检查有无增厚。

活动度

❗在尝试评估肘关节运动功能之前首先确认肩关节功能正常。

▶谨记被动活动(你来使关节活动)与主动活动(患者使关节活动)均需检查。检查被动活动前先检查主动活动。

● 嘱患者将手臂置于脑后。

● 固定上臂,评估肘关节屈伸活动。

·注意双侧对比。

● 肘关节指向身侧,屈肘 90°,测试桡尺关节旋前(掌心向下)、旋后动作(掌心向上)。

·该体位固定了上肢,从而有效避免了假象动作。

抗阻运动

● 肘关节屈曲 90°并旋前,按住患者前臂不动。嘱患者伸展腕关节做抗阻动作(图 10.4)。

·此动作产生疼痛见于肱骨外上髁炎(网球肘)。

● 同一体位下,嘱患者屈曲腕关节做抗阻动作。

·此动作产生疼痛见于肱骨内上髁炎(高尔夫球肘)。

● 肘关节屈曲 90°,嘱患者旋后,或屈肘关节做抗阻动作。

·此动作产生疼痛见于肱二头肌肌腱炎。

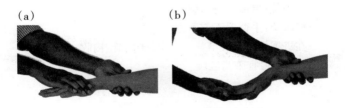

(a)   (b)

图 10.4 评估抗阻运动。(a)伸腕。(b)屈腕。

测量

● 测量肘关节屈伸时偏离中立位的角度(将伸直的肘关节视为 0°)。

● 肘关节的正常关节活动度为:

·屈 / 伸 0° ~ 150°。

·旋前 0° ~ 85°。

·旋后 0° ~ 90°。

功能检查

观察患者倒水及穿外套活动。

肩关节

视诊

观察周围有无助动器械。嘱患者去除衣物,并暴露上肢、颈部和胸部。从上到下观察患者。从前面、侧面、后面视诊患者。尤其观察:

- 瘢痕。
- 皮肤挫伤或其他皮肤 / 皮下组织的变化。
- 轮廓。
  - ·观察翼状肩胛骨、突出的肩锁关节以及位于肩胛骨上、下段的萎缩的三角肌或短回旋肌萎缩(肩袖病理)。
  - ·广义的肩部肌肉萎缩提示痛性肩关节病或臂丛神经炎。
- 关节肿胀。
  - ·这可能提示急性出血、渗出、假性痛风或脓毒症。
  - ·三角肌下 / 肩峰下囊性肿胀出现在肩外侧。
- 姿势 / 畸形:观察双肩的位置以寻找脱位的证据。
  - ·后脱位:臂部保持内旋。
  - ·前脱位:手臂置于前下方。
  - ·在进展性盂肱关节病,肩部处于内旋、内收。
  - ·▶谨记检查腋窝区域。

触诊

▶开始触诊前询问疼痛情况。

记录所有温度的变化、压痛或骨擦音。站立于患者前方:

- 触诊软组织和骨的顺序依次为:胸锁关节、锁骨、肩锁关节、肩峰、肱骨头、喙突、盂肱关节、肩胛骨、肱骨大结节。
- 检查肩胛间区域的疼痛。
- 触诊锁骨上区的淋巴结病变。

活动度

▶谨记在每个阶段的被动活动（由你完成）前检查主动活动（患者自主完成）。

复合运动

用于评估肩部功能障碍的筛查试验。见图 10.5。

- 嘱患者双手置于脑后(屈曲、外旋、外展)。
- 嘱患者用手指从后背部触摸两侧肩胛骨间的接触点（伸展、内旋和内收）。

盂肱运动

❗为测试真正的盂肱运动,通过用力地按压肩顶来锚定肩胛骨。大约做 70°的外展后,肩胛骨在胸廓上的旋转是肩胛胸廓运动。

量化任何程度的运动(测量)。

- 屈:嘱患者将双臂高举过头。
- 伸:尽可能向后伸直手臂。
- 外展:移动手臂远离身体的一侧,直到指尖指向天花板。
- 内收:让患者手臂向内越过躯干移动到另一侧。
- 外旋:肘部靠近身体并弯曲成 90°,让患者以弧形运动的方式移动前臂,尽可能远地分离双手。
- 内旋:嘱患者再一次将手跨越身体置于一起(外旋受限提示粘连性关节囊炎)。

特殊检查

测试肩袖损伤 / 肌腱炎:"痛苦的弧"

嘱患者对抗轻阻力外展肩膀。

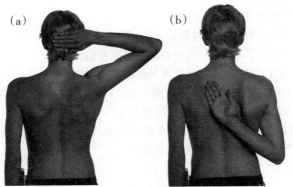

图 10.5 复合动作。(a)屈曲、外旋、外展。(b)伸展、内旋和内收。

外展早期的疼痛提示肩袖损伤,并且通常发生在外展 40°~120°时。这是由于损坏和发炎的冈上肌肌腱受到肩峰拱压所致。类似的症状也发生于肩峰下滑囊炎。

测试肩锁关节炎

如果疼痛发生在高弧度运动期间(90°左右开始),且患者无法 180°向上伸直举起手臂置于头顶,甚至是被动活动,提示肩锁关节炎。

功能检查

嘱患者抓住背部中心或穿上一件夹克。

脊柱

视诊

环视房间内观察有无轮椅或步行辅助工具。观察患者如何走进房间或在床周区域活动。研究他们的姿势,尤其注意他们的颈部。

嘱患者脱下内衣。让患者往前走、转身、再往回走。在坐位和站位时从前面、侧面和后面检查。

尤其观察:

- 瘢痕。
- 色素沉着。
- 异常毛发生长。
- 不寻常的皮肤皱纹。
- 肌肉痉挛。
- 两侧髂骨的高度。
- 不对称性包括脊柱异常:

　　·驼背:凸状弯曲,出现在胸椎是正常的。

　　·前凸:凹状弯曲,出现在颈腰椎是正常的。

　　·脊柱侧弯:左右弯曲远离中线。这可能源于姿势(前屈时矫正)或结构(屈曲时不变或恶化)。

▶以夸张的胸椎后凸和腰椎前凸的丧失为特征的“问号”型脊柱是强直性脊柱炎的典型表现。

触诊

触诊每个棘突时注意所有突起或梯级,感受椎旁肌有无压痛和痉挛。用拇指用力按压试图诱发椎骨关节突、关节炎所产生的压痛。

应该重视骶髂关节的触诊。

活动度

颈椎

首先评估颈椎的主动活动。包括屈、伸、侧屈和旋转。医生亲自展示这些运动通常很有帮助。

- 屈:嘱患者将下颌贴靠胸部(0°~80°)。
- 伸:嘱患者仰望天花板(0°~50°)。
- 侧屈:嘱患者将头部向侧面倾斜,耳朵贴在肩膀上(0°~45°)。
- 旋转:嘱患者看向每侧肩膀(0°~80°)。

胸椎和腰椎

- 屈:嘱患者保持膝盖伸直的情况下触摸脚趾。
- 伸:嘱患者向后仰(10°~20°)。
- 侧屈:嘱患者侧弯,双手在腿部尽可能远地滑动。
- 旋转:锚定骨盆(把手放在两侧)并要求患者轮流向两侧扭动腰部。

测量

Schober 测试

这是测量腰椎弯曲的有效方法。

- 嘱患者以正常姿势站立,在脊柱上确定髂后上棘水平。
- 在该水平中线以下 5cm 和以上 10cm 用笔做一个小标记。
- 指导患者弯下腰完全前屈。
- 使用卷尺测量两个标志之间的距离。
- 距离应该增加至 > 20cm(增加 > 5cm)。

改良的 Schober 测试

- 如上,但只测量髂后上棘水平 10cm 以上的区域。弯曲增加 > 3.5cm 是正常的。

胸部扩张

- 详见第 6 章。呼气到吸气峰值的距离应该 ≥5cm。

枕墙距

- 嘱患者站直并且脚跟和背部贴近墙壁,下颌保持水平向前直视。

- 请他们试着用头后部触碰墙壁。
- 测量枕骨部和墙之间的距离。
  - ·有任何间隙提示胸椎后凸或颈椎弯曲固定。

其他测量

不应要求学生能够执行以下操作，但应该懂得它们可用于诊断脊柱关节病患者。

- 耳墙距离。
- 颈椎旋转（度）。
- 侧屈（测量腰椎动度）。

特殊检查

坐骨神经牵拉试验

该试验用于寻找神经根刺激的证据（图10.6）。

- 患者取仰卧位，握住患者脚踝，使其笔直地抬腿，达70°~80°。一旦达到70°~80°，或在某一个角度时感觉疼痛，将脚背屈（直腿抬高加强试验）。如果阳性，大腿后侧会感到疼痛，辐射到膝盖以下。
  - ·屈膝，脚回到正中的位置，或者减少臀部屈曲的程度均可以缓解疼痛。
- 牵拉试验阳性提示脱出的椎间盘（L4/5 或 L5/S1）加重了支配坐骨神经的神经根的张力。

股神经牵拉试验

患者俯卧，髋部伸展，屈曲膝部和跖部。如果大腿／腹股沟区感觉疼痛，则牵拉试验阳性。

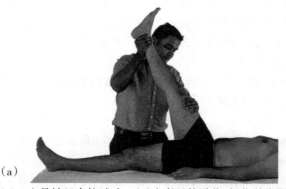

(a)

图10.6 坐骨神经牵拉试验。（a）患者呈仰卧位，握住其脚踝，使其笔直地抬起腿，达70°~80°或感到痛苦。（待续）

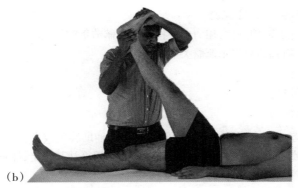

（b）

图 10.6(续) （b)脚背屈(直腿抬高加强试验)。如果阳性,大腿后侧会感到疼痛,辐射到膝盖以下。

技能站 10.2

说明

　　检查患者的脊柱。

操作规范

- 清洁双手。
- 自我介绍。
- 解释检查的目的,获取知情同意。
- 询问应该避免的疼痛区域。
- 嘱患者脱掉内衣。
- 嘱患者走路,观察其步态。
- 患者站立,从后面到侧面进行检查。
- 逐个触诊棘突。
- 测试主动活动。
- 进行 Schober 测试。
  - 如果阳性,进行其他测试来评估脊柱运动的限制。
- 嘱患者躺在检查床上。
- 进行直腿提高试验。
- 检查下肢的感觉和反射。
- 评估功能。
  - 让患者从地板上捡起东西。
  - 询问他们如何回到床上。
- 感谢患者。

骶髂关节牵引试验

- 患者取仰卧位,用力向外按压双侧髂前上棘的髂嵴。
- 臀部疼痛提示骶髂关节病。

髋关节

视诊

暴露整个下肢。环视房间寻找有无辅助装置或设备,如矫形鞋或助行器。如果患者还没有这么做,那么让其行走,注意步态。注意是否存在跛行或明显疼痛。

注意四肢的位置(如外旋,骨盆倾斜,单膝弯曲站立,或足部保持弯曲 / 马蹄足)。

患者呈站立位,从前面、侧面、后面进行检查,观察:

- 瘢痕。
- 凹陷。
- 不对称的皮肤皱纹。
- 肿胀。
- 肌肉萎缩。
- 畸形 / 姿势。
- 结构性髋部关节病的患者(如进展性骨性关节炎)髋关节往往呈屈曲、外旋和外展状态。髋关节滑膜炎患者表现出类似的姿势。

触诊

触诊髂前上棘和股骨转子等骨性突起。检查它们是否在正常的位置。

触诊软组织的轮廓,感受关节内或周围(通常位于股动脉搏动的外侧)以及股骨大转子上的压痛。

活动度

在检查前询问患者是否有任何疼痛。

▶用左手固定骨盆来稳定对侧髂前上棘,因为所有的髋关节运动受限都很容易被骨盆的移动所掩盖。

主动活动

患者取仰卧位:

- 屈曲:嘱患者屈曲髋部直到膝盖触及腹部,正常范围是 100°~135°。

- 外展:患者的腿伸直,嘱他们远离中线向外侧移动,正常范围是 30°~40°。
- 内收:患者的腿伸直,嘱他们跨越中线向对侧移动,正常约为 30°。
- 内旋:嘱患者保持膝盖靠拢和脚尖相对,正常是 30°。
- 外旋:嘱患者保持膝盖靠拢和脚尖尽可能远离,正常范围是 15° ~ 30°。

患者取俯卧位:

- 外展:嘱患者从床上抬起每条腿,正常是 15° ~ 30°(这个运动在临床实践中不常规测试)。

被动活动

患者处于放松状态,大多数被动活动是由检查者来评估其运动。患者取仰卧位。

- 被动屈曲:同时屈曲髋关节和膝关节(放松腿筋并避免进行"直腿提高试验")。
- 被动外旋和内旋:屈曲膝盖和髋部至 90°,用一只手按住膝盖,另一只手移动脚踝偏离或靠近中线。
  - ·在髋关节病中,髋部内旋是最先受限制的运动。
- 被动外展和内收:肢体保持正中进行检查。

量诊(下肢长度)

❶真正的缩短,是骨长度的减少,要与髋关节畸形所致的缩短相区别。

方法

- 患者取仰卧位,将骨盆平面和下肢置于一个可与骨盆进行比较的位置。
- 测量髂前上棘到两侧内踝的距离(真正的长度)。
  - ·理论长度测量是指从中线结构如胸骨剑突(或脐)到内踝的距离。
- 1cm 的差异被认为是异常的。

特殊检查

单腿直立试验

该试验有助于整体评估髋关节功能,以及发现关节脱位或半脱位、外展无力、股骨颈缩短或髋部的疼痛性疾病。

- 嘱患者在没有任何支持情况下直立。
- 嘱他们通过屈膝来提高自己的左腿。
- 观察骨盆(通常应该为抬腿侧上升)。
- 在患者左腿站立时重复测试。

   ·试验阳性是抬腿侧骨盆下降提示支持侧髋关节不稳定(如左侧髋部下降 = 右边髋部无力)。

Thomas 试验

在患者取仰卧位时,由于骨盆倾斜且背部拱起,固定的屈曲畸形的髋关节 (通常见于骨关节炎)可能被隐藏。

Thomas 测试将使任何屈曲畸形暴露。

- 患者取仰卧位,感受腰椎前凸(手心向上)。
- 用另一只手,充分地屈曲对侧的髋关节和膝关节,保证腰椎变为平面。

   ·如果存在固定的屈曲畸形,病变侧腿部屈曲(测量与床之间角度)。

- 记得重复测试另一侧髋部。

功能检查

评估步态。详见第 8 章。

膝关节

视诊

环视房间寻找行走辅助装置或其他线索,患者呈站立位进行视诊。除了穿着内衣外,下肢应该完全暴露,这样可以进行双侧对比。

双侧对比,观察:

- 畸形(如膝外翻、膝内翻、固定屈曲或膝过伸反屈)。
- 瘢痕或伤痕表明过去或现在的感染?
- 肌肉萎缩(四头肌)。
- 肿胀(包括后侧的)。
- 红斑。
- 寻找膝盖内侧和外侧凹陷的缺失,这提示存在积液。

触诊

▶ 开始触诊前先询问疼痛情况。进行双侧对比。

患者取仰卧位：

- 用手背触诊温度。
- 触诊时询问膝盖是否有压痛。
- 触诊关节结合点周围的情况，同时要求患者稍微屈膝。
- 触诊侧副韧带（关节的两侧）。
- 触诊髌股关节（通过倾斜髌骨）。

检查少量积液——膨胀征

- 伸展膝盖并放松股四头肌，轻轻挤压滑液由髌上囊向下到髌后空间（图 10.7）。
- 握住膝盖骨，用手掌做擦拭动作以清空内侧关节隐窝。

  · 这会将积液挤压至外侧隐窝。
- 在外侧隐窝做同样的擦拭运动……
- 观察内侧隐窝。

  · 如果有液体存在，在平面会有明显隆起，其内侧表面像是被挤压的外侧。

检查大量积液——髌骨浮动征

如果积液量大且紧张，因为不能清空隐窝积液，导致膨胀征无法出现，可以髌骨浮动征代替。

- 将内侧和外侧隔室的液体移入髌后空间（图 10.8）。

  · 用手用力按压髌上囊，将拇指和示指置于髌骨的两侧向中央推动积液。

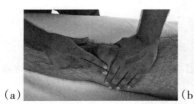
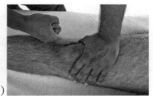

(a)　　　　(b)

图 10.7 检查"膨胀征"。(a)清除内侧关节隐窝内的液体。(b)清除关节外侧隐窝内的积液并观察内侧。

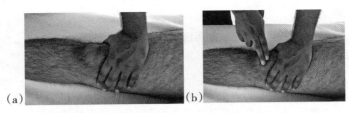

图 10.8 "髌骨浮动征"试验。(a)用手掌表面、拇指、示指来将积液移至髌骨后间隙。(b)用另一只手轻扣髌骨。

- 用另一只手的一两个手指向下用力推动髌骨。
  - ·如果存在积液,髌骨将反弹至股外侧髁。你会感到它被下推,然后再反弹至股骨。

活动度

▶ 记得在每个阶段行被动活动（由你完成）前进行主动活动（患者自主完成）。量化任何运动度(测量)。

- 屈:嘱患者最大程度屈膝,正常约为 135°。
- 伸:嘱患者膝部伸直。
- 过伸:通过观察患者抬腿下床来评估,然后,双手稳定地握住脚部抬高于床 / 沙发,让患者放松。确保你的动作不会引起患者的任何不适。
- 被动运动:用一只手感觉膝盖的骨擦音。

量诊

萎缩的股四头肌的直观印象可以通过在同一水平上使用一个固定的骨参考点测量大腿的周长而确认,如胫骨结节 25cm 以上。

特殊检查

内、外侧副韧带不稳定试验

通常情况下,关节横向运动不应超过一定角度,过度运动表明侧副韧带撕裂或拉伸。

- 患者的腿伸直,用右手握住其脚部。
- 用另一只手牢牢地保持患者的膝盖伸展。
- 尝试向内侧屈曲膝盖(足内翻)同时感受外侧的膝关节衬垫。

·测试外向侧副韧带。

● 尝试向外侧屈曲膝盖（足外翻），感受内侧膝关节衬垫。

·测试内侧副韧带。

● 使膝盖屈曲 30°，重复以上动作。

·在这个位置,仅外侧和内侧副韧带（而不是十字交叉）控制膝部足内翻 – 外翻的稳定性。

前后抽屉试验

该试验测试前、后交叉韧带。这些韧带防止膝盖远端前后移动。

● 确保患者处于放松的仰卧位。

● 嘱患者屈膝 90°。

·在前交叉韧带撕裂时, 胫骨在这个位置向后凹陷（"下凹征"）。

● 你可能会坐在患者的脚部来稳定他的腿部。应先告知患者!

● 将双手手指包覆于膝盖的后方,拇指定位髌骨并指向天花板。

● 用你的示指上推,确保腿筋是放松的。

● 将胫骨上端向前及向后摇动。

·通常情况下,移动幅度很小或不可见。

·过度的前向运动反映了前交叉韧带过度松弛。

·过度后向运动表示后交叉韧带松弛。

McMurray 试验

半月板撕裂测试（图 10.9a）。

● 患者取仰卧位,屈曲髋关节和膝关节至 90°。

● 用右手握住脚后跟,左手按压软骨的内侧和外侧。

● 在股骨上内旋胫骨并慢慢伸展膝盖。

● 重复动作,但外旋腿部远端的同时伸展膝盖。

● 重复不同程度的屈膝。

·如果半月板撕裂,软骨会受到限制,从而导致疼痛并可闻及（可感知的）"咔嗒"声。

Apley 试验

半月板撕裂的另一个测试。如果"阳性",会产生疼痛。

● 患者取俯卧位,屈膝 90°（图 10.9 b）。

● 用左手稳定大腿。

● 用右手抓住脚部并旋转或扭转, 同时做向下按压的研磨动作。

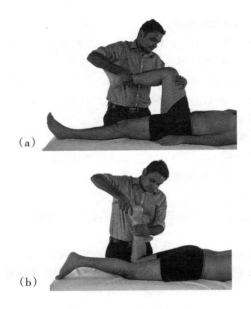

(a)

(b)

图 10.9　半月板撕裂试验。（a)McMurray 试验。（b)Apley 试验。

技能站 10.3

说明

　　检查患者的双膝。

操作规范

- 清洁双手。
- 自我介绍。
- 解释检查的目的,获取知情同意。
- 询问应该避免的疼痛的区域。
- 嘱患者暴露下肢包括脚踝和足部,并且呈站立位。
- 观察膝盖是否对齐和肿胀。
- 嘱患者行走。观察步态。
- 嘱患者躺在沙发上。再次检查膝盖。
- 轻柔地触诊膝盖。
- 检查积液。
- 感受局部的压痛。
- 测试主动和被动活动。
- 测试交叉韧带和侧副韧带的完整性。
- 评估功能,让患者从坐位转变为站立位,询问他们如何爬楼梯。

踝关节和足部

视诊

暴露下肢,注意行走方式及有无辅助设备。花点时间检查患者鞋子,观察有无异常磨损或损伤。

嘱患者躺在沙发或床上检查其脚部和踝部。观察前面、侧面、后面,并检查足底表面。

患者站立时检查其脚部和脚踝。从前面、侧面和后面查看。如果你认为患者的情况允许,让他们踮起脚尖站立,然后用脚后跟站立,从后面和两侧观察。

最后,观察患者行走姿势。

观察:

- 皮肤或软组织病变,包括老茧、肿胀、溃疡和瘢痕。
- 小腿肌肉萎缩。
- 肿胀。
- 畸形。
- 仔细检查指甲的任何异常如真菌感染或嵌甲。►不要忘记检查脚趾之间。

你也许希望观察到其他异常的证据,例如杵状足(马蹄内翻足)。

肿胀

- 踝关节滑膜炎:前部弥漫性肿胀 ± 外侧或内侧伸展。
- 腱鞘炎:管状肿胀的纵行肌腱。
  - ·前部:胫前肌、大踇趾伸肌或趾伸肌。
  - ·内踝后侧:胫后肌、屈趾肌、屈踇肌。
  - ·外踝后侧:腓骨肌腱。
- 跟腱附着点病变 / 撕裂,足跟部和后跟腱滑囊炎:跟骨后方。

畸形

累及足弓和后足的畸形最好于患者站立位时观察。观察:

- 踇外翻:"踇外翻"。第一跖骨内侧偏移和大脚趾外侧偏移和(或)旋转。通常是双侧的。
- 锤状趾:受 PIPJ 屈曲畸形影响的脚趾(一般为第二脚趾),MTPJ 和 DIPJ 过伸。由于趾长伸肌肌腱套叠所致。

- 爪状趾: MTPJ 背侧半脱位的伸直挛缩,PIPJ 和 DIPJ 屈曲畸形。
  - ·经常为特发性。常见于糖尿病或类风湿关节炎的老年女性患者。
- 槌状趾:DIPJ 屈曲(一般为第二脚趾)。可能存在爪状趾联合畸形。
- 扁平足(平足):缺少正常的足弓。
  - ·生理性扁平足(但不是病理)在脚尖站立时可能被纠正。
- 高弓足(足弓过高):夸张的足弓。

触诊

▶在开始检查前询问疼痛情况。
- 评估皮肤温度并且比较双足。
- 寻找压痛的区域,特别是足踝骨凸起处(外侧和内侧平衡点,MTPJ,趾尖关节和足跟)以及距骨头。
- 挤压 MTPJ,评估疼痛和运动。
- 记得触诊所有肿胀、水肿或肿块。

活动度

踝关节和足部是作为一个功能单元的一系列关节。
▶记得在每个阶段测试被动活动(由你完成)和主动活动(患者自主完成)。
主动活动应该在患者的腿悬于床沿时进行。
- 踝关节背屈:嘱患者将脚趾指向头部(正常约为 20°)。
- 踝关节跖屈:嘱患者把脚趾推向地板,"像推踏板"一样(正常约为 45°)。
- 内翻:(距骨、跟骨之间的距下关节)。嘱患者把他们的脚底向内转(可能已经说明这一点)(正常约为 20°)。
- 外翻:类似内翻,但脚底向外旋转远离中线(正常约为 10°)。
- 趾屈:嘱患者弯曲脚趾。
- 趾伸:嘱患者伸直脚趾。
- 趾外展:嘱患者尽量地展开脚趾。
- 趾内收:嘱患者在脚趾之间夹住一张纸。

被动活动

触诊骨擦音。同时被动地检查内翻和外翻,用一只手抓住脚踝,另一只手抓住足跟,并将足底向内侧中线靠拢,然后再向外伸展。

量诊

测量双侧小腿周长以发现任何的不一致,可能高度提示肌肉萎缩 / 肥大(例如,胫骨结节下 10cm)。

特殊检查

Simmond 试验

该试验用于评估跟腱破裂。

- 嘱患者跪在椅子上,脚悬于边缘。挤压双侧小腿。
  - ·正常应该跖屈。如果跟腱破裂,受累的一侧没有活动。

功能检查

观察患者穿或不穿鞋时的步态也很有帮助。首先确保患者能进行这些检查。

主要疾病的重要症状和体征

类风湿关节炎(RA)

RA 是一种慢性炎症性多系统自身免疫性疾病, 它是由促炎性细胞因子如肿瘤坏死因子 α(TNF-α)介导的疾病,其与抗体如类风湿因子和抗 CCP 抗体相关。然而,值得记住的是 30%~40% RA 患者的类风湿因子是阴性的。小部分患者(10%~20%)没有抗 CCP 抗体。

通常 RA 患者症状的出现会持续几天至几周, 并且进展缓慢。关节受累会持续几周至几个月。RA 很少急性发作(一两天)。它的过程可以是周期性的,在两次发作(复发)之间可以完全缓解。RA 的临床特征总结如下,可分为关节和关节外的特征。

人群特征

- 可影响 1%~3%的人群。
- 所有人种均可患病。
- 发病高峰见于 40~50 年龄段。
- 男女比例为 1:3。

关节特征

RA 通常呈现出一种影响腕关节和手足小关节的对称性的

多关节炎。偶尔,患者会出现较大关节如膝、腕、肩或肘关节的单或少关节炎。常见症状包括关节疼痛、僵直、肿胀,这些症状晨起较重,随着时间推移而逐渐改善。

RA 的体征

滑膜炎累及手腕(背侧肿胀)、掌指骨(MCP 头之间的间隙)和近端指间关节(IPJ 的横向膨胀),以及远端指间和第一腕掌关节。

随着滑膜炎治疗手段的改进,在过去的十年里,进展期 RA 患者出现关节破坏和畸形的情况并不多见。然而,这些畸形可能存在于那些病史较长或没有积极控制病情的 RA 患者中。

视诊

- 对称性近端指间关节肿胀。
- 对称性掌指关节肿胀。
  - 嘱患者握拳;MCP 关节处的轻微肿胀可见掌骨头之间的"谷"变平。
- 掌指关节尺侧偏斜。
- 有瘢痕的菲薄的皮肤(长期使用皮质类固醇)。
- 掌内肌群萎缩。
- Tuck 征:伸肌腱鞘炎导致的管状肿胀,见于腕背侧及手指伸展时。
- 天鹅颈畸形。
  - PIPJ 过伸和 DIPJ 屈曲。
- Boutonnière 畸形。
  - PIPJ 屈曲,DIPJ 伸展。
- 掌指关节和腕关节掌侧半脱位。
- 伸肌腱、关节、易摩擦部位(肘部、脚趾和脚跟)的类风湿结节。

触诊

- 触诊远端指间关节、近端指间关节、掌指关节和腕关节的温度和压痛(如果可以主动活动)。
- 触诊关节滑膜增生的柔软感觉。
- 钢琴键征:由检查者手指按压所引出的尺骨茎突的上下运动。

RA 的关节外特征

关节外特征为 RA 独特的系统性表现，并由 RA 的免疫病理过程引起。

常见

- 类风湿结节：在常见的压力点(肘部和腕部)。与更严重的疾病和类风湿因子阳性有关。
- Sjögren 征(干燥性角膜结膜炎)。
- 雷诺现象。
- 间质性肺疾病(肺纤维化、肺结节)。
- 胸膜炎/胸腔积液。
- 巩膜外层炎/巩膜炎。

不常见

- 神经特征：
  - 多发性单一神经炎。
  - 周围神经病变。
- 心脏特征：
  - 心包炎/心包积液。
- 全身症状(发热、乏力、体重减轻、淋巴结肿大)。

罕见

- 血管炎。
  - 甲襞梗死。
  - 皮肤溃疡。
  - 坏疽。
- 皮肤病变：
  - 坏疽性脓皮病。
- 肺部特征：
  - Caplan 综合征(在尘肺合并 RA 患者中大量的肺纤维化)。
  - 闭塞性细支气管炎。
  - Felty 综合征(RA、脾大、中性粒细胞减少)。
- 淀粉样变性(蛋白尿、肝脾大)。

RA 并发症

RA 的关节外病变应与其并发症鉴别。这些是关节炎症、全身性炎症或药物治疗的结果,包括：

- 贫血(框 10.15)。
- 白内障(氯喹、类固醇)。
- 周围神经压迫(如腕管综合征)。
- 颈椎病(寰枢椎半脱位)。
- 掌红斑、皮肤变薄、肌肉萎缩(邻近关节滑膜炎)。

近年来,非霍奇金淋巴瘤(系统性炎症)、缺血性心脏病(系统性炎症)、骨质疏松以及下呼吸道感染的倾向已被确认为类风湿关节炎的并发症。

框10.15 RA 贫血原因

- 慢性病贫血。
- 胃肠道出血。
  - 非甾体类抗炎药(NSAID)、糖皮质激素的使用。
- 骨髓抑制。
  - 改善病情的抗风湿药(如氨甲蝶呤)。
- 巨幼红细胞性贫血。
  - 由叶酸缺乏或恶性贫血所致。
- 大红细胞性贫血。
  - 甲氨蝶呤、硫唑嘌呤。

骨关节炎

骨关节炎是一种滑膜关节的慢性疾病,病变以局灶性软骨损失和相应的骨修复性反应为特征。

其最重要的原因是运动障碍与年龄的增长相关,并且女性居多。

骨关节炎的次要原因包括:

- 创伤(骨折、半月板或交叉韧带损伤)。
- 炎性关节炎(如 RA)。
- 关节轮廓异常(髋关节和髋臼发育异常)或对齐异常(膝关节错位的内翻或外翻)。
- 全身或局部过度活动(Ehlers-Danlos 综合征、马方综合征、良性过度活动综合征)。
- 曾患化脓性关节炎。

- 股骨头缺血性坏死。

症状

　　常见的症状包括肿胀、畸形、僵硬、无力和疼痛,通常在活动后加重,休息后缓解。

体征

- 远端指间外关节(Heberden 结节)和近端指间关节(Bouchard 结节)后外侧肿胀伴特征性的趾骨桡侧或尺侧偏斜。
- 大拇指基部平面和掌侧观察到大鱼际萎缩(第一腕掌关节)。

视诊(膝盖)

　　患者站立,从前面开始检查。观察:

- 内翻和外翻畸形。
- 髌上和髌下积液。
- 股四头肌萎缩。
- 患者呈仰卧位,膝关节固定屈伸。

触诊(手部)

- 指间关节冷性肿胀。
- 指间关节和第一腕掌关节压痛。

佩吉特病(变形性骨炎)

　　以破骨细胞和成骨细胞活动增多为特征的骨重建异常,导致骨吸收加速和骨排列紊乱。

　　佩吉特病在男性中较常见,1%~2%的 55 岁以上的白种成人患病。与其他地区相比,英国更常见。确切的病因尚不清楚,但是与许多因素密切关联,包括慢性病毒感染,如副黏病毒。中轴骨最易受影响,常累及其他骨骼包括骨盆、股骨、腰椎、颅骨和胫骨,发生频率递减。

重要的临床特点和并发症

常见

- 疼痛:骨骼疼痛,而不是关节疼痛。疼痛出现在白天和黑夜,并不因关节运动而加重。
- 畸形。
　　·颅骨增大。
　　·驼背。

- ·胫骨前弯曲。
- ·股骨外侧弯曲。
- 骨折。
- 听力受损(听小骨受累或第 8 对颅神经压迫)。

不常见

- 脊柱狭窄。
- 神经压迫综合征。

罕见

- 制动过程中出现高钙血症。
- 心力衰竭。
- 肉瘤变。
- 脑积水。
- 脊髓压迫。

晶体性关节病

痛风

　　嘌呤代谢紊乱。以高尿酸血症为特征,是由于尿酸生成过多或排泄减少导致。长期高尿酸血症(框 10.16)导致尿酸盐结晶沉积在滑膜、结缔组织和肾脏。这些晶体导致急性痛风。

　　痛风与代谢综合征相关(中心性肥胖、胰岛素抵抗、高血压和缺血性心脏病)。

　　大多数患者是中年人或老年人,有痛风的危险因素,如肾衰竭,过量的酒精摄入和利尿剂的使用。早期痛风的原因包括肾衰竭、使用钙调磷酸酶抑制剂进行免疫抑制的器官移植、血液恶性肿瘤和代谢遗传缺陷。

急性痛风的临床特点

- 突然发作(数小时)剧烈疼痛和肿胀通常在踇趾跖趾关节,夜间加重,并伴有红肿。
- 偶尔有多个关节受累,如膝盖,踝关节伴或不伴全身症状。
- 一些患者(通常是老年人和那些应用利尿剂的患者)出现大关节(膝、踝、肩、腕关节)或多关节受累的痛风。

慢性痛风的临床特点(痛风结石)

- 痛风结石(尿酸盐结晶沉积)发生在:
  - ·足趾(IPJ,指腹)。对于骨性关节炎,痛风结石主要发生在

Heberden 或 Bouchard 结节影响的 IPJ。

　　·邻近第一跖趾关节。

　　·滑囊中(如鹰嘴囊)。

　　·跟腱附近。

　　·腱鞘。

　　·耳廓(耳朵)。在手部,痛风结石主要发生在由 Heberden 或 Bouchard 结节影响的 IPJ。

焦磷酸钙沉积症(CPPD)

　　CPPD 可能会发生在软骨(软骨钙化)、关节囊和肌腱。确定的危险因素包括年龄增长(>60 岁)和骨性关节炎。如果 CPPD 在 <55 岁或多关节红肿的患者中出现,那此类患者应筛查血色病、低磷酸盐血症、低镁血症和甲状腺功能亢进症。

　　膝盖、手腕、MCPJ 和髋部是最常见的受累关节。

　　CPPD 可能表现为:

　　● 无症状:软骨钙化。

　　● 急性 CPP 结晶性关节炎(原名"假性痛风"):这是老年人患急性单关节炎最常见的病因。

　　● CPPD 和 OA:OA 的症状伴随或不伴随急性滑膜炎发作。

　　● 慢性 CPP 结晶性炎性关节炎:不常见。

框10.16　高尿酸血症的原因

　　由于液体摄入的减少和液体丢失的增加,在夏季更常见。

● 药物:利尿剂、乙醇、水杨酸、乙胺丁醇、吡嗪酰胺、烟酸和环孢素。

● 慢性肾衰竭。

● 骨髓和淋巴组织增生性疾病(嘌呤代谢增加)。

● 肥胖。

● 高血压。

● 甲状腺功能减退。

● 甲状腺功能亢进。

● 家族性。

● 过度嘌呤饮食。

脊柱关节炎

包括强直性脊柱炎、银屑病关节炎、反应性关节炎和肠病性关节炎。这是一类与炎症性关节炎相关和表现重叠的疾病，以类风湿因子阴性和与 HLA B27 相关为特点。尽管多见于年轻男性，但该类疾病可出现在任何年龄。

它们有许多共同的临床特点：

- 附着点炎（附着点是肌腱，韧带或关节囊附着于骨关节部位）。
- 骶髂关节炎。
- 指炎。
- 外周关节炎，主要影响大关节。

强直性脊柱炎

强直性脊柱炎通常发生在成年早期，发病高峰年龄在 20 多岁，在男性中发病率更普遍，是女性的 3 倍。

常见的症状

- 背痛（可能局限于臀部）和僵硬，通常在凌晨（2am~5am）和在晨起时更严重。
  - 经过长时间的休息后疼痛复发，而在活动后缓解。患者对非甾体类抗炎药反应比较理想，它仍是第一线的治疗药物。
- 胸痛可能是由于胸椎受累和肋骨软骨关节的附着点炎。
- 疼痛、肿胀和僵硬可能出现在受炎性关节炎影响的周边关节，如肩膀、髋部、膝盖和脚踝。

肌肉骨骼特征/体征

- "问号"姿势（腰椎前凸丧失，固定的胸椎后凸，代偿性颈椎过伸）。
- 腹部膨隆。
- Schober 试验阳性。
- 骶髂关节疼痛（SIJ 牵引试验可能是阳性的）。
- Achilles 肌腱炎。
- 足底筋膜炎。

一些骨外特征

- 前葡萄膜炎。
- 主动脉瓣反流。
- 肺尖纤维化。

- 房室传导阻滞。
- 淀粉样变(继发)。
- 体重减轻。

在某些情况下,骨折可能发生在硬化的脊柱并可累及椎间盘。类似的病变可能是由炎性的肉芽组织造成的。这些被称为脊椎骨病变或"Andersson"病变。

银屑病关节炎

高达 10%的银屑病患者可出现银屑病关节炎,它可能会先于或伴随皮肤疾病出现。▶值得注意的是关节病与皮肤损伤的严重程度不相关。

有五种主要亚型的银屑病关节炎:

- 不对称的远端指间关节关节病。
- 不对称的大的单或少关节病变。
- 脊柱关节病和骶髂关节炎(通常不对称)。
- 类风湿病样的手部疾病(临床上与 RA 相似但血清阴性)。
- 残毁性关节炎(一种导致手指缩短的破坏性疾病)。

相关的临床特征

- 银屑病斑块(伸肌表面、头皮、耳朵背面、肚脐和臀沟)。
- 指甲受累(点蚀、甲脱离、变色和增厚)。
- 指炎(腱鞘炎导致的腊肠样肿胀的手指)。
- 附着点炎。

反应性关节炎

- 一种无菌性关节炎,与感染密切相关。常见的原因是肠道和泌尿生殖器的病原体所致。
- 它主要影响年轻成年男性,通常表现为非对称少关节炎。症状开始于感染后几天至几周。
- 附着点炎和指炎是其他常见特征。
- 其他关节外特征包括尿道炎、结膜炎和皮肤病变。

赖特综合征

一种与经典的三联征相关的反应性关节炎:

- 关节炎。
- 尿道炎。
- 结膜炎。

它通常与痢疾感染有关,如志贺菌、沙门菌、弯曲菌、鼠疫或生殖系统感染。其他表现可能包括口腔溃疡、龟头炎、脓溢性皮肤角化病(手掌或足底的脓疱病变)和足底筋膜炎。

肠病性关节炎

肠病性关节炎是外周或轴向关节炎,是炎性肠病中最常见的肠外表现。患者通常是年轻人且没有性别倾向。肌肉骨骼表现包括:

- 骶髂关节炎(通常对称)。
- 外周关节炎。
- 指炎。
- 附着点炎(肌腱、足底筋膜、胸椎、胸肋骨)。

只有少数的患者(7%)HLA B27 阳性。附着点的脊柱关节病通常并不与肠道疾病的严重性相关。然而,在某些情况下,如果病变累及肠道被切除,外周关节炎病变可改善。

骨质疏松症

骨质疏松症是一种全身性骨骼疾病,包括骨质减少(骨质缺乏)和微结构的恶化,导致骨折的风险增加(框 10.17)。分类(和治疗)是基于骨密度的测量(BMD),并与年轻的健康成人进行比较。

潜在的病理机制与成骨细胞和破骨细胞之间的失衡有关,最终导致净骨质丢失。世界卫生组织定义,患者 BMD 低于同性别年轻人平均 BMD 2.5 个标准差被认为有骨质疏松症。

原发性骨质疏松症

- 95%的女性患有骨质疏松症,70%~80%的男性患有骨质疏松症。
- 可见于绝经后女性和老年男性。
- 骨质疏松症的病因不是单一的。然而,患者可能有几个危险因素,包括:
- 年长(> 50 岁)。
- 女性。
- 低钙和维生素 D 摄入量膳食。
- FHx 的骨质疏松症。
- 髋部骨折的家族史。
- BMI <19kg/m^2。

- 月经初潮推迟。

- 过早绝经。

- 久坐不动的生活方式。

- 过量的咖啡因摄入。

继发性骨质疏松症

- 具有一个可识别的骨质疏松症的潜在原因(框 10.17)。

- 此外,患者可能有其他可识别的原发性骨质疏松症的危险因素。

临床特征

- 骨质疏松症的发生过程是无症状的。

- 通常在患者发生脆性骨折后得到诊断。

  · 脆性骨折是从站立高度或更低高度摔倒导致的骨折。

  · 常见的骨质疏松性骨折的部位包括股骨颈、手腕和椎骨。

  · 椎骨骨折有时可能是无症状的。只有当患者因驼背、身高减少或其他不相关的原因而行脊柱 X 线检查时才被诊断。

框10.17　继发性骨质疏松症

- 长期久坐不动 / 体重降低。

- 恶性肿瘤。

- 胃肠道疾病:吸收不良综合征、炎性肠病、肝病、神经性厌食症。

- 风湿性疾病:RA、SLE、AS。

- 慢性阻塞性肺病(COPD)。

- 遗传疾病:囊性纤维化、Ehlers-Danlos 综合征。

- 内分泌疾病:1 型糖尿病、甲状旁腺功能亢进、甲状腺功能亢进、高催乳素血症、库欣综合征、性腺机能减退。

- 药物:糖皮质激素、苯妥英钠、长期应用肝素。

- 酒精(> 推荐的日摄入量)和吸烟。

另见:

更多有关运动疾病的表现和临床特征的信息,可参见《牛津手册临床指导学习卡》,可用于为 OSCE 和查房做准备。

"内科"学习卡组:

- 类风湿关节炎。
- 骨关节炎。
- 银屑病关节炎。
- 强直性脊柱炎。
- 佩吉特病。
- 痛风结石性痛风。
- 马方综合征。
- 系统性硬化病。
- 血管炎。
- 系统性红斑狼疮。
- 佝偻病。

"外科"学习卡组:

- Dupuytren 挛缩。
- 锤状趾。
- 爪状趾。
- 槌状趾。
- 槌状指。
- 扳机手。
- 鹰嘴滑囊炎。
- 膝盖肿胀。
- 骨软骨瘤。
- 高足弓。
- Charcot 关节。
- 踇指外翻。

老年患者

风湿性疾病在老年人中代表着一系列疾病,通常较为复杂并且合并其他疾病。例如,COPD 患者并发严重的关节炎;或心力衰竭,或急性卒中后髋或膝关节炎对其恢复的影响。关节炎和骨质疏松症是影响老年人群行动不便和不稳定的两个主要因素,这提示年龄的增加对运动性疾病的广泛影响。

病史

- 表现形式:可能有所不同,从跌倒导致的股骨颈骨折或"断腿"转诊或活动性下降均有可能。年纪大的人往往会有一些关节炎表现,难点不是在于诊断,而是对日常生活的影响的理解。运动性疾病是这种表现的关键部分,关注这些疾病是至关重要的。然而,重要的是要记住,表现如跌倒是多因素的,应尝试找出运动疾病对于活动性或跌倒的风险增加的影响。

- 并发症:常会引发痛风,尤其是假性痛风。同样重要的是疾病会影响体内平衡,导致跌倒和骨折。你的任务不仅仅是治疗跌倒导致的结果,还应该找到其发生的原因。

- 感染性关节:有时其诊断尤为困难。单侧大关节肿胀/急性关节炎应该马上高度警惕,特别是当患者有不适时。诸多原因导致背部疼痛,但永远不要忘记深部感染如关节盘炎或骨髓炎,这可能像泌尿系感染一样是无害的结果。

- DHx:是一项重要的评估指标。应考虑到非甾体抗炎药的副作用,或利尿剂或低剂量的阿司匹林影响导致的痛风。如果你的患者由于骨质疏松症导致持续的脆性骨折,他们是否得到适当的治疗? 永远不要忘记有很多应用改善病情药物成功治疗关节炎的老年患者,应了解这类药物的作用(需要联用叶酸和氨甲蝶呤——切记!)。

- 活动、职业和兴趣:与功能史相重叠,是这些信息的关键部分。多学科评估对于细化康复、援助和适当的后期护理至关重要。询问患者的兴趣和爱好——提高平衡,尽量减少疼痛,最大限度地发挥作用,可以让患者继续进行他们生命中关键的活动(可能代表可继续进行锻炼或康复的机会)。

检查

- 一般检查: 体征通常非常明确,尽管如此,却容易被忽视。需要仔细周到地对功能以及疾病活动进行评估。时刻考虑你的患者是否舒适并仔细检查,解释你要进行的检查以避免误解和痛苦。

- 疾病形式:寻找疾病的典型模式以及单一关节的病理机制。查看踝部、足部和背部,仅需要多一点的时间来进行完整的检查,但令人沮丧的是,经常看到患者平衡能力差或跌倒,但在运动评估没有详述。

● 疾病活动:触诊时应谨慎，查看是否有关节疾病的急性恶化,这可能导致当前的表现。

● 步态和平衡:经常被忽视,但却是查体的重要组成部分。学习（例如师从病房理疗师）如何进行" 站立和行走测试"(框10.18),充分测试步态和平衡。该评估与神经系统评估应该适当地重叠(框10.19)。

框10.18　站立和行走测试

一个简单的测试,此测试可提供丰富的信息。让患者执行以下 3 个步骤:

● 由坐位变换为站立位。

● 步行 3m。

● 转身回到椅子上。

医生并不纯粹是观察者的角色,你必须进行安全评估,如果需要应用手去扶持患者。

框 10.19　关于标签和尊重的建议

我们仍然会看到这一令人沮丧的事实：当患者出错和(或)在家中不慎跌倒之后,会被冠以一些不好的标签,例如"癔症发作"或"寻求社会关注。"然而,这些词语并不能反映真实的情况:

● 你的(和长辈)限制性的思维。

● 误诊。

  ·如感染、用药过度、疼痛、骨折。

● 缺乏尊重。

  ·老年人几乎都不愿意住院,而入院原因是由于他们的"错误",这种情况是极其罕见的。

▶尽可能全面和详细的评估,像对其他患者一样。

▶像对你自己的家人和朋友那样进行测试。如果这些标签附加到一个你所熟悉的需要紧急入院的长者身上,你会感到满意吗?

（赵晟　赵楠楠　译）

耳鼻喉

引言

耳

是参与维持平衡及听觉的器官,分为内耳、中耳、外耳。

外耳

主要由耳廓、外耳道、鼓膜的外侧壁构成。

耳廓主要分为对耳轮、耳轮、耳垂、耳屏和外耳,由纤维软骨组成;耳垂仅由脂肪组织组成。

鼓膜是一层灰色、半透明的椭圆形薄膜,位于内侧的外耳道,直径约 1cm。它可以检测到空气振动(声波),然后将这种微小振动传送至听小骨。

中耳

位于颞骨的岩部,通过咽鼓管与鼻咽部相通。它与乳突小房相连接。鼓室包含 3 块小骨(听小骨:锤骨、砧骨、镫骨),可以将声波传递给耳蜗和 2 块听小肌(镫骨肌和鼓膜张肌)。面神经的鼓索神经支通过此处后传出颅骨。

内耳(前庭耳蜗器官)

内耳的主要功能是接收声音和维持平衡。它由一系列彼此相通的充满液体的骨性小腔组成(前庭、半规管、耳蜗)。骨迷路内部是一系列彼此相通的膜性腔室结构(膜迷路:球囊、椭圆囊、耳蜗管、半规管)。

前庭、半规管包含外周平衡器。它们与小脑相连接,在维持位置觉和凝视中发挥重要作用。感觉冲动的传导是由第 8 对颅神经的耳蜗及前庭神经分支进行的。

鼻及鼻窦

鼻及鼻腔的主要作用是嗅觉、呼吸及滤过空气。

外鼻的上 1/3 是骨性结构,其余为软骨结构。下表面构成前鼻孔,由骨性 / 软骨性鼻中隔分成左右两个。每个鼻腔的外侧壁均由 3 个骨性突起支撑,称为鼻甲(分别为上鼻甲、中鼻甲、下鼻甲)。

鼻窦是延伸至鼻腔的含气空腔,按其所在的骨骼名为额窦、筛窦、上颌窦及蝶窦(图 11.1)。目前认为,它们的作用包括保护颅内结构和眼球免于损伤,辅助产生声音共振以及减轻颅骨重量。

口腔及咽喉

口腔包括唇、舌的前 2/3、硬腭、牙齿、上颌骨和下颌骨的牙槽。

舌参与咀嚼、品尝、吞咽及发音功能。人的一生有两组牙齿。第一组是非永久性的乳牙,门齿在 6 个月左右萌出,其余的在 3 年内陆续萌出。第二组为永久性,第一磨牙或中切牙在 6 岁时萌出,第二磨牙在 11 岁时长出,智齿在 18 岁时长出。

咽分为三部分:鼻咽、口咽、喉咽。鼻咽位于鼻的后方,软腭的上方。口咽位于口腔后方,从软腭延伸至会厌,包括扁桃体。喉咽位于喉的后方,从会厌延伸至环状软骨的下缘,继续与食管相延续。

喉位于 C3 ~ C6 水平。它连接咽的下部与气管。它的作用是防止食物和唾液进入气道以及参与发声,主要由透明软骨、韧带所构成。甲状软骨是最大的喉部软骨,其体表标志就是喉结。喉部的感觉及运动受第 10 对颅神经支配。

会厌附于甲状软骨之上,吞咽时可关闭喉部入口。

唾液腺

人体主要的唾液腺有腮腺、下颌下腺、舌下腺。舌下腺最小,腺管开口于口腔底部,下颌下腺也开口于此。腮腺是最大的唾液腺,腮腺管横过咬肌表面,开口位于口腔内上颌第二磨牙的对侧。

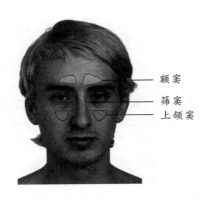

额窦
筛窦
上颌窦

图 11.1 面部鼻窦的表面解剖。

耳部疾病症状

耳痛

疼痛史采集标准可参见第 2 章疼痛史。

询问有无耳部溢液,失聪,耳部手术史,耳部药物注射史,使用棉花耳塞,耳部创伤、游泳及高空旅行史。

▶记住耳朵的感觉受到第 5 对、第 9 对、第 10 对颅神经及第 2、第 3 颈神经的支配,所以耳痛可能源自其他区域(框 11.1)。

框 11.1 引起耳痛的原因

耳源性

- 急性外耳炎。
- 急性中耳炎。
- 软骨膜炎。
- 皮肤疖肿。
- 肿瘤。
- 创伤。
- 带状疱疹(拉姆齐·亨特综合征)。

非耳源性(参考)

- 颈椎病。
- 扁桃体炎。
- 牙病。
- 颞颌关节疾病。
- 喉咽部肿瘤。

耳漏

指外耳道溢液。应详细询问患者有无其他耳部症状,症状起始时间,有无诱发及加重因素,尤其需要了解溢液的性质:

- 水性:湿疹、脑脊液。
- 脓性:急性外耳炎。
- 黏液性:慢性化脓性中耳炎伴穿孔。
- 黏液脓性／血性:外伤、急性中耳炎、肿瘤。
- 恶臭性:慢性化脓性中耳炎伴或不伴胆脂瘤。

头晕

"头晕"这一术语对于不同的人有不同的含义,必须区分眩晕、先兆晕厥、单纯的站立不稳。以下两个特征提示头晕的原因来自前庭系统:

- 眩晕(一种移动的错觉,常常是转动)。
- 头晕与运动和位置改变相关。

在不同个体,上述症状可以同时发生、分别发生或单独发生。不平衡(摇摆或转动)可以伴随前庭性眩晕。

病史中的关键点

你需要获得准确的病史,以判断头晕是否由前庭性疾病所引起(框 11.2)。询问如下问题:

框 11.2 头晕的病因

耳源性

- 良性阵发性位置性眩晕。
- 梅尼埃病。
- 前庭神经炎。
- 创伤(外科手术或颞骨骨折)。
- 外淋巴瘘。
- 中耳炎。
- 耳硬化症。
- 梅毒。
- 耳毒性药物。
- 听神经瘤。

非耳源性

- 失衡较眩晕多见。
- 老化(视力及本体感觉下降)。
- 脑血管疾病。
- 帕金森病。
- 偏头痛。
- 癫痫。
- 脱髓鞘病变。
- 过度通气状态。
- 药物(心血管、神经系统药物和酒精)。

- 头晕的性质及严重程度。
- 是持续性还是间断性发作。
- 持续时间(几秒、几小时或几天)。
- 症状发作的规律。
- 与活动或位置的关系,尤其是卧位时。
- 伴随症状(如恶心、呕吐、听力改变、耳鸣、头痛)。
- 用药史,包括酒精。
- 其他耳部问题或耳部手术史。

外周前庭病变

前庭病变导致的眩晕多是旋转,但也可以是摇晃或倾斜。多与运动或周围环境无关。

任何快速的头部运动都可以诱发头晕,但是由躺下、翻身、坐起诱发的眩晕属于特殊的良性阵发性位置性眩晕。

中央前庭病变

当眩晕不太显著时,单从病史上不太容易鉴别,步态障碍及其他神经系统症状和体征可以帮助鉴别。

听力下降

耳聋或全部听力丧失不常见。听力下降分为轻、中、重度。

听力障碍可以是传导性、感音神经性、混合性或非器质性的。

传导性听力障碍可能是由耳道、耳膜、中耳病理性改变所致。感音神经性听力障碍是由于耳蜗或神经通路病变所引起(框 11.3)。

完整的病史采集方法参见第 2 章。尤其应关注:

- 现病史,包括常规问题:
  - 发病时间及进展速度。
  - 听力是部分丧失还是全部丧失?
  - 一侧还是双侧?
  - 是否伴有疼痛、溢液或眩晕?
- 既往史:尤其关注是否有肺结核病或败血病病史。
- 家族史:(如耳硬化症)听力丧失可能具有遗传倾向。
- 用药史:某些药物,尤其是肾毒性药物同时具有耳毒性,(如氨基糖苷类药物、某些利尿剂、细胞毒性药物)。水杨酸类及奎宁类药物的毒性作用是可逆的。

框 11.3　听力损失的病因

传导性

- 耳垢。
- 外耳道炎症,如果耳中充满耳垢。
- 中耳积液。
- 听小骨损伤。
- 耳硬化症。
- 慢性中耳炎(现在或既往)。
- 中耳肿瘤。

感觉神经性

- 老年性耳聋。
- 血管缺血性疾病。
- 噪音暴露。
- 炎症或传染性疾病(如麻疹、流行性腮腺炎、流行性脑膜炎、梅毒等)。
- 耳毒性药物。
- 声学肿瘤(进行性单侧/双侧听力丧失)。

- 职业史:职业及业余生活不可忽视。长时间暴露于噪音(如重工业机械)会导致感音神经性听力损失,大于 90 分贝需要保护听力。

非器质性耳聋

❶须在排除器质性病变后才能做出诊断。在这种情况下,病史、临床及听力测试结果之间可能存在矛盾。

耳鸣

除完整的病史外,还需要询问患者耳鸣的性质,是否伴随听力下降,是否干扰日常生活(睡眠时间还是白天发作),以及是否曾患耳部疾病(框 11.4)。

- 哗哗声、嘶嘶声或嗡嗡声。耳鸣最常伴有听力损失,它可以由内耳、脑干或听觉皮层的病理性改变所引起(虽然有时表现为传导性耳聋)。

- 类似于脉搏跳动声。这种杂音由耳朵附近的血管传递而来,包括颈内动脉和颈内静脉(当按压颈部时,噪音消除,则可以诊断其源于后者)。有时,类似脉搏跳动的噪音可以通过将听诊器置于耳朵或颈部听到。

- 类似于破裂、爆裂声。噪音可能与咽鼓管功能异常,或中耳或附着于咽鼓管的肌肉节奏性的肌痉挛有关。

▶ 记得区分耳鸣和复杂噪音(如语音、音乐),后者可导致幻听。

框 11.4 耳鸣的病因

- 老年性耳聋。
- 噪音导致的听力下降。
- 梅尼埃病。
- 耳毒性药物、创伤。
- 任何引起传导性听力下降的病因。
- 听神经瘤。

搏动性耳鸣

- 动脉瘤。
- 动静脉畸形。

耳部损伤

- 耳部的创伤可能是自己造成的,尤其是儿童,异物插入耳中可损伤耳道皮肤或鼓膜。

- 头颅损伤可引起颞骨骨折,血液从耳朵流出,引起听小骨移位或影响迷路导致严重的眩晕和完全性耳聋。

- 亦可引起短暂的或永久的面神经麻痹。

耳部畸形

- 可能是先天性或获得性的(通常是创伤导致的)。

- 耳廓完全或部分缺失(无耳畸形或小耳症),副耳(对耳屏前)或耳廓前窦。耳朵突出可能导致社交尴尬,可以手术纠正。

- 小耳可见于唐氏综合征,通常基本没有或完全没有耳垂。

鼻部疾病症状

鼻塞

完整的病史(见第 2 章)应包括：

- 鼻塞为持续性或间歇性？

　·持续性鼻塞：长期的结构异常如鼻中隔偏曲、鼻息肉、鼻甲肥大。

　·间歇性鼻塞：过敏性鼻炎或普通感冒。

- 单侧阻塞还是双侧？
- 伴随鼻溢液。
- 缓解、加重因素。
- 使用任何滴鼻或其他经鼻物质(如嗅吸强力胶或毒品)。
- ▶切勿遗漏鼻腔手术史。

流涕

了解流涕的性质有助于明确病因。见框 11.5。

❶"鼻黏膜炎"和"鼻后滴"仅指鼻涕向后流至鼻咽部。

鼻衄

即鼻出血。鼻中隔前部,称为利特尔区,是筛前动脉、蝶腭

框 11.5　流涕的病因

水性或黏液性

- 过敏性鼻炎。
- 感染性(病毒)鼻炎。
- 血管舒缩性鼻炎。
- 单侧水性鼻涕可能是脑脊液鼻漏所致。

脓性

- 感染性鼻窦炎。
- 异物所致(尤其是单侧)。

血性

- 肿瘤(伴随单侧症状)。
- 自发性出血。
- 创伤。

动脉的分支、上唇动脉分支与腭大动脉的吻合区,是出血最常见的部位。

鼻出血最常见的原因是鼻黏膜的血管自发性破裂。

详细了解病史能发现可能的原因(框 11.6)。

鉴别鼻腔前部出血(血从鼻子流出,通常是由一个鼻孔流出)和鼻腔后部出血(血流向喉咙或从两个鼻孔流出)。

打喷嚏

打喷嚏是病毒性上呼吸道感染或过敏性鼻炎中常见的症状。它通常与流涕、鼻痒、眼痒有关。

仔细询问加重因素和病程时长,发现伴随症状。

嗅觉障碍

患者可能主诉嗅觉减退,但很少有嗅觉完全丧失。询问嗅觉减退的具体时间和其他相关的鼻症状。

- 嗅觉缺失症:多是由鼻息肉引起,也可能由颅脑外伤损伤经筛板的嗅神经纤维引起。这可能发生于病毒性上呼吸道感染(病毒性神经病变)。

- 恶臭幻觉:一种怪味的幻觉,可能是感染干扰了嗅觉结构引起的。

鼻畸形

鼻畸形的原因可能是创伤引起疼痛和(或)肿胀和(或)鼻衄和(或)鼻骨和鼻中隔位移。

骨折和鼻中隔断裂可能会产生"马鞍"畸形。引起"马鞍鼻"的其他原因有 Wegener 肉芽肿、先天性梅毒、长期吸食可卡因。

酒渣鼻可引起肿大、红色球状鼻赘。不断增大的鼻子是肢端肥大症的早期特征。

框 11.6　鼻衄的原因

- 挖鼻孔、鼻部手术、吸食可卡因或感染所致的损伤。
- 高血压、酒精、抗凝剂、凝血功能障碍、巨球蛋白血症、Wegener 肉芽肿、遗传性毛细血管扩张所致的出血时间延长。
- 鼻和鼻后肿瘤和血管瘤可能导致鼻衄。

鼻和面部疼痛

面部疼痛通常不仅仅是鼻子局部引起的。通常情况下,面部疼痛与鼻窦感染、三叉神经痛、牙源性脓毒症、偏头痛、面中部紧张性疼痛有关。

咽喉部疾病症状

口腔疼痛

- 口腔疼痛最常见的原因是龋齿和牙周感染。牙周疾病可引起刷牙时疼痛及口臭。
- 牙龈疾病是口腔疼痛的常见原因。
- 在老年患者中,义齿佩戴不当可能产生疼痛。
- 了解完整的疼痛病史参见第 2 章,询问其他口腔 / 咽喉症状。

咽喉痛

- 咽喉痛是非常常见的症状。需要明确疼痛的性质参见第 2 章。了解疼痛部位非常重要。
    - ·咽喉痛常放射至耳廓,因为咽与外耳道均受迷走神经支配。
- 大多数急性咽喉痛是病毒引起的,与流涕、排痰性咳嗽有关,青少年需考虑传染性单核细胞增多症。
- 急性扁桃体炎多伴随全身症状,如全身不适、发热、厌食等。
- 成人慢性咽喉痛需警惕恶性肿瘤的可能。
    - ·询问有无与癌症相关的其他症状如吞咽困难、发音困难、体重下降等,有无吸烟、过量饮酒史等。

口腔肿物

唇部

- 唇部是局部恶性肿瘤的好发部位,如基底细胞癌(BCC)、鳞状细胞癌(SCC)。

舌

- 舌部肿物几乎全部是肿瘤。

口腔

- 小唾液腺的阻塞可引起囊性病变,称为舌下囊肿,通常位于口腔底部。
    - ·大多数恶性口腔底部的病变症状出现较晚,常见的症状有:疼痛、吞咽困难、吞咽痛(吞咽疼痛)。颊黏膜也是癌症的常见部位。

咽部易感症

咽部易感症（又称癔球症）是一种喉部哽咽感。重要的是询问有无胃食管反流或鼻涕后滴的症状。

该症状偶尔与恶性肿瘤有关。需详细询问患者有无吞咽困难、吞咽痛、声音嘶哑、体重下降。

颈部肿物

颈部肿物多继发于感染，但少数是恶性疾病。最常见的原因是颈部淋巴结肿大。全面的病史和完整的头颈部查体是非常重要的。

▶值得注意的是，成人颈部转移性疾病可能是由肺脏、乳腺、胃、胰腺、肾脏、前列腺、子宫等锁骨以下结构疾病扩散所致。如果怀疑是恶性肿瘤，病史和体格检查应包括其他系统的症状和体征。

完整的病史应包括：

● 肿胀持续时间。
● 肿物大小的进展。
● 有无疼痛及其他上呼吸消化道症状：
　·吞咽困难。
　·吞咽痛。
　·发音困难。
● 全身症状（体重下降、盗汗、全身不适）。
● 吸烟、饮酒史。

发音困难

主要是音质发生改变。通过询问病史可以区分出多种原因。

● 炎性：急性喉炎、慢性喉炎（长期用嗓过度，吸烟、饮酒史）。
● 神经性：
　·中枢性：假性延髓麻痹、脑瘫、多发性硬化、卒中、格林－巴利综合征、头部外伤。
　·周围神经性：损伤影响到第10对颅神经和喉返神经（如肺癌、甲状腺切除术、心胸和食管手术）、重症肌无力、运动神经元疾病。
● 肿瘤性：喉癌。
● 全身系统性：类风湿关节炎、血管性水肿、甲状腺功能低下。

● **精神性 / 心理性**：指发声困难而没有喉部疾病，主要是由于潜在的焦虑或抑郁（即肌肉骨骼张力障碍，转换语音障碍）所导致，如同其他所有非器质性疾病的诊断一样，必须排除器质性病变。

口臭

即呼吸味道令人不快，一般是由于口腔卫生不良或饮食所致。扁桃体感染、牙龈炎、咽囊、慢性鼻窦炎伴化脓性鼻后滴漏也会引起口臭。

喘鸣

喘鸣来源于上呼吸道（见第 6 章），主要是气管或喉部狭窄所致。

成人喘鸣的主要原因是喉癌、喉部外伤、会厌炎和气管或主支气管的恶性肿瘤。

耳部检查

视诊与触诊

● 简要检查耳朵的外部结构，特别注意耳廓的形状、大小以及有无畸形。

● 仔细检查有无癌症所致的皮肤变化。

● 注意耳后有无瘢痕或助听器。

● 拉动耳廓并询问患者有无疼痛。

　·外耳道感染。

● 触诊耳屏前区域，询问患者有无疼痛。

　·颞颌关节疾病。

● 注意有无分泌物（图 11.2）。

耳镜检查

耳镜可协助检查外耳道、鼓膜、部分中耳结构。

耳镜

耳镜由光源、可拆卸的漏斗镜和可稍微放大图像的观察窗构成（图 11.3）。

许多耳镜中，观察窗可以滑到一侧，允许仪器（如刮刀、棉签）插入耳道。

方法

以下方法用于检查患者右耳,左耳检查应是镜像改变。

- 介绍自己并清洁双手。
- 向患者解释操作步骤并获得知情同意。
- 打开光源。
- 放置干净的窥器。
- 用左手轻柔地将耳廓向上、向后拉动。
  · 这样拉直耳道,方便耳镜进入外耳道。
- 右手握着耳镜,将窥器尖端置于外耳道起始处。这样可以通过观察窗直视观察。
- 缓慢推进耳镜并仔细观察。
  · 将右手小指伸直并放在患者头部有助于稳定耳镜。
- 检查耳道皮肤有无感染、耳垢及异物。
  · 如果耳垢堵塞,先用洗耳器将其拭净。
- 检查鼓膜(图 11.4)。
  · 健康的鼓膜应是灰色、半透明的。
  · 寻找反光区,是由投射到锤骨下的鼓膜反射光线所致。
  · 注意有无白斑(鼓膜硬化)或穿孔。
  · 鼓膜发红、肿胀是急性中耳炎表现。
  · 深灰、发黄的鼓膜提示中耳积液。

听觉和前庭功能检查

见第 8 对颅神经,参见 第 8 章。

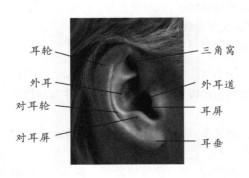

图 11.2　正常耳的表面解剖。

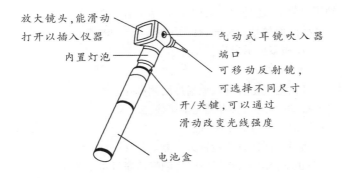

放大镜头,能滑动
打开以插入仪器
内置灯泡

气动式耳镜吹入器
端口
可移动反射镜,
可选择不同尺寸
开/关键,可以通过
滑动改变光线强度

电池盒

图 11.3　标准耳镜。

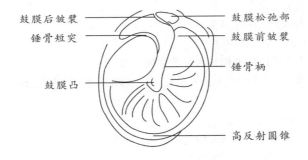

鼓膜后皱襞
锤骨短突

鼓膜凸

鼓膜松弛部
鼓膜前皱襞
锤骨柄

高反射圆锥

图 11.4　耳镜下正常鼓膜的外观。

鼻部检查

见框 11.7。

外部视诊

- 观察鼻部外表面和外观,注意有无疾病和畸形。
- 站在患者后方,从患者头部上方自上而下观察鼻部有无偏差。

触诊

- 轻柔触摸鼻骨,询问有无疼痛。
- 如果存在明显的畸形,触诊可以确定是骨性结构异常(坚硬不可移动)还是软骨结构异常(结实有弹性)。

- 感受面部是否肿胀、有无压痛。
  - ·压痛多提示炎症。

鼻孔通畅度

评估空气是否有效地通过两侧鼻孔。.

- 推动一侧鼻孔,直到完全堵住。
- 嘱患者通过鼻子吸气。
- 然后以同样方法检查另一侧。
  - ·正常情况下,空气应同样顺畅地通过每个鼻孔。

鼻腔内检查

鼻腔后部(鼻咽)可以用鼻内镜进行检查。应由经过培训的专业人员进行,学生或非专业人员应只检查鼻腔前部。

- 嘱患者将头部后仰。
- 用拇指略推高鼻尖。
  - ·可以看到鼻前庭。
- 成人可以用鼻镜扩大鼻孔以便检查。
- 将窥器关闭,尖头插入鼻孔,轻柔释放手柄,使尖头分开。
- 观察:
  - ·鼻黏膜的颜色。
  - ·有无鼻涕,鼻涕的颜色。
  - ·鼻中隔(应位于中线)。
  - ·有无明显出血点、血栓、结痂或穿孔。
  - ·中、下鼻甲侧壁有无息肉生长、异物和其他软组织肿胀。

测试嗅觉

参见第 8 章第 1 对颅神经。

鼻窦检查

读者可以回顾鼻窦解剖学和图 11.1。额窦和上颌窦是仅有的两个可以通过间接查体进行检查的鼻窦。

触诊

- 触诊、叩诊额部和上颌窦的皮肤。
- 叩诊上牙的位置(位于上颌窦的底部)
  - ·如果这些部位出现疼痛提示炎症(鼻窦炎)。

框 11.7　鼻炎

过敏性鼻炎

● 吸入过敏原可引起抗原 – 抗体结合的 I 型超敏反应。

● 常见的过敏原：

　·花粉(草粉)、开花树木：季节性变应性鼻炎(花粉症)。

　·动物皮屑*、尘螨**、羽毛：常年性变应性鼻炎。

　·消化过敏原，如小麦、鸡蛋、牛奶，坚果很少涉及。

● 主要症状：

　·发作性打喷嚏。

　·腺体分泌增多引起流涕增加。

　·鼻涕倒流。

　·鼻痒。

　·由于鼻腔血管舒张和水肿导致鼻塞。

非过敏性(血管舒缩性)鼻炎

● 这种鼻炎具有过敏性鼻炎的临床特征，但不是抗原 – 抗体结合的 I 型反应。

● 吸入化学物质如除臭剂、香水、吸烟，甚至酒精、阳光均可能引起症状。

● 可与过敏同时存在，部分人群鼻副交感神经系统不稳定，过度分泌黏液引起阻塞(血管舒缩性鼻炎)。

* 猫过敏实际上是对猫唾液中的一种蛋白质的过敏，它们经常舔皮毛导致唾液蛋白附着其上。

** 实际上是对尘螨的粪便过敏。

口腔和咽喉部检查

　　确保房间明亮，有可调节的光源，非专业人员还需要耳镜和笔形手电筒(图 11.5)。

视诊

● 面部：观察患者面部有无明显的皮肤疾病、瘢痕、肿块、创伤、畸形以及面部是否对称(腮腺是否肿大)。

● 唇部、牙齿、牙龈：首先观察唇部。

　·嘱患者张口，观察颊黏膜、牙齿、牙龈(框 11.8)。

·观察龋齿或牙龈炎。

·嘱患者翻转口唇,观察是否有炎症、脱色、溃疡、结节或毛细血管扩张。

● 舌、口腔底部:张口及伸舌来观察舌头,观察其有无任何明显赘生物或异常。

·检查中还应包括对第 12 对颅神经的检查。

·嘱患者用舌头触摸口腔顶部。

·这有助于检查舌底部及口腔底部。

● 口咽:观察咽后部,嘱患者发"啊"(抬高软腭)。

·使用压舌板可以看得更清楚。

·悬雍垂:由口腔顶部垂下,居于中线。患者发"啊"时悬雍垂上提,如果偏向一侧则提示第 9 对颅神经麻痹、肿瘤或感染。

● 软腭:观察有无裂痕、结构异常或不对称性运动,注意有无毛细血管扩张。

● 扁桃体:需注意它们的大小、颜色、有无分泌物。

·扁桃体位于口腔两侧前后柱(弓)的凹陷区内。

触诊

触诊初始检查时发现的异常或疼痛部位。

● 戴好手套,用双手触诊感兴趣的区域(一只手置于患者脸颊或下颌,另一只手置于口腔内)。

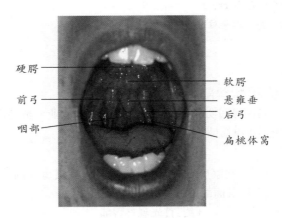

图 11.5　口腔正常观。(见彩图)

颈部其他部位

触诊颈部、锁骨上淋巴结、甲状腺（见第 3 章），查看有无额外的肿物。

表现

- 黏膜炎症：细菌、真菌（念珠菌）、病毒感染（如单纯疱疹病毒）或放疗后。
- 口腔念珠菌病：多发生于放疗、使用吸入性激素和免疫缺陷状态（如白血病、淋巴瘤、HIV 感染）。
- 牙龈炎：牙龈可能发生于小创伤（刷牙时），维生素和矿物质缺乏或扁平苔藓。
- 扁桃体炎：咽喉壁上附着脓性黏液多提示细菌感染。尤其是传染性单核细胞增多症的青少年患者，扁桃体上覆盖白色假膜性渗出物。
  - 急性扁桃体炎常伴随其他全身症状，如不适、发热、厌食、颈部淋巴结肿大、念珠菌感染。

主要疾病的重要症状和体征

外耳道炎症

- 外耳的炎症反应。
- 通常是耳道受细菌（如链球菌、葡萄球菌、假单胞菌）、真菌感染所致。
  - 高温、潮湿、游泳及任何能引起瘙痒的刺激物均可诱发外耳炎。
- 患有湿疹、脂溢性皮炎或牛皮癣的患者会经常抓挠。
- 症状可以表现为刺激感、严重疼痛伴或不伴分泌物。

框 11.8　系统性疾病的牙龈改变
- 慢性铅中毒：呈点状蓝色病变。
- 苯妥英钠治疗：牙龈坚硬、肥厚。
- 败血症：牙龈柔软、易出血。
- 发绀型先天性心脏病：牙龈呈海绵状、易出血。

- 按压耳屏或牵拉耳廓会引起疼痛。
- "恶性外耳炎"：通常由颞骨骨髓炎引起，进展迅速（致病菌通常为假单胞菌、化脓性链球菌）。

耳疖

- 外耳道毛囊炎感染所致。
- 随着下颌活动，患者会感到剧烈的搏动性疼痛，多伴有发热，通常最终脓肿破裂。

中耳炎和"胶耳"

- 中耳的炎症，多于上呼吸道感染（URTI）后发生。
- 在早期阶段，咽鼓管堵塞后鼓膜内陷，导致中耳炎症。
- 如果存在感染，脓液可导致中耳压力增高，此时行耳镜检查可以见到膨胀的鼓膜。
- 如治疗不及时，可能会发生鼓膜破裂。

并发症

- 包括：乳突气房炎（乳突炎）、迷路炎、面神经麻痹、硬膜外脓肿、脑膜炎、乙状窦血栓形成、小脑和颞叶脓肿。

慢性化脓性中耳炎

- 可引起鼓膜中心穿孔，活动性感染所致耳漏表现为大量脓液。

"胶耳"

- 一种分泌性中耳炎，是引起儿童获得性传导性听力下降的常见原因（好发年龄为 3～6 岁）。
- 多见于腭裂及唐氏综合征患者。
- 病因多是由于鼓膜变薄、咽鼓管功能不良所致。

胆脂瘤

- 中耳和乳突处复层鳞状上皮细胞过度增生，对局部结构产生破坏并引起炎症。
- 感染时可有臭味脓液流出。
- 可引起骨质破坏及听力显著下降。
- 并发脑膜炎、脑脓肿及第 7 对颅神经麻痹。

梅尼埃病

- 又称为内淋巴水肿。
- 一种膜迷路积水的疾病。

·具体病因不清。

- 症状:剧烈的眩晕、恶心、呕吐、低频率波动性感音性耳聋、耳鸣、耳内闷胀感。
- 往往在静息时无任何先兆突然发作。

·每次持续数小时,发作期间患者平衡力多正常。数年后患侧听力会逐渐减退。

前庭神经元炎

- 典型表现:突发眩晕、呕吐、不稳感。
- 头部运动可加重上述症状。
- 青年患者多继发于病毒感染后,而老年患者多是由于血管病变所致。
- 无耳聋和耳鸣。
- 眩晕可持续数天,完全恢复平衡力可能需几个月时间,也可能无法完全恢复。

耳硬化症

- 一种局部骨骼病变进而影响内耳结构的病变。

·血管丰富的海绵状骨质增生取代了椭圆囊周围正常的骨质结构,导致镫骨底固定。

·一半以上患者双耳受累。

- 耳镜检查通常是正常的。
- 在患病 10 年后可出现渐进性传导性听力下降,伴有耳鸣,但很少发生眩晕。
- 怀孕及哺乳期症状加重。
- 通常都有家族史。

良性体位性眩晕

- 突发的旋转性眩晕,可由平躺或翻身所诱发。
- 耳石碎片脱落并沉积于后半规管所致。
- 可能有上呼吸道感染或头部创伤史,但大多数无前驱病史。
- Hallpike 法用于诊断(见第 8 章)。
- 一旦明确诊断后,患者需接受 Epley 手法复位。

·这种复位方法可使后半规管碎片进入椭圆囊。

迷路炎

- 迷路的局部感染。
  - ·临床上很难与前庭神经元相鉴别，除非耳蜗受损导致听力下降。

听神经瘤

- 第 8 对颅神经前庭支的良性肿瘤。
- 中年发病,女性多见。
- 5%的患者为双侧发生。
- 早期症状是单侧、明显不对称性的进行性感音神经性听力下降和耳鸣。
- 眩晕少见,但肿瘤体积较大时,可引起共济失调。

老年性聋(老年性耳聋)

- 随着年龄增长,耳蜗毛细胞进行性减少,对高频声音的敏感度下降。
- 临床上,60~65 岁开始明显。
  - ·听力损失程度与发病年龄不定。
- 背景噪音对听力影响最大。

颈静脉球瘤

- 一种起源于颈静脉球组织的血管肿瘤,多位于颈内静脉球或中耳黏膜。
- 通常表现为听力下降或搏动性耳鸣。
- 可在鼓膜后发现一暗红色团块。
- 偶尔与其他肿瘤有关,如嗜铬细胞瘤、颈动脉体瘤。

鼻息肉

- 鼻息肉多呈灰白色有蒂水肿样黏膜组织,可延伸至鼻腔内。
  - ·最常见起源于筛骨区经中鼻道垂至鼻腔。
  - ·几乎都是双侧发生。
- 在大多数情况下, 鼻息肉与非过敏性鼻炎和迟发型哮喘有关。
- 其他病因包括:
  - ·慢性鼻腔感染。

　　·肿瘤形成(通常为单侧±出血)。

　　·囊泡性纤维化。

　　·支气管扩张。

● 主要症状有:水性前鼻溢液、脓性鼻后滴流、进行性加重的鼻塞、嗅觉缺失、音质改变、味觉下降。

鼻中隔穿孔

● 可能由先天性或创伤(尤其是鼻腔术后)、感染(如肺结核、梅毒)、肿瘤(鳞状细胞癌、基底细胞癌、恶性肉芽肿)、吸入可卡因或有毒气体所致。

● 主要的临床症状有结痂、反复鼻出血、呼吸时口哨声。

扁桃体炎

● 急性扁桃体炎常见于儿童,成人相对少见。

● 诊断主要根据是肿大的扁桃体表面覆有渗出物。

● 患者常有发热、颈部淋巴结肿大、吞咽困难、口腔异味等全身症状,腹痛可见于儿童。

　　·并发症有扁桃体周围脓肿、咽后脓肿。

喉炎

● 常与上呼吸道感染伴发,具有自限性。

● 可能与金黄色葡萄球菌、链球菌的继发感染有关。

● 患者常有声音嘶哑、全身不适、发热。

　　·还可能出现吞咽疼痛、吞咽困难、咽喉痛等症状。

会厌炎

● ❗该病需紧急处理。

● 由 B 组流感嗜血杆菌引起。

● 特征为会厌肿胀,主要见于 3~7 岁儿童,成人也可见。

● 临床特点包括发热、喘鸣、咽喉痛、吞咽困难。

义膜性喉炎(喉气管支气管炎)

● 绝大多数是病毒感染引起 (副流感病毒、呼吸道合胞病毒)。主要发生于 6 个月到 3 岁的婴幼儿中。

腮裂囊肿

● 是颈部胚胎发育过程中腮弓和腮裂的胚胎学残余。

- 多位于胸锁乳突肌的前三角区。
- 发病年龄多为 15~20 岁。
- 详细内容见《牛津手册临床指导:外科学》。

另见:

更多关于耳鼻喉科疾病临床表现和临床体征的信息可参考《牛津手册临床指导学习卡》,可用于为 OSCE 和查房做准备。

"外科"学习卡组:

- 甲状舌管囊肿。
- 腮裂囊肿。
- 咽囊。
- 腮腺肿瘤。
- 弥漫性腮腺肿大。
- 颌下腺结石。

（岳语喃　译）

男性生殖系统

注意

　　本章描述了男性性功能相关病史和检查。泌尿和前列腺病史和检查可参见第 7 章中"腹部"内容。

引言

解剖

男性生殖系统包括一对睾丸、一个网状输精管道(附睾、输精管、射精管)、精囊、前列腺、尿道球腺、阴茎。

阴茎

阴茎由勃起组织包括两条阴茎海绵体和尿道海绵组成,前者位于背侧,后者位于腹侧。阴茎海绵体的后端附着于耻骨下支。尿道海绵体向远端伸展构成阴茎,包围尿道。

三个海绵体在筋膜纤维管鞘内,并被可自由移动(弹性)的皮肤覆盖。包皮为一层疏松的皮肤组织,可向远端延伸包裹阴茎头。

阴囊

由前腹壁的筋膜向下延伸形成的一个肌肉囊袋状结构,其内有睾丸、附睾、精索下端。阴囊是睾丸的"气候控制系统"。阴囊的肉膜中富含平滑肌纤维,与精索的肌纤维相连,通过肌肉收缩和放松来控制睾丸接近或远离身体。

睾丸

成对存在,呈卵圆形,大小为 4cm × 3cm × 2cm,位于阴囊内。睾丸实质由众多曲精小管组成,能产生精子。小管之间的结缔组织内有分泌男性激素的间质细胞(Leydig 细胞)。

在胎儿中,睾丸靠近肾脏;发育至孕 38 周时,睾丸经腹股沟管降入阴囊。

睾丸表面由一层纤维膜覆盖(白膜),外侧和内侧包裹鞘膜脏层(封闭的浆液性囊,胚胎鞘状突的衍生物,在出生前正常闭合)。睾丸后表面没有白膜,由众多的小静脉形成精索静脉丛。同时曲精小管在此汇聚,形成输出小管,最终形成附睾。

精索

精索与阴囊内的睾丸相连接,包含睾丸与腹股沟管深环的连接结构(输精管、睾丸动脉、睾丸静脉、睾丸神经和附睾)。

精索表面包覆精索内筋膜(由腹横筋膜形成)、提睾肌筋膜(由覆盖内斜肌的筋膜形成)和精索外筋膜(由腹外斜肌腱膜形成)。

提睾肌筋膜部分是肌源性的。提睾肌收缩时可使睾丸上提。

睾丸水平位置的提高和降低可维持它接近恒定的温度。

附睾

76cm 长的附睾管位于睾丸背侧面。附睾可储存精子,并促进精子成熟,直至其进入输精管和射精管。

精囊位于膀胱的后方,成对左右各一,分泌的大量液体与果糖、抗坏血酸、氨基酸、前列腺素一起组成了精液。

前列腺

实质性器官,核桃大小,位于膀胱下方,包绕尿道。许多短管产生的液体通过尿道排出,构成精液的一部分。

尿道球腺

豌豆大小的小腺体,位于阴茎根部附近。

在性刺激下,尿道球腺在尿道处分泌碱性黏液样液体,中和尿液的酸度,并在性交活动中为阴茎尖端提供少量的润滑液。

性激素

三种激素参与男性生殖系统调节:

- FSH 由垂体前叶产生,通过作用于支持细胞促进精子生成。
- LH 由垂体前叶产生,通过作用于间质细胞促进睾酮分泌。
- 睾酮由睾丸和肾上腺产生,促进男性第二性特征的发育和精子生成。

男性性反应

性反应分为四个阶段:

- 兴奋期:受副交感神经系统的控制。在此期间,阴茎充血并勃起。其他的变化包括心率和呼吸频率加快,血压和骨骼肌张力升高。
- 持续期:兴奋期持续性刺激下维持改变。持续几秒到几分钟。
- 高潮期:在男性中,这一阶段最短,由交感神经系统控制。会阴肌肉、附属腺体有节奏地收缩,输精囊蠕动收缩导致射精。这之后通常是一个不应期,不应期内不能再次勃起,持续几分钟到几小时,随着年龄增加,时间延长。
- 消退期:血压、心率、呼吸频率和肌肉张力返回到未兴奋的状态,并伴随着放松的感觉。

症状

尿道分泌物

如果患者抱怨有分泌物或黏液从阴茎末端排出,需要确定:

- 数量。
- 颜色。
- 是否含有血液。
- 与排尿和射精的关系。
- 是否疼痛。
- 有没有其他症状,如结膜炎、关节痛。
- 最近有没有出现肠胃炎的症状。

同时,还应确定是什么时候开始注意到这个症状的,是否与性接触相关,有无接触性传播疾病的可能。

皮疹、疣、溃疡

采用问诊其他皮疹的方法来询问生殖器病变(见第 4 章)。

同时需要询问患者:

- 在其他地方(如口腔、肛门)是否有类似的病变。
- 有没有境外旅游。

你应该像往常一样评估患者最近接触到性病的风险。

睾丸疼痛

睾丸疼痛剧烈,如同剧烈灼烧,常伴随恶心。询问内容与身体任何其他部位的疼痛类似(见第 2 章)。还需要询问生殖器有关症状如睾丸肿胀、排尿困难或血尿。

常见原因包括:睾丸扭转、流行性腮腺炎、睾丸炎、附睾炎,也有可能是癌症。

阳痿

医生最好避免使用这一术语,患者可能应用"阳痿"一词表达一系列不同的性功能障碍。具体询问患者想表达的意思:

- 无法勃起或维持勃起(勃起功能障碍)。
- 难以射出精液(射精功能障碍)。
- 难以达到性高潮(性高潮障碍)。
- ▶要记住勃起不是男性达到性高潮或射精必需的。

勃起功能障碍

勃起功能障碍指无法达到并保持勃起以完成满意的性活动。

如果患者主诉勃起功能障碍,需要详细询问细节,特别是勃起功能障碍是否与特定性伴侣、特定情况有关,还是一直如此。询问:

- 到底能否勃起?
- 有无晨勃?
- 手淫能否勃起?

如果是心理原因,患者通常会在清醒时出现勃起(即"晨勃"),但是无法完成性活动。如果需要的话,可以进行睡眠研究。

应小心地探究心理因素。

勃起功能障碍的器质性原因包括动脉粥样硬化、糖尿病、多发性硬化症、骨盆骨折、尿道损伤,或其他内分泌功能障碍。

用药史也很重要。药物与勃起功能障碍相关,包括巴比妥类、苯二氮䓬类、吩噻嗪类药物、锂、降压药(例如 β 受体阻滞剂)、酒精、雌激素、美沙酮和海洛因。

性欲丧失

性欲丧失可能是垂体瘤的首要表现,但其原因往往源于患者的心理问题。询问:

- 多长时间刮一次胡子?
- 最近有什么改变吗?
- 有没有肌肉萎缩或疼痛?

围绕着性伴侣和患者与他们的关系进行问题询问。

不育

约 10% 的夫妻有这方面的困扰,无子女的原因中男性不育占 1/3。具体内容繁杂,本书不做具体介绍。

需要明确的相关信息包括:

- 夫妻的年龄。
- 尝试怀孕的时间长短。
- 双方是否曾经有过孩子。
- 性生活的持续时间和频率。
- 是否有勃起、射精或性高潮障碍。
- 双方的用药史。

- 上述导致内分泌功能紊乱,进而"丧失"性欲的因素。
- 吸烟和饮酒。
- 配偶月经史(框 12.1)。

框12.1 其他相关病史

完整的病史详见第 2 章。以下情况与生殖系统疾病有一定相关性,需要特别询问:

PMH

主要询问:

- 性传播疾病。
- 睾丸炎。
- 腹股沟、阴囊、睾丸损伤 / 手术史。
- 尿道 / 阴茎损伤。

吸烟和饮酒

病史采集细节同本书其他章节。

男性生殖器检查

向患者解释你需要检查阴茎和睾丸,并向他们保证,将会快速且温柔地进行该操作。

如果你是一名女性医生,你最好有一名助手。

确保检查室温暖,且不会被打扰。让患者躺在床上或沙发上,置于一个舒适的高度,要求他们把衣服拉下来,方便你至少能看到患者生殖器或下腹部。

阴茎

视诊

仔细观察并注意以下几点:

- 大小。
- 形状。
- 是否存在包皮。
- 皮肤的颜色。
- 尿道口的位置和直径(框 12.2)。
- 有无分泌物。

- 有无异常弯曲。
- 有无剥脱、结痂，或其他表面的异常，如红斑或溃疡，特别是在远端(阴茎头)部位。

触诊

触诊全部阴茎至会阴，注意阴茎背静脉的状态，其通常位于阴茎的背中线部位，延伸到全部阴茎。注意有无肉眼不可见的异常的潜在组织(如坚硬区域)，比如佩罗尼病的斑块。

将包皮缩回露出阴茎头和尿道口。包皮应柔软灵活，回缩顺利且无痛。尤其要观察有无渗出物或分泌物，可能的话对其进行采集。患者可能挤压阴茎来排出分泌物。

患者可能经常会有一些潜在的包皮垢，这很正常。

❗记得要在触诊结束时将包皮归至原位。

▶注意如果存在包皮过长，会使包皮伸缩性变差，如果试图缩回包皮会给患者带来痛苦。

框12.2　尿道下裂

尿道下裂指尿道口腹侧的异常。比较常见，男性发病率为1:250。大多数尿道下裂较轻微。患者可能表现为在阴茎头的边缘上有一个开裂的"帽状包皮"，或者正常包皮腹侧下有一条非常轻微裂缝。

轻度尿道下裂对性功能没有影响，但一旦患者认为自己的阴茎与他人"不同"，会引起焦虑和尴尬，造成心理问题。

会阴和直肠

不要忽视会阴、肛管、直肠的检查。尤其需要进行直肠指检(见第 7 章)，特别要关注前列腺和精囊有无异常。

局部淋巴管

- 阴茎和阴囊的皮肤淋巴引流向腹股沟淋巴结(图 12.1)。
- 睾丸表面和精索的淋巴流向内部淋巴，汇总入髂淋巴结。
- 睾丸实质的淋巴引流至腹主动脉旁淋巴结，其无法触及。
- 嘱患者舒适地躺在床上或沙发上，完成腹股沟淋巴结的触诊。

- 如果发现任何淋巴结肿大,则按照前文介绍的方式进行描述(见第4章)。

阴囊及其内容物

检查阴囊及其内容物时患者最好呈站立位。

视诊

仔细检查阴囊皮肤,通常呈褶皱状,较患者身体的其他部位颜色略深,存在更多色素沉着,睾丸可自由移动。

通常一侧睾丸较对侧低,记住要提起阴囊检查下方和后方。

要特别注意:

- 水肿。
- 皮脂腺囊肿。
- 溃疡。
- 疥疮。
- 瘢痕。

触诊

用左手轻托阴囊内容物,用右手手指和拇指触诊。请患者将阴茎转向一侧将更有利于触诊(图12.2)。

- 核验阴囊中包含两个睾丸。

·如果一侧或双侧睾丸缺失,可能由于切除、睾丸下降失败,或睾丸回缩。

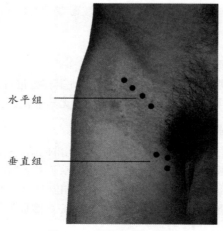

水平组

垂直组

图12.1　腹股沟淋巴结图示。

·如果只触诊到一个睾丸,需仔细检查腹股沟管,如果有散在的肿胀,则可能为隐睾。

● 仔细检查睾丸中有无散在的肿块或肿胀。

·睾丸实质的任何肿胀都必须考虑到恶性肿瘤的可能。

● 比较左、右睾丸,注意大小和一致性。

·两侧睾丸通常大小相同,光滑、紧实、有弹性,且两侧一致。如果差异明显,询问患者是否曾经注意过。

● 触诊位于后外侧的附睾。

● 精索可区别于其他的线性结构,位于血管束后侧,触感紧实,呈线状,它从附睾延伸到腹股沟外环。

阴囊肿大

如果触诊到肿块(框 12.3 和框 12.4):

● 确定肿块是否局限于阴囊。阴囊上能否触及? 有无咳嗽冲击感? 有无波动性(从腹股沟管下无法触及该肿大处)?

● 界定肿块(见第 4 章)。

● 透光实验非常重要。在暗房间中,用笔形手电筒照射阴囊肿物,使光通向其后方(图 12.3)。

·如果肿物是实性的,则光无法透过,如果是囊性肿块或液体,则光可以透过。

主要疾病的重要症状和体征

睾丸扭转

虽然起病较突然,但表现形式与睾丸炎类似,两者较难区分。睾丸在精索上扭转,引起缺血和剧烈疼痛。 多发生于青年人和 14 岁下的青少年。扭转通常是由于内部向中线方向旋转。

▶这属于泌尿科急诊病例。如果扭转的睾丸未及时复位(适当镇痛),则手术切除睾丸非常必要。一旦怀疑睾丸扭转,建议立即手术。

粗略的复位率:

● <6 小时:80%~100%。

● 6~12 小时:76%。

● 12~24 小时:20%。

● >24 小时:0%。

(a)

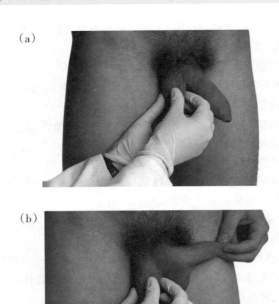

(b)

图 12.2　(a)患者站立,双手检查阴囊。请患者把阴茎置于一侧更有利于检查的进行(b)。

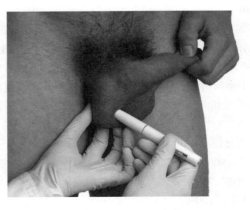

图 12.3　用笔形手电筒照射阴囊的肿物以鉴别肿物性质。与上图不同的是,房间应该是黑暗的。

视诊

- 患者通常表现出痛苦或疼痛。
- 一侧阴囊较对侧红肿明显。

触诊

- 睾丸触痛,且通常有轻微的肿胀。
  - 可能会高于正常一侧和水平方向。
- 可触及附睾前移,精索加厚。
- 提睾反射缺失。

睾丸炎

发生在睾丸的炎症。患侧阴囊可能提高,发生肿胀及表面皮肤红热。触诊时务必动作轻柔。患者可伴全身不适和发热。

睾丸肿瘤

一旦发现阴囊内肿物,首先需要鉴别是否为睾丸肿瘤。90%的情况下是生殖细胞肿瘤(48%为精原细胞瘤,42%为非精原细胞瘤,如畸胎瘤)。畸胎瘤通常好发于 20~30 岁人群,而精原细胞瘤更多发于 30~40 岁人群。

寻找提示肿瘤疾病的症状和体征,如不适、消瘦、厌食以及腿部肿胀(静脉或淋巴管梗阻)、淋巴结肿大或相关的腹部肿块。

睾丸肿瘤的症状为逐渐增大的无痛性睾丸肿块,钝痛或有沉重感也比较常见。10%的患者无症状,10%表现为转移性疾病相关的症状,10%在发现肿块之前有外伤情况,5%肿瘤内出血后继发急性阴囊疼痛。

视诊

- 肿胀或阴囊不对称。
- 患者可能出现恶病质。
- 可能有男性乳房发育症(由于滋养层细胞分泌人绒毛膜促性腺激素所致,如 Leydig 和 Sertoli 细胞瘤)。

触诊

- 质硬,无压痛,不规则,不透光的睾丸肿物或睾丸占位。
  - 可触及肿物。
  - 评估附睾、精索、阴囊壁的情况。
- ⚠ 如果有阴囊积液存在,可能无法触及肿物。

框 12.3　阴囊肿物的鉴别诊断

- 腹股沟疝：有咳嗽冲击感，加压或躺下时可回纳，检查者不能触及肿物上缘。
- 附睾囊肿：附睾的局限性肿胀，可触及正常的睾丸。
- 睾丸肿瘤：质硬，睾丸实质变得有棱角，不光滑（可以侵入周围组织）。
- 精索静脉曲张：感觉像"一袋虫"，经常在躺下后可消失。
- 皮脂腺囊肿：光滑并固定于阴囊壁，能够与阴囊内容物区分开来。
- 附睾–睾丸炎：睾丸和附睾柔软、肿痛，阴囊皮肤可有红斑。
- 睾丸扭转：睾丸突发剧烈疼痛，极度柔软，精索增厚，睾丸呈水平位。
- 睾丸梅毒瘤：少见，继发于梅毒。触诊睾丸圆形、坚硬、不敏感（像台球"）。
- 阴囊皮肤癌：不规则，固定于阴囊皮肤，腹股沟淋巴结可能肿大。

框12.4　附睾肿物的鉴别诊断

- 附睾–睾丸炎：睾丸和附睾柔软、肿痛，阴囊皮肤可有红斑。
- 结核性附睾–睾丸炎：无痛，附睾坚硬，表面不规则。精索增厚，输精管摸起来很硬且不规则（形同串珠）。
- 精子肉芽肿：行输精管结扎术的男性发病率为 1:500。输精管末端有精子和液体外渗，由免疫系统识别为"异物"引发炎症反应，从而形成明显"肿块"。通常无痛，与睾丸呈分离状态。

阴囊积液

鞘膜内积液引起阴囊无痛性肿胀，阴囊可明显增大。积液环绕睾丸从而使其难以触及，具有透光性。

阴囊积液可由腹股沟管先天异常、创伤、感染及肿瘤性疾病引起。

视诊
- 一侧阴囊较对侧肿胀。
- 通常阴囊皮肤无异常。

触诊
- 一侧阴囊内容物无痛性肿胀,表面紧张、光滑。
- 无法将睾丸和肿物分离开。
- 上缘可触及。
- 精索可单独触及。
- 咳嗽反射存在。
- 肿物具有透光性。

附睾囊肿

囊肿多发生在睾丸背面,与睾丸分离,多无害、无痛。吸气时,积液会呈现乳白色,像石灰水,因为有一些精液混入。病因不明。

偶尔作为输精管结扎术的并发症出现,在这种情况下囊肿中充满了精液,被称为"精液囊肿"。

视诊
- 一侧阴囊可能较对侧肿大。

触诊
- 阴囊皮肤无异常。
- 检查睾丸是否正常。
- 在附睾内可触及坚实、包裹性、无痛性肿块,附睾的其余部分无法触及。
  - ·上缘可触及。
- 肿物具有透光性。
  - ·大的囊肿比较明显。
  - ·如果囊肿含有精液则无透光性。

精索静脉曲张

指精索上的蔓状静脉丛扩张。普通人群中男性发病率为15%,在不育的男性中发病率为40%。可为双侧或单侧,90%的左侧受累。

内部性腺静脉的瓣膜功能不全导致蔓状静脉丛血流逆行,

血管扩张、迂曲。

视诊

站立时一侧阴囊可能较对侧肿大。

触诊

- 阴囊皮肤无异常。
- 如果中等或以上大小，在精索周围的睾丸处可触及扩张且迂曲的静脉（摸起来像"一袋虫"）。
  - ·如果没有触及到包块，嘱患者进行 Valsalva 动作，小的曲张静脉便可触及。
  - ·请患者仰卧进行检查，曲张的静脉团可因压力减小而消失。
- 分别触诊睾丸和附睾。
- 睾丸可能萎缩。

精索静脉曲张与肾恶性肿瘤

- 5% 的肾细胞癌表现为急性左侧精索静脉曲张，由于左肾静脉内的肿瘤致睾丸静脉梗阻。
- 如果存在左侧精索静脉曲张，则应行腹部检查，检查患者肾脏有无肿物，并询问患者有无疼痛和血尿。
- 可进行腹部 / 肾脏超声检查。

包茎

包茎指包皮口狭小使得包皮不能上翻露出阴茎头。

包茎会引起排尿困难，导致复发性龟头炎。它可能导致勃起和性交困难。

病因包括先天性、感染、创伤、炎症（龟头炎）。

嵌顿包茎

在这种情况下，包皮上翻至阴茎头上方后未复位，致阴茎头水肿，并限制其活动，如果未行治疗，可引起阴茎头坏死或坏疽。

通常发生在 15~30 岁的男性，也常见于医生行导尿管插入术后未将包皮复位引起的并发症。

龟头炎和包皮龟头炎

龟头炎是指阴茎头的炎症。包皮龟头炎是阴茎头和包皮的炎症。这类炎症表现为发病部位发红、肿胀和疼痛，包皮往往难以复位。

病因包括白色念珠菌感染(特别是糖尿病患者)、疱疹病毒感染、肿瘤、药疹、卫生条件差。

阴茎异常勃起

指阴茎痛性、持续性的勃起,且存在镰状细胞危象。

其他原因包括:白血病、药物(如抗精神病药物)、神经源性(如脊髓疾病)。

阴茎溃疡

引起生殖器溃疡的疾病包括单纯疱疹(溃疡后产生水疱)、梅毒(无痛性溃疡)、恶性肿瘤(如鳞状细胞癌,无触痛)、白塞综合征。

老年患者

本章部分内容与女性生殖系统章节重复,建议作为一个整体进行学习。

膀胱癌和前列腺疾病是老年男性最常见的泌尿生殖系统疾病,要记得在进行任何评估时需筛选此类疾病。对于前列腺疾病的患者,进行相关治疗时最好能让患者参与治疗的决定。同样,许多有此类问题的患者存在认知障碍,病史有限,所以需要全面的评估(框 12.5)。

记住掌握男性泌尿生殖系统的整体概况,你将不会遗漏急性附睾睾丸炎所致的谵妄症状,这是其非常常见的表现。

⊙研究报告指出,80 岁以上的人群中,有 60%的男性和 30%的女性仍进行某种形式有规律的性生活。忽视了这点会导致很多问题被忽略,70%的 70 岁以上的男性存在阳痿,所以当遇到老年人咨询性健康问题时尽量不先入为主。

病史

- 探究:病史。即使对于有前列腺疾病的患者,治疗[如经尿道前列腺电切术(TURP)]效果对性关系或性生活的影响如何?在评估性欲下降时需保持思想开放,其可能是一种刺激性/不稳定性膀胱阻塞性症状。

- PMH:血管疾病、代谢疾病和神经疾病都可能引起阳痿,新发的龟头炎是否暗示患者有糖尿病?

- DHx:除了明显的原因(如利尿剂)外,还需考虑抗抑郁药、地高辛、抗高血压药物等对膀胱和性功能的影响。

- SHx 和性生活史：尤其当存在性欲下降等问题，需要采集一份合适的功能史。须考虑酒精与烟草对阳痿的影响，如果患者出现血尿（膀胱癌？），须详细询问职业史。如果患者存在勃起或射精功能障碍时，应进行性生活史采集。如前文所述，许多老年人都有活跃的性生活，在病史采集时你可能比他们更尴尬。

检查

- 一般检查：依据本章介绍的方法进行详细的检查，记住一般检查所必需的，特别是情绪和神经系统的评估。

- 认知检查：是老年男性评估的关键部分，特别是存在尿失禁和勃起功能障碍的患者。

- 泌尿生殖检查：需要认真考虑疾病，在老年男性中，睾丸炎可表现为活动减少、精神错乱或跌倒，所以永远记得对老年男性患者进行全面检查，即使没有症状。对于留置尿管的患者，无论置入时间长短，必须进行检查。

框 12.5 （复发性）尿路感染的提示

大多数读者已经发现许多老年患者都存在这类常见问题（并且经常过度诊断）。

虽然许多诊断是基于临床上的怀疑，进行常规检查，获取尿液进行尿镜检和尿培养以确诊尿路感染（UTI）至关重要。原因是两方面的，既要避免匆匆忙忙将 UTI 看作谵妄或活动减少的原因，而错过正确诊断的机会。同样，一项诊断尿路感染的检查处方，也有助于识别复发性感染。应认识到后者能揭示一些潜在的诊断，并减少患者的不适和住院的概率。

所以，当面对复发性感染时，需要积极地进行尿脱落细胞学检查（检查膀胱癌）、超声（用于探测结构异常），并与泌尿科医生探讨膀胱镜检查的价值和长期抗生素治疗。

（王汝朋　译）

女性生殖系统

产科检查
产科病史和检查见第 14 章。

引言

骨盆

骨盆由两块髋骨和其后的骶骨和尾骨组成。盆骨边缘将骨盆分为上面的假性骨盆(部分为腹腔)和下面的真性骨盆。

- 骨盆入口:也称作骨盆沿,其后为骶骨岬,侧面为髂耻连线,前面为耻骨联合。
- 骨盆出口:后面为尾骨,侧面为坐骨结节,前面为耻骨弓。骨盆出口有三个大的切迹,坐骨切迹被髂骨粗隆和髂骨韧带分为坐骨大孔和坐骨小孔,临床上坐骨切迹常作为骨盆出口周长的部分。
- 盆腔:位于骨盆出口与骨盆入口之间,其有较深的后壁和较浅的前壁,二者形成曲线形状。

盆腔内容物

盆腔内包含直肠、乙状结肠、回肠肠段、输尿管、膀胱、女性生殖器官、筋膜和腹膜。

女性内生殖器

阴道

阴道是壁薄、有弹性的纤维肌性管道器官,由阴户前庭向上后方延伸至子宫颈。其长度约为 8cm,前邻膀胱后壁,后邻直肠前壁。

阴道是月经流出的主要通道,是产道的组成部分,还是性交时接触阴茎的部分。

穹隆

穹隆是阴道围绕宫颈形成的隐窝,分为前、后、侧三部分,临床上作为检查盆腔器官的入路。

子宫

子宫是厚壁、空腔、梨形的肌性器官,由子宫颈、子宫体和子宫底组成。在未产妇中,子宫长约 8cm,宽约 5cm,深约 2.5cm。子宫被腹膜包覆,前面为子宫膀胱襞,子宫和直肠之间的皱襞为 Douglas 陷凹,侧面由阔韧带包裹。

子宫对受精卵起接收、保存以及滋养的作用。

子宫方向

大多数女性的子宫方向是前倾前屈位。

- 前倾:子宫长轴向前倾斜。
- 后倾:子宫底和子宫体向后倾斜,位于 Douglas 陷凹,在女性中占 15%。临床上膀胱充盈时可以模拟后倾位。
- 前屈:子宫体的长轴沿宫颈长轴向前倾斜。
- 后屈:子宫体向后成角至宫颈。

输卵管

输卵管是一对长约 10cm 的管状结构。输卵管从子宫体角侧向侧面延伸,在阔韧带的上缘进入卵巢附近的腹膜腔。输卵管分为四部分。

- 漏斗管:位于远端,呈漏斗状,带有手指状的输卵管"伞"。
- 壶腹:子宫外最长最宽的管状部分。
- 峡部:厚壁的窄腔,进入子宫角,是弹性最差的部分。
- 内壁:子宫壁的一部分。

输卵管的主要功能是接收来自卵巢的卵子,为受精提供场所(通常在壶腹),并且负责将卵子从壶腹输送至子宫,其对受精卵也有滋养作用。

卵巢

卵巢是灰白色杏仁状的器官,大小约为 4cm×2cm,功能是产生女性生殖细胞、卵子和性激素、雌二醇和黄体酮。

卵巢被腹膜延伸成的卵巢系膜悬于阔韧带的后面,由卵巢悬韧带(由阔韧带的侧向延伸和卵巢系膜组成)和从子宫侧壁延展至卵巢内侧的圆韧带固定。

会阴

- 会阴位于骨盆入口下方,由盆膈与盆腔分开。
- 双腿外展位观察会阴,形状似钻石,前面是耻骨联合,后面是尾骨尖,侧面是坐骨结节。
- 会阴被人为分为两部分,前面为尿生殖三角,内含女性外生殖器;肛门三角内含直肠和坐骨直肠窝。

女性外生殖器官

有时被统称为"外阴",包括如下结构:

- 大阴唇:为一对皮肤脂肪皱褶,自双侧阴道前庭发出,自阴卓延伸至肛门。

- 小阴唇：为一对富含血管的海绵样结缔组织形成的皱褶，位于大阴唇内侧。
- 阴道前庭：在小阴唇之间，包括尿道和阴道口。接收前庭大腺和前庭小腺分泌的黏液。
- 阴蒂：为一短的直立的器官，相当于男性的阴茎。与阴茎相同，起自耻骨降支，在中线处形成"体部"，顶端为敏感的"腺体"。
- 前庭球：为两块延长的勃起组织，约 3cm 长，位于阴道口。
- 前庭大腺和前庭小腺。

月经周期

月经是性激素撤退后子宫功能性内膜的浅 2/3 部分脱落。这一过程中包括三个阶段，女性一生中约经历 300~400 次。月经周期的调节包含了下丘脑、垂体、卵巢以及子宫内膜的相互作用。

子宫内膜的周期性改变为受精卵的着床做准备，未受精时月经出现。值得注意的是有些组织也对激素敏感且呈现周期性改变（如乳腺组织以及尿道下段组织）。

子宫内膜周期分为三个阶段。

月经周期的分期

月经的第一天称为月经周期开始。

增殖期或卵泡期

其开始于月经周期结束时（约 4 天），结束于排卵期（第 13~14 天）。在这一期间，子宫内膜增厚，卵泡成熟。

下丘脑启动卵泡期，其以冲动形式释放促性腺激素释放激素（GnRH）至垂体前叶周围的垂体门脉系统。GnRH 导致促卵泡素（FSH）的释放。FSH 分泌到体循环中，作用于分裂的卵母细胞周围的颗粒细胞。

FSH 每月可促使 15~20 个卵泡成熟，作用于颗粒细胞从而加强雄激素转化为雌二醇和雌激素。

只有一个最富含雌激素的卵泡能够在 FSH 撤退时存留，此时其他的卵泡在此阶段结束后闭锁。

卵泡雌激素合成促进子宫内膜增厚，但是这一过程也对排卵前黄体生成素（LH）的产生形成了正反馈，最终导致排卵。

黄体期或分泌期

黄体期始于排卵并持续到月经周期的第 28 天。

LH 分泌的主要作用是可以使颗粒细胞从雄激素转换细胞转化为黄体酮合成细胞。高黄体酮水平对 GnRH 形成负反馈，反过来降低 FSH/LH 分泌。

黄体期开始时，黄体酮导致子宫内膜腺体分泌糖原、黏液和其他物质。由于分泌活动的增加，这些腺体逐渐变形，形成大腔。螺旋小动脉延伸入子宫内膜的浅层。

在月经周期的第 23 天未受精，子宫内膜浅层开始退化，卵巢激素水平下降。随着雌二醇和黄体酮水平下降，子宫内膜恢复。

如果黄体没有被发育中的胎盘分泌的人绒毛膜促性腺激素（hCG）保留，则月经在排卵后的 14 天开始。如果黄体得到保留，则胎盘 hCG 保留黄体功能直到胎盘可以正常产生黄体酮。

月经期

这一阶段卵巢性激素逐渐撤退，引起子宫内膜轻度收缩，因此螺旋小动脉供血减少。伴随着螺旋小动脉痉挛，最终导致子宫内膜远端缺血发育停滞。血液和内膜组织脱落最终导致月经发生。

月经期开始，螺旋小动脉破裂，释放血液进入子宫，脱落的子宫内膜组织脱出。

在这一期间，子宫内膜功能层完全脱落。小动脉和静脉血以及剩余的子宫内膜基质和腺体、白细胞、红细胞均随月经流出。

这一过程一般持续约 4 天。

妇科病史

需要注意的是很多女性都会觉得讨论妇科问题比较尴尬，所以询问病史时自信、友好、放松非常重要。

尽管本部分病史涉及一些特殊内容，但是基本要点仍参见第 2 章，建议读者先回顾第 2 章内容。在此将讲述与基础部分不同的内容。

现病史

依据患者主诉需要更详细询问以下内容：

- 症状的确切性质。
- 发病情况。

- ·发病时间和特点（比如突然还是逐渐起病，持续多长时间等）。
  - ·如果持续时间长，则要问患者为何现在才来就医。
- 周期性和频率。
  - ·症状是持续性还是间断性？
  - ·如果是间断性，每次发作多长时间？
  - ·症状发作和缓解的方式？
  - ·▶ 与月经周期是否有关？
- 随时间进展情况。
- 导致症状加重和减轻的因素。
- 伴随症状。
- 对功能的影响程度。

月经史

- 初潮年龄。
  - ·正常是 12 岁开始，早可至 9 岁，晚可至 16 岁。
- 末次月经（LMP）。
- 月经时间和周期。
  - ·正常月经持续 4~7 天。
  - ·月经周期平均 28 天（上一次月经第一天到下一次月经第一天），正常女性可以为 21~42 天。
- 月经量：少，正常，还是多。
- 痛经：是否在月经前或开始时出现疼痛。
- 不规则出血。
  - ·比如非月经间期出血，性交后出血等。
- 伴随症状。
  - ·如肠道或膀胱功能障碍，疼痛。
- 激素撤退或激素替代治疗（HRT）。
- 绝经年龄（如果已绝经）。

既往妇科病史

- 之前是否做过宫颈涂片，包括最后涂片的日期，涂片结果是否有异常，以及接受的相关治疗等。
- 之前是否有妇科问题并接受治疗，包括外科或盆腔炎症性疾病。

避孕

询问育龄期女性是否避孕很重要,包括避孕方法,采取避孕的时间以及接受度,目前应用的避孕方法以及未来计划。

生育史

- 包括妊娠史及生育史。

对于每一次妊娠都要着重记录:

- 孩子的年龄,怀孕时母亲的年龄。
- 孩子出生时的体重。
- 妊娠期、生产时以及产后并发症。
- 早产和终止妊娠。注意询问怀孕时间和并发症。

既往史

关注慢性心肺疾病病史以及既往外科手术史。

用药史

询问所有药物使用情况或医疗处置病史(处方药、非处方药以及非法用药)。记录用药量和频率,以及药物过敏史。

▶特别注意口服避孕药(OCP)和 HRT 情况。

家族史

尤其要注意询问生殖系统肿瘤、乳腺癌以及糖尿病病史。

社会史

询问生活条件和婚姻状况。

患者的社会关系、工作状况、家庭生活以及性生活也可以反映目前患者的生活对疾病的影响。

异常出血

月经过多

由于一系列局部、系统或医源性因素导致的每次月经周期失血量大于 80mL(正常为 20~60mL)。月经过多不容易测定,但是如果每次月经期频繁更换卫生巾则被认为是月经量多,详见框 13.1。

与其他症状的标准问诊相同,需要问诊以下内容:

- 经期每日卫生巾用量以及卫生巾的吸收力。

- 夜间经血有无湿透衣服或流到床上。
- 一次是否需要用两个卫生巾。
- 是否需要双重防护(如卫生巾和卫生棉条一起使用)。
- 是否干扰正常活动。
- ▶ 记住要询问是否有缺铁性贫血的症状,如嗜睡、憋气或头晕。

痛经

即与月经相关的疼痛,病因考虑为黄体期和经期子宫内膜前列腺素水平增加导致子宫收缩所致。疼痛为典型的绞痛,局限于下腹部和盆腔周围,且放射至大腿和背部。详见框 13.2。

痛经可能是原发性或继发性。

- 原发性:从初潮开始发生。
- 继发性:发生在之前月经正常的女性(经常由一些盆腔疾病导致)。

在问诊痛经史时,要询问整个疼痛史、详尽的月经史,尤其要询问疼痛和月经周期的关系。一定要询问疼痛是否影响到功能,即疼痛如何干扰正常活动。

框 13.1 月经过多的病因
- 甲状腺功能减低。
- 宫内节育器(IUCD)。
- 子宫纤维瘤。
- 子宫内膜异位。
- 息肉(宫颈、子宫)。
- 子宫癌。
- 感染(STD)。
- 曾行绝育。
- 华法林治疗。
- 应用阿司匹林。
- 应用非甾体类抗炎药(NSAID)。
- 凝血机能障碍(如血友病)。

经间出血(IMB)

经间出血是指两次月经期之间子宫出血,详见框 13.3。

对于所有的症状,需要一套标准化的问题来问诊,包括月经史、既往就诊情况、妇科病史及性生活史。

还需询问出血是否与激素治疗、避孕措施或者之前做过宫颈涂片有关。

性交后出血

即性交导致的阴道出血。其原因可能与经间出血的情况相似,对患者应进行相同的详细问诊。

病因详见框 13.4。

框 13.2 痛经的病因

- 盆腔感染。
- 子宫内膜异位。
- 子宫腺肌瘤。
- 子宫纤维瘤。
- 子宫内膜息肉。
- 经前期综合征。
- 停服口服避孕药。

框 13.3 经间出血的病因

产科

- 妊娠,异位妊娠,妊娠性滋养层细胞病。

妇科

- 阴道恶性肿瘤,阴道炎,宫颈癌,腺肌瘤,纤维瘤,卵巢癌。

医源性

- 抗凝血药物,类固醇,安定类药物,他莫昔芬,抗抑郁药物,利福平以及抗癫痫药物(AED)。

框 13.4　性交后出血的病因

　　　与经间期出血病因相似,也包括:

- 阴道感染:
  - ·衣原体感染。
  - ·淋病。
  - ·滴虫病。
  - ·真菌感染。
- 宫颈炎。

闭经

即月经停止,可为原发性或继发性,病因详见框 13.5。

- 原发性:指有正常第二性征发育的 16 岁女性未来月经或者缺乏第二性征的女性 14 岁未来月经者。

- 继发性:之前月经正常,但至少 6 个月未来月经。

▶注意闭经是青春期前女性和妊娠女性,以及哺乳期、绝经后女性的正常现象,对于一些应用激素类避孕药的女性也属正常现象。

病史采集

一份完整详尽的病史需注意询问以下内容:

- 儿童时期生长发育情况。
- 若为继发性闭经:
  - ·初潮年龄。
  - ·月经周期天数。
  - ·末次月经(LMP)天数和日期。
  - ·有无乳房疼痛。
  - ·月经来潮前情绪改变。
- 慢性病史。
- 手术史(包括可能导致宫颈狭窄的宫颈手术以及卵巢切除术、子宫切除术等)。
- 医疗处方中会导致停经的药物如吩噻嗪类药物、多潘立酮,以及甲氧氯普胺(会导致高泌乳素血症或卵巢衰竭)。
- 违禁药物或消遣性药物。
- 性生活史。

●社会史包括学校/工作单位/家庭的心理压力,以及运动和饮食,包括有无体重的增减。

●系统问诊:包括血管舒缩症状,潮热,男性化改变(如体毛增多、皮肤油腻等),溢乳,头痛,视野缺损,心悸,神经质,听力下降。

绝经后出血

指绝经后超过 6 个月出现阴道出血。需要重新确定,必须进行严格检查明确有无恶性肿瘤。病因见框 13.6。

框 13.5　闭经的病因

●下丘脑:特发性,体重减轻,剧烈运动。

●下丘脑或垂体损伤导致的性腺机能减退:肿瘤,颅咽管瘤,颅脑放疗,颅脑外伤。

●垂体:高泌乳素血症,垂体机能减退。

●青春期延迟:生长缓慢。

●系统性疾病:慢性病,体重减轻,内分泌紊乱(如库欣综合征、甲状腺疾病)。

●子宫:Mullerian 管发育不良。

●卵巢:PCOS,卵巢早衰(如 Turner 综合征、自身免疫疾病、外科手术、化疗、盆腔放疗、感染)。

●心理疾病:学校／家庭／工作单位的精神压力。

框 13.6　绝经后出血的病因

●宫颈癌。

●子宫肉瘤。

●阴道癌。

●子宫内膜过度增生／肿瘤／息肉。

●宫颈息肉。

●创伤。

●激素替代治疗。

●出血性疾病。

●阴道萎缩。

问诊与闭经的内容相似,包括:

- 雌激素缺乏的相关症状,如阴道干涩、疼痛以及性交困难。
- 瘙痒(阴道瘙痒更倾向于非肿瘤性病变)。
- 阴道肿物或肿胀。

宫颈或子宫内膜恶性肿瘤

通常表现为阴道持续大量出血或者血性异常分泌物。

盆腔痛和性交痛

类似于各种疼痛,盆腔痛可能是急性或者慢性的。慢性盆腔痛经常与性交痛相关。

性交痛指性交时的疼痛,可能是阴道的浅表疼痛也可能是阴道穿透性疼痛或者盆腔深处的疼痛。性交痛会导致无法达到高潮,不愿进行性行为,也会影响夫妻关系。

病史采集

询问盆腔痛或性交痛病史的时候,应获得患者任何类型疼痛的详细病史(见第2章)。仔细鉴别胃肠道疼痛(框13.7),框13.8列了一些性交痛的病因。

还需要询问疼痛与月经周期的关系,内容如下:

- 末次月经日期。
- 宫颈涂片。
- 经间或性交后出血。
- 是否做过妇科检查(如IUCD、子宫镜检查)。
- 有无盆腔炎症性疾病或妇科泌尿系感染。
- 是否曾行妇科手术(是否形成粘连)。
- 阴道分泌物。
- 详尽的性生活史(见第2章)包括避孕药应用,疼痛症状对患者正常生活的影响程度,以及心理健康状况。

框13.7 妇科疼痛和胃肠道疼痛的区别

妇科疼痛和胃肠道疼痛经常难以鉴别。这是因为子宫、宫颈和附件与回肠、乙状结肠和直肠由同一内脏神经支配。应仔细询问病史以排除胃肠道疾病并保持警惕。

阴道分泌物

阴道分泌物是育龄期女性常见主诉。问诊内容如下：

- 颜色，量，味道，是否有出血。
- 刺激。
- ▶切记询问糖尿病史以及近期用药史包括抗生素的应用，二者均可能导致念珠菌感染。
- 采集完整的性生活病史（见第 2 章）。完整的妇科病史包括宫颈涂片、子宫托以及近期外科手术史（可能增加膀胱阴道瘘的风险）。
- ▶下腹疼痛、背痛、性交痛均提示 PID。
- ▶体重减轻和食欲减退可能提示恶性。

生理性阴道分泌物

生理性阴道分泌物通常是少量无味的黏液。其随月经周期（月经中期分泌增多，提示排卵）和妊娠中雌激素水平变化而产生。

其可来自前庭腺分泌物、阴道分泌物、宫颈黏液和残存的月经液。

框 13.8　性交痛的病因

- 会阴切开术后的瘢痕。
- 阴道萎缩。
- 阴道炎，阴道前庭炎。
- 盆腔炎性疾病。
- 卵巢囊肿。
- 子宫内膜异位。
- 盆腔静脉曲张。
- 异位妊娠。
- 感染（STI）。
- 膀胱或尿道功能障碍。
- 生殖器官或盆腔肿瘤。

病理性阴道分泌物

病理性阴道分泌物通常提示感染(滴虫感染或念珠菌性阴道炎),其常与阴道瘙痒和烧灼感相关。

- 白色念珠菌感染:分泌物较厚,瘙痒。
- 细菌性阴道炎:分泌物为灰色,水性,有腥味,在性交后尤其显著。
- 滴虫性阴道炎:分泌物通常较多,不透明,乳白色,有泡沫。通常也有鱼腥味。常合并尿道症状,如排尿困难、尿频。

外阴症状

主要的症状是外阴瘙痒或不适。这个问题比较尴尬,会延误女性就诊的时间。框 13.10 列出了一些其他的阴道症状。

病因包括感染、外阴营养不良、瘤变,以及其他皮肤科的问题。问诊内容如下:

- 起病性质,加重和缓解因素。
- 异常阴道分泌物。
- 宫颈上皮内瘤(CIN)病史[与阴道内皮增生(VIN)病因相同]。
- 性生活史。
- 皮肤科问题如银屑病和湿疹。
- 系统性疾病如肾脏或肝脏疾病。
- 糖尿病。

尿失禁

指不自主漏尿会造成社会问题和卫生问题。

女性中最常见的两个病因是真性压力性尿失禁(GSI)和逼尿肌过度活动症(DO)。其他少见病因包括混合型 GSI 和 DO、感觉性尿急、慢性排尿问题和瘘管。

采集排尿困难的病史时,要确定患者在何种情况下有症状。记得询问功能障碍对患者日常生活的影响。

真性压力性尿失禁

指患者在咳嗽、喷嚏或运动时少量漏尿。其中 1/3 的患者合并 DO。

问诊内容:

- 孩子数量(分娩次数多会增加患病风险)。

- 生殖器脱垂。
- 盆底手术史。

逼尿肌过度活动症

尿频、尿失禁、夜尿增多。问诊要点：

- 夜间遗尿病史。
- 神经疾病病史。
- 尿失禁手术史。
- 性交时尿失禁史。
- 药物史（见下文"老年患者"内容）。

充盈性尿失禁

排尿障碍可能导致慢性尿潴留，最终导致充盈性尿失禁，增加感染风险。患者主诉尿等待、尿淋漓、尿不畅以及排尿不尽感，并合并尿急和尿频症状。

瘘管

如果尿失禁在日间和夜间持续存在，应高度怀疑。

生殖器脱垂

指盆腔器官自盆底至阴道下降脱出。女性生殖道中，脱垂的类型以脱垂的盆腔器官命名。框 13.9 列出了病因，包括：

- 子宫脱垂：子宫。
- 膀胱脱垂：膀胱。
- 阴道穹隆脱垂：阴道顶部在子宫切除术后脱垂。
- 小肠脱垂：小肠。
- 直肠脱垂：直肠。

轻度脱垂通常无症状。严重的脱垂可能导致阴道压力增加或疼痛，阴道膨胀或一种"有东西要掉下来"的感觉，伴随性功能障碍。

尤其老年患者子宫脱垂通常伴随背痛的症状。

直肠脱垂会有排便不尽感，膀胱脱垂或膀胱尿道脱垂会有尿频、尿不尽等尿道症状。

妇科检查概述

告知患者需检查其生殖系统和生殖器，检查过程会很快且轻柔。

框 13.9　生殖器脱垂的病因

- 雌激素缺乏状态：如老年和绝经期妇女（盆腔支持结构的萎缩和弱化）。
- 生育：产程延长、器械植入、巨大胎儿、多产。
- 遗传因素：如脊柱裂。
- 慢性腹内压增加：如慢性咳嗽、便秘。

框 13.10　常见外阴疾病

- 皮炎：特发性、脂溢性、刺激性、过敏性、类固醇诱导的皮炎（瘙痒、灼热、红斑、皮屑、龟裂、苔藓样变）。
- 念珠菌性阴道炎：瘙痒、灼热、红斑、阴道分泌物。
- 硬化性苔藓：瘙痒、灼热、性交痛、白斑、表面萎缩。
- 银屑病：注意观察其他部位；头皮、指甲以及臀沟。
- 外阴上皮内瘤样变：瘙痒、灼热、多发局灶性斑块。
- 糜烂性阴道炎：糜烂性扁平苔藓、类天疱疮、天疱疮、固定药疹（慢性疼痛性糜烂和表面出血的溃疡）。
- 萎缩性阴道炎：继发于雌激素缺乏（阴道上皮菲薄、苍白、干燥。浅表性交痛，轻度阴道出血，疼痛）。

应由一位助手陪同检查，最好是女性。

应确保室温适合，光线充足，不会被打扰。

检查过程应规范，笔者建议见框 13.11。应首先检查循环系统和呼吸系统，不仅可以了解患者整体健康情况，还可以为进一步对尴尬部位进行细致检查做好铺垫。

一般检查和其他系统检查

通常由对患者进行一般检查开始（见第 3 章），包括体温、水合状态、肤色、营养状况、淋巴结、血压。需注意以下：

- 面部和身体毛发分布，因为多毛症提示内分泌系统疾病。
- 身高和体重。
- 依次检查心血管和呼吸系统。

腹部检查

进行完整的腹部检查（见第 7 章）。尤其注意脐周有无腹腔镜手术瘢痕,耻骨上区是否有横向的剖宫产切口瘢痕,可以发现大多数的妇科手术史。

盆腔检查

患者需脱掉内裤,必要时需排空膀胱。

准备和体位

开始检查前应告知患者检查内容。盖上腹部。保证光线充足,医生戴一次性手套。

嘱患者平躺在检查椅上,双膝弯曲并分开,双脚并拢或分开。

截石位时,患者双腿外展,双脚悬起,这一姿势经常用于阴道手术。

外生殖器检查

- 暴露阴阜显露外生殖器,观察毛发分布。
- 检查手指使用润滑凝胶。
- 用左手示指和拇指自上分开阴唇。
- 检查阴蒂、尿道口和阴道口。
- 检查是否有:
  - ·分泌物。
  - ·红肿。
  - ·溃疡。
  - ·萎缩。

框 13.11　妇科检查程序

- 一般检查。
- 心血管呼吸系统检查。
- 腹部检查。
- 盆腔检查。
  - ·外生殖器——视诊。
  - ·外生殖器——触诊。
  - ·窥镜检查。
- 双手检查(双合诊)。

·陈旧瘢痕。
- 嘱患者咳嗽或向下用力观察阴道壁是否有脱垂。

触诊

- 用示指和拇指触诊大阴唇。
  ·组织应为肉感、有弹性。
- 将右手示指置于阴道口,拇指置于大阴唇外侧,触诊巴多林腺。
  ·只有当腺管堵塞时才能触及巴多林腺, 此时可触及无痛囊性肿物或者急性脓肿形成。后者表现为后侧部大阴唇热、红、轻度肿大。

窥镜检查

目的是检查阴道内部,观察宫颈,取宫颈涂片或拭子。

阴道窥镜有很多种(图 13.1),但是最常用的是 Cusco 窥镜或双折叶窥镜,见框 13.12。

窥镜探入

- 告知患者将要将窥镜探入阴道,向其保证该操作不会导致疼痛。
- 用流水使窥镜变暖,用水溶性润滑剂润滑窥镜。
- 用左手打开小阴唇,充分暴露阴道口。
- 右手拿内窥镜,握住窥镜的体部(图 13.2),用示指和中指关闭折叶。
- 轻柔将窥镜探入阴道,转动手腕,保证折叶与阴唇之间开口一致。
- 鉴于阴道的角度,窥镜应向下和向后倾斜。
- 保持角度向后,90°旋转窥镜使把手朝前。
- 若窥镜无法继续深入,保持下压,用拇指压住折叶使其保持打开状态以暴露宫颈和阴道壁。
- 一旦到达理想部位,拧紧折叶螺丝。

表现

宫颈通常为粉色、光滑、规整。
- 未产女性的宫颈外口为圆形,经产妇为扁形。
- 宫颈糜烂显示为草莓红样的区域, 沿开口向周边扩散,病变自宫颈内上皮扩散到宫颈表面。

● 观察到溃疡或增生可能提示肿瘤。

● 宫颈炎可有黏性分泌物,宫颈发红、有炎症表现并有出血表现。应取拭子做培养。

移出窥镜

该过程同探入窥镜时一样需要很谨慎。撤出的时候可以观察阴道壁。

● 松开螺丝,撤出窥镜。

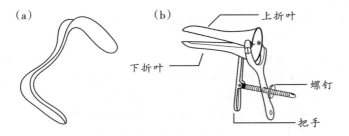

图 13.1 （a）Sim 窥镜,主要用于检查女性阴道脱垂。（b）Cusco 窥镜。

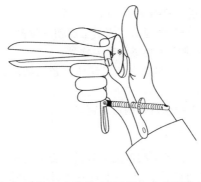

图 13.2 右手持窥镜,把手位于手掌处,用示指和中指握住折叶。

框 13.12　关于窥镜

很多医院和诊所开始应用塑料／一次性窥镜。这些窥镜没有螺丝,由齿轮控制折叶开／闭。在应用这种窥镜进行检查前医生应对此熟练掌握。

- ⚠ 为避免造成疼痛,折叶应保持打开状态,直到其末端可以在宫颈远端被观察到时方可关闭。
- 逆时针旋转折叶,确保阴道的前壁和后壁能够被检查到。
- 在阴道口附近轻轻合上折叶,以免夹到阴唇或阴毛。

双合诊检查

指诊检查有助于检查盆腔器官。检查前患者最好排空膀胱。这项检查被称为经阴道检查或简单的阴道指诊。

检查开始

- 告知患者需对阴道、子宫、输卵管、卵巢和附件进行内诊,并获得知情同意。
- 患者体位如前所述。
- 左手戴手套,拇指和示指分离阴唇,暴露阴道口。
- 右手示指和中指润滑后轻柔地伸入阴道。
  - 手指伸入阴道时掌面向侧方,旋转 90°使掌面朝上。
  - 拇指张开,无名指和小指屈向掌面(图 13.3)。

阴道、宫颈和穹隆

- 阴道壁轻微褶皱、湿润、柔软。
- 定位宫颈,通常在阴道上部朝下位置。
  - 正常宫颈触感如鼻尖软骨。
  - 向两边移动宫颈以评估宫颈活动度,疼痛("刺激")提示感染。
- 轻柔触诊宫颈两边的穹隆。

子宫

- 左手置于下腹部前壁耻骨联合上约 4cm。
- 移动右手手指,向上推宫颈,同时外面的左手朝内部手指方向下压。
  - 双手之间可以触及子宫。
- 注意子宫体的特点。
  - 大小:不规则增大的子宫往往提示妊娠、肌瘤或子宫内膜癌。
  - 形状:触诊多个肌瘤患者的子宫有分叶。
  - 位置。

·表面特点。

·是否有疼痛。

·▶记住前倾的子宫易被触及,后倾子宫不易触及。

● 评估后倾子宫时内部手指置于后穹隆。

卵巢和输卵管

● 内部手指分别置于两侧穹隆(指腹朝向前腹壁),将外部手指依次置于髂窝进行检查。

● 外部手指向内下压,内部手指向外上压。

● 触诊附件结构(卵巢和输卵管),评估大小、形状、活动度和触痛。

·卵巢是卵圆形的实性结构,常能被触及。如果有单侧或双侧卵巢增大,考虑良性囊肿(光滑,有弹性)或恶性卵巢肿瘤。

·正常情况下输卵管不能触及。

·急性输卵管炎侧穹隆和宫颈会有剧烈触痛(输卵管炎)。

肿物

通常附件和子宫肿物不好区分,有一些原则可以遵循:

● 子宫肿物会随宫颈上提而活动,附件肿物不会。

● 如果怀疑附件肿物,在子宫和肿物之间会有界限,触诊时二者应是分离的。

● 有些病例中肿物的质地可协助鉴别,可行超声检查进行明确。

检查结束

● 从阴道撤出手指。

·检查手套上是否有血或异常分泌物。

● 盖上会阴部,嘱患者穿好裤子,如有需要可提供帮助。

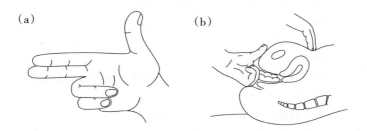

图 13.3　(a)右手阴道指诊正确的手指摆放。(b)双合诊检查子宫。

宫颈涂片检查

这是一项获取基于液体的细胞学样本的技术(LBC),目前在英国应用广泛。

物品准备

- 不同型号的 Cusco 窥镜。
- 一次性手套。
- 检查申请表。
- 取材设备:塑料刷(Cervex-Brush®)。
- 液态细胞瓶:用于装标本。
- 患者信息单。

操作步骤

- 自我介绍,确认患者身份,确保患者理解检查目的,并给患者检查单。
- 解释检查过程,获得知情同意。
- 确保检查时有另一人陪同。
- 在 LBC 瓶上标注患者详细信息。
- 嘱患者躺在检查椅上,双膝屈曲分开,双足并拢或分开。
- 流水暖化窥镜,使用水溶性润滑剂润滑。
- 左手打开小阴唇,充分暴露阴道口。
- 手持窥镜体部,示指和中指按住折叶呈闭合状态伸入阴道。
- 旋转手腕轻柔地将窥镜伸入阴道,转动手腕,保证折叶与阴唇之间开口一致。
- 鉴于阴道的角度,窥镜方向应向下向后。
- 保持向后成角,90°旋转窥器使把手向前。
- 如果窥镜无法继续深入,拇指下压折叶,维持折叶打开状态以暴露宫颈和阴道壁。
- 保证充分暴露宫颈,观察有无明显异常或不规整。
- 到达合适位置后,拧紧螺丝。
- 置入塑料刷,使刷子中间对准宫颈内腔,外缘接触宫颈壁。
- 顺时针轻轻旋转刷子 5 次(图 13.4)。
  - ·顺时针旋转刷子才能使细胞被刮下。
- 在保存液(ThinPrep®)中充分浸洗刷子,或者将刷子直接置于保存液(SurePath®)中。

- 松开螺丝，撤出窥镜。
- ❶为避免造成疼痛，折叶应保持打开状态，直到其末端可在宫颈远端被观察到时方可关闭。
- 逆时针旋转开着的折叶，确保检查到阴道前壁和后壁。
- 在阴道口附近可以关闭折叶，注意不要夹到阴唇或阴毛。
- 嘱患者穿上裤子。

收集整体材料

- 日期、时间、适应证、知情同意。
- 参加人员，包括陪同人员。
- 末次月经日期以及激素替代治疗应用情况。
- 最近一次宫颈涂片日期以及结果是否异常。
- 发现的异常情况。
- 即刻并发症。
- 签字、盖章、联系方式。

操作步骤提示

- 妊娠期不可行进行宫颈涂片检查。

  ·因为宫颈黏液增多（获得细胞数量减少），使得取材不足且结果不可靠。

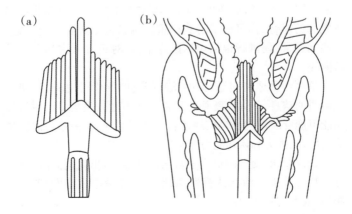

图 13.4　（a)标准的宫颈刷头末端。(b)Cervex-Brush® 使用方法。注意中间长刷在宫颈腔内，外缘部分与宫颈外周接触。

●因为该检查针对宫颈不典型症状,所以阴道异常出血、异常分泌物或可见、可触及的宫颈病变都不是该检查的适应证。但是窥镜检查应该用于检查宫颈以及感染筛查。

·对于未行常规体检的女性,可以考虑应用宫颈涂片检查。

●确保患者知晓获得检查结果的时间和方法,以及联系人。

老年患者

人们很容易想到老年患者的检查重点应放在非常确定的医疗诊断上,如尿路感染,因为其在老年患者中的患病率(和死亡率)很高。

尿失禁问题经常被忽略。大型临床调查显示 40 岁以上的女性中 20% 有尿失禁问题,在老年人中比例更高,当然在年轻女性中也应该重视。

尽管尿失禁问题被认为是"老龄"化的问题之一,但是应该关注一些绝经后的生理改变导致的病因, 如阴道萎缩 (框13.13),以及分泌功能缺失,后者在老年患者中可能合并尿路感染、尿失禁以及子宫阴道脱垂。

评估

●策略和认知:尽管问题普遍存在,但是患者并不愿意讨论这些问题,或者不愿在他人面前谈及这些。涉及膀胱和(或)性功能的问题使人望而却步,但是如果交流时带有同情而非批判或尴尬的感情,你可能了解到严重影响患者生活质量的问题。这些问题,即便进行很简单的医疗干预,对患者来讲都可能受益匪浅。

●整体评估尿路问题:询问膀胱问题时要学会思考,发现功能障碍的信息,例如膀胱功能不良或压力性尿失禁。记住膀胱功能可能反映用药、疼痛、缺乏私密性等情况,尿失禁可能反映活动性差、视力和认知能力下降等。

●妇科症状:切记阴道或子宫疾病,绝经后出血应高度怀疑。分泌物可能提示活动性感染(如果是白色念珠菌感染,考虑糖尿病)或者萎缩性阴道炎。

●既往史:孕产史、手术史可能尤其有助于诊断压力性尿失禁。是否反复发生尿路感染,是否排除膀胱疾病?

● 用药史：很多药物的影响明显，如利尿剂和抗胆碱能药物；有些影响隐匿，如镇静药可能导致夜间尿失禁。患者是否喝茶或咖啡？

● 功能特异史：是评估患者的最重要环节。其与膀胱功能紧密相关，比如厕所在楼上还是楼下，楼梯是什么样的，是否已经应用辅助设备，如尿壶/便桶/尿垫，它们能否解决问题？

框 13.13 萎缩性阴道炎

高达 40% 的绝经后女性有萎缩性阴道炎的症状和体征，多数为老年人，她们不愿意跟医生提及这些。生殖道和尿道的症状和体征源于雌激素缺乏导致阴道 pH 值增加，以及子宫内膜变薄等。阴道黏液减少导致阴道干涩、瘙痒以及异常分泌物，这也会增加脱垂的风险。尿道并发症最终会导致尿频、压力性尿失禁以及尿路感染。

对于老年患者出现阴唇干燥、皮肤弹性降低以及平滑光亮的阴道上皮细胞改变，结合详尽的体格检查通常可以明确诊断。治疗方法包括局部雌激素应用、润滑剂以及适合情况下继续进行性生活等，对于这一常见疾病的治疗均是较好的干预措施。

（关付 译）

第 14 章

产科评估

产科病史采集

尽管产科病史有其独特之处,但多数与第 2 章的基本概述一致,因此建议读者在阅读本章节前回顾第 2 章有关内容。

人口学资料

- 姓名、年龄及生日。
- 妊娠和胎次——见框 14.2 和框 14.3。

预产期(EDD)

假设月经周期为 28 天,EDD 可以根据 Naegele 法则[*]从末次月经(LMP)时间估算出来(框 14.1)。

一些可能影响根据 LMP 估算 EDD 准确性的因素也应该考虑在内,例如:

- 末次月经是否正常?
- 通常月经周期的天数是多少?
- 患者月经周期是否规律?
- 患者怀孕前 3 个月是否服用过口服避孕药? 如果这样,那么以 LMP 计算其 EDD 就是不准确的。

现妊娠史

询问孕妇本人及胎儿的一般健康状况。如果有相应主诉,应尽可能详尽地记录。其他需要询问的内容如下:

- 胎动:

框 14.1 EDD 计算

- 从 LMP 第 1 天减去 3 个月。
- 加上 7 天,再加上 1 年。

如果正常的月经周期小于或者大于 28 天,则应该在 EDD 中减去或者加上相应的天数。例如,如果月经周期是 35 天,则应该在 EDD 中再加上 7 天。

---

[*] 以德国产科医生 Franz Naegele 命名,其于 1830 年为助产士所编写的出生讲解教材中提及。这个公式实际是由 Harmanni Boerhaave 进一步发展而来的。Boerhaave H.(1744)Praelectiones Academicae in Propias Institutions Rei Medicae.Von Haller A,ed.Göttingen:Vandehoeck.5(part 2):437.

·通常情况下,初次妊娠 20 周时开始出现胎动,两次及以上妊娠则在 18 周时出现。

● 重要的实验室检查或超声检查。

·所有超声检查特别是第一次检查(孕周及颈背半透明带扫描)的日期和细节描述。

框 14.2 孕产次

这些术语可能容易混淆,尽管了解它们的定义和使用方法很重要,但同时应该辅以详尽的病史来理解,以免漏掉可能影响病情判断的细节。

孕次

● 妊娠次数(包括本次妊娠在内)。

产次

● 妊娠娩出存活胎儿(妊娠的任何阶段)及妊娠 24 周后娩出死胎的次数。

·24 周内终止妊娠的次数以"+"的形式写在后面。

举例

● 一位女性,目前妊娠 20 周并已经成功分娩过两次*= 孕 3,产 2。

● 一位女性,目前并未怀孕,曾成功娩出存活胎儿 1 次,妊娠 17 周时流产 1 次 = 孕 2,产 1+1。

● 一位女性,目前妊娠 25 周,成功分娩 3 次,妊娠 9 周时流产 1 次,妊娠 7 周时终止妊娠 1 次 = 孕 6,产 3+2。

双胎

对双胎妊娠如何描述目前尚有争议,大多数认为以孕 1 产 2 描述较为合适,当然也要结合当地实际情况。

框 14.3 关于"娩出"一词

动词"娩出"常常会被大众及产科医学生滥用。

并不是胎儿"娩出"。

实际上是母亲"娩出"胎儿——"如释重负"。

可以查阅字典。

生育史

询问孕妇的妊娠史。包括流产、终止妊娠及异位妊娠。

每次妊娠需要记录以下内容：

- 妊娠时母亲的年龄。
- 产前并发症。
- 妊娠持续时间。
- 引产的细节。
- 产程持续时间。
- 分娩方式和过程描述。
- 胎儿出生时的体重及性别。

还需要询问产褥期并发症。产褥期指的是从第三产程结束到子宫完全复旧的一段时期（大约6周）。

可能的并发症包括：

- 产后出血。
- 生殖系统及尿路感染。
- 深静脉血栓形成。
- 会阴部并发症如会阴伤口裂开。
- 心理并发症（如产后抑郁症）。

妇科病史

- 详细记录既往妇科疾病，包括诊断、治疗及治疗是否成功。
- 记录最近一次宫颈涂片检查及既往所有异常结果。
- 详细记录避孕史。

既往史

着重记录那些可能影响妊娠的疾病：

- 糖尿病。
- 内分泌紊乱如甲状腺疾病或 Addison 病。
- 哮喘。
- 癫痫。
- 高血压及心脏病。
- 肾病。
- 传染病，如结核、艾滋病、梅毒及肝炎。

·诊断此类疾病时产科医生应考虑及早转诊至专科医生共同做出诊断。

- 手术史。
- 输血史及接受其他血液制品史。
- 精神病史——不只是"简单的"产后抑郁症。

用药史

- 详尽记录药物史,包括处方药、非处方药及毒品。
- 记录所有药物过敏及其性质。
- 如果目前正处于妊娠期,确保患者每日摄入 400μg 叶酸直到妊娠满 12 周,以减少胎儿脊柱裂的发病率。

家族史

- 询问所有与妊娠相关的疾病,如先天畸形、产后并发症等。
- 询问糖尿病家族史。
- ▶需要特别留意是否有任何已知的遗传病。

可以提供适当的建议,有需要时进行诸如绒毛膜取样或羊膜穿刺术等检查。

社会史

完整的社会史须询问以下内容:

- 配偶的年龄、职业和健康状况。
- 夫妻关系是否稳定。
- 如果为未婚女性,谁将会在妊娠期及妊娠后给予支持?
- 此次妊娠是否为计划内发生的?
- 如果她有工作,询问其工作情况并确定她是否有任何返回工作岗位的计划。

出血

妊娠期

对症治疗。此外,需要对出血量及其对妊娠的影响做到心中有数(框 14.6 和框 14.7)。

在明确时间点及症状的其他细节之后,还需询问:

- 明确出血性质(新鲜/陈旧)。
- 失血量。
  · 每日使用卫生巾的数量。
- 是否存在血块(如果存在,询问血块的大小)。

- 血中是否存在组织碎片。
- 是否存在黏液状分泌物。
- 胎动。
- 相关症状,如腹痛(胎盘早剥时会出现;前置胎盘则是无痛的)。
- 可能的诱发因素,如近期的性生活、外伤等。
- 宫颈异常病史,以及上次涂片的检查结果。

妊娠后

妊娠后的出血被称为"产后出血"或PPH(框14.4和框14.5)。

- 早期PPH:产妇娩出胎儿后24小时内出血量>500mL。
- 晚期PPH:产妇娩出胎儿后24小时至6周内出现的大量出血(对于出血量没有明确的限定)。

▶采集完整的妊娠出血史。需要询问有无感染症状,因为感染是继发性PPH的重要诱因。

腹痛

完整的疼痛病史采集参见第2章,包括疼痛位置、辐射范

框14.4　产后出血的危险因素

初产妇,经产妇,羊水过多,产程延长,多胎妊娠,既往PPH或APH病史,先兆子痫,凝血功能异常,产道撕裂伤,亚裔或拉美裔产妇。

框14.5　产后出血的病因

原发性

宫缩乏力(主要原因),产道撕裂伤,凝血功能障碍,胎盘滞留,子宫脱出,子宫破裂。

继发性

妊娠产物滞留,子宫内膜炎,感染。

围、性质、严重程度、形式和发病率、持续时间、频率、加重因素、缓解因素及相关症状。

病史采集

系统问诊并采集详细的产科病史。特别询问是否有先兆子痫、早产、消化性溃疡、胆结石、阑尾切除、胆囊切除史。

框 14.6 妊娠早期阴道出血的病因

建议读者查阅《牛津临床妇产科手册》*了解更多细节。

异位妊娠

- 症状：少量出血，腹痛，严重腹痛和大量出血时会出现晕厥。
- 体征：宫颈口闭合，子宫较正常轻微增大、变软，附件包块触痛，宫颈举痛。

先兆流产

- 症状：少量出血。有时会出现痉挛，下腹痛。
- 体征：宫颈口闭合，子宫大小与停经周数相符。有时子宫变软。

完全流产

- 症状：少量出血。有时可见轻度痉挛，下腹痛及妊娠产物排出史。
- 体征：子宫较停经周数小，子宫较正常变软。宫颈口闭合。

不完全流产

- 症状：大量出血。有时可见痉挛、下腹痛、部分妊娠产物排出。
- 体征：子宫较停经周数小且宫颈扩张。

葡萄胎妊娠

- 症状：大量出血，部分妊娠产物排出，形似葡萄。有时可有恶心、呕吐、痉挛、下腹痛，部分患者有卵巢囊肿病史。
- 体征：宫颈扩张，子宫较停经周数变大、较正常变软。

---

*Collins et al.(2013). *Oxford Handbook of Obsterics and Gynaecology*. OUP, Oxford。

病因

❗牢记腹痛可能与妊娠无关,因此要全面考虑。妊娠期腹痛的病因包括:

产科

- 早产/足月产。
- 胎盘早剥。
- 韧带疼痛。
- 耻骨联合功能障碍。
- 先兆子痫/HELLP 综合征。
- 妊娠期急性脂肪肝。

妇科

- 卵巢囊肿破裂、蒂扭转、出血。
- 子宫肌瘤变性。

消化系统

- 便秘。
- 阑尾炎。
- 胆结石。
- 胆囊炎。

框 14.7　妊娠第 2/3 阶段(>24 周)出血病因

即通常所说的产前出血(APH),可以从《牛津临床妇产科手册》查阅详细内容。

胎盘前置

胎盘种植于子宫下段或覆盖于子宫颈内口上。出血通常在 28 周后出现且多数会在性交后沉淀。可见子宫松弛,胎先露未入骨盆,胎儿状态正常。

胎盘早剥

正常位置的胎盘在胎儿被娩出前从子宫壁剥离,出血可发生在妊娠的任何阶段。可能的征象包括子宫紧张、变软,胎动减少或消失,胎儿窘迫,或者胎心音消失。

- 胰腺炎。
- 消化性溃疡。

泌尿生殖系统

- 膀胱炎。
- 肾盂肾炎。
- 肾结石。
- 肾绞痛。

产痛

通常是间歇性的,有固有频率,与腹壁紧张有关。

高血压

高血压是妊娠期常见且重要的疾病,妊娠 24 周后要警惕可能由高血压引起的头痛、视物模糊、呕吐、上腹痛等症状,甚至抽搐或意识丧失。

妊娠期高血压

- 妊娠 20 周后,间隔 4 小时测血压,两次舒张压均在 90~110mmHg。
- 无蛋白尿。

轻度蛋白尿妊娠期高血压

- 妊娠 20 周后,间隔 4 小时测血压,两次舒张压均在 90~110mmHg。
- 蛋白尿 2+。

重度蛋白尿妊娠期高血压

- 妊娠 20 周后舒张压 ≥110mmHg。
- 蛋白尿 3+。
- 其他症状包括:
  - ·反射亢进。
  - ·头痛。
  - ·视物模糊。
  - ·少尿。
  - ·腹痛。
  - ·肺水肿。

子痫

- 妊娠 20 周后，血压升高引起抽搐，伴或不伴有蛋白尿。
- 可能出现意识丧失。

妊娠轻微症状

这些大多数女性经历过的所谓的妊娠"轻微"症状常常被当做正常变化，但这并不意味可以忽略它们，它们可能提示异常状态。

恶心和呕吐

- 程度有很大差异，多胎妊娠和葡萄胎妊娠时更常见。
- 持续性呕吐可能为异常状态，如：
  - ·感染。
  - ·胃炎。
  - ·胆道疾病。
  - ·肝炎。

胃灼热/胃食管反流

- 胃灼热是妊娠时较为常见的主诉，部分原因可能是妊娠子宫压迫到胃部。

便秘

- 常常继发于黄体酮升高。
- 随着妊娠的发展会逐渐改善。

气短

- 黄体酮升高后支气管扩张。
  - ·高峰在 20~24 周。
  - ·日渐增大的子宫对其也有一定影响。
- 其他可能的原因（如肺栓塞）同样需要考虑到。

乏力

- 在妊娠早期十分常见。
  - ·高峰出现在妊娠初期末。
- 妊娠晚期出现的乏力可能与贫血有关。

失眠

- 与焦虑、体内激素水平变化、身体不适有关。

皮肤瘙痒

- 妊娠晚期的全身瘙痒可在娩出胎儿后缓解。
- 需排除胆道疾病。

痔疮

- 娩出胎儿后可缓解。

静脉曲张

- 足和踝部最为常见。

阴道分泌物

- 排除感染和自发性胎膜破裂。

骨盆痛

- 骨盆的拉伸能够引起韧带疼痛,疼痛会在妊娠中期消失。
- 耻骨联合功能障碍可使臀部在进行外展和外旋活动时出现疼痛。

背痛

- 首次出现通常在妊娠第 5~7 个月。

外周感觉异常

- 液体潴留会引起外周神经压力增加,如腕管综合征。
- 其他神经也会受到影响,如股外侧皮神经。

产科检查概述

向患者解释你将检查其子宫和胎儿的状况,此过程迅速而温和,让她们安心。

应由一名助手陪同,尤其当医生为男性时。

要确保检查室温暖、宽敞明亮,最好有可移动光源,与此同时,确保在检查过程中你不会被打扰。

对于妇科检查,应该依据原则有序进行。笔者的建议见后文。从心血管系统和呼吸系统开始检查是标准做法,这么做不仅能够对患者的整体健康状况做出评估而且能够为进一步检查更为隐私的部位建立起"生理关联"(框 14.8)。

一般检查

通常都是从一般检查开始(见第 3 章),包括以下内容:

- 体温。
- 水合状况。
- 皮肤色素沉着。
- 营养状况。
- 淋巴结检查。
- 血压。

尤其要注意

- 前额和面颊的褐色色素沉着为黄褐斑。
- 面部及身体毛发的分布,多毛症在许多内分泌紊乱患者中可见。
- 身高,体重,计算 BMI。
- ▶为避免妊娠子宫压迫下腔静脉,测量血压时应采取 45°左侧卧位。
- ❶贫血是妊娠的常见并发症,因此需对皮肤黏膜及结膜仔细检查。

框 14.8 产科体格检查基本概要

- 一般检查。
- 心肺检查。
- 腹部视诊。
- 腹部触诊。
  - ·子宫大小。
  - ·胎位。
  - ·胎先露。
  - ·衔接。
  - ·羊水量估计。
- 胎心听诊。
- 阴道检查。
- 如果可以,进行床边尿检(尤其是尿蛋白检查)。

其他系统检查

- 依次检查心血管系统和呼吸系统(见第 5 章和第 6 章)。
  - ·血流杂音在妊娠期较为常见,尽管通常没有临床意义,也必须详细记录。
- 乳房检查并非常规检查,只有在患者有乳房症状的主诉时进行,以明确是否有囊肿或硬结等病理改变。

腹部视诊

观察由从骨盆上升的妊娠子宫引起的腹部膨隆,此外还需观察:

- 不对称性。
- 胎动。
- 手术瘢痕。
  - ·耻毛齐平(耻骨弓上横向切口)。
  - ·脐周(腹腔镜手术瘢痕)。
- 妊娠期皮肤征象包括:
  - ·妊娠中线(黑线)是从耻骨联合向上延伸的中线。
  - ·妊娠期红色纹路(妊娠纹)。
  - ·既往妊娠留下的白色纹路(妊娠白纹)。
  - ·妊娠期间,乳头、会阴、脐及近期腹部手术瘢痕等其他部位也会出现色素沉着。
- 脐的变化:
  - ·随着妊娠的发展逐渐变扁平。
  - ·后期由于腹内压的升高(多胎妊娠或羊水过多引起)发生外翻。

触诊

触诊腹部之前,通常需要先询问患者哪些部位有触痛并最后触诊这些部位。

在进行产科检查前,触诊应由腹部一般触诊开始(见第 7 章)。

子宫大小

▶联合–宫高(cm)=妊娠周数。

耻骨联合至子宫上缘的距离可以用来估算孕龄,定义为联合-宫高,单位为厘米(框 14.9 和图 14.1)。

　　16~36 周时,有±2cm 的误差,36~40 周时有±3cm 的误差,40
周后有±4cm 误差。

方法

- ❗首先备好一把卷尺,切记!
- 左手尺侧缘于胸骨下用力下压腹部。
- 手沿腹部慢慢下移直到能触及子宫底部。
- 沿腹中线向下触诊,直到耻毛上方几厘米,找到耻骨联合
上缘的位置。
- 用卷尺测量找到的两个点之间的距离,单位为厘米。

胎产式

　　胎产式指的是胎体长轴与子宫长轴的关系,可以大体分为:

- 纵产式:胎体长轴与子宫长轴平行,包括头先露和臀先露。
- 横产式:胎体长轴与子宫长轴垂直,为肩先露。
- 斜产式:胎体长轴与子宫长轴呈 45°角,为髂先露。

框 14.9　子宫大小:时间表

- 初次触及子宫大约在妊娠 12 周时。
- 妊娠 20 周时 = 在脐水平。
- 妊娠 36 周时 = 在胸骨剑突水平。

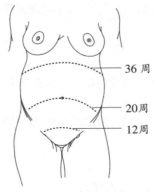

36 周

20 周

12 周

图 14.1　子宫大小的体表标志。

检查方法

检查者站在孕妇右侧,面向其足端。

- 左手置于子宫左侧。
- 右手置于子宫右侧。
- 两手交替向腹中线触诊。

　·用掌指关节采用深压触诊法,可触及羊水中的胎儿。

- 有坚实的抵抗感时表示触到胎背,形状不规则的为胎儿肢体。
- 检查者两手固定子宫进一步查清是胎头或胎臀先露。

　·胎头触感为平滑、圆形球状物,能够在两手之间"摆动"(轻微)。

　·胎臀柔软,较少游离,并且不能摆动。

胎先露

胎先露指的是最先进入母体骨盆入口的胎儿部分。分为以下几种:

- 头先露:纵产式的一种形式。
- 臀先露:纵产式的另一种形式。
- 肩先露:见于横产式。

检查方法

- 检查者站在孕妇右侧,面向其足端。
- 两手分别置于子宫下段两侧。
- 两手同时轻柔地深压触诊。

　·能够触及胎儿的头部、臀部及上述"胎产式"所描述的其他部位。

Paulik 抓握法

触诊胎先露的时候也可以用单手触诊法(即 Paulik 抓握法),这是最好的方法。应用这种方法时,右手屈曲轻握子宫下极,该方法可用于约 95% 的妊娠 40 周孕妇。

衔接

胎头最宽的部位进入骨盆入口称为胎头"衔接"。

头先露时,胎头的触诊以骨盆上口胎儿颅骨的五分之几来评估和表述,1/5 相当于成人一个手指的宽度。

- 当胎头进入骨盆入口 ≥3/5 时表明胎头衔接,当 ≤2/5 时可触及。

- 当≥3/5 的胎头被触及时表明胎头未衔接。

胎儿数量

胎儿的数量可以通过胎极数量(胎头或胎臀)来计算。

- 如果为单胎,则可触及两个极(除非衔接过深无法触及)。
- 如果为多胎,可能触及除一个极点外的所有极点,因为通常有一个极隐藏起来而无法触及。

羊水/羊膜液体积的估算

可触及的胎儿部分的容易性可以暗示羊水体积的多少。

- 羊水体积增加时,触诊子宫圆滑,且子宫较正常孕周的子宫大,胎儿部分几乎不可触及。
- 羊水体积减小时,子宫较正常孕周的子宫小,胎儿易触及,子宫轮廓清晰。

叩诊

只有在怀疑羊水过多并打算引流羊水时有用。

听诊

主要为胎心率(FHR)的听诊,通常最早在孕 14 周时就能用电子便携式多普勒胎心监护仪听诊 FHR。

Pinard 胎儿听诊器的使用

Pinard 胎儿听诊器直到妊娠 28 周时才可应用,外形简单,与传统的耳听式听诊器相似。

- 将听诊器的钟面放置在胎儿肩部前部的位置。
- 把左耳压在听诊器上,使听诊器固定在你的头与母体的腹部之间呈"免提"状态。
- 用另一手挤压孕妇腹部另一侧以便使子宫稳定。
- 能够听诊到遥远的"滴答"声,胎心率为 110~150 次/分,并且规律。

阴道检查

引产前的阴道检查能够帮助医生了解孕妇的宫颈状况。如果你对操作过程不熟悉,一定要在上级医生监管下进行。

该检查使医生能够通过指检来评估宫口扩张的情况(以厘米为计量单位)。

❶如果存在胎膜破裂或者异常阴道分泌物时,阴道和宫颈检查需在无菌条件下进行。

方法

检查方法如前所述(见第 13 章),检查结果需要经验去鉴别。医学生不能因为该检查的私密性而害羞并回避此项检查。

表现

评估

- 宫口扩张的程度。
  - 宫口完全扩张约为 10cm。
  - 大多数产科都有不同扩张程度的宫颈塑料模型以供练习。
- 子宫颈的长度。
  - 正常约为 3cm,但在子宫收缩时宫颈管消失,宫颈长度缩短。
- 宫颈的质地可以表述为:
  - 硬。
  - 中等。
  - 软(有利于宫颈管的消失和宫口扩张)。
- 位置。
  - 由于宫颈管消失和宫口扩张,阴道有被向前牵拉的趋势。
- 胎先露的位置。
  - 可以测量胎头上方或坐骨棘下方的位置关系,计量单位为厘米。

(赵琳茹 译)

第 15 章

乳房检查

引言

乳房解剖

两侧的乳腺为高度发达的顶泌汗腺。从胚胎时期开始,位于两侧沿腋窝至腹股沟线上的汗腺高度发育, 即泌乳线 (图15.1)。人类通常只有胸部的两侧乳腺组织高度发育,但偶尔也可见到其他乳腺发育的情况。

乳房一般位于第二肋间至第六肋之间及胸骨外侧缘至腋前线的部位。

为了便于检查, 以经过乳头的垂直线和水平线为基准,把每侧乳房划分为四个象限,乳腺组织向腋窝延伸的区域,即外上象限至腋窝之间的部位称为 Spence 腋尾(图 15.2)。

每侧乳腺由 15~20 个乳腺小叶组成,小叶之间由疏松的脂肪组织和胶原纤维组织分隔。条带样结缔组织称为乳房悬韧带(Cooper 韧带),其走行于乳房皮肤与深筋膜之间,起到支撑乳房的作用。每个乳腺小叶由许多葡萄样的具有分泌乳汁功能的腺体组成,即乳腺腺泡,其由各级乳腺导管引流,最终汇集于乳头排出,围绕于腺泡的肌上皮细胞具有收缩功能,协同乳汁的排出。

乳头周围有一圆形的色素沉着区称为乳晕,内含大量的神经末梢,乳晕的表面还存在"蒙氏皮脂腺",在哺乳期能分泌脂质润滑乳头。

淋巴引流

由乳房内侧的淋巴引流至内乳淋巴结,中央和外侧的淋巴引流至腋窝的五组淋巴结群(图 15.7)。

正常女性乳房生理变化

- 青春期:在青春期,雌激素可以促进乳房内脂肪组织分布和乳腺导管发育,而孕激素可以促进乳腺腺泡的增长。
- 月经周期:在女性月经周期的后半段,排卵后,乳房会变得柔软和肿胀,而月经周期结束后,会恢复"原样"。
- 妊娠期:高水平的雌激素、孕激素和催乳素会促进乳腺发育,为泌乳做好准备。
- 产后期:分娩后由于雌激素和孕激素的骤降,催乳素更有效地刺激腺泡分泌乳汁,同时婴儿对乳头的吸吮也会促进催乳素和催产素的分泌,后者可刺激肌上皮细胞收缩。

● 更年期:乳房变得柔软疏松,体积缩小,乳腺导管和腺泡萎缩。

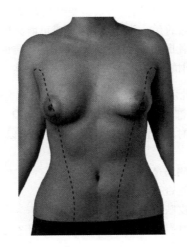

图 15.1 泌乳线示意图,偶见额外的乳头。

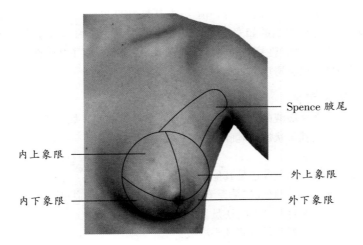

内上象限

内下象限

Spence 腋尾

外上象限

外下象限

图 15.2 乳腺四个象限及 Spence 腋尾示意图。

重要症状

第一步

建立详细的月经史资料(第13章),应确定上一次月经结束的日期,重要的是,应注意乳房肿块在月经期后半段某些乳腺疾病可能更加明显,因为肿块会变得肿大或更易触及。

▶尤其要注意的是,乳房肿块或压痛可能会让患者极度焦虑和尴尬。男性乳房发育症同样会使患者变得焦虑。医生应确保采取敏感的、同情的、专业的方式与患者接触沟通。

乳房疼痛(乳腺痛)

对于任何部位的疼痛,应该了解疼痛的具体位置、辐射范围、持续性质、时间、程度、加重因素、缓解因素以及相关症状。

询问:

- 疼痛是单侧还是双侧?
- 疼痛位置是否有红肿或发热?
- 是否存在皮肤改变?
- 疼痛是否具有周期性或者是持续性疼痛? 是否与月经周期相关?
- 发病之前是否有相似症状出现?
- 是否母乳喂养?
- 是否接受激素类药物治疗(尤其是 HRT)?

绝经前期的妇女出现乳房疼痛最常见的原因是激素水平变化。其他良性病变包括乳腺炎和乳房脓肿。只有 1/100 的乳腺癌患者以乳房疼痛为唯一症状。

乳头溢液

乳头溢液的常见原因主要为乳腺导管病变,如导管扩张、导管内乳头状瘤或乳腺癌。

询问:

- 溢液是乳汁还是其他物质(框 15.1)?
- 溢液的颜色(如是否清澈,白色,黄色,是否带血迹)。
- 溢液时是自发的还是非自发的?
- 是单侧还是双侧乳头溢液?
- 乳头或乳晕是否有变化?

- 乳腺痛。
- 乳房肿块。
- 乳晕旁脓肿或瘘管提示导管周围乳腺炎。

·导管周围乳腺炎与年轻女性吸烟有密切联系，同时与化脓性汗腺炎相关，了解任何脓肿所在的位置，尤其是腋窝或腹股沟等部位，症状常常复发。

乳房肿块

乳房肿块是大量病例的重要主诉之一，其中最重要的就是乳腺癌。了解以下内容：

- 首次注意到肿块的时间。
- 肿块是否有大小改变？
- 肿块大小变化是否与月经周期相关？
- 是否伴有疼痛感？
- 是否有局部皮肤的改变？
- 是否有乳房肿块的既往病史（了解之前肿块的活检结果、诊断及手术情况）？
- 完整的系统检查应包括是否存在任何提示肿瘤的症状(体重下降、食欲缺乏和乏力等)和扩散转移的症状(呼吸急促、骨痛等)。

年龄

乳房肿块诊断的一个重要的线索就是年龄：

- 对于 20~30 岁的患者，最常见的原因是乳腺纤维瘤。
- 对于 30~50 岁的患者，最常见的原因是乳腺囊肿。
- 乳腺癌极罕见于 30 岁以下的患者。

框 15.1 溢乳

某些妇女产后会持续分泌少量的乳汁(溢乳)。然而，罕见情况下这可能为垂体腺瘤分泌催乳素的首发表现。当遇到真正双侧溢乳的患者，应警惕此疾病，并询问患者：

- 是否有头痛。
- 是否出现视觉改变。
- 是否存在神经系统症状。

男性乳房发育症

即男性出现乳房组织增大,正常应不可触及,表现为乳腺导管和结缔组织的增生肥大。

在青少年和老年男性中较为常见。肥胖男性的病因为脂肪组织的增加。

许多患者最常见的原因为药物源性,涉及的药物种类繁多,主要包括雌激素受体相关药物如雌激素、地高辛和大麻,以及抗雄激素类药物如螺内酯和西咪替丁等药物。

▶询问病史时,注意了解患者的用药史和激素治疗(如前列腺癌)。

▶对患者做全面的检查,注意有无垂体功能减退症、慢性肝脏疾病或甲状腺功能亢进的体征,注意生殖系统的相关检查。

乳房视诊

在开始之前

- 在检查女性乳房时,应有第三人在场,应为女性。
- 患者应充分暴露腰部以上部位,取坐位,双手置于两侧。
- 检查者应视诊患者颈部、胸壁、乳房和手臂。

一般检查

检查者站在患者面前,视诊双侧乳房,注意:

- 大小。
- 对称性。
- 轮廓。
- 颜色。
- 瘢痕。
- 皮肤静脉。
- 凹陷或压痕。
- 溃疡(详见第4章)。
- 皮肤纹理:比如任何可见的结节。

·有一个特别需要注意的改变,即"橘皮样改变",由局部水肿引起。见于乳腺癌或乳房接受放疗后。

乳头

检查乳头时应注意以下内容：

- 对称性。
- 是否有外翻、内陷或倒置。
- 是否有鳞屑（可能提示湿疹或乳房 Paget 病）。
- 溢液。
  - 单导管溢液提示乳头状瘤或乳腺癌。
  - 多导管溢液提示乳腺导管扩张。
  - 如果存在异常，了解是近期表现还是长期表现。
- 注意泌乳线上是否有其他乳头以及是否存在异常。

腋窝

要求患者举起双侧手臂置于头顶，重复检查。尤其注意是否有不对称或凹陷。注意腋窝是否有肿块或颜色改变。

动作

最后，乳房凹陷及压痕等改变可通过嘱患者做如下动作进一步确定（图 15.3）：

- 取坐位时前倾。
- 双手置于髋部。
- 双手置于背后并进行伸展运动（"胸肌收缩动作"）。

乳房触诊

在开始之前

乳房触诊开始之前，嘱患者取 45°半卧位。患者可将双手置于两侧。触诊乳房外上象限时最好嘱患者双手交叉置于脑后（图 15.4）。

触诊

询问患者是否有疼痛或压痛，如果有，应最后检查此部位。在检查过程中应询问是否造成患者疼痛或不适。

应首先检查健侧乳房以便先了解健侧乳房的情况。

乳房

触诊时手掌持平，缓慢轻柔地沿胸壁上缘进行滑动触诊。

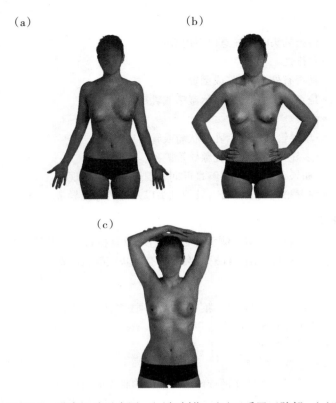

图 15.3　乳房视诊示意图。(a)解剖位。(b)双手置于髋部。(c)双手交叉置于头顶。

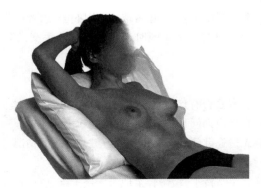

图 15.4　乳房触诊正确体位示意图。

❶大多数乳房提捏时都感觉到"肿块"。

检查乳房时应遵循一定规则以确保乳房的全面检查,有两种常用的方法(图 15.5),作者较为青睐第一种:

- 从乳晕下方开始,圆周式地向外依次检查乳房各个象限。
- 将乳房分为两个部分,从上至下全面地检查乳房。

▶ 不要忘记检查 Spence 腋尾,即乳房外上象限延伸至腋窝的部位。

肿块

- 如果触及肿块,应注意肿块的位置、颜色、形状、大小、表皮、周围皮肤性质、压痛、质地、温度和活动度。
- 确定肿块是否与皮肤或肌肉粘连。
- 确定触及的是全部肿块还是肿块的一部分。

皮肤粘连

即肿块是否可以独立于皮肤移动,轻轻拈起肿块表面的皮肤有助于了解肿块是否与皮肤粘连。

粘连意味着病变可能已经累及 Cooper 韧带,并且通过皮下脂肪累及皮肤。

静息位时可能会有乳房皮肤褶皱(仿佛被从内部拉起)或看上去并无异常病变存在。

如何确定存在粘连:

- 移动肿块,观察是否可以造成皮肤凹陷。
- 嘱患者取坐位前倾重复检查。
- 嘱患者举起双手置于头顶,如图 15.3c。

皮肤固定

由于病变直接地持续浸润皮肤,导致肿块与皮肤完全粘连固定,不能独立活动,可以由皮肤粘连病情进展导致。此外,还可能引起皮肤纹理的变化。

肿块侵及肌肉

乳房肿块很可能会侵及皮下肌肉(如胸大肌)。

▶ 如果肿块侵及肌肉,肌肉松弛状态下,肿块移动度尚可;如果肌肉处于紧张状态下,肿块移动度降低。

- 嘱患者双手置于两侧髋部,自然放松。
- 用拇指和示指以 90°角移动肿块,评估其移动度(上/下和左/右)。

● 嘱患者双手置于髋部,使胸达肌保持紧张状态,重复上述检查。

非移动性肿块

如果触诊肿块为非移动性,提示其可能已经侵及胸壁(比如位于乳腺外上象限或腋窝)或者肿块可能起源于胸壁。

乳头

如果患者以乳头溢液为主诉,嘱患者轻挤乳头,若有溢液,注意溢液的颜色、气味以及是否为血性溢液。

● 乳白色、绿褐色或浆液性溢液几乎都是良性病变所致。

● 血性溢液提示肿瘤(比如乳头状瘤或乳腺癌)。

乳腺相关检查

淋巴结

淋巴结检查技巧详见第 3 章。

托起患者手臂。例如,当检查患者右侧腋窝淋巴结时,检查者右手轻轻托起患者右侧手臂,以左手检查右侧腋窝。

腋窝淋巴结的检查主要包括:

● 中央群。

● 外侧群。

(a) (b)

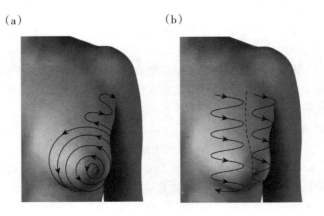

图 15.5 两种乳腺触诊方法示意图。(a)从乳晕圆周式检查。(b)每次检查半侧,自上而下检查。

- 内侧群(胸肌群)。
- 锁骨下。
- 锁骨上(图 15.6)。
- 尖群。

　　如果触及淋巴结,应注意其位置、大小、数量、质地、有无压痛、皮肤固定以及皮肤改变。

　　记得要同时检查颈深淋巴链上的淋巴结和锁骨上淋巴结。

其他部位检查

　　如果怀疑乳腺癌,应对患者进行全面的检查,注意乳腺癌常见的转移部位,尤其是肺、肝、皮肤、骨骼和中枢神经系统。

技能站 15.1

说明

　　检查患者乳房。

操作规范

- 清洁双手。
- 自我介绍。
- 解释检查的目的,获得知情同意。
- 询问患者疼痛的部位以避免检查。
- 嘱患者充分暴露腰部以下并且坐直面对检查者。
- 观察双侧乳房的对称性,是否有肿胀、溃疡、皮肤改变或瘢痕。
- 嘱患者双手交叉置于脑后或双手置于髋部(使胸肌紧张)后重复检查。
- 嘱患者取 45°半卧位重复检查,如图 15.4。
- 三指并拢,手掌掌面缓慢轻柔触诊乳房,注意检查腋尾。
  - ·注意抬起乳房,并检查乳房下部。
- 用拇指和食指轻捏乳头,观察有无乳头溢液,如果有溢液,及时收集送检。
- 触诊腋窝淋巴结(图 15.6)。
- 触诊颈部及锁骨上淋巴结。
- 检查另一侧。
- 感谢患者并帮助患者穿好衣服。

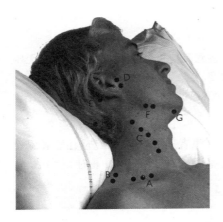

A = 锁骨上
B = 颈后三角
C = 颈静脉链
D = 耳前
E = 耳后
F = 颌下
G = 颏下
H = 枕部

图 15.6 颈部及锁骨上淋巴结示意图。

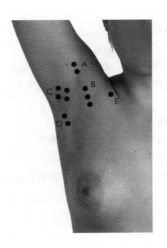

A = 外侧
B = 胸部
C = 中央
D = 肩胛下
E = 锁骨下

图 15.7 腋窝淋巴结示意图。

乳腺癌

背景

- 9 位女性中,就有 1 位可能罹患乳腺癌(大多数年龄>50 岁)。
- 目前,乳腺癌是全球女性最常见的恶性肿瘤,约占女性恶性肿瘤的 25%,发达国家的比例较高(框 15.2)。
    - 男女比例为 1:100。男性患者的体征和预后与女性患者相似。
- 世界范围内,每年有超过 1 000 000 例新发病例。

框15.2 乳腺癌相关风险因素

- 女性。
- 年龄增加(80%的乳腺癌患者为绝经后女性)。
- 乳腺癌既往史,乳癌良性疾病既往史。
- 长期无母乳喂养。
- 长期激素替代治疗或口服避孕药。
- 乳腺癌家族史。
- 不孕或少孕。
- 高龄妊娠(尤其>30 岁)。
- 月经初潮年龄早;绝经年龄晚。
- 肥胖(只针对绝经后女性)。
- 酗酒。
- 地理环境(北欧、美国发病率较高)。

症状

- 75%的患者有症状,25%患者无症状,仅通过筛查发现。
    - 患者可表现为乳房肿块、乳头变化、皮肤改变或转移症状。
    - 只有 1%的患者仅表现为乳房疼痛。

三重检查

所有可疑乳腺癌的患者应接受"三重检查":

- 病史及体格检查。
- 放射学检查(比如乳房 X 线、超声)。
- 病理学检查(比如细针抽吸/活检)。

炎性乳腺癌

- 乳房以水肿、变硬及皮肤炎性改变为特点。皮肤可能表现为红、热、痒（极易误诊为乳腺炎）。
- 占全部乳腺癌的 1%~5%。
- 预后极差（5 年生存率为 25%~50%）。
- 通常不表现为乳腺肿块，所以通过乳房 X 线或超声检查很难诊断，磁共振可能有助于诊断。

检查结果

视诊

- 视诊检查可能无特殊表现。
  - ·皮肤肿块或凹陷。
  - ·当淋巴管浸润皮肤会出现橘子皮样外观（橘皮样变）。
  - ·乳腺癌晚期可出现皮肤溃疡。
  - ·乳头可表现为正常、倒置、糜烂、偏离或出现血性溢液（框 15.3）。
  - ·Paget 病表现为乳头/乳晕部位湿疹样改变。

触诊

- 质硬无压痛的肿块（可能无法触及）。
  - ·50%位于乳腺外上象限。
- 形态模糊，确定的形状常常难以界定。
- 肿块可能与皮肤粘连或出现皮肤固定，也可能累及乳腺周围组织或胸壁。
- 检查腋窝和锁骨上淋巴结病变。

框 15.3 乳头溢液
- 10%是由于肿瘤（乳头状瘤或乳腺癌）。
- ▶乳腺癌常见临床表现。
- ❶如果乳头溢液为单导管持续的血性溢液，要警惕肿瘤。
- 多导管乳白色溢液常由于乳腺导管扩张。
- 未生育或产后 6 个月以上的双侧溢乳多为药源性。最常见的病理原因为垂体瘤。

·可能伴发患侧手臂淋巴管性水肿。

进一步检查

- 应对患者进行全面的检查,检查是否有转移。

其他主要疾病的重要症状和体征

乳腺纤维瘤

背景及流行病学

- 良性肿瘤多表现为单个乳腺终末导管的增生和肥大,但具体病因尚不明确。
- 发病率随着年龄的增加而降低,大多数患者发病年龄小于30 岁,口服避孕药患者发病率较高。
  - ·绝经后妇女可自行复原。妊娠期、接受激素替代治疗或应用免疫抑制剂可使肿瘤迅速增大。
- 多数乳腺纤维瘤生长至 2~3cm 即停止生长。
  - ·1/3 的乳腺纤维瘤逐渐扩大,1/3 保持原大小,1/3 逐渐缩小。

症状

- 多数无症状。

检查结果

- 典型的表现为可触及的光滑肿块,移动性良好。
- 与皮肤及深部组织无粘连。
- 可发生于乳房任何区域。
  - ·与其他肿块类似,以乳腺外上象限最常见。
- 无压痛。
- 通常是孤立的结节或肿块,也可表现为多个结节。
- 无淋巴结肿大。

乳腺囊肿

背景及流行病学

- 可急性发病,引起疼痛。
- 常见于 30~50 岁的女性,最常见的表现为可触及的肿块。
  - ·乳晕下方乳腺总导管的囊肿可见于 10~20 岁的女性。
- 与体内雌激素水平相关。
  - ·对于应用雌激素替代治疗的 50 岁以上的女性,囊肿可持续存在。

- 可合并乳腺癌。

症状

- 通常无症状,常经乳房 X 线检查意外发现。
- 患者常主诉可触及、可见的疼痛性肿块。

检查结果

- 圆形、光滑、对称、孤立的肿块。
- 移动性良好,可有压痛。
- 质地可软可硬。
- 少有波动感、液波震颤及透光性。

脂肪坏死

可继发于乳房创伤,体征可与乳腺癌相似(比如与皮肤粘连的硬性肿块)。

脓肿

主要见于育龄期女性,常与母乳喂养过程中乳头损伤有关。

常表现为球形疼痛性肿块,可伴有周围组织水肿,脓肿常伴有炎性表现(红、热)。患者可出现全身症状,比如乏力、盗汗、潮热及寒战。

大多数慢性或复发性乳腺脓肿与乳腺导管扩张或导管周围乳腺炎相关,导管周围纤维化可导致乳头内陷。

乳头和乳晕异常

乳头疾病是临床常见的重要疾病,需与恶性肿瘤鉴别,常引起患者关注。

单侧乳头回缩或变形是乳腺癌的常见体征之一,持续血性乳头溢液提示乳腺导管内癌或良性乳头状瘤。

单侧乳晕结痂、发红或缩小提示癌症(乳腺 Paget 病)或湿疹(更常见)。询问患者是否有其他部位的湿疹,并进行适当的检查。

乳腺炎

产褥期乳腺炎

- 最常见于哺乳期的前 6 周。
- 由葡萄球菌感染引起的乳腺导管炎症。

导管周围乳腺炎

- 平均发病年龄为 32 岁,吸烟会增加发病率。
- 50%的复发原因为潜在的乳腺导管疾病。
- 乳腺导管瘘:
    - ·乳晕区的乳腺导管与皮肤相通。
    - ·1/3 的乳晕脓肿发生于非哺乳期。

非产褥期乳腺炎

- 多数情况下,以非细菌性炎症起病,复发、继发感染和脓肿形成风险较高。
- 风险因素:吸烟、糖尿病、创伤及高泌乳素血症。

症状

- 疼痛、压痛和肿胀(80%)。
- 发红(80%的病例出现)。
- 乳腺肿块或弥漫性肿胀。
- 感染相关症状。

检查结果

- 患处皮肤红、热和压痛。
- 可伴明显的乳头损伤。
- 可表现为孤立压痛性肿块或弥漫性肿胀。
- 可有同侧的腋窝淋巴结肿大及压痛。
- 如果有脓肿形成,初始可能为孤立的压痛性肿块,可能进展为波动性肿胀。

（张凯　译）

第 16 章

精神病学检查

精神病学评估方法

在对患者进行精神病病史采集及精神状态评估时,与患者建立良好的沟通,通过非批判性的方式与患者产生共鸣、尊重患者、提起患者兴趣尤为重要。这种方法有利于建立双方的信任,并鼓励患者如实地说出他们真实的内心感受和思想。

精神访谈的核心是主动倾听,以及对患者言外之意的感知。

做好花 30 分钟到 1 小时交谈的准备,结合情境与患者进行交谈。在早期阶段,这似乎是一个非常艰巨的任务,特别是当患者不善言辞时。然而,提前将需要评估的项目依次列出会使病史的采集更加顺利和完整。使用 A4 大小的纸记录并标记序号。

准备及基础因素

检查室

在对患者进行病史询问之前,应该对所使用的检查室进行充分的准备。检查室应该是一个安全的环境,特别是在对有潜在暴力倾向的患者进行检查时。

- 告知你的同事你的具体位置。
- 你应知道如何站位以及如何使用紧急报警按钮。
- 理想情况下,当对有暴力史的患者进行检查时,至少有一个同事陪同。
- 去除患者身上任何可能构成危险的东西(如那些可以用作武器的物品)。
- 知道离你最近的出口位置,并确保它是开放的或畅通无阻的。
- 绝不允许患者位于你和门之间的位置。
- 确保患者的隐私和检查所需的照明。
- 在理想情况下,患者不应坐在房间正中位置,这样能观察到患者全身,同时也避免环境有威胁性。
- 你座位的高度应与患者保持一致。

病史采集(交谈)

首先进行自我介绍,告知患者你的身份以及交谈的目的。与患者握手,这是一种普遍使用的介绍和欢迎的方式。明确患者是否希望有朋友或亲人在场(以及你是否认为合适)。

病史采集通常以非正式的方式开始,建立友好和融洽的关系,这需要一段短暂的中立性交谈。

尽量避免诱导或直接询问患者。一般使用"开放性"问题进行提问,在需要得到进一步信息时则使用"封闭式"问题。在病史采集时允许检查者打断或岔开话题,尤其是敏感的患者。适当停顿,重复患者所说的句子并要求他们确认不失为是一种有效方法。

检查

在精神病学中,检查者应该检查患者的精神状态,具体方式详见框 16.1。然而,不要忽视体格检查,因为这往往是疾病评估的一个重要组成部分。体格检查的具体方法参见本书的其他章节。

病史(第 1 部分)

精神病患者的病史采集流程与第 2 章介绍的标准的病史采集流程类似。症状和相应的问题都应该以同样的方式处理(框 16.2 和框 16.3)。

人口统计学

记录患者的姓名、年龄、婚姻状况、职业、民族及宗教信仰。

患者来源、状态和转诊的理由

记录你从其他来源获得的关于患者的所有信息,如亲属、护理人员、社工、咨询师、初级护理团队和警察等。

- 曾看到过患者的何种表现以及原因。
- 转诊的方式,是非正式还是正式的(根据《精神健康法》规定)?

现病史

获得一个简明的主诉和患者发病的时间框架图。

当然,当患者不相信自己有精神问题时,上述信息可能难以获得。在这种情况下,尝试就当前主诉询问知情人。

既往史

按时间顺序进行病史的详细描述(如第 2 章中其他类型症状),包括:

框 16.1　精神评估概要

病史

- 姓名、年龄、婚姻状况、职业、民族及宗教信仰。
- 来源、状态和被转诊的理由。
- 主诉。
- 现病史。
- 风险评估。
- 既往精神病史。
- 既往其他病史。
- 用药史。
- 家族史
- 个人史。
  - 出生及发育史。
  - 教育经历。
  - 职业史。
  - 性心理史。
  - 婚姻史。
  - 生育史。
  - 司法史。
- 发病前的人格。
- 社会史。

精神状态检查

- 外观和行为。
- 谈吐。
- 情绪情感。
- 思想内容。
- 感知能力。
- 认知功能。
- 洞察力。

体格检查

- 视情况而定，详见本书其他章节。

- 发病(患者最近一次精神状态正常的时间)。
- 疾病进展状况。
- 症状的严重程度。
- 诱因(包括发病前的任何重大生活事件)。
- 加重因素(什么使症状恶化)。
- 缓解因素(什么使症状好转)。
- 对患者的日常生活、行为模式或习惯的影响(人际关系、工作能力等)。
- 治疗史。
  · 包括当前的治疗措施以及既往的药物治疗、电休克疗法、社会心理干预措施等。

框 16.2　(S)OC(R)ATES

正如第 2 章中所介绍的躯体症状的采集(框 2.5)一样,你应该确定与精神症状相关的因素。显然,对精神病史来说,"位置"和"辐射"的意义大不相同。

记住,患者可能不把他们的问题视为"症状",所以应当注意措辞。

- 症状的确切性质。
- 发病:
  · 发病日期。
  · 起病情况(例如突然发病还是逐渐起病,时长)。
  · 如果症状长期存在,患者现在寻求帮助的原因?
- 发病的周期性和频率:
  · 症状是持续的还是间歇性的?
  · 每次持续时间?
  · 发病和消失的确切的方式。
- 症状是否随着时间而改变:
  · 改善还是恶化?
- 恶化因素:
  · 症状恶化的原因?
- 缓解因素:
  · 症状缓解的原因?
- 伴随症状。

- 伴随症状。
- 系统检查。

·类似于标准的病史采集过程,列举其他的精神症状,询问患者是否有类似的发作史。

·采集相关症状。例如,如果患者承认存在抑郁症状,需询问抑郁症的其他伴随症状。

框 16.3　病史的甄选

在对患者进行专业的病史询问时,你应该使你的问题规范化,而询问什么内容取决于实际情况。但是,患者所提供的信息可能与你的顺序不相符。

精神病学尤其如此,如果患者自由地表述,你可能会发现患者提供的信息可能是你所询问问题的衍生。你应该灵活地将有用的信息记录下来,然后通过直接询问来"查漏补缺"。

病史(第 2 部分)

既往精神病史

详细询问患者先前接触精神病学和与心理健康问题相关的其他服务。尽可能包括:

- 发病的具体日期,症状,诊断,治疗,包括住院治疗和门诊治疗,以及根据《精神健康法》进行的强制治疗等。

既往其他病史

这与一般病史的采集方法相同,但请记住需特别询问的是患者是否有妊娠并发症、癫痫、头部损伤、甲状腺疾病病史等。

用药史和饮酒史

- 询问所有当前用药情况,包括处方药及非处方药。
- 详细询问有无药物滥用史,需记录药物种类、剂量、来源、给药途径和费用。

●要记得询问吸烟史、饮酒史以及过敏史。必要时可使用 CAGE 问卷(详见第 2 章)。

家族史

详细探讨家庭关系(父母、兄弟姐妹、配偶、子女)。

通过绘制家庭图谱来记录家庭成员的年龄、健康状况、职业、性格、相互关系好坏、精神疾病家族史,包括酗酒、自杀、故意自残以及其他严重的家庭疾病史。

还需要记录一些重大的家庭事件的细节和时间,如死亡、分离或离婚,以及各事件对患者的影响。

个人史

个人史是指个体从出生到现在的时序性记录。这一过程通常是冗长的,应该按如下标题进行询问:

出生史和发育史

●出生的地点和日期、妊娠分娩方式、产科并发症或出生损伤。

●询问发育史。

●询问患者童年是否有"神经质特质"(如夜惊、梦游、尿床、脾气暴躁、口吃、喂养困难等)。

●询问与同龄人、兄弟姐妹、父母和亲戚的关系。

●记录不良经历(包括身体或精神虐待)。

●注意任何重大生活事件,如分离和丧亲之痛。

教育史

●询问学习经历:包括社会、学术、运动方面。

●记录患者开始和结束教育的时间以及学历。

●询问学校的具体类型,与同龄人和老师的关系,对游戏的兴趣,以及是否有旷课史。

职业史

●询问所有之前的工作、时间、职业变化原因,以及对职业和抱负的满意程度。

●包括现在的工作和经济情况。

性心理史

这是病史采集过程中相当困难的部分,通常依赖于患者是否愿意与检查者谈论如此私密的细节。然而,尽量不要逃避询问。如果认为不合适或可能导致患者痛苦时可以略过。

- 记录青春期起始(如女性的初潮时间)。
- 性取向(同性、异性或双性恋)。
- 第一次性行为时间。
- 目前的性生活(包括性行为是否安全)。
- 性交困难或性虐待。

婚姻史

包括许多细节,如婚姻次数、持续时间、配偶之间的关系和性格、年龄、配偶职业、分手的原因等。

生育史

子女性别、年龄、心理和身体健康。

司法史

患者可能不愿意主动谈论。应从无威胁性的问题开始询问。"你有过触犯法律的经历吗?"

- 询问患者的犯罪记录,包括所有的暴力行为或其他的攻击行为。

发病前的人格

指患者心理疾病发病前的人格特点,对于精神疾病的诊断和治疗是一个非常重要的病史信息。

- 询问患者如何描述自己,以及他们认为其他人会如何描述他们。
- 询问患者的社会关系和社会支持。
- 包括兴趣和娱乐活动。
- 询问患者的性格特征,在大多数情况下他们的心情是什么样的?
- 让患者来描述他们的情绪反应、应对措施以及特征(如害羞、多疑、易怒、冲动、缺乏自信、强迫)。
- 他们的道德和宗教信仰?

社会史

需特别询问财务、法律问题、职业、家属、住房情况。如果是老年人,还需询问家庭护理、日托中心等社会支持,以及他们如何应对日常生活(卫生、户外活动及室内活动情况)。

风险评估

评估不仅包括患者自残的可能性,还需评估伤害他人的可能性(框 16.4 至框 16.6)。应该通过严肃和敏感的方式提问。以下问题用于评估自杀风险:

- 你觉得你的未来如何?
- 你觉得目前的生活有意义吗?
- 你有被害或伤害自己的想法吗?
- 你是否想过要结束这一切?

如果患者已经出现自杀的念头,需进一步询问发生的频率,以及是否对自杀已有具体的计划,需询问计划的具体情况。

- 询问自杀的具体方法,如服用处方和非处方药物、使用枪支或刀具。
- 患者是否有过度的负罪感或丧失自尊。

框 16.4　自杀的保护性因素

- 强大的家庭和社会关系。
- 对生活充满希望,并且有良好的解决问题的能力。
- 文化或宗教信仰可防止自杀行为。
- 对孩子富有责任心。

框 16.5　促使自杀的因素

最重要的一点是"失去"。失去工作、独立性、家人、朋友、社会支持或者自由。

- 死亡、分离或离婚。
- 监禁或威胁。
- 耻辱的事件。
- 失业。
- 对过去损失的执着。
- 意外怀孕。

自残史

询问自残史,包括时间、地点、方式和原因,并详细询问最近的一次自残行为:

- 引起自残行为的具体事件是什么?
- 有没有特定的诱因?

框 16.6　自杀的危险因素

生理性

- 年龄 > 40 岁。
- 男性。

医疗和精神病史

- 既往自杀史。
- 既往故意自残史。
- 精神障碍(如抑郁、药物滥用、精神分裂症、人格障碍、强迫症、恐慌障碍等)。
- 慢性身体疾病。
- 创伤或虐待史。
- 药物滥用史(包括酒精)。

性格

易冲动、缺乏解决问题的能力、攻击性、完美主义、自卑等。

家族史

自杀或姿态性自杀、抑郁、药物滥用等。

社会史

- 缺乏社会支持、被孤立。
  - 失业 / 退休。
  - 未婚 / 离婚 / 丧偶。
- 高危职业:农民、药剂师和医生(尤其是精神病医生和麻醉师)。
  - 这些职业具备自杀工具 (农民 = 枪,医生和药剂师 = 药物)。

实施方法

可能通过职业或社会活动。

▶更多的信息资料可登陆英国精神健康慈善机构 "精神"网络查询 http://www.mind.org.uk/help

- 是否使用毒品和酒精？
- 通过何种方式进行自残？
- 有具体的计划吗？
- 有遗书吗？
- 为避免被发现，是否有防范行为？
- 自残的目的是什么（求死还是分散痛苦）？
- 询问患者被发现时周围的环境如何，以及患者如何被带到医院就医（如果有的话）。
- 这是患者所希望的吗？

自杀的保护性因素

可防止患者自杀的因素。需记录患者所有的社会支持（如朋友、社区精神科护士、教堂、家庭医生等）。

评估杀人倾向

如果发现患者有杀人倾向，你<u>应该</u>立即通知上级医师和（或）警察。

一些可用于评估患者杀人倾向/暴力倾向的问题：

- 你对某人感到心烦吗？
- 你有伤害别人的想法吗？
- 你有伤害别人的计划吗？
- 你会如何伤害他们（确定患者是否已经实施行动计划非常重要）？

精神状态检查

精神状态检查是精神评估的一个重要组成部分。主要通过你对患者的观察及互动进行评估。通常始于你开始接触患者时。患者的精神状态常作为病史的一部分，无论是通过患者自己的描述还是通过其他知情人获得，精神状态都要优于问诊（框 16.7）。

外观和行为

通过观察患者而得出的简短描述，包括第一感觉及通过交谈来获得。应包括：

- 着装及妆容。
  - 自我忽视的证据（如是否为抑郁状态或存在药物滥用）。
  - 穿着颜色冲突的衣服（如躁狂状态）。

·喜欢宽松的衣服（可能提示潜在的厌食症或其他进食障碍）。

● 面部表情包括目光接触。

● 合作程度。

● 体位。

● 言谈举止。

● 活跃状态。

·过度活动提示烦乱?

·活动减少(缺陷)提示抑郁?

● 异常的动作。

·如抽搐、舞蹈病、震颤、刻板重复性动作，如摇动或摩擦双手。

● 步态。

谈吐

具体如下：

框 16.7　精神状态检查概要

● 外观和行为。

● 谈吐。

● 情绪和情感。

● 思想内容。

·关注点。

·不正常的信仰。

● 感知觉。

·自我意识障碍。

·幻想。

·幻觉。

·感觉扭曲。

● 认知功能。

● 自知力。

● 总结。

·包括诊断和鉴别诊断、病原学的因素、进一步调查和管理的计划。

- 语速。
- 言语量。
  - ·增加=言语急促,往往提示思想奔逸(框 16.8)。
  - ·减少=言语贫乏。
- 流利程度。
- 清晰度。
  - ·包括结巴、口吃、构音障碍。
- 言语形式。
  - ·指说话的方式,而不是实际内容(框16.8)。

情感和情绪

"情感"是指患者对外界环境的持久的和普遍的带有自我感情色彩的一种感知体验。"情绪"是患者即刻的直接的情感状

框 16.8 异常的言语/思想形态的示例

以下是有关谈吐异常的例子,但是谈吐是内心思想的呈现。所以也能认为以下是思想异常的例子。

- 思维奔逸:通常与躁狂症相关。想法层出不穷,彼此间有联系,偶有不同寻常的联想。患者思维易偏离主题。
- 思想脱轨:常见于思维形式障碍(如精神分裂症)。思维脱出原有"轨道",彼此间的联系极为松散。患者同时说出毫无联系的话语或随意切换观点。
- 持续言语:主要见于痴呆和额叶损伤的患者。表现为患者很难进入下一个话题,导致不正常的重复。
- 思维不连贯:表现为患者言语有时让人难以理解。
- 言语模仿:是痴呆的一个特征性表现。患者通常会重复检查者所说的话或短语。
- 语词新作:主要见于精神分裂症和大脑器质性疾病的患者。患者发明没有明确意义的新词。也指对现有词汇的乱用,有时称为"语义扩展"。
- 病理性赘述:言语冗长,包括不必要的细节描述,常常离题过远。但是患者有固定的思维模式。

态,包括外部表现。

检查患者的情感和情绪包括患者主观的感情体验和检查者的客观评价。

情感异常包括抑郁、喜悦、兴奋、焦虑和愤怒,应该注意情感状态是否和患者目前的思想状态和行为一致或不相协调。异常的情绪包括:

- 迟钝:表现为粗化的情感和对社会的漠不关心。也常称为"情感冷淡"。
- 冷漠:表现为外在情感的范围和深度减少。
- 不稳定性:表现为情绪波动或者难以控制。可见于精神错乱、痴呆、额叶损伤或中毒的患者。

思想内容

入神

主要包括强迫性思维或沉思,其特点是过分地专注于一个主题。患者明知道是非理性的思维但却不能停止思考。

恐惧症是指患者产生的一种与情境不成比例的恐惧和焦虑,不能将其合理化或消除,从而导致回避行为。

需要强调的其他类型的沉思重点包括患者的自杀或杀人想法以及病态思维(如内疚感、无用感、负担和谴责感等)。

异常的信念

超价观念

这些孤立的信念在某种程度上并不是强迫性质的,并不能控制他们的生活。也就是说,患者自己能够停止思考,但他们选择不停止。

神经性厌食症的核心信念是相信自己肥胖,这就是一个超价观念的典型例子。其他病例如不寻常的教派或狂热崇拜、病态性嫉妒和疑病症。

妄想

是指基于对现实错误的推理而形成的固有的错误信念,与患者的智力和文化背景不相符(框 16.9)。重要的是,这些妄想难以被纠正。有时很难和超价观念相鉴别。主要区别在于患者坚信妄想是真实的。

妄想可能是"原发的"与以往的经历或情感(精神分裂症的

框 16.9　妄想及其相关术语示例

- 与情感一致的妄想：与情感内容相关联的妄想，例如一个抑郁症患者可能会相信世界正在走向灭亡。
- 与情感不一致的妄想：与情感内容无关的妄想。见于精神分裂症。
- 虚无妄想：一种认为自身、其他人或世界是不存在的或者正在走向灭亡的错误感觉。
- 偏执妄想：任何含有自我参照的妄想。在精神病学中，"偏执"不包含"害怕的/怀疑的"的含义。
- 关系妄想：一种认为别人都在谈论你或者一些事件与你有关的错误观念。例如，患者可能会相信电视里或者广播里的人们实际上都是在谈论他们。从某种程度上来讲，这种感觉和接受的妄想信息常常是消极的，但是单从患者来说事实上是浮夸的表现。
- 夸大妄想：一种对重要性、权力或者身份的夸大想法。通常，患者相信他们做出了重要的成就，但是没有得到适当的认可。
- 被控制妄想：一种认为自己的意志、想法或感觉被外力所控制的错误想法。
- 下面这些包括思维紊乱
  · 思维播散：一种认为自己的想法能被其他人听到的错误想法。
  · 思维插入：认为外力、某人或者人们将想法置入患者的脑中；思维退缩是指一种认为思维可以被移除的想法。
  · 思维回响：认为别人能够听到他的想法并且大声地说出来。
  · 思维中断：一种思维突然出现中断的感受。
- 被动感受：是指被控制的幻觉。包括"被动的行动和冲动"，患者感觉是在被其他人控制着行动；"被动的运动"指患者认为他们的肢体被他人控制；"被动的情感"指患者认为他们在经历着别人感情。
- 被爱妄想：一种坚信别人爱上了自己的想法，经常曲解无辜的眼神。
- Capgras 妄想：一种认为周围人（经常是爱人）已经被带走并且被极为相似的复制品所取代。他们生存在一个模仿者的世界。这种妄想可能扩展到动物或其他事物，即患者觉得他们生活在一个复制的世界。有的患者甚至认为他是自己的复制体。
- 宗教幻想：指对宗教或精神事物产生的妄想。❶值得注意的是：基于一个人的宗教或文化背景的正常想法（例如，一个基督徒相信神终会治愈他们的疾病）不能被认为是妄想。

特征)存在不可识别的联系或"继发的"异常情绪或感觉。因此，妄想的内容可以为探索精神疾病的本质提供线索。

感知觉

正常感知觉的变化包括针对正常、熟悉的观念或一般经历的变化，包括感官扭曲(知觉加强或削弱)、感觉欺骗(错觉和幻觉)和自我意识障碍(人格解体、现实解体)。

自我意识障碍

● 人格解体是指自我感觉陌生且不真实。

● 现实解体是指外部世界的感知对象陌生且不真实。

上述两种现象通常发生在压力大及药物中毒、焦虑、抑郁症和精神分裂症患者。许多心理正常的人能体验到现实解体，如果存在睡眠剥夺会体验人格解体。

错觉

错觉是一种源于真实感官刺激的误解或曲解。它可能会影响任何感觉形态。需询问具体发生的时间及其所代表的意义。

错觉经常源于感官受损，如部分视力障碍或耳聋，表现为难以理解的尝试"查漏补缺"的行为。大多数人都经历过某种形式的视觉错觉，例如把远处的物体当成一个人，尤其是在光线较差时(如在晚上)。

幻觉

幻觉是指并非基于真实的客观刺激所出现的错误的知觉。通常有真实的体验，且来自于外界环境(框 16.10)。

幻觉可能发生于任何感觉形态，其中以视觉和听觉幻觉最常见。

重要的是，幻觉不一定提示精神疾病。例如，一些正常人也会产生幻觉，如睡眠状态(催眠)或清醒状态(半醒)，尽管对梦的性质有所争议，也可将其看作幻觉。还要注意 Charles Bonnet 综合征(框 16.11)。

感觉扭曲

包括感知增强(如听觉过敏)、感知迟钝及感知改变。例如，患者可能感觉物体形状、大小或颜色有变化。

认知功能

认知通常被认为是评估、判断、记忆和推理的心理过程。

细微精神状态检查（MMSE）

重要的是记住该量表是严格且标准的，没有 0.5 分。总分是 30 分（框 16.12）。

- 定向力：相比依次询问患者日期的每一部分，应询问患者今天的日期，然后询问那些被省略的部分。同样适用于地点的提问（"我们现在在哪里？"）。

- 记忆力：能够清晰而缓慢地说出物体的名称，每个大约 1 秒。说完所有的 3 个名称之后，要求被测试者重复它们。被测试者的得分取决于他们的首次重复（答对 1 个得 1 分，最多得 3 分）。

- 注意力和计算力：如果患者不能执行数学运算，可要求他们逆序拼写"WORLD"这个单词。分数是字母的正确顺序（例如 dlrow = 5, dlorw = 3）。

- 回忆能力：测试 1 次，仅当所重复内容完全正确时得 1 分。

框 16.10　幻觉的示例

- 幻听：声音的错误感知，通常是语音，但是也可能是其他声音如音乐等。幻听可被分为两种，一种是患者听到有人在以第二人称和自己说话（"你应该这么做"），另一种为患者听到有人在以第三人称谈论自己（"他应该这么做"）。

- 幻视：错误的幻觉包括成形的（如脸、人）和未成形的（如光、影）图像。

- 风景或全景幻觉：幻视的一种形式，涉及整个场景如战役。

- 幻嗅：有关气味的错误感受。

- 幻味：有关味道的错误感觉。

- 幻触：错误的触觉（如幻肢感、震颤性谵妄、感觉虫子在皮肤上或皮肤下爬行，即蚁走感）。

- 躯体性幻觉：感觉身体出现问题的错误感觉，经常是出于本能的。躯体性幻觉包括触觉（触摸、痒、刺痛）、温度觉（热/冷）及运动觉（运动和关节位置）。

- 假性幻觉：通常不会被患者认为是"真实"的，有某种程度的自愿被控制感。

缓慢清晰表达以便患者能够听清。

- 三级命令:在给患者的一张纸之前说清楚所有三个阶段。然后在不提示患者的情况下能正确完成每个部分各得 1 分。
- 阅读能力:说"阅读该语句并做出相应动作"。如果患者能够闭上眼睛得 1 分。如果他们只能大声读出该句子不得分。
- 书写能力:切记不要给出句子或任何范例。语句必须有意义,同时需包含一个主语和一个动词。语法、标点和拼写不必完全正确。
- 复制能力:必须画出 10 个角和两条相交的线。线条的抖动和图形的旋转可以忽略。

最终得分的意义

MMSE 评分根据人群年龄及接受教育程度不同而有所差异(分数随年龄增加后减少,随教育程度的增长而增加)。平均分数分别为接受 9 年教育为 29 分、5~8 年为 26 分,0~4 年为 22 分。

分数<23 为轻度认知障碍,<17 为中度,<10 为重度。然而,

框 16.11 Charles Bonnet 综合征

我们之所以强调该综合征是因为它是精神状态正常的患者产生幻觉的一个典型示例。在该综合征中,存在某种视觉障碍的患者(通常是老年人)在视力受损的区域出现幻视。

幻觉往往产生的是卡通化的字符或脸。例如,笔者曾经遇到一个由于视网膜损伤而导致视觉盲点的患者。爱尔兰顾问的声音会诱发他们在视觉盲点产生如小妖精跳舞的幻觉。

该综合征也是假性幻觉的一个例子,患者通常能意识到幻象并不是真实的。

瑞士哲学家 Charles Bonnet 于 1760 年对该综合征进行了描述,他发现自己 87 岁的爷爷在双眼白内障恶化后声称看到建筑和人群。

Charles Bonnet 综合征可能比大多数医务人员所意识到的更常见。老年患者往往因为害怕被诊断为患有精神障碍或被认为"发疯"而不敢承认。

并无严格的分界线。

自知力

指患者能够理解或解释他们目前状态的能力。当评估自知力时,需询问:

- 他/她了解和接受他们目前存在精神或身体疾病吗?
- 他们愿意接受治疗并同意治疗管理计划吗?

还要注意患者的态度是否是积极的或不积极的、现实的或不现实的。

如果患者不接受精神疾病诊断,需了解他们把他们的障碍或异常归因于什么?

主要疾病的重要症状和体征

精神分裂症

精神分裂症*通常描述为一种单一疾病但是其诊断包含一系列精神障碍,可能为多因素疾病,但其行为症状和体征类似。这是一种精神病,其特点是涉及感知觉、思维、情感、行为以及现实接触等正常联系间的"分裂"。

全球精神分裂症的患病率约为 0.5%,发病率男女均等。通常在青春期或成年早期发病。症状倾向于减轻,但恢复正常极为罕见。

临床特征

精神分裂症的特征表现是妄想和幻觉,患者通常没有自知力。这些症状使患者的社会功能下降。目前已有很多不同的诊断分类(框 16.13)。

Bleuler 的 4A 理论

1910 年,Bleuler 提出了一个术语"精神分裂症"。他将其主要特征总结为"4A"特征:

---

*精神分裂症一词原于拉丁语,是希腊语的"分裂"和"精神"两词的融合。正如读者所知,"精神"一词在希腊语中指图像,这是因为古希腊语的基础就是图像。

框 16.12　细微精神状态检查(MMSE)

定向力(10分)

(5分)现在的年份,季节,白天,日期,月份?

(5分)我们所在的国家,县,乡镇,医院,楼层?

记忆力(3分)

说出 3 个不相关的事物的名字。一秒说一个。在你说完之后让患者重复 3 个事物。每答对 1 个得 1 分(例如皮球,汽车,男人)。

注意力和计算力(5分)

询问患者 100 减 7 等于多少,再减 7 又等于多少,直到连减5 次。每答对 1 次得 1 分。在得到 5 个答案(93,86,79,72,65)后停止计算。逆向拼写 WORLD 这个单词,拼写顺序正确的字母数即为得分。

回忆力(3分)

让患者回忆之前提到过的 3 个事物的名称。每答对 1 个得1 分。

命名(2分)

给患者看一块手表,同时询问是什么。用钢笔 / 铅笔重复测试一次。

复述能力(1分)

要求患者重复以下句子:"没有如果, 和,或者但是"。

三步命令(3分)

要求患者跟随以下命令:"用左手拿起这张报纸, 折叠一半,并放在地板上"。给患者 1 张报纸,每做对 1 步得 1 分。

阅读能力(1分)

在一张纸上写上"闭上你的眼睛",要求患者朗读并且照做。

书写能力(1分)

要求患者写出一个句子。

复制能力(1分)

要求患者复制以下图案。

满分=30 分

Folstein MF,Folstein SE,and McHugh RR (1975).Mini-mental State:a practical method for grading the state of patients for the clinician,Journal of Psychiatric Research,12:189-98.

- 思维断裂（断开、不连贯的思维过程）。
- 矛盾（同时体验两种对立情绪的能力，如爱与恨一个人）。
- 情感不协调（情感与思想分离）。
- 自闭症（自我关注和退回到幻想世界）。

Crow 阳性和阴性症状

1980 年，Crow*将精神分裂症的症状分为两个不同的组，即阳性症状组和阴性症状组。这仍然是一个有用的分类方法。

Crow 提出精神分裂症可以分成两组症状，主要按阳性或阴性症状分组。

阳性症状

- 错觉（包括疑心病）。
- 幻觉。
- 思维障碍。

阴性症状

- 情感迟钝。
- 情感缺乏（缺乏乐趣）。
- 无意志力（缺乏动力）。
- 失语症（言语贫乏）。

框 16.13 精神分裂症的亚型

- 单纯型：主要表现为阴性症状。
- 偏执型：以幻觉、妄想为主要临床表现。包括宗教、浮夸和虐待的想法。
- 青春型：低层次情感表达不协调，幻觉、妄想缺乏有组织的主题。
- 紧张型：以情感缺乏、失语症、无意志力、运动不能为主要特点，可导致"蜡样屈曲"，即患者肢体运动和静止保持某一固定姿势。

---

* Crow TJ（1980）.Molecular patrology of schizophrenia:More than one diease process? *British Medical Journal* 280:66-8.

- 不合群。
- 自我忽视。

Schneider 一级症状

Kurt Schreider*在 1959 年提出精神分裂症的一级症状。他认为,精神分裂症的诊断应排除大脑疾病或药物中毒。

- 第三人称幻听(对患者连续评论、判断或议论)。
- 思维鸣响。
- 思想控制的障碍(撤退、插入、播散)。
- 被动现象。
- 感知妄想。
- 躯体被动。

Schneider 的标准目前被认为"太过狭隘",因为其只是看到了患者一次的情况,而没有考虑到长期的阴性症状。

强迫症

特点是旷日持久的强迫思维伴或不伴强迫行为导致社会功能障碍或精神痛苦。

- 强迫思维指侵入性的思想、感情、想法或感觉。是患者自己的思维或冲动(与思维插入相比较),患者通常试图忽略或压制这些想法。
- 强迫行为指患者有意识、有目的的行为,尝试消除或防止不适或可怕的事件。例如反复洗手、检查和计数。

关键在于强迫思维和强迫行为通常来自于患者自己,但是他们无力阻止并且感到很苦恼。

严重的强迫思维和行为可以发生在抑郁症、精神分裂症、广泛性焦虑、恐慌症和其他疾病中。

焦虑症

广泛性焦虑症(GAD)

典型的表现为对现实生活中的某些问题过分担心或烦恼,而患者难以控制,如过分担心工作或学校问题。必须包含三个或三个以上下列症状,且持续时间超过 6 个月:

---

*Schneider K(1959).*Clinical Psychopathology*.New York:Grune and Stratton.

- 不安或紧张的感觉。
- 容易疲劳。
- 注意力难以集中,大脑一片空白。
- 易怒。
- 肌肉紧张。
- 睡眠障碍(失眠和清醒时疲劳)。

恐慌症

自发的严重恐慌(恐惧的峰值在 10 分钟内)。

突然发生下列症状中四项或以上:心跳加速、出汗、发抖或战栗、呼吸困难、窒息感、胸痛、晕眩或先兆晕厥、感觉异常、人格解体或现实解体、恶心、腹痛、对死亡的恐惧、害怕失去控制和潮热。

恐惧症

恐惧症是一种非理性的恐惧,表现为躲避恐惧的对象(物体、人、活动、环境等)。患者能够认识到其为过度恐惧(拥有自知力)。

广场恐惧症

广场恐惧症并不是通常认为的害怕开放的空间,还包括担心难以逃离人群聚集的地方,或因无法求援而感到焦虑。这些情况可能出现在户外、独自在家、在一个拥挤的地方或乘坐公共汽车或火车时。

社交恐惧症

主要是患者害怕在社交场合遇到陌生人或被他人仔细查看,恐惧源于害怕因表现差而遭到羞辱。

患者避免社交行为、参与社交活动或社交引发的焦虑,严重影响工作和学习等社会功能及生活。

其他类型恐惧症

指对特定对象或情况的显著和持久的恐惧。原因是多方面的,包括体味恐惧症(对体味的恐惧)、细菌恐惧症(对细菌的恐惧)、尖物恐惧症(对针的恐惧)、思考恐惧症(对思考的恐惧)、医生恐惧症(对医生的恐惧)以及列表恐惧症(对列表的恐惧)。

情感性精神障碍

双相障碍

需要注意的是患者仅有躁狂发作而没有抑郁发作的典型症状时,也称为双相障碍。可分为以下三类:

- 双相Ⅰ型障碍:一次或多次重度抑郁伴发躁狂发作。
- 双相Ⅱ型障碍:轻度的复发性双相障碍,即抑郁和轻躁狂,但没有躁狂发作。
- 混合性障碍:表现为经常发生轻躁狂和抑郁症状,但不符合躁狂发作或重度抑郁的诊断标准。

躁狂症

躁狂发作以情感高涨,伴随情绪振奋、自高自大、易激惹,影响工作且危及他人。患者伴有幻觉、妄想,前者包括权力、声望、地位、自我价值和荣誉。典型特点为"失去抑制"。

可能有以下几个症状:

- 自尊心膨胀或夸张。
- 睡眠需要减少。
- 思维奔逸、跳跃性思考和注意力分散。
- 言语增多或强制言语。
- 家庭、工作或性生活中自主活动水平升高。
- 精神运动性激动。
- 追求享乐,随意挥霍,往往带来不幸的结果(如性行为失检、无节制的消费)。

抑郁症

抑郁症可按单相或双相发作,分为轻度、中度或重度。重复抑郁症的患者通常有躯体症状和精神症状(与情绪协调的错觉和幻觉)。

概括地说,抑郁症的特征包括:

- 情感低落,抑郁悲观。
- 缺乏兴趣或乐趣(情感缺乏)。
- 体重急剧增加或减少。
- 失眠或嗜睡。
- 精神运动性激动或延迟。
- 疲劳或无精打采。

- 思考能力下降,不能全神贯注;犹豫不决。
- 反复思考死亡、自杀、尝试自杀、自杀计划。

轻躁狂

轻躁狂的发作特点是情绪持续高涨、膨胀或易怒情绪,与躁狂发作相似。然而,患者无明显的社会或职业功能损害,且不出现妄想和幻觉。

痴呆

痴呆是指不伴有意识损伤的高级智力功能衰退,通常发生于老年人,是进行性和不可逆的。

痴呆表现为缓慢、稳定的记忆减退,包括短期和长期记忆障碍,对患者的社交、工作和日常生活产生影响。重要表现形式包括语言和智力中断以及性格和行为的改变。淡漠、抑郁和焦虑常见,1/3 的患者可能出现精神症状。痴呆的诊断基于 MMSE 评分和患者的家人、朋友和雇主提供的病史。

痴呆可能是"原发性"或"继发性"的,如:

- 慢性中枢神经系统(CNS)感染:艾滋病、梅毒、脑膜炎、脑炎。
- 中枢神经系统创伤:缺氧、弥漫性轴索损伤、拳击性痴呆(头部反复受伤如拳击手)、慢性硬脑膜下血肿。
- 颅内压增高:肿瘤、脑积水。
- 毒素:重金属、有机化合物、慢性药物滥用。
- 维生素不足:B_{12}、叶酸缺乏。
- 自身免疫性疾病:系统性红斑狼疮、颞动脉炎、结节病。

其他可能的原因包括内分泌病、Wilson 病和脂质蓄积性疾病。

阿尔茨海默病

阿尔茨海默病(AD)典型的病理特征为脑质量减少、脑室体积增大。出现神经元丢失、淀粉样蛋白斑和神经元纤维缠结。阿尔茨海默病占老年痴呆症的 50%,占原发性痴呆症的 90%。记忆障碍是其主要表现,至少包括下列一项:

- 失语症。
- 失用症。
- 失认症。
- 执行能力异常(计划、组织、提要、排序)。

血管性痴呆 / 多发脑梗死性痴呆

占痴呆症病例的 20%~30%。症状通常是突发的和(或)进行性的。血管性痴呆多伴有认知障碍,常伴有局部神经体征和症状,如反射亢进、足底伸肌反应、假性延髓性麻痹、延髓性麻痹、其他颅神经麻痹、步态异常和局部无力。

主要病理是多个小面积区域梗死(皮层和白质区)。要注意血管危险因素,如既往的卒中史、高血压、心脏病、糖尿病和吸烟史。

路易体痴呆

路易体痴呆占所有病例的 20%,其特征与 AD 类似,表现为周期性幻视、波动性认知功能障碍、帕金森综合征和锥体束外征。

额颞痴呆

额颞痴呆占所有痴呆症的 5%,Pick 病以额颞叶痴呆为特征,表现为出现神经元"Pick 小体"(大量细胞骨架物质)。额叶主要受累的患者通常表现为明显的人格改变、社交障碍和行为刻板。然而,视觉空间能力通常保留。患者也可能有"原始反射"。

亨廷顿病

亨廷顿病是一种常染色体显性疾病,始发于 30 多岁,是一种皮质下痴呆。患者出现动作障碍,表现为脸部、肩部、上肢和步态,痴呆的症状包括精神萎靡和性格改变如冷漠或抑郁。

帕金森病

帕金森病表现为患者认知功能障碍,如前文所述。痴呆出现在疾病的后期。

克-雅病(CJD)

克-雅病不是一种常见的新发疾病或年轻人受累的疾病。该病常见类型为家庭性"散发 CJD",其病因未知。通常于 40~60 岁起病,且伴发迅速进展的痴呆。此外,患者还出现肌阵挛、癫痫和共济失调,患者通常在几个月内死亡。

变异型克-雅病(vCJD)是一种主要局限于英国的疾病,于 1996 年首次报道,被认为是由于牛海绵状脑病(BSE)引起感染而传播。平均发病的年龄是 27 岁,最初表现为行为异常。

谵妄

谵妄或急性精神错乱状态是一种短暂的总体认知障碍，具有急性发作和症状多变的特点。它是内科和外科领域最重要且较易误诊的问题之一。谵妄可见于多达 10%~20% 的住院患者，其中老年患者居多。约 60% 的患者在髋部骨折后出现精神错乱。

以下为该病的主要特点及病因。你应该记住所有可能的病因，并据此来制订相应的检查内容。

诱发因素（风险因素）

- 年龄增加。
- 既往存在认知缺陷。
- 精神疾病。
- 严重的躯体疾病。
- 既往谵妄发作。
- 听力或视力缺陷。
- 抗胆碱能药物使用。
- 新环境或压力。

病因

谵妄通常是多因素作用的结果，较难鉴别单一病因。一些因素包括：

颅内因素

- 创伤。
- 血管疾病（如卒中）。
- 癫痫和发作后状态。
- 肿瘤。
- 感染（脑膜炎、脑炎、结核、神经梅毒）。

颅外因素

- 药物：包括处方和非处方药、中毒、撤药反应。
- 电解质失衡。
- 感染（如尿路感染、肺炎、败血症）。
- 内分泌（如甲状腺机能障碍、低血糖症和高血糖症）。
- 器官衰竭（心、肺、肝、肾）。
- 组织缺氧。

- 酸/碱平衡失调。
- 营养不足。
- 术后或麻醉后状态。
- 其他。
  - ·感官功能异常。
  - ·睡眠缺乏。
  - ·便秘。
  - ·环境改变。

症状包括

- 意识水平波动。
- 难以维持,或经常变化,难以集中注意力。
- 定向障碍(经常在晚上更糟)。
- 幻想。
- 幻觉(通常是单纯幻视)。
- 淡漠。
- 情绪不稳。
- 抑郁。
- 正常睡眠受干扰/唤醒周期变化。

精神病学重要症状和体征

　　许多疾病可能出现精神病学的临床特征。有时可能导致未能识别潜在的病情而给予恰当的治疗。在精神病学中,重要的是,在治疗精神病之前要考虑到导致精神症状和体征的可能的"始动"原因。此外,许多临床疾病都与精神病的诊断相关。

　　以下为一个典型示例,旨在说明上述观点,而不是提供一个详尽的列表。

神经系统疾病

- 癫痫:
  - ·发作性疾病,包括癫痫持续状态,可能与精神疾病相似。
  - ·自动症可见于某些颞叶癫痫。
  - ·发作前的前驱症状包括情绪的变化,尤其是易激惹和先兆(包括幻听和幻嗅)可见于某些颞叶癫痫。还可能包括上腹部的感觉、似曾相识的感觉或陌生感。
  - ·发作后状态往往包括意识模糊和定向力障碍。

- 帕金森病:患者可能患有重度抑郁症、焦虑综合征、幻觉和妄想。
- 脑肿瘤与脑血管事件(取决于发病部位)。
  - 额叶:性格改变、认知障碍、运动障碍和语言障碍。
  - 颞叶主要功能区: 双侧病变引起的 Korsakoff 综合征,可有记忆和言语障碍。
  - 枕叶病变:视觉失认、幻视。
  - 边缘区和下丘脑:情感症状、愤怒、躁狂。
- 多发性硬化:认知障碍、痴呆、双相障碍、重度抑郁症。

传染病

- 神经梅毒:主要影响额叶(易激惹、自理能力差、躁狂、进行性痴呆)。
- 脑膜炎:尤其是留置分流的患者,可引起急性意识模糊、记忆障碍。
- 单纯性疱疹病毒性脑炎:行为失常和行为失调、癫痫、嗅觉丧失、幻觉(嗅觉和味觉)、精神病。
- 艾滋病病毒性脑炎:进行性皮质下痴呆、重度抑郁症、自杀行为、焦虑症、心理异常。

内分泌疾病

- 甲状旁腺功能亢进:谵妄、突然昏迷、昏迷。幻视与低镁血症相关。
- 甲状旁腺功能减退:精神病、抑郁、焦虑。
- 甲状腺功能亢进:抑郁、焦虑、轻躁狂、精神病。
- 甲状腺功能减退:抑郁、淡漠、精神发育迟缓、记忆力减退、谵妄和精神病"黏液性水肿性发疯"。

风湿免疫疾病

- 系统性红斑狼疮:谵妄、精神病、重度抑郁症。

代谢性疾病

- 低钠血症:意识模糊、抑郁、妄想、幻觉、癫痫发作、木僵、昏迷。
- 高钠血症:急剧的精神状态改变。

- 脑病：急剧的精神状态改变、意识模糊。
- 尿毒症脑病：记忆障碍、抑郁、冷漠、社交能力减退。

维生素缺乏

- B_1（硫胺素）：虚弱、疲劳、乏力、抑郁。
- B_{12}（氰钴胺）：认知功能受损。

（张邦滢　刘莲莲　译）

第 17 章

儿科评估

病史采集

儿童和医生

儿科学与成人医学有明显差别。儿童会经历成长、变化和成熟。你的行为方式、病史采集和查体的方法很大程度上取决于孩子的年龄、独立性和理解力,所以灵活性是必不可少的。在你作为学生期间,最重要的是要记住,儿科应该是令人愉快的。

询问患儿的方法

孩子需要放轻松,并感到受欢迎。

- 赞美他们的衣服,或者给他们一个有趣的玩具。
- 告诉孩子你的名字,并问他们的名字。
- 和他们做朋友,问他们在学校里最喜欢的课程,或他们早餐吃了什么。
- 和孩子们握手,即使是幼儿也喜欢这种形式。
- ▶让孩子知道你要做什么,他们可能害怕针,即使你没打算使用!

病史

结构化的病史采集方法对于避免遗忘是很重要的,但又不能太过死板,因为有时不同的询问模式对获得重要信息是必要的。框 17.1 中列出了儿科病史采集中有用的标题,应该记住。

与孩子交流

孩子们对病情的描述需要得到父母的证实,5 岁以下的儿童缺乏词汇和沟通技巧,不能很好地描述症状,但他们能指出疼痛的部位。

与父母交流

大部分的病史很可能是从父母或监护人处获得的。

- 询问他们有没有婴儿病历记录本,其中有身高和体重百分位数、免疫接种、生长发育及早年所患疾病等内容的记录。
- 询问父母患儿患病原因,要仔细听,因为父母是敏锐的观察者。
- 确保所有被使用的术语均恰当,你应该从父母的观察中获取信息,而不是从他们对症状的解释。例如,"喘息"经常被误用,有时演示可以帮助理解。此外,父母可能会解释婴儿的哭闹是因为疼痛,事实上,此时你的任务就是重视哭闹的情境,并进一步找出哭闹的原因。

● 随着孩子们长大,父母可能对早期事件记忆模糊,可以将症状与容易记住的事件(例如,第一次走)建立联系,这样时间轴可能就会变得清晰。

框 17.1 儿科病史大纲

● 现病史和既往病史。
● 出生史。
  · 出生地点。
  · 孕周。
  · 出生体重。
  · 分娩方式。
  · 围产期和婴儿特别护理病房住院。
● 喂养方式和断奶。
  · 如果牛乳喂养,注意牛乳混合成分(几勺/几盎司)。
● PMH 包括住院、感染、损伤。
● 生长发育史。
● 学校教育。
● 免疫接种。
● 药物。
● 过敏史。
● 家族兄弟姐妹的年龄,包括死亡、流产和死胎。
  · 任何血缘关系("你与你丈夫有血缘关系吗?")。
● 父母的年龄和职业。
● 家族性疾病和过敏。
● 住房。
  · 有关孩子卧室的讨论:因为他们每天可能在里面至少待12 个小时。
● 旅行史。
● 系统检查。

查体方法

儿童的查体因其年龄和配合情况而不同,学龄期儿童和婴儿可能会在沙发上进行,并有父母在身旁,而幼儿最好在父母的腿上进行,如果孩子在父母的膝盖上睡着了,大部分的检查应该在叫醒他们之前完成。

脱衣

如果不是新生儿,可以让家长给孩子脱衣服,并且只暴露身体需要检查的部分。

体位

有些孩子可能更喜欢站着进行检查,只在必要时才让孩子躺下,因为这对孩子来说可能是种惊吓。

使孩子放轻松

检查时逐渐走进孩子的内心,比如交换玩具。

解释你要做什么,反复安慰,在医生询问之后,孩子们可能会因沉默而感到尴尬,但也会因不停的唠叨而得到安慰。要记住:不要寻求许可,因为往往会被拒绝!

查体

首先,不做任何动作,让孩子看着你,在你的面前玩耍,并观察他们:他们如何与父母互动? 他们看起来健康与否? 他们看起来干净吗? 营养状况好吗? 被照顾得好吗?

▶绝大多数的查体都可以通过观察来完成,所以大部分时间要花在观察上,正式考试中学生们犯的一个常见错误是急于接触孩子,在开始查体前没有花足够的时间观察他们。要跪在地板上,使自己和孩子在同一水平,并使用与孩子年龄相当的语言和沟通方式,比如,与幼儿沟通,使用"肚子"这个词比"腹部"更好。

找准机会

不要执拗于死板的查体流程,例如,当孩子安静的时候,你应该先听诊心脏,然后再看手。不要只检查暴露部分。要全面详尽,训练自己成为一个多面手。

把不舒适的检查留到最后,如扁桃体检查。其他检查建议参见框 17.2 至框 17.4。

描述发现

当你描述发现时,要将你所看到的内容翻译成恰当的术语。告知上级一个孩子"看起来奇怪"对上级获得病情信息没有多大帮助。要说孩子是"畸形"的,并做出详细的描述才是可行的。简单地描述孩子看起来异常的相关特征,例如,低位耳,眼间距宽。

▶对大量正常儿童进行检查是必不可少的锻炼。

框 17.2　查体时一些分散注意力的技巧

- 玩躲猫猫。
- 让幼儿玩你的听诊器。
- 让婴儿握住某些东西。
- 让妈妈或爸爸在他们面前挥动一个鲜亮的玩具。
- 自己不停说话。

框 17.3　母亲的膝盖

要把婴儿或儿童小心地放到沙发上,最好在母亲的膝盖上完成大部分检查。

❶最好不要让超过 7～8 个月的孩子离开母亲的膝盖,这样可以避免他们大声哭闹。

框 17.4　"疼痛"

当孩子们无法用词汇形容痛苦或不适时,他们可能会用"疼痛"一词代替。也要记住,疾病在不同儿童中的表现可能不同,这可能更甚于成年人。

例如,孩子们经常用胸闷和哮喘来描述"胸痛"。

小儿肺炎常伴有腹痛。

呼吸系统

病史中的关键点

- 孩子呼吸急促或喘息(记得定义术语)?
- 有喘鸣或哮吼吗?
- 咳嗽吗? 它影响睡眠吗(框 17.5)?
- 有影响因素——运动、寒冷、宠物吗?
- 有咳出或吐出痰吗?
- 婴儿在母乳或牛乳喂养过程中呼吸急促吗?
- 是否可能吸入了异物?
- 有呼吸系统疾病的家族史如哮喘或囊性纤维化吗?
- 是否发烧——提示感染?
- 其他人有不舒服吗? 接触过结核患者吗?
- 孩子最近有出国旅行吗?
- 呼吸系统疾病是如何限制孩子生活的——错过了多少课程? 他们能运动吗? 他们能跑多远? 影响睡眠吗?

检查

视诊

参见框 17.6。看看患者周围是否能找到线索——患者吸氧吗? 床旁有吸入器或雾化器吗?

一般检查

- 他们是舒适还是有呼吸窘迫? 查看:
  - 鼻翼翕动。
  - 使用辅助肌肉辅助呼吸。
  - 肋间肌(肋骨之间的吸气肌)和肋外肌功能下降(收腹)。
  - 呼噜(出现在呼气末,婴儿为维持呼气末正压产生的杂音)。
- 孩子跑来跑去还是坐在父母的膝盖上?
- 他们会出现焦躁不安或昏昏欲睡吗?
- 记录呼吸频率(表 17.1)。
- 听是否有喘息或喘鸣(上呼吸道梗阻所致粗糙的吸气声)。
- 孩子的咳嗽类型。
  - 如果他们不能自发地咳嗽,让他们咳嗽给你看看。
- 孩子咳出过痰吗(5 岁以下儿童会吞下痰液,常在一阵咳嗽后才能吐出痰液)。

手部

- 杵状指(囊性纤维化、支气管扩张症)。
- 检查桡动脉:奇脉是儿童急性重症哮喘的一个重要特征。

面部

- 检查眼结膜和舌,判断有无贫血和中心性发绀。
- 查看阵发性咳嗽后眼睛周围有无淤点,为小血管破裂所致的红色斑点。

胸部

- 胸部运动:是否对称,是否用夹板固定一侧的胸部限制运动。

  ·孩子因为肺炎而用夹板固定胸部时,也会有轻微的脊柱侧弯。

- 胸廓形状:是否有胸壁畸形。

  ·哈里森沟(肋膈沟):在慢性呼吸道疾病时,膈膜处肋骨外翻引起胸壁向内凹陷形成永久的沟槽。

  ·桶状胸(过度换气):哮喘控制不佳时气体潴留。

  ·鸡胸:见于长期哮喘。

  ·漏斗胸:正常(或常见)变异。

表17.1 不同年龄正常的呼吸频率和心率

年龄	心率	呼吸频率
<1岁	120~160	30~60
1~3岁	90~140	24~40
3~5岁	75~110	18~30
5~12岁	75~100	18~30
12~16岁	60~90	12~16

框 17.5 一些儿童期咳嗽

　　这些因素可能会为找出原因提供重要的线索。

- 原发性:囊性纤维化、支气管扩张、肺炎。
- 夜间咳嗽:哮喘、囊性纤维化。
- 觉醒时明显:囊性纤维化。
- 高调样:气管炎。
- 犬吠样:义膜性喉炎(喉气管支气管炎)。
- 发作性:百日咳、异物。
- 运动时明显:哮喘。
- 睡眠时消失:习惯性咳嗽。
- 喂养时或喂养后咳嗽:呛咳。

框 17.6 视诊的重要性

　　▶呼吸急促和呼吸费力是婴儿期下呼吸道感染最重要的体征,因为有时触诊、叩诊和听诊是正常的。

触诊

- 触诊颈部肿大的淋巴结。
- 触诊气管是否居中。
- 然后触诊胸部:

　　·触诊心尖搏动:可能因积液、塌陷或张力性气胸而移位,也可能因右位心而位于右侧并伴有原发性纤毛运动障碍。

　　·评估扩张功能,评估扩展性和对称性。

　　·年幼的孩子,可触及震颤。

叩诊

　　叩诊主要用于儿童和幼儿,对婴儿很少使用。要记得叩诊正常心浊音界及肝脏上下浊音界。

- 浊音＝实变。
- 过清音＝气体潴留或气胸。
- 实音＝胸腔积液。

听诊

　　❶用听诊器听诊前,要假装听诊其父母的胸部或孩子身上不

那么敏感的部位(例如他们的腿)。

▶ 听诊前胸壁、后胸壁的同时要记得听诊侧胸壁。

▶上气道的杂音可传导到胸部,尤其是幼儿,所以如果孩子足够大的话,让他们咳嗽以清除气道的杂音。

听:

- 呼吸音。
  - ·是肺泡性(正常)、呼吸音消失或支气管性?
- 杂音(如哮鸣音或湿啰音,详见第 6 章)。
- 某个区域的呼吸音消失提示胸腔积液、气胸或实变。

综合

- 见表 17.2 一些常见的呼吸道疾病。

表 17.2　一些常见的呼吸道疾病

疾病	年龄	视诊	听诊
细支气管炎	<1 岁	苍白,感冒,咳嗽,呼吸减弱,呼吸急促	胸部哮鸣音,湿啰音
义膜性喉炎(喉气管支气管炎)	1~2 岁	喘鸣,声音嘶哑,犬吠样咳嗽	清音
哮喘	>1 岁	呼吸急促,减弱±喘鸣和使用辅助呼吸肌	喘息,胸部吸气改变,年幼儿童爆裂音
肺炎	婴儿	呼吸急促,呼吸减弱,因发热而面色潮红,打呼噜	可能是清音,感染部位呼吸音减低,湿啰音
肺炎	儿童	呼吸急促,呼吸减弱,面色潮红,全身不适	腹痛(可能是唯一的症状),病变处出现湿啰音和支气管呼吸音

耳、鼻和喉

耳鼻喉科的疾病是儿童就诊的常见原因。

❶应最后检查这个系统,因为孩子会感觉不舒服。

病史中的关键点

- 孩子拉他们的耳朵(提示感染)吗?
- 耳朵痛或喉咙痛吗?
- 伤风(流涕)吗?
- 发烧吗?
- 婴儿口水比平时多(提示咽喉痛)吗?

视诊

耳

- 让孩子跟你面对面坐在父亲或母亲的大腿上。
- 让父母用一只手将孩子的头靠在自己胸口,并用另一只手紧紧抓住孩子的胳膊和上身(框 17.7)。
- 检查婴儿时,插入耳镜之前向后轻拉耳廓,检查年长的孩子时,向上轻拉耳廓。
- 耳镜使用方法同成年人(见第 11 章)。见表 17.3。

鼻

- 从外面检查鼻子有无流涕。
- 可以用耳镜检查,动作要轻柔。
  - ·哮喘和囊性纤维化患者常合并鼻息肉。
  - ·鼻黏膜苍白、糜烂,提示过敏性鼻炎。

喉

- 让孩子跟你面对面坐在父亲或母亲的腿上。
- 让父母用一只手搂住孩子的额头,使孩子的头同仰。
  - ·用另一只手握紧孩子的手臂。
- 目前的困难是如何鼓励孩子张开嘴。
  - ·让孩子"像狮子"一样张大嘴。
  - ·模拟张嘴行为引导孩子张嘴。
  - ·如果你承诺不使用压舌板,有时更容易让孩子张开嘴。
- 当孩子张开嘴时,如果扁桃体被掩盖,用压舌板轻柔地压低舌头。

- 检查扁桃体：
  - 正常：粉红色，无肿大。
  - 急性炎症：红色，肿大，有时上覆有脓点。
  - 慢性肥厚：肿大，留有瘢痕，但未发炎。

淋巴结

常可触及颈部及锁骨上淋巴结病变。

框17.7　视诊的重要性

检查耳朵时，通常的方法是，让家长扶住孩子的头，但这往往会引起孩子的抵抗。

比较恰当的方法是能让孩子的头自由活动，你可以将拿着耳镜的手固定在孩子的面部，以便你的手或耳镜可以随着孩子的头动，这样孩子可能就会相对舒服些。

❗在婴儿期，耳廓应向前（而不是向后）以拉直耳道。

表17.3　检查耳膜常见表现

鼓膜外观	表现
半透明，光反射正常	正常
红色，鼓形，光反射丧失	急性中耳炎
回缩，光反射丧失，灰暗	咽鼓管堵塞（慢性中耳炎伴渗液）

心血管系统

病史中的关键点

- 是否有蓝色斑点(发绀)?
- 有没有变得疲倦、苍白或大汗(表示心力衰竭)?
- 如果是婴儿,询问多长时间喂一次,呼吸困难可能会阻碍喂食。
- 生长发育正常吗? 绘制一个百分位数图。
- 是否患有反复的肺部感染?
- 是否有腹痛(由脏器肿大引起)?
- 是否有晕厥的病史?
- 孩子是否抱怨过他们的心跳加速 (可能提示心律失常,如室上性心动过速)?
- 有先天性心脏病或猝死的家族史吗?

检查

视诊

寻找心力衰竭的证据:面色苍白、发绀、出汗、呼吸窘迫和气促。

手部

- 杵状指:见于发绀型先天性心脏病。
- 寻找心内膜炎的体征,包括甲床出血、Janeway 病变和 Osler 结节。

面部

- 贫血时结膜表现。
- 中央性发绀("伸出你的舌头!")。

颈部

由于年幼的孩子颈部相对较短,颈静脉搏动和压力较难触及。

血压

记录孩子的血压并不容易,但很重要,所以要记得测量。为避免读数不准确,至关重要的一点是,要选用正确尺寸的袖带。

焦虑不安和测量不准是儿童血压升高最常见的原因,所以应该多次测量。

胸部

注意：

- 心前区隆起：引起胸骨和肋骨弓向前呈弓形突出。
- 可见心室抬举：右心室抬举可见于剑突下，左心室抬举（心尖冲动）往往见于瘦长体型的儿童，可见于左心室肥厚。
- 瘢痕：提示曾行心脏手术。

触诊：胸部和腹部

心尖搏动

- 触诊了解心尖搏动的位置和特点，在婴儿或幼儿，心尖搏动一般位于左侧锁骨中线第 4 肋间，肥胖者通常很难定位，年长的孩子则在第 4 或第 5 肋间。
  - 左心室肥厚者，可触及心尖搏动有力、弥散、位置偏移，可触及"抬举"。
  - 未触及心尖搏动时，要考虑右位心（心尖指向右侧）或心包积液，"左位心"（心尖指向左侧）是正常的。

右心室抬举？

- 指尖沿胸骨左缘触诊，右心室肥厚时，你会感到你的手指随脉搏上抬。

四个瓣膜区域

- 触诊主动脉瓣、肺动脉瓣、三尖瓣、二尖瓣，是否触及震颤

腹部

- 触诊肝大，提示心力衰竭。
  - ❶要记得叩诊肝脏上缘——肺部疾病可使肝脏上缘下移，如支气管炎。
  - 颈静脉怒张、肺和外周水肿在儿童中少见。

触诊：外周脉搏

触诊桡动脉、肱动脉、股动脉脉搏。

❶虽然有时触诊股动脉时会感到尴尬，但一定要检查以避免漏诊主动脉缩窄。评估：

- 血容量：它是有力的还是细的（你需要大量练习以感觉差异）？脉细弱或脉冲小提示低血容量。触诊奇脉（参见第 5 章）。
- 心率：心率受年龄、运动、痛苦、兴奋程度和发热等因素的影响（体温每升高 1℃，则脉率增加 10 次 / 分）。

- 节律：
  - ·窦性心律不齐：吸气时心率加快，呼气时心率减缓，这在儿童中很常见。
  - ·偶发性室性异位搏动：可见于正常儿童。
- 特点：
  - ·在儿童中，水冲脉最常见于动脉导管未闭。
  - ·脉搏缓慢上升提示心室流出道梗阻。

听诊

用膜型和钟形听诊器（最好是儿科大小）听诊四个瓣膜听诊区：

- 心音。
- 额外心音。
- 心脏杂音（框 17.8 和表 17.4）。

第一心音（S_1）

最好用钟形听诊器在心尖区听诊。

- S_1 亢进：高输出量状态，如焦虑、运动、发烧。
- S_1 减弱：肺气肿和左心室功能受损。

第二心音（主动脉瓣部分＝A_2 和肺动脉瓣部分＝P_2）

最好用膜型听诊器在心底听诊。心音分裂常见于正常儿童。

- P_2 减弱：肺动脉瓣狭窄，如法洛四联症。
- P_2 亢进：肺动脉高压。
- 固定分裂：房间隔缺损。

第三心音

由心室快速充盈产生。

- 病因包括左心室每搏量升高（主动脉瓣或二尖瓣关闭不全）和心室充盈受限（缩窄性心包炎和限制性心肌病）。可见于正常儿童。

第四心音

由心房有力的收缩产生。

- 病因包括肥厚型心肌病和重度高血压。

框 17.8　心脏杂音

在四个瓣膜听诊区和背面听诊。约 30% 的儿童可闻及功能性杂音。

功能性杂音

患者无临床症状,为收缩性(除静脉杂音),无传导或震颤,随体位改变而改变。

- 静脉嗡嗡音:由头部和颈部静脉湍流产生。锁骨下舒张期和收缩期连续性杂音在儿童平躺时消失。
- 喷射性杂音:由心脏流出道内的湍流产生,于左侧第 2~4 肋间听诊。

病理性杂音

收缩期或舒张期杂音,可有传导,可触及震颤,患者可有临床症状。

- 房间隔缺损:由于右室容量负荷增高,在胸骨左缘上可闻及柔和的收缩期喷射性杂音,儿童入学查体时可能闻及第二心音固定性分裂。
- 室间隔缺损:可于胸骨旁触及震颤,在胸骨左缘上可闻及响亮的收缩期杂音,向心前区传导。可能存在心力衰竭的表现。
- 主动脉缩窄:在肩胛骨之间可闻及收缩期喷射性杂音,股动脉搏动减弱或消失。
- 动脉导管未闭:水冲脉,于左锁骨下闻及持续的"机械性杂音"。

也可参见第 5 章。

表 17.4　儿科常见杂音的快速指导

体征	病因
发绀 + 杂音	常见于法洛四联症
发绀 + 杂音 + 手术	可见于法洛四联症或大动脉转位
粉红色 + 响亮的收缩期杂音	可见于室间隔缺损(先天性心脏病最常见的形式)
粉红色 + 杂音 + 微弱的股动脉波动	主动脉缩窄
连续的低调杂音	可见于动脉导管未闭

腹部及外生殖器

病史中的关键点

确定患者是否摄取了生长所需的足够热量且膳食均衡。再次询问身高及体重。

采集病史从头部开始,逐渐向下。

- 患者食欲好吗?
- 患者呕吐吗?
  - 呕吐量是多少?
  - 此后有饥饿感吗?
  - 是用力呕吐还是不费力的?
  - 与喂食相关吗?
  - 呕吐物含有什么?是咖啡样还是其他表现的呕吐物(婴幼儿胆汁性呕吐物可能是病理性的)?
- 患者有腹痛吗?
- 患者有腹胀吗?
- 有泌尿系统症状吗?
- 询问排便习惯——患者有习惯性便秘吗?
- 大便次数频繁或者稀便吗?粪便特别臭吗(提示吸收障碍)?
- 有相关家族史吗(如腹腔或炎性肠道疾病吗)?

检查

视诊

从患者的全身检查开始,尤其检查:

- 患者是腹式呼吸吗?
- 患者感觉疼痛吗?
- 黄疸。
- 观察肝脏疾病的体征(见第7章),包括蜘蛛痣、黄色瘤及紫癜。
- 水肿达胫骨及骶骨。
- 患者是体重低下还是超重?
- 臀部消瘦(提示体重减轻——常见于腹腔疾病)。

手部

- 杵状指,手掌红斑。

面部

- 检查结膜,判断有无贫血。
- 眶周水肿(如肾病综合征)。

腹部

- 腹部膨隆,肝缘或脾缘可见(框 17.9)。
- 蠕动(此为在进食期间诊断幽门狭窄的重点)。
- 腹水明显——脐外翻。
- 水母头(皮浅静脉曲张,由于门静脉压力导致血液从脐逆流)
- 假性腹膜炎检查,如框 17.10 所示。

触诊

❗小儿可能会不配合腹部检查。首先尝试分散注意力的方法。如果失败了,用患儿的手来指导你检查腹部。如果对于患儿腹部的柔软度有疑虑,用听诊器听诊,同时缓缓施压。采用先轻柔再加压的方式可被患者接受。

触诊的目的是:

- 确定正常腹部器官的情况。
- 探查肿大的腹部器官。
- 探查异常包块或积液的情况。

框 17.9　小儿腹部膨隆的原因

- 肥胖。
- 积液。
- 胃肠胀气。
- 粪便。
- 器官肿大。
- 肌张力减退。

框 17.10　腹膜炎检查

　　一个更加有用的方法是要求患者尽可能地"吸鼓肚子"或者"尽可能吸瘪肚子"。当有腹膜炎时,任意一种方法都会诱发疼痛。要求患者单足跳。如果他们能做到,则没有腹膜炎。

操作步骤

- 确定患儿是放松的,你的手是暖和的。
- 开始触诊之前询问其疼痛情况。
- 触诊柔软度(先浅部触诊,然后深部触诊)。
  - ·感受肌强直(腹肌紧张意味着其潜在的疼痛)。
  - ·▶不时观察患儿的脸(而不是你的手),以观察当你触诊时他们是否疼痛。
- 触诊脾脏。通常在患儿肋缘下 1~2cm 触诊。它是柔软的,并在吸气时能被“轻触”。通常从右髂窝开始触诊后移向左上象限,从而避免遗漏肿大的脾脏。使患儿右侧卧位会便于触诊。
- 触诊肝脏,从右髂窝开始,随患儿的呼吸运动向上迎触,直到肝缘触碰到你的手指。肝缘于肋缘下 1~2cm, 见于 2~3 岁以下的正常患儿。见框 17.11。
  - ·小儿的肾脏不易触诊(新生儿肾脏更易触诊),所以如果你能触诊到它们,或许提示器官肿大。最好用双手触诊法。肾脏随呼吸移动,表面光滑,在上方能触及(这与肝脏和脾脏不同)。
- 触诊其他包块及检查便秘 (通常触诊手感是左髂窝处硬的、凹凸不平的非触痛性包块)。

叩诊

- 腹水。从正中线叩向两侧。如果只是怀疑有腹水 (两侧浊音),检查移动性浊音阳性(见第 7 章)。
- 气胀。
- 叩诊以确定肝脏和脾脏的大小。

听诊

- 肠鸣音。

直肠检查

- 儿童较少做此项检查。但它对于检查肛裂、肛周赘生物、肛污及肛周蛲虫有一定的指示作用。

框17.11　确诊肝大

如果疑似肝大,可通过以下方法确诊:

- 将听诊器放在剑突上。
- 从右髂窝向上轻刮腹部。
  - ·当手在肝脏上方弹刮时,声音就会通过听诊器听到。

外生殖器检查

阴茎

- 真的小阴茎畸形罕见。如果阴茎看起来很小,可能是由于陷于耻骨弓上方的脂肪中。
- 检查尿道口是否在龟头顶端。
  - 如果不是,是尿道上裂(背侧开口,极少),还是尿道下裂(腹侧开口)?

阴囊

　　小儿应呈站立位。
- 检查阴囊的正常皱褶。
- 触诊睾丸。
  - 如果睾丸不在阴囊内,触摸腹股沟管,如果触及,试着将睾丸挤下。
  - 许多隐睾症被诊断为游走性睾丸, 所以在检查过程中注意手法柔和,从而避免引发提睾反射!

女性生殖器

- 检查女性外生殖器是否有尿道综合征。

神经系统检查

病史中的关键点

- 详细的分娩史及围产期史,包括:
  - 母亲用药史 / 疾病史。
  - 羊水过多表现(神经肌肉疾病)。
  - 分娩过程中是否需要复苏。
  - 新生儿感染。
- 发育期里程碑事件史(表 17.5)
  - 这些里程碑事件发生时的确切年龄?
  - 有延迟(常见的)或是退化(罕见)吗?
- 听觉或视觉问题。他们通过了新生儿听力检查吗?
- 学龄期的表现,性格或行为的改变(如攻击性)。
- 询问有关颅内压升高的症状(如头痛,呕吐)。

表 17.5　生长发育里程碑事件

年龄	粗活动	精细活动	语言	社交
3 个月	控制头部,用手臂向上推	张开手	大笑	微笑(6 周)
6 个月	坐	抓取,伸手移动	牙牙学语(单音节的 ba,ka,da)	非流质饮食
9 个月	爬,可拉着站立	控制能力开始发展	双字语音(dada,baba)	陌生人意识,挥手再见
12 个月	行走	控制能力成熟	清楚地叫妈妈,爸爸	躲猫猫
18 个月	上楼,跳	涂画,搭 3 块积木	双词短语	模仿
2 岁	踢,跑	画直线,搭 6~8 块积木	开始使用短句(包括动词)	灵巧地使用汤匙,脱衣,象征性地玩
3 岁	单足跳,以大人的姿势上楼	画个圆圈,用积木搭座桥	说出名字,知道色彩	穿衣,交朋友,日间尿布是干的
4 岁	单脚站立,单足跳	画叉叉,搭三层积木	说 5 字以上的句子	按按钮
5 岁	可以骑自行车	画三角形		绑鞋带,夜间尿布是干的

- 步态有任何改变吗?
  - 与其他孩子相比,更易摔跤或跌倒吗?
  - 在协调性方面有改变吗?
- 任何无力的证据。小儿做以下活动是否有困难:
  - 爬楼梯或洗头发(近端肌无力)?
  - 开瓶罐或写字(远端肌无力)?
- 孩子活动受限吗——孩子能做什么? 需要帮助他们做什么?
- 学习障碍或遗传决定的相关家族史。

检查

孩子及婴幼儿的神经病学检查可大致观察他们玩耍及步

态。继一种可以用来更具体地定义神经系统异常的神经系统评估方法之后,这是另外一种有用的筛选试验。

学生及初级医生经常惧怕儿童及婴幼儿的神经系统检查,但是如果你学会了一种常规的检查顺序,就变得容易了。

年幼及年长儿童的检查分别描述如下。

神经系统检查:婴幼儿或学步儿

从坐在母亲膝上开始

- 注意他们的灵敏度。
  - 他们和妈妈或你互动吗?
  - 有任何无意识的发音或语言吗?
- 当追踪一个有趣的物体时(一个球,一束光,或者你的脸),观察眼球运动的幅度及对称性。
  - 如果婴儿能把目光从中心移到视野周围而重新固定在一个物体上,你就可以认为他们的视野是完整的。
  - 注意当婴儿微笑(或哭)时面部对称情况。
  - 现在可以对他们的脑神经做一个基本的评估!
- 注意婴儿的上肢及手部运动,见机行事。
  - 他们两只手都抓东西吗?
  - 两手之间能传递物品吗?
  - 他们说出物品名称了吗?
  - 他们能在纸上涂鸦吗?
  - 观察上肢的协调、灵敏性及远端肌力。
- 如果学步儿能走路,看他们在屋内徘徊。
  - 步态是什么样的?
  - 他们能蹲下从地板上拾起物品然后再站起来吗(这要求有良好的近端肌力)?

在检查床上

- 从婴儿仰卧开始,注意努力翻滚或坐起(这有助于你评估躯干及肢体力量)。
- 并且注意他们的肢体姿势:
  - 他们以"青蛙腿"的姿势躺吗(肌张力减退)?
  - 他们的上肢保持持续屈曲或伸展状态吗(肌张力亢进)?
  - 无意识的运动是什么样的?
- 拉着婴儿的手臂,让其坐起。

··注意其对头部控制的程度。

- 注意婴儿坐着时对于支撑的需要,并且背部如何弯曲。

··如果坐着时无支撑,通常会倾向一侧,注意纠正反射及其协调性(如果倾向左侧,左侧手臂应该伸展来阻止身体摔倒)。

··这有助于评估手臂的协调、力量及运动。

- 如果婴儿超过了 6 月龄,举着站立。

- 观察腿部是否形似"剪刀"(内收是后肢肌张力增高的一种表现)。

··婴儿会"碎步"移动吗(肌张力增高)?

- 现在在婴儿的前面托着他,看降落伞反射(两手臂应向前伸展。是否平衡?)。

··观察倾斜时头部控制及上肢力量。

··他们能像做俯卧撑一样努力地将自己撑起来吗?

把婴儿抱回母亲的膝盖上

- 眼底检查。你需要一位助手在你身后来吸引婴儿的注意力并保持耐心!

- 检查腱反射。

- 量婴儿头围,并在百分图上绘制。

原始反射

- 有些反射(框 17.12)见于年幼的婴幼儿,这些反射在特定的年龄后便"消失了"(表 17.6)。

- 原始反射的保留(或再现)可能提示神经系统疾病。

框 17.12 原始反射

- 抓持反射:手指合拢将物体置于手掌。
- 觅食反射:向一侧脸颊施压时,头转向压力侧,嘴张开。
- 吮吸反射:将一个手指放到新生儿嘴里,他会用力吮吸。
- 踏步反射:双手托持住新生儿,将其双足降至地面,双足会以踏步的姿势运动。
- 莫罗反射:双手及前臂托住新生儿,使其仰卧。当托住新生儿的手下降几厘米时,出现新生儿上肢外展,对称屈曲。单侧反应提示第 5 及第 6 颈神经根受损(通常是短暂性的),产生厄尔布麻痹。

表 17.6　一些原始反射及消失的年龄

反射	消失的年龄
踏步反射	2 个月
抓持反射	3~4 个月
莫罗反射	4~5 个月
不对称强直性颈反射	6 个月

神经系统检查：年龄偏大的患儿

- 当采集病史及进行检查时，你可以对患儿在检查中的语言、总体认知力及参与度做个非正式的评估——与年龄相符吗？
- 要求患儿双足站立，手臂伸直，掌心朝上，闭眼 30 秒。观察：
  · 旋前肌漂移：上肢的上运动神经损伤的敏感性体征。患侧手臂下移并旋前。
  · 龙贝格征：由于本体感觉受损，双眼闭上很难站立。
  · 患儿能够笔直站立吗？髋或膝弯曲导致站姿蜷伏。
- 要求患儿行走，然后跑一段路程。步态是否正常？一些要观测的体征包括：
  · 痉挛性轻偏瘫：踩地时，脚底弯曲。患腿摆动，同侧手臂屈曲。在脚底寻找不对称的脚趾。
  · 痉挛性双侧瘫痪：患儿以屈曲的姿势双足走路。
  · 小脑共济失调：步基宽，不规则蹒跚，很难以在假想的绷紧绳索上行走。
  · 近端肌无力：蹒跚步态，每走一步都将髋移向侧方。患儿通常有腰椎前凸。
- 移至床上。
- 检查患儿肌肉大小是否对称，检查他们鞋底是否对称或者异常。
- 肌张力。通过检查姿势，评估会更容易些——患儿会发现很难放松。步调加快见于：
  · 麻痹患者：双脚呈马蹄足形，腿伸展且内收（剪刀式步态），手臂屈曲或者伸展，伴随腕关节旋前。
  · 张力障碍：不是常见的体态，有时随着运动而发生。

- 肌力：向患儿演示你想要他们做什么，并使他们感兴趣。遵循成人的检查顺序（见第 8 章）。
  - 在检查期间，努力分清近、远端肌无力。
- 反射。将你的拇指放在肌腱上，用叩诊锤敲击拇指——这对患儿危害更小。
  - 跖反射：用你的拇指指甲划足底的外侧，然后再转向足底中间（而不是腱锤的尖面）。
  - 检查**拇**趾的首次运动。
  - 跖反射存在直到一岁消失。
- 感觉：通常有特定意义时才做此项检查。
  - 不伴随运动体征，而只是单纯的感觉丧失，这在儿童期是十分罕见的。所以一般运动检查就足够了，除非有特定的感觉问题。
  - 辨别来自背侧脊柱感觉（轻触觉，两点辨别力，本体感觉）的脊髓丘脑感觉（痛觉，温度觉）。
- 协调力。
  - 下肢：通过让孩子行走，你已经评估了这点。
  - 上肢：指鼻试验。要求患儿将手指从他们的鼻子指向你的手指，然后尽可能准确地返回。用双手做。他们是否能够准确地到达目标位置？

年长孩子的脑神经检查，遵循成年人的检查顺序（见第 8 章）。

额外的可选择的试验

Gower 征

- 近端肌无力检测。
  - 要求患儿仰卧在席垫上，然后让他们站立。
  - Gower 征阳性的患儿会倾斜，然后用他们的手"攀着"他们的腿站立。

Fog检测

- 当患儿被要求用他们的脚跟或脚尖走路时，上肢的相关运动（例如由于痉挛状态的弯曲）。

斜视评估

由于未经治疗的斜视会致弱视(皮质盲),因此超过 6 周龄的持续斜视需要专家评估。

- 询问何时斜视最明显——当患儿疲倦时,潜在的斜视才会表现出来。

检查

- 角膜光反射试验:在患者两眼之间照一束光,从而在角膜产生反射。你所看见的反射光应该在每只眼的同一点。如果来自于角膜的反射是不对称的,斜视就可能存在。
- 眼球运动:目的是探查麻痹性斜视(罕见)。
- 遮挡试验:鼓励患儿将目光固定在一个玩具上,并用一张卡片遮挡住正常眼。如果固定目光的眼睛被遮挡了,斜视眼移动来进行目光固定。
- 明显(持续性)斜视:移除遮挡物,当固定目光的眼进行固定时,斜视眼睛再次移动。

发育评估

发育是一个持续的过程,正常儿童个体间发育程度的差异很大。"发展"描述了学习技能的获得,并且发生顺序为"头 – 尾"方向(头至脚趾),儿童在形成头部控制之前是不能坐的,否则他们无法四周观望。

发育分为四个部分(技能站 17.1):

- 粗活动。
- 精细活动及视觉良好。
- 语言及听力。
- 社交。

四个部分都延迟通常是异常的,但某一部分的延迟可能就是正常的。例如,一些儿童已经掌握了屁股扭动的方法,并且已经可以进行有效移动,走路的需要对于他们来说并不重要,所以直到日后他们才愿费心去学习。

进行一次发育评估

- 观察是关键。年幼的儿童往往不会配合。向患儿的父母采集患儿具有里程碑意义行为的发育史。

- 你必须见机行事,记录(或表述)评估的结果。
- 依次系统性评估四个发育部分。
- 由于很难将所有的里程碑事件行为都记住,因此可以掌握少数必要的里程碑事件。
- ▶如果是早产儿,可以从他们的预产期开始计算"正确年龄"。
- 一次完成一项任务,以免分心。

发育的里程碑事件

详见表 17.5,预警信号见表 17.7。

发育评估的器械

- 木块。
- "成百上千"。
- 铅笔及纸:用于评估精细活动技能。
- 不同颜色的卡片 / 彩色书。

表 17.7　发育问题预警信号

年龄	预警信号
任何	先前所获技能的消退或发育进程中的停止
8 周龄	不会笑
6 月龄	原始反射持续歪在。优先用手(应该 18 个月后消失)
12 月龄	不会坐,不能紧握,不能发双字音
18 月龄	不会行走,不会说话

技能站 17.1　发育评估

粗活动

- 说出你看见了什么!
  - ·他们能坐起吗? 徘徊吗? 行走吗? 能蹲下再站起吗?
  - ·以滚动的方式传个球给他们。他们能踢吗? 他们能接住球吗?

精细活动

- 递给他们一个木块。
  - ·他们能抓住木块吗?
  - ·他们能将此木块转移至另一只手吗?
  - ·他们能将木块放在嘴里吗?
  - ·他们能将多少块木块自下而上垒成一座塔?
  - ·他们能从你手里拿起"成百上千"吗?
  - ·他们捏提动作有多准确?
  - ·孩子需要好的视力来看到"成百上千",所以,你也能对他们的视力做一个大致评估。
- 给他们一支铅笔和一张纸。
  - ·他们能涂鸦吗?
  - ·是线性的还是圆圈?
  - ·他们能临摹线 / 圆圈 / 叉 / 方块吗?

说话

- 检查期间和他们聊天。
  - ·他们在牙牙学语吗?
  - ·他们能说单词吗?
  - ·他们能将一个或更多词语组合起来吗?
  - ·他们能说出身体部位或颜色吗?

社交

- 检查孩子与别人的互动情况。
  - ·孩子微笑或大笑吗?
  - ·他们对陌生人感到紧张吗(你!)?
  - ·他们跟你玩躲猫猫吗?
  - ·和孩子一起玩,他们喜欢做什么?
  - ·他们象征性地玩什么?
- 他们玩过家家游戏吗?

新生儿

绝大多数新生儿有正常的胎儿期、正常出生且身体状况正常。然而,在正常的范围内却有很大的变异,重要的是强调检查大量的新生儿,从而认识正常的范围的意义。

在产房

所有新生儿在分娩时应该做一个简单的检查,从而确定是否需要复苏,并排除任何重大异常。

APGAR 评分(表 17.8)用于评估是否需要复苏。

表 17.8　APGAR 评分

体征	0	1	2
体表肤色	苍白/青紫	四肢青紫,躯干粉红色	全身粉红色
脉搏	无脉搏	<100 次/分	>100 次/分
刺激足底时表情痛苦	无	皱眉/表情痛苦	哭闹
活动,肌张力	无力	部分肢体屈曲	活动活跃
呼吸力度	无	不规则,慢	哭声响亮

产后病房

出院前要进行一个更彻底的检查。在此阶段,婴儿与你之前在产房见到时相比,简直判若两人——此阶段婴儿肤色粉红,充满活力,喂养良好。

简单询问婴儿是否已经排尿及胎粪(首次的黑色黏便),并询问喂养过程及先天性异常的家族史。尤其重要的是髋关节脱位、肾脏异常及耳聋的家族史。

- 检查应从上至下进行,以确保无遗漏的部分。
- 检查过程中你自己给婴儿脱衣服,来感觉婴儿的活动。

整体观察

首先观察婴儿,不要打扰他/她。

- 颜色:粉红,苍白,发绀,还是黄疸? 手足发绀(手和足发绀)常见,嘴唇和舌呈粉红色。
- 疹:近半数的新生儿会出现瘢痕样红斑皮疹;通常无害,称作毒性红斑。

- 脱皮:皮肤脱皮常见,尤其在过期产儿中。

手部及脸部

- 头的形状:第一周可以有非常大的变化。
- 囟门:必须是柔软且平坦的。前囟门的变化也很大,直径的变化范围是 1～4cm。后囟门可容纳一个小指尖。
- 头颅缝:它们是接合的吗?
- 检查产伤:诸如像胎头水肿(产道压力引起的水肿)及塑型(胎头通过产道时发生的头颅形状改变),产钳印记及结膜下出血。通常,这些情况在产后第一周将改善。
  - 新生儿头皮血肿是一种局部波动的肿胀,通常高出顶骨,由骨膜下出血引起。几个月以后将缓解。
- 耳朵:可以是不同的形状和大小。检查耳前窦及耳标,并观察它们的位置。

嘴

- 上颚:当婴儿哭闹时对其进行检查,然后用清洁的手指触诊是否有裂纹。
  - "Epstein 小结"是硬腭中线上小的白色囊肿。它们是正常的且可自行消退。
- 颌:小颌(小颌畸形)是 Pierre Robin 综合征特征中的一部分(腭裂、小颌、舌下垂,可引起上呼吸道阻塞)。
- 舌头:注意大小。如果舌大且伸出,这就提示许多综合征(如唐氏综合征)。

眼睛

- 注意位置及大小。
- 用眼底镜检查红光反射,从而排除白内障,后者表现为白光反射。
  - 为了鼓励婴儿睁开眼睛,用毛毯包裹他们(哭喊的婴儿是不会睁开眼睛的),并使他们坐立。
  - 如果失败了,给婴儿某些东西吮吸,或者用莫罗反射使其惊愕。
- 眼黏是新生儿眼炎所导致的(出生后前 3 周发生的化脓性结膜炎)。通常由于鼻泪道管引流不完全导致泪液集聚。

呼吸系统及胸部

- 观察:最好在婴儿安静的情况下进行(睡觉时更好)。

- 胸部：评估大小，对称性及形状。
- 呼吸频率：正常 < 60 次 / 分。注意呼吸运动。有无肋下或是肋间凹陷？婴儿在打呼噜吗？
  - ·正常新生儿呼吸应该是安静的，不费力的，以膈肌运动为主（腹部运动大于胸腔）。
- 听诊：肺野，以确信匀称的呼吸流入。在产后的前几个小时，闻及爆裂音是正常的。
- 乳房：在男婴或女婴中，乳房充盈是正常的。

心血管系统

- 观察：注意颜色、呼吸力度及心前区起伏。
- 心尖搏动：触诊及感觉任何震颤（在新生儿不罕见）。
- 股动脉搏动：这是十分重要的；股动脉搏动消失可能提示大动脉缩窄。股动脉搏动检查需要婴儿处于放松、安静的状态，同时需要检查者有很大的耐心。❗记住，压力过大可能会使股动脉搏动消失。水冲脉提示动脉导管未闭。
- 心率：正常为：100~160 次 / 分。
- 听诊：心音及心脏杂音。收缩期杂音常见，通常在胸骨左缘听诊最清晰。

腹部

- 观察：膨隆见于肠梗阻或腹部包块。
- 脐带残端：包括三根血管。注意任何感染的迹象，诸如难闻的气味，溢液，或者脐周红斑。
  - ·残端将在第 4 或第 5 天自行脱落。
- 触诊：通常触诊腹部的腹腔内器官并排除器官肿大。必要时用暖和的手及橡皮奶头。
  - ·❗肝缘柔软且易漏诊。
- 肾脏：确定表面情况及大小。
  - ·正常新生儿可能触及肾脏下缘。
- 膀胱：耻骨上方触诊。如果触及，提示尿路梗阻。
- 肛门：肛门闭锁的婴儿仍旧可以经瘘管排出胎粪，因此必须检查肛门是开放的并且在正确的位置。

男性生殖器

- 尿道：检查尿道口，并排除尿道下裂。
- 睾丸：轻柔触诊。如果在囊内不能找到，从腹股沟区开始向下触诊。

·如果睾丸看起来比正常大,透光照射,来检查阴囊鞘膜积液的一般情况。

- 腹股沟疝:早产儿更常见。
- ❶迅速将纸尿布放回原处,以寻找更明显的原因。

女性生殖器

- 小阴唇:或许没有被完全覆盖,尤其是早产儿。
- 阴道附属物:常见,且在第一周自发消退。
- 阴道溢液:有时会发生出血,但是正常的。
- 注意色素沉着及阴蒂肥大。

肢体

- 确保所有关节能全方位地活动,以排除先天性挛缩。
- 检查手指及脚趾以排除并指(手指融合)或者多指(额外的手指——极易漏诊!)。

髋关节检查

- 此为探查先天性髋关节脱位及薄弱,由于该检查会使婴儿哭闹,因此应该留到最后。
- 观察腿长是否一致及皮肤皱褶是否对称。
- 从两个方面进行髋部检查。使婴儿仰卧在一平面上,髋、膝呈 90°角。一只手固定骨盆,另一只手用拇指与掌面握膝,指尖置于大转子上。

　·Barlow 试验:评估是否存在髋关节脱位。将髋部向上拉,然后向下方及侧方推。

　·Ortolani 试验: 评估髋关节是否脱位。将髋部向上拉向髋臼(产生"沉闷的咚咚声"),髋部便可外展(Ortolani = 出)。

足

- 马蹄内翻足:主要的双足畸形。结构缺陷通常需要早期矫正及固定。
- 仰趾外翻足:常见。足背接近胫部。随着小腿肌肉的恢复,约在 2 个月之后缓解。
- 位置畸形:极其常见,且不涉及骨质畸形。容易通过运动及物理疗法矫正。

脊柱

- 让婴儿俯卧在一只手里,另一只手触诊脊柱,检查隐形脊柱裂或皮肤窦。

神经系统检查

　　由于婴儿几乎没有大脑皮层，不能表现出正常的反射及语音,你应该在整个检查过程中检查婴儿的意识状态。意识状态随着婴儿从安静睡觉到半醒再到警醒状态的改变而改变。正常婴儿的哭喊易于安慰,而安慰神经系统异常的婴儿却很困难。

脊柱的检查

- 任何在脊柱上的中线病变都需诊察。

姿势

- 通常是屈位,虽然异常的胎位可扰乱这点,诸如像臀位。

活动

- 观察自发的肢体活动,注意"神经过敏"的表现。

肌张力

　　评估及比较肢体屈肌反射。

　　评估对重力反应的肌张力:

- 拉着坐立检测。让婴儿抓住你的手指,然后拉他们坐立。头应该直立并随着牵引到达一个直立的位置并暂时支撑住。同时也检查婴儿手臂的肌张力。
- 经婴儿腋窝抓住婴儿,从而评估腹部悬吊。正常婴儿在这种体位会通过伸展背部及髋部,抬起头,屈曲手臂及腿来支撑他们自己。

原始反射(表 17.6)

- 这些原始反射用来评估功能的不对称、胎龄及神经系统功能。

视觉

- 视觉评估应该在婴儿觉醒的状态下进行。婴儿目光固定在距离 20cm 处一个有趣的物体上,然后目光跟随着物体移动。

听觉

- 通过在婴儿的视线外摇响拨浪鼓。婴儿应该安静下来并转向响声的方向。

头围及体重

- 最后,测量并绘制出婴儿头围及出生体重的百分图是至关重要的。

（刘莲莲　杜雅琴　王佐岩　译）

实践操作

使用本章

- 本章描述了初级医生或资深护士可能会执行的实践操作程序。
- 显然,这其中包含一些复杂操作,需经过特殊训练才能进行。

规则可以打破

- 很多程序和实践技能没有"正确"方法,但有"可接受"的方法。
- 因此,应遵守这些方法,但当情况需要时,主管医生可以打破常规。

浸润麻醉剂

大量的操作涉及局部麻醉剂的使用。重要的是安全——将大量麻醉剂注入静脉可能导致致死性心律失常。当然,确保不损伤任何血管也很重要。

进针和回抽

- 每当你注射药物,你应该在进针后试着回拉活塞——如果未吸出血液,则可以继续前进,实施浸润麻醉。

使表面起泡

- 取麻醉注射器(例如 1%利多卡因=10mg/mL)和一支小针。
- 捏住一部分皮肤,将针头水平插入皮肤表面。
- 退出,如上所述,注射少量的麻醉剂——你会看到一个变大的水疱形成。
- 该区域皮肤现在被充分麻醉以允许进行深部浸润。

关于局部麻醉剂的其他注意事项

- 成年人利多卡因的最大剂量为 3mg/kg。
  - 如果与肾上腺素混合,可以增加至 7mg/kg(永远不要在末端动脉使用这种方式)。
- 利多卡因是一种弱碱,仅以其非电离形式存在。因此,在感染(酸性)组织中它相对无效。
- 告知患者利多卡因和其他局部麻醉药在初始渗透时会产生刺痛感。

手卫生

什么时候？

2006 年 WHO 世界患者安全联盟确定了手卫生的"五时刻"。包括：

- 接触患者前。
- 无菌操作前。
- 体液暴露后。
- 接触患者后。
- 接触患者的周围环境后。

肥皂还是酒精凝胶？

用肥皂和水反复洗涤会导致皮肤干燥而且耗时。由于这些原因，在临床设置酒精凝胶已经变得司空见惯。没有硬性的规定，但是：

- 如果你的手明显污染或者如果你正在进行无菌操作，酒精凝胶不应取代肥皂和水。
- 记住酒精凝胶对艰难梭菌无效。

肥皂洗手法

- 坚持"肘部以下裸露"的规则。
- 用水淋湿手。
- 用肥皂(从分配器中)涂抹整个手部。
- 确保手的所有部位得到彻底清洁：
  - 双手掌互相揉搓。
  - 用对侧手掌揉搓手背，手指交错。
  - 手指交叉，双手掌互相揉搓。
  - 将手握起，用对侧手掌摩擦手指背面及对侧手掌。
  - 用对侧手旋转摩擦拇指。
  - 将手指尖放进对侧手掌内摩擦。
  - 用对侧手揉搓手腕。
- 将手放在流水下，用力搓洗以清除所有泡沫。
- 使用肘部关闭水龙头。
- 用纸巾彻底擦干。
- 将纸巾放在适当的临床储存箱中(使用脚踏板)。

- 请勿触碰任何其他物体直至操作完成。

酒精凝胶洗手法

基本与上述技术相同,但不需要冲洗或纸巾擦干。

- 将少量凝胶喷到手掌中心。
- 确保手的所有部位都得到彻底清洁。
- 保持双手向上,让手干燥 20~30 秒。
- 消毒后,请勿在开始操作之前触摸任何其他物体。

知情同意

请参阅 http://www.gmc-uk.org 的最新指南。

介绍

知情同意是指某人授权你去指挥他们做事。包括从身体检查到外科手术的任何事。在未经其同意的情况下,对有行为能力的成年人进行操作是一种犯罪行为(框 18.1 和框 18.2)。

能力

患者必须能够理解操作所涉及的内容,决定或未能做出决定的可能后果。假定所有成人都具有上述能力,除非另有说明。

能力评估

患者必须能够:

- 理解信息,包括任何后果。
- 保留信息。
- 权衡信息用于决策。
- 表达他们的决定。

患者缺乏能力

- 应明确记录你认为患者缺乏具有做出决定能力的理由。

·患者可能会因以下原因而暂时丧失能力,例如,急性精神错乱。如果不能合理地延迟到能力恢复,只能在这种情况下进行治疗。如果是这种情况,必须根据患者的最大利益做出治疗决定。

自愿同意

- 只有在没有亲戚、朋友或医疗专业人士压力的情况下的自愿同意才有效。

信息

必须向患者提供足够的信息以使他们能够做出明智的决定。信息必须包括：

- 操作程序的含义和理由。
- 任何替代可能。
- 重大风险。

  ·这包括任何"可能会影响理性患者做出判断的重大风险"，而不仅仅是那些被一个负责任的医疗评估机构认为重要的风险（Bolam 测试标准）。未能披露这些风险可能使你犯有过失。

- 应在初始同意时讨论麻醉可能需要的附加程序。
- 如果患者拒绝接受有关操作信息，应记录在册，并稍后讨论。

同意书

- 书面同意是已征求同意的证据但不能证实其有效性。
- 如果同意不是自愿的，缺少信息，或患者缺乏能力，无论是否存在同意书，同意均无效。

  ·某些操作（包括"精神卫生法"和"人类受精和胚胎学法"）需要书面同意。

- ▶口头或非口头同意也可能有效。

谁应该征求同意？

- 理想情况下，专业提供治疗或调查的人，虽然并不总是可能的。
- 寻求同意的专业人士至少应该具备足够的知识来理解和解释操作、适应证及有关风险。

  ·如果要求你就某一操作去征求同意，但你缺乏这类知识，就有必要咨询同事的建议；不这样做可能导致无效的同意。

拒绝同意

- 如果有行为能力的成年人拒绝同意操作，必须得到尊重（除了在"精神卫生法"概述的特殊情况下），即使拒绝会导致患者或他们未出生的孩子死亡。
- 在这些情况下，严格检查患者是否具有该能力非常必要。

  ·任何时候，如果患者想撤回同意，只要他们仍具备能力，也应得到尊重。

预先拒绝

- 如果在患者有能力且了解情况的条件下,所做出的预先拒绝的决定是有效的。
- 当患者缺乏能力时适用。
- 不尊重拒绝要求可能会导致法律诉讼。
- 如果对有效性存在疑问,必须咨询法院。

成人缺乏能力

- 可能是暂时的、永久的或波动的。
- ▶没有人可以代表无能力的成年人做出同意的决定,除非具有有效的持久授权书。
- ▶患者必须按照其最佳利益(而不仅仅是医疗利益)得到治疗,需要考虑到心理、宗教/精神和财务状况。
- 患者亲近的人应该参与,除非患者以前明确表示不可以;当独立患者没有亲近的人时,应提供咨询服务。
- 如果对最佳利益或能力有质疑,可请高等法院做出裁决。

持久授权书(2005 年心智能力法)

- 由某人(“授权人”)创建的用于授权被指定人(“被授权人”)同意检查或治疗(及其他用途)的授权文件。
- 必须注册。
- 仅在患者缺乏能力时有效。
- 必须明确授权被授权人具有做出关于福利或医学治疗决定的权力。
  - ▶除非特别声明,否则不能延伸到有关维持生命治疗决定的权利。

年龄在 18 岁以下的患者

16～17 岁

- 如果有能力,可以同意或拒绝操作。
- 如果不能胜任,可以由父母负责提供同意。

16 岁以下:Gillick 能力

- 如果 16 岁以下的儿童能够完全了解操作中涉及的内容,可以同意接受治疗。
  - 这可能适用于某些操作措施,而不适用于其他操作措施。

- 如果一个孩子有 Gillick 能力,好的方法是鼓励儿童通知其父母而不需要得到父母同意,除非这不符合他们的最佳利益。

压倒一切的决定:在18岁以下

- 拒绝可能被一个由父母负责或法庭保护的个人所推翻。

- 应该考虑个人整体的福利。可能涉及共享儿童不希望泄露的信息;如果拒绝使儿童面临严重风险时,同意是必要的。

- ▶在紧急情况下,负有父母责任的人无法到达或拒绝同意符合儿童最大利益的抢救措施,保护生命是可以接受的。

框 18.1 操作前 ABCDE

开展任何操作前询问自己的问题:

- A = 过敏。
- B = 血液。
- C = 同意。
- D = 药物史。
- E = 如果在操作过程中发生并发症或失败的应急办法。

框 18.2 WHO 检查清单

- WHO 操作前检查清单是一系列要询问患者和执行该操作的人的问题。
- 通常用于复杂的介入操作和手术。
  - 检查你当地的指导。
- 问题包括介绍,患者详细信息,过敏,操作细节和任何其他操作前检查。
  - 你应该在执行任何操作前熟悉这些问题并执行这些检查(即使不在正式的 WHO 检查表上)。
- 详细信息参阅 http://www.who.int。

无菌技术

▶在开始每个操作之前你应该要考虑触摸物品的无菌性。如果其中某些或所有物品需要保持无菌,应使用无菌技术。

无菌非接触技术

最高水平的无菌要求,目的为最小化或完全去除污染的机会,被称为"无菌非接触技术"(ANTT)(框18.3和框18.4)。

之前

- 用肥皂和水或酒精凝胶洗手。
- 穿上一次性无菌衣和任何其他防护物品。
- 用擦拭巾清洁手推车/托盘,用纸巾擦干。
- 收集设备并放在手推车的下层架子上。
- 将手推车/托盘移至患者处。

进行中

- 用酒精凝胶洗手。
- 移除无菌包装的外包装,将内容物滑入手推车上层架中或托盘内,小心不要碰无菌包装。
- 只用纸张的角打开敷料包,注意不要接触任何无菌设备。
- 将所有其他所需物品放置在无菌区域,确保外部包装不接触无菌区域。
- 戴非灭菌手套,去除患者身上全部覆盖,并确保体位适当。
- 丢弃手套并洗手。
- 戴无菌手套。

之后

- 在敷料包的垃圾袋中处理受污染的用品。处理所有包装。
- 按照地方政策在相应的废弃物处理处处无菌衣和手套。
- 洗手。
- 用洗涤剂擦拭清洁手推车,用纸巾擦干。

双人技术

- 助理对维持患者的体位非常有帮助,打开包装,为执行操作者倾倒溶液。
- "干净的操作者"必须戴上无菌手套,打开第一层包装建立无菌区域。

●第二个("脏")操作者可以打开所有其他用品并倒入无菌区域。

清洁技术

●这是一种改良的无菌技术,旨在防止引入或扩散微生物并防止患者和工作人员间交叉感染。在不需要严格的无菌时应用(例如,当处理受污染的场所或去除引流管和导管时)。

●无菌物品不常使用。

●"清洁技术"允许使用自来水,非无菌手套,一包多件的敷料和多用途的霜及软膏。

框 18.3　ANTT 或"清洁"技术?

何时使用 ANTT

●插管,重新定位或置入侵入性设备,例如导管、引流管和静脉留置管。

●包扎伤口。

●缝合。

●进入身体无菌区域时。

●如果探查更深的区域或患者免疫功能低下。

何时使用清洁技术

●去除缝线,引流管,尿管。

●气管内抽吸,气管造瘘口位置的管理。

●肠道喂养管理。

●护理造瘘口。

●滴注滴眼液。

框 18.4　中断

●如果无菌操作中断超过 30 分钟,应打开新的无菌包装并从头开始无菌过程。

皮下和肌内注射

皮下注射的常用部位是上臂和腹部,特别是脐周区。

肌内注射可以在有足够肌肉量的任何部位进行。通常是三角肌和臀部(臀部的外上象限)。

禁忌证

- 取决于使用的药物,不同注射药物的禁忌证将有所不同。
- 注射部位感染。
- 注射部位出现水肿或淋巴水肿。

风险

- 药物和(或)剂量不正确。
- 对药物过敏。
- 出血,血肿。
- 感染。
- 注入血管。
- 注入神经。

物品准备

- 合适的注射器。
- 25G(橙色)针头(通常)。
- 处方药。
- 处方。
- 消毒棉片。
- 创可贴。

在开始之前

- 评估患者所需的药物(即缓解疼痛,呕吐等)。
- 参考处方,仔细检查适当的药物和给药剂量。

　·▶始终确保你充分了解你负责管理的药物的任何可能副作用。

- 仔细检查处方中的日期和药物使用的正确路径。
- 检查既往给药的剂量——与末次给药时间间隔不要太短。
- 确保给予的药物在其使用截止日期之内。
- 检查患者和处方是否有过敏或药物反应的迹象。

● 一旦按照医院政策完成所有上述内容,准备需要的药物并检查针头大小。

● 完成相关文档。

● 经合格的工作人员检查后,将药物和处方交给患者。

操作步骤:皮下注射

● 介绍自己,确认患者的身份,解释操作并获得知情同意。

● 与患者核对:姓名和出生日期(如果患者有能力告知)。

　·如果患者无法告知,请与其他医疗保健专业人员检查姓名带。

● 选择合适的位置,并使用消毒湿巾进行清洁。

● 用左手的拇指和示指牢牢捏住皮肤。

● 将针头以 45°角插入夹紧的皮肤,然后放开捏紧的皮肤。

● 回抽针筒柱塞,检查是否有血液。如果没有,缓慢注射药物。

　·▶如果在回抽柱塞时观察到任何血液,请取出针头并停止操作 ——向患者提供解释。

● 一旦操作完成且没有并发症,退出针头并丢弃到锐器桶。

● 监测患者对药物的副作用。

操作步骤:肌内注射

● 介绍自己,确认患者的身份,解释操作并获得知情同意。

● 与患者核对:姓名和出生日期(如果患者有能力告知)。

　·如果患者无法告知,请与其他医疗保健专业人员检查姓名带。

● 选择合适的位置,并使用消毒湿巾进行清洁。

　·❶如果注射臀部,在外上象限标记一个点,以避开坐骨神经。

　·❶如果注射三角肌,感受肌肉质量并确保有足够的肌肉进针。

● 将针头以 90°角刺入皮肤。

● 回抽针筒柱塞,检查是否有血液。如果没有,缓慢注射药物。

　·▶如果在回抽柱塞时观察到任何血液,请取出针头和停止操作 ——向患者提供解释。

● 一旦操作完成且没有并发症,退出针头并丢弃到锐器桶。

● 监测患者对药物的副作用。

收集整理材料

- 药物通常应该根据当地政策标记。
- 签名和时间应清楚记录。
- 给药记录。
- 给药原因,给的时间和药物对患者的任何影响均应记录。
- 即刻生命体征应记录在笔记中。
- 因给药引起关注的任何原因均应该清楚地记录在医疗笔记中。
- 签名,盖章,联系方式。

静脉注射

静脉注射可以通过用针和注射器刺穿静脉来直接注射。下面描述的过程经由静脉留置管注射。如果没有留置管,则首先置管。

▶确保遵守当地关于药物管理的政策。在医院,两个医疗保健专业人员应该经常检查和管理药物。

禁忌证

- 注射药物的禁忌证多样,取决于使用的药物。
- 留置针插入部位感染。
- 注射静脉内血栓。

风险

- 药物和(或)剂量不正确。
- 对药物过敏。
- 空气栓塞。

物品准备

- 适当的注射器(取决于药物的数量)。
- 处方药。
- 盐水冲洗(10mL注射器,无菌盐水)。
- 处方。
- 消毒棉片。

在开始之前

- 评估患者所需的药物(即缓解疼痛,呕吐等)。

- ▶参考处方,仔细检查适当的药物和给药剂量。
  - ·▶始终确保你充分了解你负责管理药物的任何可能的副作用。
- ▶仔细检查处方中的日期和药物使用正确路径。
- ▶检查既往给药的剂量——与本次给药时间间隔不要太短。
- ▶确保给予的药物在其使用截止日期之内。
- ▶检查患者和处方是否有过敏或药物反应的迹象。
- 始终遵守当地的手部卫生习惯。
- 一旦按照医院政策完成所有上述内容,准备需要的药物并检查针头大小。
- 完成相关文档。
- 经合格的工作人员检查后,将药物和处方表交给患者。

操作步骤

- 介绍自己,确认患者的身份,解释操作并获得知情同意。
- 与患者核对:姓名和出生日期(如果患者有能力告知)。
  - ·如果患者无法告知, 请与其他医疗保健专业人员检查姓名带。
  - ·❶患者可能需要协助改变体位,如果无法自己移动,允许接近适当的位置。
- 用消毒湿巾清洁留置管端口。
- 将盐水冲洗液连接到注射器端口,并注入几毫升来检查留置管是否通畅。
  - ·▶观察有无因外渗而形成的水泡。
- 如果没有遇到任何问题,请换成含药的注射器并缓慢注射药物。
- 完成后向留置管端口内注入几毫升盐水,重新连接塞子。
- 一旦操作完成且没有并发症,退出针头并丢弃到锐器桶。
- 监测患者对药物的副作用。

收集整理材料

- 药物应该根据当地政策标记。
- 签名和时间应清楚记录。
- 给药管理。
- 给药原因,给药时间和药物对患者的任何影响均应记录。
- 即刻生命体征应记录在笔记中。

● 因给药引起关注的任何原因均应该清楚地记录在医疗笔记中。

● 签名,盖章,联系方式。

静脉穿刺

风险

● 出血,血肿。

● 感染。

● 意外穿入动脉。

不当位置

● 水肿区域。

● 蜂窝织炎。

● 血肿。

● 静脉炎或血栓性静脉炎。

● 瘢痕区域。

● 输液侧肢体。

● 既往行乳房切除术和腋窝手术的一侧上肢。

● 肢体有动静脉(AV)瘘或血管移植。

物品准备

● 手套。

● 消毒剂(例如氯己定或异丙醇)。

● 棉球或纱布。

● 胶带。

● 止血带。

● 针(首先尝试12G)。

● 注射器(尺寸取决于所需的血量)。

● 收集瓶。

操作步骤:针和注射器

● 介绍自己,确认患者的身份,解释操作并获得口头同意。

● 患者处于合适的体位:舒适地坐着,将手臂置于枕头上。

● 洗手,戴上手套,近端使用止血带。

● 辨别静脉;肘窝通常是最好的位置。

·可触及(不一定可见)的静脉是理想的。

● 用消毒巾清洁皮肤,从中央向外呈同心圆/漩涡移动。

● 当消毒液干燥时,从包装中取出针头和注射器连接在一起。

● 去除针头帽。

● 使用非优势手拇指,拉紧静脉上皮肤,使静脉锚定。

● 提醒患者可能会感到"尖锐的划伤感"。

● 以 30°角倾斜刺入针头,直到在针内看到回血。

·根据经验,当进入静脉时你会有感觉。

● 稳定地握住注射器,缓慢抽出活塞,直到获得所需的血液量。

● 松开止血带。

● 取出针头,将棉球或纱布放在穿刺部位。

● 将棉球或纱布固定好或替换成创可贴。

● 用针刺穿真空管的顶部橡胶将血液填充进管中。

● 在患者的床边标记试管,并将针头放入锐器桶中。

操作步骤:真空装置

步骤与注射器大致相同,但是:

● 真空采血针为两端,一端为标准针,另一端被橡胶护套覆盖。这一端插入持针器并拧紧到位。

● 穿透静脉时,看不到回血。

● 一旦针就位,将真空收集瓶反过来插入持针器覆盖护套针——持针器必须稳定。

● 瓶子是自填的;一些需要填充到预定水平,否则检测将失效。

● 在取完最后一瓶前取下止血带,然后从皮肤处移除针头。

操作步骤提示

● 如果没有可见或可触及静脉,不要局限在上肢:任何外周静脉都可以。

·如果静脉仍然不可见,请尝试温暖肢体。

● 如果多次尝试失败,请向同事寻求帮助。

● 如果证明真空收集系统使用困难,请尝试使用针头和注射器:

·进入静脉时会看到"回血"。

·可以控制血液流量。

·如果这也不成功,请尝试使用蝴蝶针(框 18.5)。

> 框 18.5　蝴蝶针
>
> 　　蝴蝶针是一支短针,两侧有柔软的"翅膀",尾端是连接注射器的长软管。一旦穿透皮肤它很容易操控,并且在非优势拇指按压下可以容易地用翼固定。它具有更大的针刺伤风险。

收集整理材料

- 通常不需要详细的操作记录——但你应该记录已采血,及被送去进行哪些检验。
- 记录操作过程中的任何不良事件或多次尝试。
  - 如果发现特别好的静脉,你可记录下来以备他人下次使用。
- 签名,盖章,联系方式。

从中心静脉导管采血

　　▶中心静脉导管仅应用于不能通过外周静脉获得样本时的血液采样。除非没有替代选择,不要冒导管败血症或导管凝血的风险。

　　下面描述的是从颈内静脉导管采血。任何位置都是相同的原则。

风险

- 血液凝块或感染。
- 空气栓塞。
- 导管的物理损坏:破裂或端口撕裂。

物品准备

- 3 个 10mL 注射器。
- 0.9%等渗或肝素化盐水。
- 氯己定喷剂或碘溶液。
- 无菌纱布。
- 无菌手套和无菌衣。
- 无菌巾。

操作步骤

- 介绍自己,确认患者的身份,解释操作并获得口头同意。
- 采样开始至少一分钟前停止输液(如果可能)。
- 将患者置于仰卧位。
- 要求患者在操作期间将其头部转向远离导管侧。
- 铺无菌巾,穿戴无菌手套和无菌衣。
- 在导管末端喷洒氯己定溶液或蘸碘纱布擦拭。
- 夹住导管末端口并卸下顶盖(如果有)。
- 将 10mL 注射器连接到端口,然后松开。
- 抽取 5~10mL 血液,夹住导管,取下注射器。
- 丢弃血液。
- 用新的注射器重复该步骤,取出 10mL 血液。
- 夹住导管,断开连接的注射器。
  - 保存此样品。
- 向最终的注射器中注入盐水并将其连接到端口。
- 松开端口并注入盐水。
- 在断开连接的注射器之前,再次夹住端口。
- 更换端口盖。

操作步骤提示

- 在取下注射器之前务必夹住端口,在取血或注盐水之前松开。
- 大多数中心导管有几个端口:应该使用哪个?
  - 理想情况下应从位于导管顶端的端口采血样,通常是棕色的端口。
  - 检查端口:大多数上面印有规格,选择可用的最大规格端口。
- 在注入生理盐水之前,请务必清除其中的气泡。
- 必须停止输液:否则所获得的大部分样本可能是通过另一个端口进入的溶液,在分析时会得出不准确的结果!

动脉血气(ABG)采样

禁忌证

- 改良 Allen 试验阴性。

- 穿刺部位皮肤或皮下损伤(框18.6)。
- 肢体分流手术(例如透析患者)。
- 穿刺部位感染或已知的外周血管疾病。
- 凝血障碍。

风险

- 出血。
- 血肿。
- 动脉痉挛。
- 感染。
- 假性动脉瘤形成。
- 动脉闭塞。

物品准备

- 手套。
- 消毒剂(例如异丙醇)。
- 棉球。
- 胶带。
- 纱布。
- 肝素化自填注射器和针头。

操作步骤:桡动脉

- 介绍自己,确认患者的身份,解释程序并获得知情同意。
- 使患者处于合适体位:舒适地坐着,将手臂置于枕头上,前臂旋后,手腕被动背屈。
- ▶在开始之前确认尺动脉对手的供血(改良Allen测试验):
  ·用拇指按压桡动脉和尺动脉。

框18.6　选择部位

位于桡骨茎突水平的桡动脉是通常选择的部位,因为它表浅且容易触及。

如果血管不能明显触及,也可以在肘窝的肱动脉或腹股沟韧带远端的股动脉取血。

·要求患者攥拳并打开。

·手应该变得苍白。

·释放对尺动脉的压力,观察手掌。

·手掌应该迅速恢复正常颜色。

·▶ 如果没有,尺桡动脉供血可能不足,并且在采血期间桡动脉的损伤可能导致严重的缺血。

● 戴上手套。

● 用非优势手的示指和中指识别桡动脉。

● 从中央开始向外螺旋状消毒穿刺区域。

● 当消毒液干燥时,从包装中取出针头和注射器并将针头连接到注射器的末端。

● 通过针头排出注射器内多余的肝素。

·❶检查本地器械。一些肝素化注射器含有肝素化海绵,过量肝素/空气不应排出。

● 警告患者会感到"尖锐的划伤感"。

● 在触摸动脉(但不消除搏动)时,在你的指尖远端插入针尖,斜面朝向近端,呈 45°~60°角,直到在针管内看到回血。

● 稳定地握住注射器,让其充满 1~2mL 血液。

● 当你取出针头时,将纱布按压到穿刺点,用手压紧,至少保持 2 分钟。

● 处理针头并安装排放帽,排出多余的空气。

·(根据您的器械,这可能不是必需的。)

操作步骤:肱动脉

● 使肘部处于伸展位。进针角度为 60°。

操作步骤:股动脉

● 将患者固定于髋关节伸展位。

● 感觉脉搏位于耻骨结节和髂前上棘之间中点以下 2cm。

● 使针头与皮肤成 90°角。

● 必须至少施加压力 5 分钟。

操作步骤提示

● 开始之前:了解分析仪的位置以及如何使用它!

● 关键是仔细触摸动脉和放置针直到穿刺。慢慢来!

● 主要疼痛来自穿刺皮肤。如果看不到回血,尝试略微后退重新定位针而不将其从皮肤中拔出。

- 如果要延迟分析样本,请将血液充注的注射器存储在冰上。
- 发生错误:如果注射器中有空气,如果延迟将样本送达分析仪(如果这是预期中的,将样本放在冰上),或意外获得静脉样本。

收集整理材料

- 日期,时间,适应证,获取知情同意。
- 记录患者正在吸入正在吸入的氧气流量(如果有的话)。
- 动脉穿刺。
- 改良 Allen 试验?
- 多少次完成?
- 任何即刻并发症。
- 签名,盖章,联系方式。

外周静脉置管

禁忌证

- 除非需要静脉通路,否则不应该留置导管。
- 有出血倾向的患者慎用。

风险

- 局部或系统性感染。

在开始之前

- 是否可通过另一路径给药?
- 哪种是合适且最小的导管(表 18.1)?
- 哪条通路最适合置管(框18.7)?

导管规格

- 导管根据规格用不同颜色标记,尺寸规格与外直径成反比。
- 标准尺寸导管为"绿色"或是 18G,但是对于大多数住院患者来说,"粉色"或 20G 导管就足够。在大多情况下"蓝色"导管是适合的,除非需要液体快速流动。

物品准备

- 手套。

- 消毒剂(例如,双氯苯双胍己烷)。
- 合适规格的导管。
- 无菌生理盐水用于注射(冲洗),5mL 注射器 1 个。
- 导管敷料。
- 棉球,纱布。
- 止血带。

操作步骤

- 首先自我介绍,缓解患者的紧张情绪,解释操作步骤,并获得患者同意。
- 戴手套。
- 将止血带系于患者手臂的近心端。

框 18.7 选择一条静脉

- 避开皮肤损伤、皮疹或置有动静脉瘘管的区域。
- 清洁皮肤之前用剪刀剪掉多余毛发。
- 最好避开组织交接区域,例如肘窝等。
  - 这些区域容易引起导管打结和不适。
  - 例如像前臂或是手背区域的一条笔直静脉通常是最好的选择,因为这些部位有长骨可以固定导管。
- 大口径通路需要应用到大静脉,并且通常只能在肘窝处进行。
- 在实际操作中,特别是对于之前已经多次置管的患者,通常需要在操作者找到的任意一条静脉中置管。

表 18.1 导管规格

尺寸规格	外直径 (mm)	长 (mm)	估计最大流速 (mL/min)	颜色
14G	2.1	45	290	橙色
16G	1.7	45	172	灰色
18G	1.3	45	76	绿色
20G	1.0	33	54	粉色
22G	0.8	25	25	蓝色

- 一旦静脉膨胀,选择一条合适的静脉:这条静脉应该是笔直的以适合导管的长度。
- 用消毒巾擦拭,由准备置入导管处为中心开始向外周进行消毒。
- 向注射器中注入生理盐水并驱除气泡。
- 移除包装。
- 打开导管,检查其所有部件是否可以轻松分开,将导管翼向下折叠以便导管置入后导管翼可平铺于皮肤上。
- 操作者用非优势手拉紧静脉上的皮肤,以便导管能够固定在合适的位置。
- 用示指和中指从导管翼的前端握住导管,用拇指拨开导管后面的帽。
- 提醒患者接下来会有些疼痛。
- 将针头斜面向上,与皮肤呈 30°夹角穿刺皮肤,直到在导管腔内看到回血。
- 将针头继续稍向前推进, 然后将导管穿过针头置入静脉内,同时保持针头固定。
- 松开止血带。
- 操作者将非优势手的拇指放在导管尖端,压迫静脉。
- 用少量生理盐水从导管的尾部冲洗导管, 然后盖上导管帽。
- 在导管外面的敷料上写上日期,并妥善固定好。

操作步骤提示

- 如果有充足时间,使用局麻药会好一些。
- 可靠的静脉一般在腕关节(头静脉),肘窝和内踝前(大隐静脉)周围。
- 如果最初用大口径的导管操作失败了,可以尝试换一个小尺寸的导管。
- 如果开始找不到静脉,可以尝试将手臂放在温水中几分钟。
- 为避免在操作过程中患者移动手臂,可以请人帮忙固定住患者手臂,这一点非常有用。
- 如果操作者尝试多次都不能完成置管,可以请另一个人尝试,换个人尝试会有很大不同!

股静脉置管

禁忌证

- 股静脉-股静脉旁路手术,下腔静脉滤器,局部感染,静脉血栓形成。

风险

- 动脉损伤,感染,血肿,血栓形成,空气栓塞,动静脉瘘,腹膜损伤。

物品准备

- 中央静脉置管包。
  - ·包括:中央静脉导管(长 16~20cm,如果需要可以是多腔导管),穿刺针,10mL 空针,导丝,扩张器,刀片。
- 内含有一个大型消毒铺巾和纱布的大型敷料包。
- 普通生理盐水。
- 皮肤局麻药(1%利多卡因)。
- 无菌消毒剂(2%双氯苯双胍己烷/氯己定)。
- 缝线或其他固定装置。
- 无菌手套,无菌衣,手术帽子和口罩。
- 合适的敷料。

操作步骤

- 自我介绍,缓解患者紧张情绪,解释操作步骤,如果可能应签署知情同意书。
- 将患者取仰卧位(头下垫一个枕头),使患者腿部外展,并在腿部下方放置一张垫巾以防喷溅。
- 确定穿刺点:腹股沟中点下方 1~2cm,股动脉内侧 1cm。
- 戴手术帽子和口罩,洗手,用外科手术消毒技术进行手臂消毒,穿无菌衣,戴无菌手套。
- 在手推车上设置一个无菌环境:
  - ·在手推车上打开敷料包以创造一个无菌区域。
  - ·打开中央静脉置管包并将其放于无菌区域。
  - ·用生理盐水冲洗导管的所有管腔,并将导管尾部夹闭。
  - ·准备好导丝,确保穿刺操作时可用。
  - ·将穿刺针连接到 10mL 空针上。

- 用无菌消毒剂清洁穿刺部位及周围区域,铺洞巾。
- 向穿刺点上方皮肤注射局麻药。
- 操作者用非优势手确定股动脉位置。
- 用穿刺针对穿刺点皮肤进行穿刺。
- 穿刺针与皮肤呈 30°~45°角并对准身体同侧乳头,边回抽边进针。
- ▶当穿刺入静脉时,空针中将充满血液。
- 保持穿刺针固定,小心移开空针——血液应该从穿刺针芯中渗出(并且无搏动)。
- 将部分导丝通过穿刺针芯穿入股静脉。
  - ·导丝总长度超过 50cm,穿入股静脉不要超过 20cm。
- 保证一只手始终握住导丝的近心端或远心端,同时缓慢移出穿刺针。
- 将扩张器穿入导丝,并稳稳地推送入皮肤。
  - ·这可能需要用刀片在皮肤上做一个小切口。
  - ·扩张器只需进入静脉 2~3cm,不要全部进入。
- 在扩张器中自由移动导丝,以确保导丝没有打结。
- 拔出扩张器,并用纱布压迫防止出血。
- 将导管穿入导丝,直到导丝穿出导管末端(松开导管夹闭器!)。
- 一只手扶住导管出口位置的导丝,另一只手将导管送入皮肤。
- 移除导丝。
- 血液应该从导管末端流出。
- 回抽并冲洗所有管腔。
- 用缝线或固定装置将导管固定在皮肤上。
- 用透明敷料覆盖。

操作步骤提示

- 在臀部下方放置一个沙袋以固定体位(如果没有沙袋,可以用毛巾卷或用 1L 的水袋外覆被单作为替代)。
- 如果穿刺过程中有阻力,不要强行插入导丝:
  - ·减小穿刺针的进针角度,尝试较浅的穿刺部位。
  - ·回抽注射器以检查是否始终在静脉内。
  - ·旋转针头,这样可以让针头斜面避开任何阻碍。
- ▶遗失导丝通常是灾难性的——所以通常要用一只手握住导丝的近心端或末端。

- 要时刻警惕不经意间刺穿动脉的可能性。

·指征包括：搏动的血流，高压力血流或是颜色鲜红的血流（不存在低血压或低氧的情况下）。

·如果有任何怀疑都不要扩张。

·注射器中预充生理盐水可以更方便地冲洗穿刺针，但是也给区分动脉血或静脉血带来了更大的困难。

收集整理材料

- 日期，时间，适应证，获得知情同意。
- 成功穿刺的部位和位置。
- 尝试未成功的部位、位置和并发症。
- 无菌技术：手套、大衣、帽子、口罩、无菌消毒剂的类型。
- 局部麻醉：类型和浸润的剂量。
- 使用的技术：例如标志物，超声引导。
- 使用的导管：例如三腔管。
- 在体导管长度（在皮肤上的长度）。
- 签名，盖章，联系方式。

中心静脉通路：颈内静脉

❗这是颈内静脉的一项非常重要的技术。

禁忌证

- 穿刺部位感染。
- 静脉血栓形成。
- 凝血功能障碍。

风险

- 气胸。
- 动脉损伤。
- 血肿。
- 空气栓塞。
- 心律失常。
- 血栓形成。
- 动静脉瘘。
- 感染。
- 错位。

物品准备

- 中央静脉置管包：
    · 中央静脉导管(右侧长16cm,左侧长20cm),穿刺针,10mL注射器,导丝,扩张器,刀片。
- 内含一个大型无菌单和纱布的大型敷料包。
- 普通生理盐水。
- 皮肤局麻药(1%利多卡因),合适尺寸(22G)的穿刺针和注射器。
- 无菌消毒剂(2%双氯苯双胍己烷/氯己定)。
- 无菌手套,无菌手术衣,手术帽子和口罩。
- 手推车和心电图监护仪。

操作步骤

- 自我介绍,消除患者紧张情绪,向患者解释操作步骤,如果可能应签署知情同意书。
- 患者取仰卧位(头下放置一个枕头),将床头摇下,并在患者头部下方放置一个垫巾以防喷溅。
- 给患者连接心电图监护仪。
- 将患者头部转向穿刺点的对侧。
- 确定由胸骨头、胸锁乳突肌锁骨头和锁骨形成的三角区。
- 确定三角区的顶点为穿刺进针点。
- 用手术消毒技术洗手,穿无菌手术衣,戴无菌手套。
- 在助手协助下,使用无菌技术设置手推车。
    · 在手推车上打开无菌敷料包以创建一个无菌区域。
    · 打开中央静脉置管包并放置于无菌区域。
    · 用生理盐水冲洗所有导管腔,并夹闭导管末端。
    · 将10mL注射器与穿刺针连接。
- 用消毒剂清洁穿刺区域,并铺上洞巾。
- 将局麻药注射于穿刺点上方的皮肤内。
- 操作者用非优势手确定颈动脉位置,将穿刺针刺入穿刺点上方皮肤,确保穿刺针在动脉外侧。
- 穿刺针与皮肤保持30°角并指向身体同侧乳头,保持回抽状态进针。
- 一旦刺入静脉,血液将充满注射器。

- 保持穿刺针不动,小心移开注射器。
  - ·血液应该顺着穿刺针的针芯流出(没有搏动)。
- 将导丝穿入穿刺针,同时观察心电图变化。
  - ·❗导丝一般长度超过 50cm,但是穿入深度不宜超过 20cm,否则会引起心律失常。
- 缓慢移除穿刺针,同时保证一只手始终握住导丝的近心端或远端。
- 将扩张器穿入导丝,并稳固地穿入皮肤。
  - ·这可能需要用刀片在皮肤上做一个小的穿刺切口。
  - ·扩张器只需进入静脉 2~3cm,无需全部进入。
- 在扩张器中自由移动导丝,以确保导丝未打结。
- 移除导丝外的扩张器,并用纱布压紧。
- 将导管穿入导丝,直到导丝穿出导管末端(松开夹闭器)。
  - ·这可能需要回撤一些导丝。
- 一只手握住导管出口位置的导丝,另一只手将导管推送入皮肤。
- ▶避免握住导管,特别是它的尖端。
  - ·右侧径路插入 16cm,左侧径路插入 20cm。
- 拔出导丝。
  - ·血液应该顺着导管末端流出。
- 回抽并用生理盐水冲洗所有管腔。
- 用缝线或固定装置将导管固定于皮肤。
- 用透明敷料覆盖。
- 需要一张胸片来确定导管位置。

收集整理材料

- 日期,时间,适应证,获得知情同意。
- 成功穿刺的部位和位置。
- 尝试没有成功的部位、位置和并发症。
- 无菌技术:手套、大衣、帽子、口罩、无菌消毒剂的类型。
- 局部麻醉:类型和浸润的剂量。
- 使用的技术:例如,标志物,超声引导。
- 使用的导管:长度和型号。
- 回抽和冲洗。
- 在体导管长度(在皮肤上的长度)。

- 胸片：导管尖端的位置,有/没有气胸。
- 签名,盖章,联系方式。

操作步骤提示

- 最常选择右侧颈内静脉,因为右颈内静脉相对笔直,且右侧没有胸导管(图 18.1)。
- 将床头摇低可以减小空气栓塞的风险,并且能够帮助颈部静脉扩张。

操作开始前

- 要求患者深吸气或将头部抬离床面将有助于确定胸锁乳突肌位置。
- 要求患者进行 Valsalva 动作可以使颈部静脉扩张,有助于确定颈内静脉位置。
- 为了增加安全性,你可能会希望开始用 21G(绿色)的皮下注射针来替代穿刺针,使用相同的技术去寻找血管。
- 穿刺前检查凝血功能,目标值为 INR<1.5,且血小板>50×10⁹/L。
- 尽量减少出血。

操作过程中

- ▶颈内静脉相对表浅,一般 2~3cm 即能到达,如果超过这个深度仍未能刺入静脉,不要再继续进针。
- ▶如果穿入导丝过程中有阻力,不要将导丝强行穿入：
  - ·尝试减小穿刺针角度以使穿刺针能够跟血管的长轴平行。
  - ·通过回抽注射器来检查穿刺针是否仍然在静脉内。
  - ·尝试旋转穿刺针头以使针头斜面避开任何障碍。
- ▶遗失导丝通常是灾难性的,所以通常要用一只手握住导丝的近心端或末端。
- 在注射器中装入生理盐水可以更方便地冲洗注射针,但同时也给区分动脉血和静脉血带来了困难。
- ❶要始终警惕不经意间刺穿动脉的可能性(框 18.8)。
  - ·指征包括：搏动的血流,高压力血流或是颜色鲜红的血流(不存在低血压或低氧的情况下)。
  - ·如果有任何怀疑都不要扩张。
  - ·可以考虑将血液送检血气分析以确定静脉位置。

操作完成后

• 经左侧置管会增加血管损伤和血栓形成的可能性,主要是因为导管深度不够导致导管尖端紧贴在上腔静脉上方的外侧管壁上。操作者必须确保左侧导管足够长,以确保导管尖端能够置于上腔静脉略下方的位置。

框 18.8 穿刺针可能损伤的结构

静脉前方

• 颈内动脉。

静脉后方

• 颈椎横断面。

• 交感神经链。

• 膈神经。

• 胸膜顶。

• 左侧有胸导管。

静脉中间

• 颈内动脉。

• 第 9 ~ 12 对颅神经。

• 颈总动脉和迷走神经。

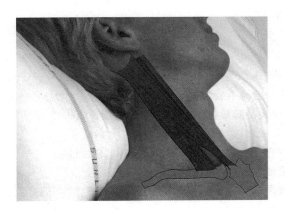

图 18.1 颈内静脉的体表解剖。(见彩图)

- 在胸片上确认导管位置以及没有发生气胸。
- 导管尖端应该位于上腔静脉和右心房连接处,近似于隆突水平。

替代方法

- 前侧径路方法:胸锁乳突肌胸骨头中点指向同侧乳头。
- 后侧径路方法:胸锁乳突肌外侧缘与颈外静脉交汇处指向胸骨上切迹。

中心静脉通路:锁骨下静脉

❶这是右侧锁骨下静脉的重要技术(图 18.2)。

禁忌证

- 过度通气肺(例如,COPD 患者)。
- 凝血功能障碍。
- 穿刺部位感染。
- 静脉血栓形成。

风险

- 气胸。
- 血肿。
- 动脉损伤。
- 空气栓塞。
- 心律失常。
- 血栓形成。
- 动–静脉瘘。
- 感染。
- 错位。

物品准备

- 中央静脉置管包:
  ·中央静脉导管(右侧长 16cm,左侧长 20cm),穿刺针,10mL注射器,导丝,扩张器,刀片。
- 内含一个大型无菌单和纱布的大型敷料包。
- 普通生理盐水。
- 皮肤局麻药(1%利多卡因),合适尺寸(22G)的穿刺针和注射器。
- 无菌消毒剂(2%双氯苯双胍己烷)。

- 无菌手套,无菌手术衣、手术帽子和口罩。
- 手推车和心电图监护仪。

操作步骤

- 自我介绍,消除患者紧张情绪,向患者解释操作步骤,如果可能应签署知情同意书。
- 患者取仰卧位(头下放置一个枕头),在双侧肩胛骨中间放置一个沙袋,并将床头摇下。
- 将心电图导联连接到患者身上,并确保避开操作区域。
- 将患者头部转向穿刺部位对侧。
- 确定穿刺点,位于锁骨中点下方。
- 用手术消毒技术洗手,穿无菌手术衣,戴无菌手套。
- 在助手协助下,使用无菌技术设置手推车:
  - 在手推车上打开无菌敷料包以创建一个无菌区域。
  - 打开中央静脉置管包并放置于无菌区域。
  - 用生理盐水冲洗所有导管腔,并夹闭导管末端。
  - 准备好导丝,确保穿刺操作时可用。
  - 将 10mL 注射器与穿刺针连接。
- 用消毒剂清洁穿刺区域,并铺上洞巾。
- 将局麻药注射于穿刺点上方皮肤内。
- 在锁骨下方以非常小的角度,几乎平行于地面的角度刺入穿刺针。
- 针尖指向胸骨上窝,边回抽边进针,保持负压状态。
- 一旦刺入静脉,血液将被负压吸入注射器。
- 保持穿刺针不动,小心移开注射器。
  - 血液应该顺着穿刺针的针芯流出(没有搏动)。
- 将导丝穿入穿刺针,同时观察心电图变化。
  - ❶导丝长度一般超过 50cm,但是穿入深度不宜超过 20cm,否则会引起心律失常。
- 缓慢移除穿刺针,同时保证一只手始终握住导丝的近心端或末端。
- 将扩张器穿入导丝,并稳固地穿入皮肤。
  - 这可能需要用刀片在皮肤上做一个小的切口。
  - 扩张器只需进入静脉 2~3cm,无需全部进入。

- 在扩张器中自由移动导丝,以确保导丝未打结。
- 移除扩张器,并用纱布压迫穿刺点以擦净渗出的血液。
- 将导管穿入导丝,直到导丝穿出导管末端(松开夹闭器)。
  - ·这可能需要回撤一些导丝
- 一只手握住导管出口位置的导丝,另一只手将导管推送入皮肤。
  - ►避免握住导管,特别是它的尖端。
    - ·右侧径路插入 16cm,左侧径路插入 20cm。
  - 拔出导丝。
    - ·血液应该顺着导管末端流出。
  - 回抽并生理盐水冲洗所有管腔。
  - 用缝线或固定装置将导管固定于皮肤。
  - 用透明敷料覆盖。
  - 需要一张胸片来确定导管位置,确保没有发生气胸。

收集整理材料

- 日期,时间,适应证,获得知情同意。
- 成功穿刺的部位和位置。
- 尝试没有成功的部位、位置和并发症。
- 无菌技术:手套、大衣、帽子、口罩、无菌消毒剂的类型。
- 局部麻醉:类型和浸润的剂量。
- 使用的技术:例如标志物,超声引导。
- 使用的导管:长度和型号。
- 回抽和冲洗。
- 在体导管长度(在皮肤上的长度)。
- 胸片:导管尖端的位置,有/没有气胸。
- 签名,盖章,联系方式。

操作步骤提示

操作开始前

- 穿刺前检查凝血功能,目标值为 INR<1.5,且血小板>50×10^9/L。
- ❶直接压迫不能应用于锁骨下静脉, 所以有凝血功能障碍的患者应该避免这个穿刺路径。
- ❶锁骨下静脉置管比颈内静脉置管更容易引起气胸, 所以锁骨下静脉穿刺方式应该避免用于肺部过度通气患者。

● 尽量减少出血。

● 穿刺针首先会碰触到锁骨下缘,然后小心地避开锁骨,无论如何穿刺针的角度应该始终平行于地面。

● 让助手将患者身体同侧的手臂向后拉有助于穿刺针进入。

● 如果没有沙袋,可以用毛巾卷或用 1L 的水袋外覆被单作为替代。

操作过程中

● ▶锁骨下静脉一般 3~4cm 即能到达,如果超过这个深度仍未能刺入静脉,不要再继续进针。

● ▶如果穿入导丝过程中有阻力,不要将导丝强行穿入:

·尝试减小穿刺针角度以使穿刺针能够跟血管的长轴更加平行。

·通过回抽注射器来检查穿刺针是否仍然在静脉内。

·尝试旋转穿刺针头以使针头斜面避开任何障碍。

● 使用锁骨下静脉途径引起导管错位更加普遍,特别是误入身体同侧的颈内静脉中。

·很多导丝都有一个"J"形尖端,用"J"形尖端的尾部做引导可以帮助正确放置。

● ▶遗失导丝通常是灾难性的,所以通常要用一只手握住导丝的近心端或末端。

● ❶要始终警惕不经意间刺穿动脉的可能性(框 18.9):

·指征包括:搏动的血流,高压力血流或是颜色鲜红的血流(不存在低血压或低氧的情况下)。

·如果有任何怀疑都不要扩张。

● 在注射器中装入生理盐水可以更方便地冲洗注射针,但同时也给区分动脉血和静脉血带来了困难。

操作完成后

● 经左侧置管会增加血管损伤和血栓形成的可能性,主要是因为导管深度不够导致导管尖端紧贴在上腔静脉上方的外侧管壁上。

·操作者必须确保左侧导管足够长,以确保导管尖端能够置于上腔静脉下方位置。

● 在胸片上确认导管位置以及没有发生气胸。

·导管尖端应该位于上腔静脉和右心房连接处，近似于隆突水平。

替代方法

- 中间径路方法：锁骨中内 1/3 交界处。
- 一侧径路方法：锁骨中点外侧，通常使用超声引导。

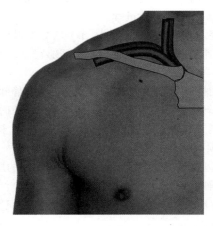

图 18.2　右侧锁骨下静脉的体表解剖。（见彩图）

框 18.9　穿刺针可能损伤的结构

静脉前方

- 锁骨。
- 锁骨下肌肉。

静脉后方

- 膈神经。
- 前斜角肌。
- 锁骨下动脉。

静脉下方

- 第一肋。
- 胸膜。

中心静脉通路:超声引导

▶目前英国推荐在做任何中心静脉置管时都应考虑应用超声引导(2002 年英国国家优化卫生与保健研究所指南)。

超声基础知识

- "超声"是指人耳听不到的高频率声波(>20kHz)。
- 医学超声频率一般内 2~14MHz。
- "线形的"(直线)传感器是选择血管和其他体表结构成像的探头。
- 中心静脉通路的探头频率应该为 7.5~10MHz。

基本参数控制

- 频率。
  - ·频率越高,分辨率越高,但是越不易穿透深部组织。
- 增益。
  - ·增益控制可以改变回声信号的放大率。
  - ·增益可以改变成像的灰阶显示(可以看作增加亮度)但是不能提高成像质量。
- 深度。
  - ·屏幕上成像深度可以手动调节。
  - ·可以清晰地看到准备置管的深部血管结构。
- 焦距。
  - ·焦点通常以一个箭头的形式在图像边缘显示。
  - ·在这一点上,成像通常是最灵敏的,但是更深部结构的分辨率将大打折扣。
  - ·焦点在准备置管的静脉上应该成线形排列。

方向

- 按照惯例,屏幕的左侧应该是患者位于操作者左侧的部分(例如,如果操作者面对患者则应该是患者的右侧部分,如果操作者从患者的后方扫描应该是患者的左侧部分)。
  - ·触碰探头边缘并观察屏幕上的运动,以确保传感器运行正常。

操作步骤:颈内静脉置管

- 患者摆好适合的体位,在患者颈部涂上无菌凝胶。

- 像穿袜子一样打开探头套,让助手在探头底部涂上超声凝胶,然后小心地将探头装入探头套,操作者可以运用无菌技术沿着电缆展开探头套。
- 将探头放在标记静脉的表面(血管短轴)。
- 在屏幕上寻找相邻的两个黑色的圈,即为动脉和静脉。
- 通过探头压迫的方式辨别血管。
  - ·静脉容易被压闭,动脉不易被压闭。
  - ·动脉有搏动。❶注意当患者头朝下时颈内静脉同样有搏动(即颈静脉搏动)。
  - ·动脉从横断面上看一般是圆形,静脉一般是椭圆形或近似椭圆形。
- 在患者颈部上追踪静脉走向,找到动脉在静脉内侧的位置,操作者用非优势手在这一点上固定探头,并在屏幕的中心显示静脉。
- ❶不要太用力压迫探头——这样可能会压闭静脉。
- 操作者用优势手在探头所在的中心位置周围的皮肤上注入局麻药。
- 将穿刺针刺入探头中心位置的皮肤。
- 轻轻地刺入和拉出穿刺针以便在屏幕上确定针头尖端的位置和穿刺针的走向。
  - ·❶针头尖端只有和超声束在同一平面上才能显现。
- 边回抽边进针,保证针头尖端始终在视线内。
- 一旦刺入静脉,血液将被负压吸入注射器,将针头放平以确保血液可以持续被吸入注射器。这时,可以移走探头,并用Seldinger技术进行静脉置管。
- 如果需要,超声可以在后面的步骤运用,以确保导丝在静脉内。

静脉输注

物品准备

- 手套。
- 一个合适的输液袋。
- 输液器。
- 输液架。

● 生理盐水冲洗过的 10mL 空针。

操作步骤

● ⚠静脉注射需要静脉通路。

● 核对输液袋内的液体与处方单上的液体是否一致。

● 请同事再次核对输液袋内的液体与处方单上的液体是否一致,并在处方单上签名确认。

● ⚠用几毫升的生理盐水冲洗患者的导管,以确保没有阻力。如果有堵塞的迹象,或是置管处有肿胀,或是患者诉疼痛,都需要重新置管。

● 从无菌包中打开输液袋和输液器。

● 展开输液器,并关闭调节阀。

● 移开输液器尖端的无菌盖和输液袋出口的无菌盖。

● 用力将输液器的末端插入输液袋的出口。

● 倒置输液袋并悬挂于合适的输液架上。

● 挤压滴注器使其一半充满液体。

● 打开部分调节阀使液体流出,直到看到液体流到输液器尾部(最好在输液器尾部下方放置一个水槽,以防液体溢出)。

● 如果有气泡出现,尝试轻敲或轻弹输液管。

● 当输液器中充满液体时,将输液器连接到导管上。

● 调节调节阀并观察滴注器中的滴速。

● 根据医嘱调节滴速(框 18.10 和表 18.2)。

收集整理资料

● 确认液体和(或)药品清晰地标记了日期,并按照当地政策规定签字。

● 护理记录和(或)医学记录应该完整,包括注射给药的原因。

● 医学记录应该用于记录所有由输液管理所产生的问题。

● 置管的部位(和置管资料上)应该标注日期并签字。

● 确保所有液体检查表完整并在适当的时候进行了更新。

● 确保所有记录的条目结尾都有操作者的签名、盖章和联系方式。

框 18.10　滴速

- 大部分输液都倾向于用电子设备以规定好的速率泵入液体。但是,专业护理人员能够手动设定一个准确的流速仍然是非常重要。
- 用标准注射器,透明液体会形成大约 0.05mL 的滴量——也就是说,每毫升大约形成 20 滴。然后可以根据表 18.2 中规定的输液速度来计算出每分钟的滴数。

表 18.2　滴速

每升液体的给药小时数	输液速度(mL/h)	输液速度(mL/min)	滴速(滴/分钟)
1	1000	16	320
2	500	8	160
4	250	4	80
6	166	3	60
8	125	2	40
10	100	1.6	32
12	83	1.4	28
24	42	0.7	14

动脉导管置入

以下是桡动脉置管的相关操作步骤。

禁忌证

- 穿刺部位感染。
- 在同一手臂上有动静脉瘘。
- 穿刺部位的近心端有外伤。
- 动脉分布上血管功能不足以置管。

- 明显的凝血功能异常。

风险

- 非血管因素:表面出血,感染,不经意的动脉刺伤。
- 血管因素:血管痉挛,血栓形成,血栓栓塞,空气栓塞,血管损伤,远端缺血。

物品准备

- 动脉置管包:
  - ·动脉导管(20G),穿刺针,导丝。
- 无菌手套,无菌衣(有/无手术帽子和口罩)。
- 带有无菌单的敷料包。
- 无菌消毒剂(例如,2%双氯苯双胍己烷)。
- 局麻药(例如,1%利多卡因),22G 穿刺针,5mL 注射器。
- (可选)连有三通的短的延长管(已用普通生理盐水冲洗)连接在装有普通生理盐水的 10mL 注射器上。
- 缝线。
- 肝素化盐水加压袋转换装置。

操作步骤(改良的 Seldinger 技术)

- 自我介绍,消除患者紧张情绪,向患者解释操作步骤,并获得知情同意书。
- 选择动脉置管的部位。
- 摆好前臂的位置以便操作,并伸展腕关节。
- 使用无菌技术设置手推车:
  - ·在手推车上打开无菌敷料包以创建一个无菌区域。
  - ·打开动脉置管包并放置于无菌区域。
- 用手术消毒技术洗手,穿无菌手术衣,戴无菌手套。
- 用无菌清洗液清洁手腕、手和前臂,并用布帘创建无菌场地。
- 操作者用非优势手触诊桡动脉,并用局麻药浸润搏动点上方皮肤。
- 向着桡动脉搏动处,以 30°~45°角刺入动脉穿刺针(不要连接注射器)。
  - ·也可以用没有活塞的注射器,这样可以识别动脉搏动,且不会出现额外渗血。

- 一旦刺入动脉,血液将从针芯中喷射出来。
- 保持穿刺针不动,将导丝穿入穿刺针针芯。❶不要强行穿入导丝。
- 固定导丝的同时移除穿刺针。
- 将动脉导管穿入导丝,并确保始终能够通过导管的末端看到导丝。
- 一只手握住导丝的末端,另一只手将动脉导管推送入皮肤。
- 拔出导丝。
  - ·如果导管在动脉内,血液应该从导管末端突然涌出。
- 连接带有三通的短的延长管,回抽并用普通生理盐水冲洗,然后关闭三通阀门。
  - ·或者,立即连接加压转换装置进行回抽和冲洗。
  - ·❶不要延迟连接转换装置和冲洗袋。
  - ·❶格外小心不要让任何空气气泡进入动脉内（避免远端栓塞的风险）。
- 缝合固定。
- 贴上动脉导管标签,并告知相关人员。

收集整理材料

- 日期,时间,适应证,获得知情同意。
- 成功穿刺的部位和位置。
- 没有尝试成功的部位、位置和并发症。
- 无菌技术:手套、大衣、帽子、口罩、无菌消毒剂。
- 局部麻醉:类型和浸润的剂量。
- 使用的技术:改良的 Seldinger 技术,经穿刺针置管。
- 使用的导管规格:20G。
- 回抽和冲洗。
- 签名,盖章,联系方式。

操作步骤提示

- ❶如果穿入导丝过程中有阻力,不要将导丝强行穿入,尝试减小穿刺针角度,且不要将穿刺针从动脉内拔出。
- ❶用一个铺单铺在地板上,因为操作过程中可能会弄脏地板。
- ▶改良的 Allen 试验应该在桡动脉穿刺之前进行,用于评估手的其他血液旁路供给,但是在预测缺血损伤方面也并不完全可靠。

改良的 Allen 试验

- 在腕关节处压迫桡动脉和尺动脉,并嘱患者握紧拳头。
- 嘱患者松开手。
- 松开尺动脉上方的压力。
- 观察手掌的颜色恢复情况。
  - ·正常情况下 5~10 秒内颜色可恢复。
- ▶超过 15 秒钟颜色恢复考虑尺动脉旁路供给不充分,桡动脉置管则不应该进行。

细针穿刺(FNA)

细针穿刺是一种获取肿块性病变细胞学取样检查的方法。这项操作应由经验丰富的医生或者在其严格监督指导下完成。

▶细针穿刺最常用于放射科,并由经验丰富的放射科医生在超声或 CT 引导下操作。下面介绍既往无影像学引导下的"盲穿"技术。

禁忌证

- 出血倾向。
- 反复感染。
- ❗邻近重要器官。
  - ·如果条件允许可在影像学引导下完成。

风险

- 出血。
- 局部感染。
- 可能损伤穿刺部位周围组织结构,如血管、神经。

物品准备

- 局麻药(如 1%利多卡因)。
- 小管径细针(蓝色)和 10mL 注射器。
- 无菌包。
- 消毒液(如氯己定)。
- 中等管径的细针(绿色)。
- 抽吸用的 10mL 或 20mL 注射器。

- 无菌手套。

操作步骤

- 自我介绍,核对患者信息,解释操作过程及目的,获得患者知情同意。
- 根据活检位置,协助患者摆出易触及肿块的体位。
- 充分暴露肿块位置。
- 洗手,戴无菌手套。
- 用消毒液消毒穿刺区域并覆盖无菌洞巾。
- 对皮肤、皮下组织逐层麻醉,边进针边抽吸以免刺入静脉,并提醒患者可能会出现"锐痛"。
- 用非优势手固定肿块。
- 用优势手回抽注射器芯,使注射器始终保持负压,将穿刺细针由皮肤刺入肿块位置。
- 一旦到达肿块位置,将穿刺细针轻微前后移动以获取较多数量的细胞。
- 如果需要,可在病变处进行多次穿刺以便获得足够数量的样本。
- 不要在注射器里存留大量样本,通常情况下穿刺针里留少量样本就足够了。
- 拔出穿刺针,将细胞样本送检(应轻柔缓慢地将细针内的样本排出到合适的容器内)。
- 穿刺处覆盖无菌纱布。

替代方法

- 细针穿刺有两种方法。
- 有些医生使用不连接注射器的小细针(蓝色)。
  - 在肿块病变处快速地进出,有时也进行旋转。
  - 细胞样本通过毛细管作用技术储存在细针内,然后用空针将其排出。
- 这种毛细管作用技术可获得大量完整的细胞,而使用注射器时产生的负压会破坏细胞膜。

收集整理材料

- 日期、时间。
- 适应证,获得知情同意。

- 局麻药的种类和剂量。
- 穿刺位置。
- 是否采用无菌技术?
- 穿刺次数?
- 获得样本的数量和颜色。
- 任何紧急的并发症。
- 所获得样本的检验申请单。
- 签名,盖章及联系方式。

操作步骤提示

- 如果条件允许,应借助影像学操作。
- 提前与病理科联系以确保使用合适的转运培养基。
  - ·尽可能快速分析,获取诊断,如果细胞样本量不足,可重复穿刺。

腰椎穿刺

禁忌证

- 穿刺部位皮肤或皮下组织感染。
- 凝血障碍或血小板减少症。
- 引起幕上腔和幕下腔压差增大的颅内压增高的疾病,最常见于颅内占位性病变。如果不能确定,先做影像学检查。

风险

- 术后头痛。
- 感染。
- 出血(硬脑膜外、硬脑膜下、蛛网膜下腔)。
- 下肢感觉迟钝。
- 脑疝(要核实当地涉及狼疮性脑病等禁忌证的操作记录及是否提前行颅脑 CT 检查)。

物品准备

- 无菌手套。
- 无菌包(包括洞巾、棉球、小治疗碗)。
- 消毒液(如碘酒)。
- 无菌纱布敷料。

- 1 个 25G 针头(橙色)。
- 1 个 21G 针头(绿色)。
- 腰椎穿刺针(通常选用 22G)。
- 腰穿测压表。
- 三通(可能在腰穿包里)。
- 5~10mL 1%利多卡因。
- 2 个 10mL 注射器。
- 3 个收集脑脊液的无菌试管和 1 个测量葡萄糖浓度的生化管。

操作步骤

- 自我介绍,核对患者信息,向患者解释操作过程及目的,获得患者知情同意。
- 患者左侧卧位,使颈部、膝盖、臀部尽可能地屈曲。
  ·确保患者能舒适地保持以上姿势。
- 将一个枕头放置于患者双膝之间以防止骨盆倾斜。
- 将收集脑脊液的试管编号为"1""2""3"。
- 确定髂嵴的位置,其垂直连线下方的椎间隙相当于第 3~4 腰椎棘突间隙。
- 用笔标记穿刺的椎间隙位置。
- 洗手,戴无菌手套。
- 打开所有器械包以确保它们能够正确连接。
  ·通常使三通管拥有多个弯曲是有意义的, 因为这样它能保持住。
- 用消毒液和棉球以穿刺点为中心向外消毒, 并覆盖无菌洞巾。
- 将利多卡因(使用 10mL 注射器和橙色针头)在穿刺处注射一个小皮丘。
- 将橙色针头更换为绿色针头,并用利多卡因向深层麻醉。
- 等待 1 分钟左右直到局麻药起效。
- 持穿刺针,以垂直背部的方向或略向脐部方向缓慢刺入。
  ·保持穿刺针斜面朝向头侧。
- 缓慢进针约 5cm。
- 待感针峰抵抗感突然消失时表明已进入蛛网膜下腔(多练习就会感受到)。

- 此时将针芯慢慢抽出,可见脑脊液流出。
- 测量脑脊液压力:通过三通管将穿刺针与测压计连接(脑脊液进入测压计,这样就可以读取压力数值)
- 转动三通管的开关方向,使测压计内的脑脊液以可控的速度流出,随后的脑脊液无压力自由流出。
- 按照收集脑脊液的试管编号依次收取 5~6 滴脑脊液。
- 用于测量葡萄糖的生化管可以多取一些脑脊液。
- 收集脑脊液后关闭三通,再次测压("关闭压力")。
- 将穿刺针、三通、测压计一起取下。
- 覆盖无菌纱布敷料。
- 将脑脊液标本送检。
  - ·细胞计数(1、3 号试管)。
  - ·显微镜检查、培养、敏感性分析(1、3 号试管)。
  - ·生化:葡萄糖(生化管),蛋白(2 号试管)。
- 建议穿刺术后患者至少平卧 1 小时,并嘱咐护士进行神经系统检查(见当地相关指南)。

收集整理材料

- 日期、时间、适应证,获得知情同意。
- 穿刺位置。
- 收集脑脊液前的穿刺次数。
- 收集脑脊液前的压力和收集后的压力。
- 脑脊液的容量和性状。
- 送检的样本量。
- 紧急并发症。
- 签名,盖章及联系方式。

操作步骤提示

- 一般使用最小号的脊髓穿刺针。
  - ·在一些中心, 使用尖头针很大程度上降低了术后头痛的发生率。
- 如果针头触及骨面,不要继续进入,退出少许,调整针头方向,逐步进针直至椎间隙。
- 腰穿可以采取坐位,身体前倾,尤其适用于肥胖患者。然而,坐位时测压会不准确。

男性导尿术

禁忌证

- 尿道/前列腺损伤。

风险

- 尿路感染。
- 败血症。
- 疼痛。
- 血尿。
- 通过前列腺形成"假通道"。
- 尿路损伤。
- ❗警惕乳胶过敏。

物品准备

- 男性福莱导尿管,一般为 12~14G。
- 10mL 注射器,内有无菌水。
- 内有 1%利多卡因凝胶的注射器(如 Instilligel®)。
- 尿袋。
- 无菌手套。
- 导尿包里包括洞巾、肾形盘、棉签/棉球,小治疗碗 1 个。
- 无菌水/氯己定。

操作步骤

- 自我介绍,核对患者信息,向患者解释操作过程及目的,获得患者知情同意。
- 协助患者取平卧位,暴露外阴。
  - ·暴露脐至膝盖处。
- 采用无菌操作,打开导尿包,将氯己定或无菌水倒入治疗碗内。
- 洗手,戴无菌手套。
- 铺洞巾,将阴茎露出。
- 非优势手握住阴茎并垂直提起。
- 将包皮向后推,使用无菌水或氯己定从中心向外清洁擦拭尿道口周围。

- 垂直提起阴茎,在尿道口滴入局麻药。
- 等待至少 1 分钟直到局麻药起效。
- 将肾形盘置于两腿之间。
- 去掉尿管外面的塑料外层,注意不要触及尿管。
- 当插入尿管时去掉外面的塑料薄膜。
- 插管至尿管标志位置。
  - ·如果插管遇到阻力,不要强行插入,退出少许,将阴茎完全提起,缓慢插入。
- 尿管进入膀胱后可见尿液流出。
  - ·将尿管的末端置于肾形盘内以防止漏尿。
- 根据尿管上注明的球囊容积(在球囊的袖口处)向球囊注入等量的无菌水。
  - ·▶注意患者的面部表情,嘱患者如果出现疼痛及时告知。
- 一旦球囊充满后,去除注射器,连接尿袋。
- 轻拉尿管直到有阻力感,即证实尿管已位于膀胱颈。
- 将包皮复位(可防止包皮嵌顿)。
- 协助患者穿好衣裤。

收集整理材料

- 日期、时间。
- 适应证,获得知情同意。
- 尿管型号。
- 是否采用无菌技术?
- 注入球囊的无菌水的量。
- 残尿量。
- 包皮是否复位?
- 任何紧急并发症。
- 签名、盖章和联系方式。

操作步骤提示

- 前列腺增生是常见的导尿困难情况之一。尝试以下方法可以减轻插管困难:
  - ·确保尿管涂擦适当的润滑剂。
  - ·如果插管至前列腺处遇到阻力,可以将阴茎在两腿之间保持水平位置。

　　·嘱患者扭动脚趾。

　　·遇到阻力时向后旋转尿管,再向前进入。

　　·如果插管失败,换用大型号尿管(如,16F 替代 14F)以防止其在尿道内弯折。

　●　如果尿管已完全进入,但未见尿液流出:

　　·触及膀胱壁:提示尿管位置不当。

　　·人工按压膀胱区使尿液流出。

　　·采用注射器抽吸或者无菌生理盐水冲洗。

　●　▶如果尿管仍插入困难,寻求帮助。

　　·如果以上方法均失败,采用耻骨上膀胱造瘘。

女性导尿术

禁忌证

　●　尿路损伤。

风险

　●　尿路感染。

　●　败血症。

　●　疼痛。

　●　血尿。

　●　尿路损伤。

　●　🛈警惕乳胶过敏。

物品准备

　●　女性福莱导尿管,一般管径为 12~14G。

　●　10mL 注射器,内有无菌水。

　●　装有 1%利多卡因的注射器(如 Instilligel®)。

　●　尿袋。

　●　无菌手套。

　●　导尿包里包括洞巾、肾形盘、棉签/棉球,小治疗碗 1 个。

　●　无菌水/氯己定。

操作步骤

　●　自我介绍,核对患者信息,向患者解释操作过程及目的,获得患者知情同意。

- 协助患者取屈膝仰卧位,暴露腰部以下。
- 采用无菌操作,打开导尿包,将氯己定或无菌水倒入治疗碗内。
- 洗手,戴无菌手套。
- 铺洞巾,将尿道外口露出。
- 用非优势手分开并固定小阴唇。
- 使用无菌水或氯己定从中心向外清洁擦拭尿道口周围。
- 在尿道口滴入局麻药。
  - ·至少等待 1 分钟直到局麻药起效。
- 将肾形盘置于两腿之间。
- 去掉尿管外面的塑料外层,注意不要触及尿管。
- 当插入尿管时去掉外面的塑料薄膜。
- 插管至尿管标志位置。
- 尿管进入膀胱后可见尿液流出,将尿管的末端置于肾形盘内以防止漏尿。
- 根据导尿管上注明的球囊容积(在球囊的袖口处)向球囊注入等量的无菌水。
- ▶注意患者的面部表情,嘱患者如果出现疼痛及时告知。
- 一旦球囊充满后,去除注射器,连接尿袋。
- 轻拉尿管直到有阻力感,即证实尿管已位于膀胱颈。
- 协助患者穿好衣裤。

收集整理材料

- 日期、时间。
- 适应证,获得知情同意。
- 尿管型号。
- 是否采用无菌技术?
- 注入球囊的无菌水的量。
- 残尿量。
- 任何紧急并发症。
- 签名、盖章和联系方式。

操作步骤提示

- 下尿管时采用边旋转边进入的方式会减轻下尿管困难。
- 嘱患者向下用力可使尿道口暴露明显。

- 如果尿管已完全进入,但未见尿液流出:
  - ·触及膀胱壁:提示尿管位置不当。
  - ·人工按压膀胱区会使尿液流出。
  - ·采用注射器抽吸或者无菌生理盐水冲洗。
- ▶如果尿管仍插入困难,寻求帮助。
  - ·如果以上方法均失败,采用耻骨上膀胱造瘘。

基本气道管理

开通气道

患者呈仰卧位,操作者位于患者头侧。目的是防止舌后坠而引起会厌或舌根堵塞气道(框 18.11 和图 18.3)。上述操作不需要器械。

开始之前

- 寻求帮助!
  - ·即使能获得合适的医疗器械,一个人也很难妥善处理气道阻塞的患者。

头部后仰

- 一手置于患者前额并使其后仰,伸直颈部。

抬起下颌

- 一手拇指在前,两手指置于下颌骨的隆突下。
- 向前抬起下颌骨。

托下颌

- 手指置于下颌角后。
- 每只手的鱼际隆起处置于患者脸颊。
- 手指向前拉下颌,同时用拇指将口打开。

框 18.11　头部后仰/抬起下颌
- 头部后仰和抬起下颌同时进行。
- ▶如果怀疑颈脊髓损伤,不宜行头部后仰和抬起下颌。
- 如果出现上述情况只可以托下颌。

- 如果患者戴面罩,大鱼际可以固定好面罩与脸颊部缝隙处。

操作步骤提示

- 每一步操作后检查是否成功。
- 在实践操作前,在复苏模型上反复练习有其重要价值。
- 对于使用面罩或球瓣面罩通气患者,使用上述手法。

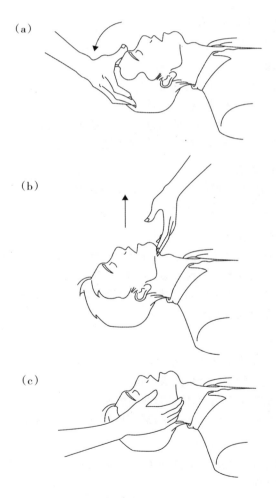

图 18.3 开通气道。(a)头部后仰。(b)抬起下颌。(c)托下颌。

口咽通气

- 经口插入一根特定弯曲的硬管。硬管上的凸缘会限制插入的深度。
- ❶当患者处于半昏迷状态下使用。

适应证

- 意识水平下降的患者。

禁忌证

- 呕吐反射活跃患者。
- 清醒患者。

操作步骤

- 弯曲向上插入口咽通气管。
- 一旦进入口内,将通气管旋转180°。
- 沿着舌根弯曲处继续插入,直到凸缘抵住牙齿或牙龈。
- 确保无恶心、打鼾、呕吐,空气进出通畅。

操作步骤提示

- 可以使用抽吸管(10号,12号或14号导管)。
- 借助压舌板插入口咽管。

口咽通气管型号

- 口咽通气管有不同的型号,并且以颜色来区分。
- ▶通过测量患者一侧面部的口角与下颌角距离来选择合适型号的口咽通气管。测量方法为口咽通气管的凸缘置于口角,尖端置于下颌角(图18.4)。

鼻咽通气

- 半昏迷患者鼻咽通气比口咽通气耐受性好。
- 鼻咽通气管是一个带凸缘的软塑料管。
- 该管的咽端有斜面,体部弯曲易插入。
  - ·一些通气管设计为有小的凸缘以防止通气管脱落入鼻腔。

适应证

- 意识水平下降的患者或者不能耐受口咽通气的患者(完全的呕吐反射)。

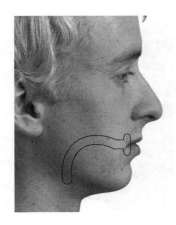

图 18.4　通过测量口角至下颌角的距离选择合适型号的口咽通气管。

禁忌证

- 已知的颅底骨折（相对禁忌证）。

操作步骤

- 润滑鼻咽通气管。
- 将通气管有斜面的一端从相对通畅的一侧鼻孔插入。
- 经鼻腔底部插入。
- 高度不要超过对侧眼球的背面。
- 如果需要可使用 10 号或 12 号导管抽吸。
- 直到凸缘顶住鼻孔。

操作步骤提示

- 如果插入困难,尝试从另一侧鼻孔进入。

鼻咽通气管型号

- 有多种型号,并在通气管侧面标注。
- 比较患者小手指长度和鼻孔至耳屏的距离来选择合适型号的通气管(图 18.5)。

喉罩通气(LMA)

- 通气管连接充气气囊("面罩"),后者环绕管底,且与喉口紧密相贴。

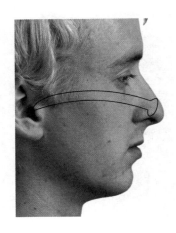

图 18.5　测量鼻孔至耳屏的距离来选择合适型号的通气管。

- ►但这样不能防止胃内容物的吸入。

适应证

- 需要通气的意识不清患者。

禁忌证

- 清醒患者(完全)。
- 颌面部创伤。
- 吸入危险。
- 孕 16 周以上。

操作步骤

- 确认气囊充气与放气自如。
- 插入时充气面罩处于放气状态。
- 使用 20mL 注射器将气囊抽气干净。使用含水凝胶润滑通气管。
- 头后仰,伸直颈部(除可能颈椎损伤外)。
- 采用握笔姿势握住喉罩气囊的部位。
- 面罩朝下,沿着上颚底部进入直到咽后壁。
- 通气管向下、向后插入,直到有抵抗感(如果必要可使用示指协助操作)。
- 将手抽出,用一定量的空气将面罩充气(一般 20~30mL)。

·轻轻将喉罩通气管向口外提升，如果位置准确喉头就会推向前。

- 连接球瓣面罩进行通气。
- 听诊两侧腋下区以确认肺部是否通气。
- 将牙垫/口咽通气管靠近喉罩通气管插入以防止患者咬掉。
- 用胶带丝带固定。

操作步骤提示

- 如果放气或润滑不充分,或者没有顶住硬腭插入,喉罩会自行向后折叠而使插入过程困难或者阻碍喉罩置于准确的位置(图 18.6)。

氧气管理

▶氧气作为一种药物,使用正确浓度时可拯救生命,但也有副作用。

吸氧处方

吸氧处方应由医务人员开具,并包含以下内容:

- 持续吸氧或间断吸氧。
- 流速/使用率。

(a)

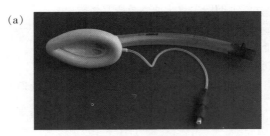

(b)

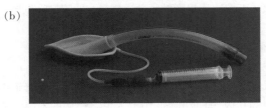

图 18.6 喉罩通气。(a)充气。(b)放气。(见彩图)

- 血氧饱和度需达到的目标值。

操作步骤

- 向患者解释吸氧目的,获得患者知情同意。
- 选择合适的氧气输送装置。
- 选择合适的初始吸氧浓度:
  - ·心脏或呼吸骤停:100%。
  - ·低氧血症合并 $PaCO_2<5.3KPa$:40%~60%。
  - ·低氧血症合并 $PaCO_2>5.3KPa$:初始 24%。
- 如果条件允许,给氧之前测量室内的氧分压(PaO_2)。
- 吸氧,监测血氧饱和度(SaO_2),30 分钟内复查动脉血气分析(PaO_2)。
- 如果持续低氧状态,则患者需要呼吸辅助支持。

氧气管理设备

- 吸氧的方式取决于呼吸衰竭的类型、严重性、呼吸方式、呼吸频率、二氧化碳潴留风险、是否需要湿化及患者的依从性(图18.7)。
- 每一个氧气输送装置由氧气供应、流速、管道接口和加湿装置组成。

鼻导管

- 将鼻导管上的两个短头插入鼻腔直接吸氧。
  - ·能较长时间使用。
  - ·防止二次吸入。
  - ·吃饭和说话时不受影响。
- 可能出现局部刺激、皮炎、鼻出血,所以氧流量通常小于4L/min。

低流量氧气面罩

- 吸氧浓度取决于患者的每分通气量。低流量吸氧导致呼出的气体二次吸入(呼出到面罩内的气体不能完全排出)。

固定性能的面罩

- 恒定的氧气浓度,不依赖于每分通气量。
- 面罩包含“文丘里”管道。相对低流量的氧气在管道中被迫进入狭窄的孔内,通过几个孔隙混入恒定比例的室内空气来产生更大的流量。

局部的、非二次吸入面罩

● 此类面罩拥有一个充满纯氧的储气袋,并基于一个能够阻止吸入氧气与呼出气体混合的活瓣系统。

● 吸氧浓度由氧流量控制。

高流量吸氧

● 特定浓度的空气或氧气通过高流量调节器,进而在面罩或鼻导管处产生(50~120)L/min 的流量。

● 呼吸窘迫患者的氧流量要与其快速的呼吸频率精确匹配,通常使用湿化器。

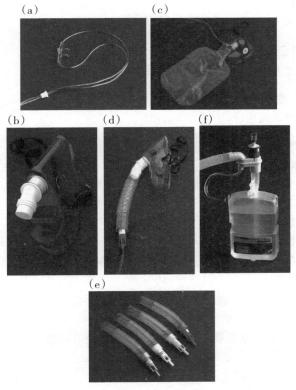

图 18.7 (a)鼻导管。(b)低流量 / 多种吸氧浓度面罩。(c)非二次吸入面罩。(d)带文丘里活瓣的面罩。(e)选择文丘里活瓣。(f)湿化装置。(见彩图)

呼气流速峰值(PEFR)测定

背景

- 正常值因身高、年龄、性别差异而不同（图 18.8）。
- 所获得的峰值需要与上述因素和（或）患者以往最好的 PEFR 值比较。

适应证

- 哮喘。急性发作期评价病情严重性或者慢性期确定治疗反应的可逆性(差值>60L/min 判断可逆)。
  - 通过测量 PEFR 两周内的最大变化值也能辅助诊断哮喘。
- PEFR 在 COPD 评估方面也具有一定的价值，尤其是评价对吸入支气管扩张剂反应的可逆性程度。

禁忌证

- 危及生命的哮喘或者急性呼吸窘迫综合征。

物品准备

- 呼气流速计。
- 一次性清洁管嘴。

操作步骤

- 介绍自己,核对患者信息,向患者解释操作过程及目的,获得患者知情同意。
- 患者呈站立位或者坐位。
- 确认流量计设定为"0"。
- 嘱患者深吸气,然后握住管嘴将其放入口中,口唇紧紧包裹住管嘴。
  - ▶确保患者握住装置的一侧,防止其手指盖住显示器。
- 嘱患者尽可能快而有力地吹气。
  - 有时患者很难理解或做到这一点，使患者想象正在吹灭房间另一端的蜡烛的解释或建议可能有用。
- 记录显示器上的数值。
- 重复上述过程,记录三次结果的最佳值。
- 如果患者做记录,向患者解释如何正确做记录(有时需要做两周记录以评估日间变化)。

操作步骤提示

• 如果患者很难正确操作,可以进行简短的演示。

• 如果最高的两个值都没有在 40L/min 之内,则需要进一步测量其他值。

收集整理材料

• 记录 PEFR 最高值,单位 L/min,患者既往最佳或达到预期 PEFR 的比例。

• 记录时间。患者是否在治疗前后均做了测定。

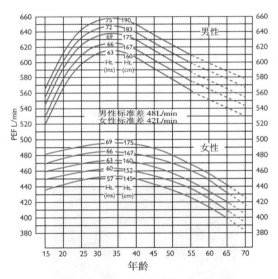

图 18.8 不同年龄、性别的 PEFR 正常参考值。From BMJ 1989；298：1068-70。

吸入器技术

定量雾化吸入器

• 为有效使用需动作协调,不含剂量计数器。

• 不适合幼儿、老年人或关节炎影响手部活动者(图 18.9)。

用法

- 一次只使用一个剂量。
- 打开盖子并摇动吸入器数次。
- 坐直,完全呼气。
- 将吸入口插入口中,用唇包裹使其密封。
- 深吸一口气。开始吸气后下压药品罐,同时继续吸入。
  - 药品罐应恰好在吸入开始后下压,而不是吸入之前。
- 缓慢地深吸气。
- 移开吸入器,屏住呼吸 10 秒或更长,只要感觉舒适。
- 恢复正常呼吸直到下次应用,必要时重复以上动作。
- 盖上盖子。

自动吸入器

- 这是"呼吸驱动"吸入器,随呼吸自动释放一个剂量的药物(图 18.10)。
- 不需要手部协调。
- 启动杆较难使用,需要在每次应用之前启动。

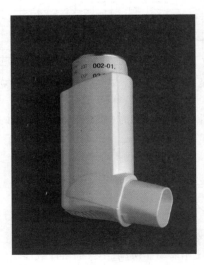

图 18.9 定量雾化吸入器(MDI)。图为沙丁胺醇吸入器。(见彩图)

用法

- 打开盖子并摇动吸入器数次。
- 推动启动杆到垂直位置,同时保持吸入器直立。
- 坐直,完全呼气,将吸入口插入口中,用唇包裹使其密封。
- 缓慢地深吸气。
  - ·吸入器发出咔嗒声时不要停止吸入。
- 移开吸入器,屏住呼吸 10 秒或更长,只要感觉舒适。
- 推动启动杆向下,恢复呼吸直至使用下一剂量。
- 使用后,盖上盖子。

操作步骤提示

- 不能用手操作启动杆的患者可以使用桌子边缘之类的硬物表面帮助操作。
- 吸入器只能使用标签上注明的计量次数。
- 患者吸入时应缓慢、平稳,而不应剧烈、快速。

爱莎吸乐

- 呼吸驱动吸入器,是一种只有打开盖子才启动的自动吸入器,因此连续应用之间必须关闭并再次打开盖子(图 18.11)。

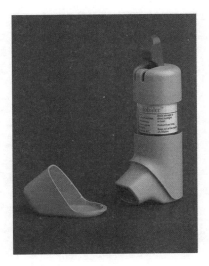

图 18.10 典型自动吸入器。(见彩图)

用法

- 摇动吸入器数次。
- 直立握住,打开盖子做好准备。
- 坐直,完全呼气,将吸入口插入口中,用唇包含使其密封。
  - 确保手指没有堵住顶部的气孔。
- 缓慢地深吸气。
  - ⚠吸入器喷气时不要停止。
- 移开吸入器,屏住呼吸 10 秒或更长,只要感觉舒适。
- 盖上盖子,并保持吸入器直立。
- 恢复呼吸直到下次应用。

操作步骤提示

- 连续应用之间关闭后再次打开盖子是必要的。这样才能启动吸入器。
- 建议患者不要拆卸吸入器。曾经使用过定量吸入器的患者可能试图取下顶部,用手下压药品罐。

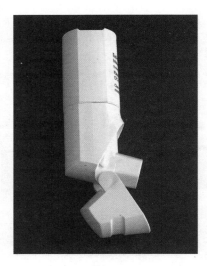

图 18.11 典型爱莎吸乐。(见彩图)

阿库吸入器

- 干粉吸入器,取代(平喘式)吸入器和旋转式吸入器(图 18.12)。
- 有剂量计数器。
- 一些步骤启动方法可能对某些人来说操作困难。

用法

- 一只手握住外护壳,同时推开拇指柄,暴露吸入口,直到听到咔嗒声。
- 吸入口对准你,向远离你的方向滑动启动杆,直到发出咔嗒声。吸入器即被启动。
- 坐直,完全呼气,将吸入口插入口中,用唇使其密封。
- 快速地深吸气。
  - ·(与呼吸驱动吸入器不同)。
- 移开吸入器,屏住呼吸 10 秒或更长,只要感觉舒适。
- 关闭,向朝向你的方向拉动拇指柄,把吸入口隐藏在盖下,直到听到咔嗒声。
- 恢复正常呼吸直到下次应用。

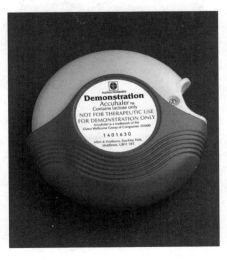

图 18.12　典型阿库吸入器。(见彩图)

操作步骤提示

- 阿库吸入器应在连续应用之间被关闭后再次启动。
- 剂量计数器显示剩余剂量。

都保吸入器

- 装有预载无味药物的干粉吸入器(图 18.13)。
- 无剂量计数器,但有一个窗口在应用 20 剂后变为红色。
- 窗口底部是红色的时候,吸入器是空的。
- 灵活性受损的人可能使用此种吸入器会感到困难。

用法

- 拧开并移去白色盖子。
- 直立握住吸入器,通过顺时针和逆时针旋转手柄(直到听到咔嗒声)来启动吸入器。
- 坐直,完全呼气,将吸入口插入口中,用唇包裹使其密封。
- 缓慢地深吸气。
- 移开吸入器,屏住呼吸 10 秒或更长,只要感觉舒适。

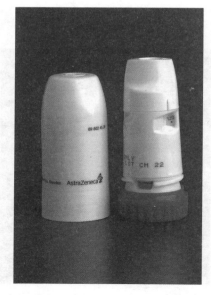

图 18.13 典型都保吸入器。(见彩图)

- 恢复正常呼吸直到下次应用。
- 吸入器应在连续应用之间被再次启动。

操作步骤提示

- 告知患者,他们不会感觉药粉到达他们的喉咙。
- 曾经使用过定量雾化吸入器的患者可能认为此种吸入器使用不便。

Click 吸入器

- 一次性干粉吸入器带有剂量计,在只剩下 10 剂可用时变为红色。
- 吸入器空时被锁,可以确保患者应用了一个剂量。

用法

- 一次只应用一个剂量。
- 打开盖子并摇动。
- 直立握住吸入器,紧压按钮再放开直到听到咔嗒声。
- 坐直,完全呼气,将吸入口插入口中,用唇包裹使其密封。
- 深吸气。
- 移开吸入器,屏住呼吸 10 秒或更长,只要感觉舒适。
- 恢复正常呼吸直到下次应用,必要时重复以上动作。
- 盖上盖子。

手动吸入器

- 干粉吸入器带有一个一体的盖子。
- 需要比其他吸入器更低的吸气流速。
- 每次应用需要一些技巧,通过一个胶囊将一剂药物插入。
- 由于开盖需要一个中等的力量, 所以患者也许会觉得盖子难以打开。

用法

- 向上拉开盖子,暴露吸入口。
- 向上拉吸入口,暴露计量室。
- 从透明包装中取出一个胶囊,插入计量室。
- 盖上吸入口(应关闭)。
- 按压旁边的按钮数次以穿透胶囊(可以通过小窗看到)。
- 坐直,保持头部向上,呼气。
- 用唇包裹吸入口使其密封。

- 充分地深吸气。
- 移开吸入器,只要感觉舒适,尽量长时间屏住呼吸。
- 丢弃用过的胶囊,盖上盖子。

无创通气设备

▶无创通气设备仅能被有经验的操作者使用。以下仅是一个指导。

背景

- CPAP = 持续气道正压通气。
  - ·CPAP 传统上有它自己的设备和"装置"。
  - ·最近,更多的临床医生通过 BiPAP Vision® 实现 CPAP。也有一种"低流量"发生器主要用于 CPAP 依赖患者的运送。
- BiPAP = 双水平气道正压通气。

禁忌证/警告

- ▶未行引流的气胸(绝对禁忌证)。
- 面部骨折。
- 威胁生命的鼻出血。
- 大疱性肺疾病。
- 中心性肺肿瘤(气道阻塞)。
- 活动性肺结核(播散性)。
- 急性颅脑损伤。
- 低血压。
- 未控制的心律失常。
- 鼻窦炎/中耳炎。

风险

- 腹胀(继发于吞气)。
- 心排出量降低(血压降低)。
- 面罩导致的压力性疼痛。
- 呕吐物吸入。
- 小潮气量的患者给予高呼气末正压通气,出现二氧化碳潴留。

收集整理材料

- 氧气处方图表。
- 通气处方图表。
- 附有时间、吸氧和通气水平的动脉血气分析的清晰记录。
- 记录临床环境的压力和 FiO_2 的上限。

CPAP 物品准备

- 面罩(有/无 T 型管),头罩。
- 头带(罩),肩带(罩)。
- 氧气回路和加湿器。
- 高流量发生器(如 Whisper Flow® ,Vital Signs®)。
- 呼气末正压通气阀(通常 $5cmH_2O$, $7.5cmH_2O$ 或 $10cmH_2O$)。
- 放气安全阀(高于之前呼气末正压通气 $10cmH_2O$)。

CPAP 操作步骤

- 使用可用的模型来评估适当大小的连接装置,减少空气泄漏(如果应用 BiPAP Vision®)。
- 确定应用的呼气末正压通气的水平。
- 将呼气末正压通气阀接到面罩上 (如果应用传统装置,可能需要 T 型管)。
- 把氧气回路与加湿器包括放气阀连接在一起(确保安全)。
- 设置吸氧水平。
- 设置确保呼气末正压通气阀打开一小段距离而不会关闭的流量。
- 根据患者的呼吸、氧饱和度、pH 值、PaO_2 和 $PaCO_2$ 情况,用滴定法测定氧气和呼气末正压通气水平。
- 如果合适,在通气设备上装警报(如果应用 BiPAP Vision®)。
- 连续地或间断地记录呼气末正压通气或通气设置、可接受的氧饱和度、PaO_2 和 $PaCO_2$ 的处方图表。

BiPAP 物品准备

- 连接装置(面罩、鼻垫、鼻罩等)。
- 头罩。
- 通气回路(除非呼出口在面罩上)。
- 加湿器(如果需要)。

- 通气设备（NIPPY1/2/3/3+,BiPAP Vision® 等）。
- 充入的氧气（应用通气设备除外,例如,BiPAP Vision® ）。

BiPAP 操作步骤

- 确定连接装置。
- 使用可用的模型来评估适当大小的连接装置, 减少空气泄漏。
- 从低压开始（EPAP 4cmH$_2$O,IPAP12cmH$_2$O）。

·缓慢增加压力至 MDT 可接受的水平,使患者舒适,并且依据 pH 值、PaO$_2$ 和 PaCO$_2$ 调节。

·目的是应用尽可能最小的压力减少呼吸频率和呼吸功,使动脉血气分析结果正常（个体化）。

- 设置患者的吸气和呼气时间。
- 不断地评估呼吸频率的变化,并据此调节时间变化。
- 根据患者的氧饱和度、pH 值、PaO$_2$ 和 PaCO$_2$,用滴定法测定氧气和压力。
- 如果合适,在通气设备上装警报。
- 记录通气设置的处方图表、可接受的氧饱和度、PaO$_2$ 和 PaCO$_2$ 的处方图表。

胸腔积液抽吸

本部分尽可能详尽地描述胸水抽取的操作过程。如果只需要用于诊断的小样本,应用绿色穿刺针和 20mL 注射器,按照"腹水抽取"描述的简单方法操作（框 18.12 为可供选择的方法）。

▶胸水可在低于叩诊浊音最高水平 1~2 个肋间的位置被抽吸。

禁忌证

- 反复出现的胸水（考虑行胸腔引流术或胸膜固定术）。
- 脓胸（需要肋间引流术）。
- 间皮瘤（肿瘤可能沿穿刺针道播散）。
- 出血倾向。

风险

- 疼痛。
- 咳嗽。

- 操作失败。
- 进一步扩大的肺水肿。
- 气胸。

物品准备

- 无菌包。
- 无菌手套。
- 消毒液(例如氯己定)。
- 大孔(绿色)插管。
- 三通阀。
- 50mL 注射器。
- 5mL1% 利多卡因。
- 23G(蓝色)穿刺针。
- 2 个 10mL 注射器。
- 敷料/纱布。
- 可供选择的无菌容器和血瓶。
- 肝素化(动脉血气分析)的注射器。

操作步骤

- 自我介绍,确认患者身份,讲解过程,获得知情同意。
- 固定患者体位,使其身体前倾,手臂支撑在桌子或椅背上。
- 叩诊胸水处,选择适合的穿刺点。
- 应用氯己定消毒穿刺区域。
- 应用蓝色穿刺针和注射器,浸润注入局部麻醉剂至胸膜。
  - ·🛇在肋骨上缘插入穿刺针,避开神经血管丛。
  - ·一定在每次注射前回抽注射器,确保穿刺针不在血管中。
  - ·一旦抽出胸水,穿刺针已到达胸膜。
- 垂直于胸壁插入插管,当阻力减小并抽出胸水时应用另一个注射器抽吸。
- 移除穿刺针,连接三通阀。
- 这时可应用 50mL 注射器抽吸胸水。
- 一旦注射器充满,关闭三通阀,分离注射器,将其中液体全部注入容器。再连接注射器,打开三通阀,重复以上操作。
  - ·🛇胸腔绝不能与外界环境相通,否则出现气胸。
- 一次抽出胸水不能超过 2.5L。

- 移除插管,敷上敷料。
- 送检样本:
  - 微生物学:显微镜检查、培养、金胺染色、结核菌培养。
  - 化学:蛋白质、乳酸脱氢酶、pH 值、葡萄糖、淀粉酶。
  - 细胞学。
  - 免疫学:抗核抗体、类风湿因子、补体。
- 同时采取静脉血检查葡萄糖、蛋白质、乳酸脱氢酶。
- 进行胸部 X 线成像确认以操作成功,检查医源性气胸。

操作步骤提示

- 如果不成功,可在超声引导下行抽吸术:与放射科和呼吸科讨论,依据当地的政策。
- 送检小量液体样本通过血气分析仪检测,可以得到快速 pH 值,但应避免脓性样本。

收集整理材料

- 日期、时间、适应证、取得知情同意。
- 应用的无菌技术?
- 应用的局部麻醉剂。
- 穿刺点。
- 抽出液体的颜色、浓度和体积。
- 任何即刻并发症。
- 必要的观察。
- 签名、盖章和联系方式。

框 18.12 替代方法
- 替代方法是将一个液体收集装置连接三通阀的一个口,50mL 注射器连接另一个口。
- 通过这个装置,可以抽取 50mL 液体到注射器,转动三通阀,将其中液体沿着管道全部注入容器,然后再将三通阀转回到注射器口。
- 因此注射器不需要分离,气胸或其他并发症的风险减小了。

气胸抽吸术

单纯性与继发性气胸

单纯性气胸

- 抽吸术的指征是胸部 X 线成像可见胸腔气体边缘大于 2cm 或患者呼吸困难。
- 如果最初抽吸术未成功，重复抽吸术的成功率可能大于 30%，并且可以避免肋间引流术。
- 抽出总体积不应超过 2.5L。

继发性气胸

- 即气胸发生在基础肺疾病存在情况下。
- 抽吸术仅适用于少量气胸（<2cm）、年龄小于 50 岁的症状轻微的患者。

禁忌证

- 既往抽吸失败。
- 严重继发性气胸。
- 创伤性气胸。

风险

- 疼痛。
- 咳嗽。
- 操作失败/复发。
- 理论上，如果抽出大量气体（>2.5L），可出现进一步扩大的肺水肿。

物品准备

- 无菌包。
- 无菌手套。
- 消毒液（例如，氯己定）。
- 大孔（绿色）插管。
- 三通阀。
- 50mL 注射器。
- 5mL 1% 利多卡因。
- 23G（蓝色）穿刺针。

- 2 个 10mL 注射器。
- 敷料/纱布。

操作步骤

▶气胸通常从锁骨中线第二肋间或腋中线第四至第六肋间抽吸。

- 自我介绍,确认患者身份,讲解过程,取得知情同意。
- 摆好患者体位,使其舒适仰卧大约成 45°角。
- 识别穿刺点,复核 X 线片确保正确。运用临床检查证实。
- 应用氯己定消毒穿刺区域。
- 应用蓝色穿刺针和 10mL 注射器,浸润注入局部麻醉剂至胸膜。
- 将另一个 10mL 注射器与插管连接,垂直于胸壁插入插管边进针边抽吸,直至阻力消失。
  - ▶在肋骨上缘插入插管,避开神经血管丛。
- 移除穿刺针,快速连接三通阀和 50mL 注射器。
- 用注射器抽吸;当注射器充满,关闭三通阀,分离注射器,排出气体;再连接并打开三通阀继续抽吸。
  - 🛑胸腔绝不能与外界环境相通 (比如注射器分离时打开三通阀),否则再次形成气胸。
- 抽吸直到感觉阻力或达到最大量 2.5L。
- 移除插管,敷上敷料。
- 进行胸部 X 线检查再评估。

收集整理材料

- 日期、时间、指征、取得的知情同意。
- 应用的无菌技术?
- 应用的局部麻醉剂。
- 穿刺点。
- 抽出气体的体积。
- 任何即刻的并发症。
- 必要的观察。
- 签名、盖章和联系方式。

张力性气胸

在张力性气胸的病例中,应将大孔插管插入锁骨中线第二肋间,立刻开放,将张力性气胸转变为单纯性气胸。

胸腔引流管置入术(Seldinger)

- 本部分描述 Seldinger 引流术的步骤。其他引流术也可应用。
- 目前越来越多的证据推荐超声引导下行胸腔引流管置入术。根据当地的政策,与放射科和呼吸科讨论得到适当的方法。

禁忌证

- ▶需行急症胸廓切开术,不应被胸腔引流管置入术延误。
- 凝血障碍。
- 肺大泡。
- 肺/胸膜粘连。
- 穿刺点皮肤感染。

风险

- 位置不当。
- 出血(局部或胸腔积血)。
- 肝或脾损伤伴或不伴腹腔积血。
- 器官损伤(肺、肝、脾、胃、结肠、心脏)。
- 感染。
- 医源性气胸。

物品准备

- 10mL 1% 利多卡因。
- 10mL 注射器。
- 25G(橙色)穿刺针。
- 21G(绿色)穿刺针。
- 无菌手套。
- 无菌包(包括棉球、洞巾、容器)。
- Seldinger 胸腔引流包。
  · 胸腔引流管、指引导管、穿刺针、注射器、手术刀、三通阀、导丝。
- 缝线(例如 1.0 慕丝线)。

- 消毒剂(例如,氯已定或碘附)。
- 胸腔引流管和引流瓶。
- 500mL 无菌水。
- 合适的敷料(例如,Hypofix® 或 drainfix®)。

操作步骤

- 自我介绍,确认患者身份,讲解过程,获得知情同意。
- ▶复核 X 线片,进行临床检查确定需要引流侧。
- 摆好患者体位,使其坐在椅子上或床边,手臂抬起,用枕头支撑在床旁桌子上。
- ⓘ通常穿刺位置是腋中线,在膈、背阔肌和胸大肌形成的三角区内("安全三角")。
- 标记穿刺点(在肋骨上缘,避开神经血管丛)。
- 洗手,戴无菌手套。
- 应用消毒液消毒穿刺区域,棉球螺旋向外消毒。
- 应用 10mL 注射器和橙色穿刺针,麻醉皮肤形成皮丘。
- 应用绿色穿刺针麻醉至胸膜,每次注射前回抽。
- 应用手术刀在皮肤上做一小切口。
- 使用引流包中尖端弯曲的穿刺针和注射器(一些穿刺包中,有管心针,需要先移除)。弯曲的尖端向下(气胸向上),通过麻醉区域持续进针直到抽出气体或液体。
- 移开注射器,固定穿刺针。
- 将导丝通过穿刺针穿进胸腔。
  - ·一旦导丝一半进入胸腔,不再使用穿刺针。
- 从胸腔抽出穿刺针,但确保不要移出导丝,一直握住导丝,将穿刺针穿出导丝末端。
- 将指引导管沿导丝送入胸腔,前后旋转,为引流创造一个通道之后沿导丝退出指引导管,切忌不要将导丝抽出胸腔。
- 将中心固定物固定在合适位置,将引流管穿过导丝,使其沿导丝进入胸腔,并向下弯曲。
  - ·一直握住导丝,不要将它推进胸腔!
- 一旦引流管到达胸腔,移除导线和固定物。
- 连接三通阀,确保所有口关闭。
- 缝合固定引流管在合适位置(除非应用 drainfix®)。
- 应用 drainfix® 或其他合适的敷料。

●将引流管连接到管路上,再将管路连接到预装 500mL 无菌水的收集瓶上。

●打开三通阀。

·你会看到收集瓶中液体开始流动或气体开始冒泡。让患者呼吸,观察管路中的水位,可以看到它上升和下降("摆动")。

●进行插入位置的胸部 X 线成像。

收集整理材料

●日期、时间、适应证、取得的知情同意。

●应用的无菌技术?

●应用的局部麻醉剂。

●引流管插入的位置。

●任何即刻的并发症。

●抽出液体的颜色和浓度。

●必要的观察。

●签名、盖章和联系方式。

记录 12 导联心电图

术语"12 导联"指记录电活动方向的数量,而不是连接患者电导线的数量!

物品准备

●能够记录 12 导联的心电图机。

●10 个心电图导联(4 个肢体导联,6 个胸前导联)。

·这些应与心电图机连接。

●传导黏性垫("电极片")。

操作步骤

●自我介绍,确认患者身份,讲解过程,取得口头同意。

●患者取舒适的坐位或卧位,暴露胸部、腕部和踝部。

●将电极片贴在患者的胸部(图 18.14)。

●胸前导联:

·V_1:胸骨右缘第四肋间隙。

·V_2:胸骨左缘第四肋间隙。

·V_3:V_2 和 V_4 之间。

·V_4:左锁骨中线第五肋间隙。

- ·V₅:左腋前线,V₄ 水平。

  ·V₆:左腋中线,V₄ 水平。

- 肢体导联通常用颜色标记:

  ·红:右上肢(红:右)。

  ·黄:左前臂(黄:左)。

  ·绿:右下肢。

  ·黑:左下肢。

- 将导联连接到适当的电极片。

- 打开心电图机。

- 请患者在机器记录时安静平卧不要讲话,大约 10 秒钟。

- 按下通常标有"记录"或"分析"的按钮开始记录。

- 检查调准基线和描记速度:

  ·1mV 形成 10mm 的垂直偏转。

  ·描记速度为 25mm/s(每秒 5 个大格)。

- 确保患者姓名、出生日期和心电图记录的日期和时间清晰地记录。

- 移除导联,丢弃电极片。

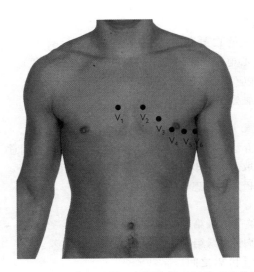

图 18.14　标准 12 导联心电图胸前电极的正确位置。

操作步骤提示

- 鼓励患者放松,否则肌肉收缩会造成干扰。

    · 如果不能放松或者到达外周困难,"上肢"导联可以接到肩部,"下肢"导联可以接到腹股沟。

- 呼吸可引起基线不稳;让患者屏住呼吸 6 秒同时记录,可以减少这个干扰。

- 必须在连接电极前应用酒精拭子轻轻清洁相应区域皮肤,以确保良好的连接。

    · 必要时剪掉胸毛,可使胸前导联很好地接触和黏附。

- 交流电可能会引起干扰。如果是这样的话,试着关闭附近的荧光灯。

颈动脉窦按摩

背景

解剖学和生理学

- 颈动脉窦位于颈总动脉的分支处。

    · 即位于下颌角下方,甲状软骨水平。

- 颈动脉窦包含很多对维持血压起协调稳定作用的压力感受器。

- 这些压力感受器是受舌咽神经的分支支配（第Ⅸ对颅神经),反馈给延髓,调节心脏和血管的自主控制。

颈动脉窦过敏

- 颈动脉窦对于手动刺激过度敏感,称为颈动脉窦过敏(也被称作"颈动脉窦综合征"或"颈动脉窦性晕厥")。

- 在这种状态下,手动刺激颈动脉窦可以引起心率和(或)血压的明显变化,这是由于颈动脉窦压力感受器对刺激的过度反应造成的。

- 这可能会导致显著的心动过缓,血管舒张和随之而来的低血压。

- 患者可能会主诉与颈部压力有关的一过性头晕或晕厥发作(例如,穿紧领衣或快速转头)。

- 这种过度反应潜在的机制还没有完全明确。

颈动脉窦按摩

- 按压颈动脉窦是一种诊断技术,用于判定颈动脉窦过敏,有时也用于确定室上性心动过速(SVT)的基础节律紊乱。
- 这个过程类似 Valsalva 动作,提高迷走神经张力,因此降低心率。
- 颈动脉窦按摩不如药物(维拉帕米或腺苷)控制室上性心动过速效果好,但是对于年轻的血流动力学稳定的患者仍然是一个合适的选择。
- ⚠ 这个操作对于老年患者应谨慎进行,因为可以引起颈动脉内粥样斑块破裂,从而导致卒中。

在开始之前

- 向患者充分讲解过程,并取得书面同意。
  - ·如果测试是为了确认颈动脉窦过敏,那么告知患者,他们可能会感觉似乎要晕倒,但要告知他们这是可以控制的过程。
  - ·如果测试是为了确定室上性心动过速的基础节律,告知患者在心率减慢的瞬间可能会感觉有些异常。
- 听诊颈动脉音。
  - ·⚠ 当有显著的卒中风险时,该操作不宜实施。
- ▶ 记录关于风险的讨论,包括操作失败、心律失常、卒中、晕厥、心脏停搏。
- ▶ 建立安全的静脉通路。
- ▶ 确保备有可记录节律图的心电监护。
- ▶ 确保备有充足的复苏设备,包括急救药物,如阿托品和肾上腺素。

操作步骤

- 固定患者体位,使其仰卧于检查床上,颈部伸展,转动头部偏离按摩侧。
- 用手做圆周运动轻轻按摩颈动脉窦 10~15 秒,同时观察心电监护(记录节律图)。
- 如果没有反应,换到对侧。
- 如果成功(或颈动脉窦过敏反应"阳性"),心率会减慢。
  - ·可以确定室上性心动过速的基础节律。
- 确保患者感觉恢复正常。

收集整理材料

- 日期、时间、适应证、取得的知情同意。
- 安全的静脉通路。
- 使用的心电图记录设备。
- 备用的急救药物。
- 将节律图存入患者记录。
- 记录按摩过程中所见的详细资料。
- 按摩哪一侧颈动脉？
- 患者是否恢复正常？
- 签名、盖章和联系方式。

迷走神经调节

背景

目的

- 迷走神经调节可以调节基础节律或终止血流动力学稳定患者的室上性心动过速。
- 如果基础节律是心房扑动，通过增加迷走神经张力来减轻心室反应将显示出扑动波。
- 迷走神经调节是成人心律失常调节的一部分，用于处理窄 QRS 波复杂性心动过速。这些操作可以在临床环境下实施（例如连接一个心电图机），或者教患者在家中实施，如果感觉到再次发生心律失常，可以自己操作。

生理学

- 迷走神经调节通过激活副交感神经系统增加迷走神经张力，进而对心脏进行调控。
- 增加迷走神经张力会抑制房室结并且减慢心房到心室的电传导。通过这种方式，任何通过房室结传导的室上性心动过速将通过增加迷走神经张力的方式得到改善。

Valsalva 动作

- 深呼吸后紧闭声门。通过增加胸膜腔内压来刺激主动脉弓压力感受器并增加对迷走神经刺激。
- 此方法可以有 25%~50% 的成功率。

操作步骤

- 嘱患者深呼吸然后屏住呼吸,就像他们试图鼓起自己的肚子一样(或者对于女士来说——就像她们在分娩)。

一些患者可能会排斥这种做法,可以选择替代方法:

- 给他们一个 10mL 注射器,让他们对着头端吹气,尝试将活塞吹出。

浸水反射

- 将面部完全浸于冷水中(不十分实用)或者用冷水浸泡的毛巾覆盖面部。

颈动脉窦按摩

- 已经单独描述(见前文)。

眼球压力

- ❗由于该法会造成疼痛和损伤,所以临床不推荐使用。禁用该方法。

临时体外起搏

❗指临时经皮心脏起搏的急诊处理。

在开始之前

- ▶通常在针对心动过缓的初级治疗均无效后,采用体外起搏的方法处理紧急复苏的情况(参见 ⌘ www.resus.org.uk 的复苏指南中心动过缓的处理方法)。
- ▶一个高年资的医生应该在场并决定进行体外临时心脏起搏。
- ▶应该有一个经验丰富的临床医生, 能在接下来的几小时内置入临时起搏导丝。体外起搏只是失代偿性心动过缓的一个短期处理方式。
- ▶患者应该住在加护或冠脉监护病房, 以便在等待置入临时起搏导丝的这段时间经验丰富的护士可以密切监测他们的情况。

❗患者不应该离开医院病房。

适应证

- 症状性心动过缓经治疗无效(参见复苏指南中心动过缓处理原则)。

- 莫氏 II 型传导阻滞。
- 完全心脏传导阻滞。
- 继发性心肌梗死的传导阻滞。
- 药物过量所致严重的心动过缓（例如,β-受体阻滞剂,地高辛）。
- 心脏停搏或心室停搏。

超速起搏

- 体外起搏可以治疗某些经初级治疗无效的快速性心律失常,如多形性室性心动过速(尖端扭转)或难治性室性心动过速。

风险

- 临时起搏导丝插入失败及其一系列后果。

物品准备

- 所有复苏设备:除颤起搏装置。
- 除颤电极。
- 氧气。
- 心电监护。
- 急诊药物(包括阿托品和肾上腺素)。
- 静脉输液装置。
- 镇静药物(如咪达唑仑或地西泮)。
- 镇痛药(如吗啡)。
- 插管装置(以防有指征)。
- 高级支持。

操作步骤

- 患者应该已经有:
  · 大静脉通道开通。
  · 静脉内输液(除非心衰)。
  · 非二次呼吸面罩给氧 15L/min。
  · 连接并打开心电监护仪。
  · 间断血压监测。
- 将除颤箱中的起搏电极置于患者胸部:一个在前,放在 V_3 导联位置,一个在后,放在左肩胛骨下方。
- 可能需要使用镇静和止痛药。

- 将除颤仪和起搏电极相连接。
- 打开除颤仪并调节起搏模式。

收集整理材料

临时体外起搏通常是一个急救程序,所以记录应该延迟到患者情况稳定。记录应该同时包括复苏和体外起搏两部分。

- 日期和时间。
- 在场人员的姓名和职称。
- 需要进行体外起搏的原因。
- 所有药物使用,如阿托品或肾上腺素,容量/剂量,效果。
- 体外起搏指征。
- 如果患者有意识,签署知情同意书(通常仅口头同意)。
- 任何镇静剂的使用。
- 何时体外起搏开始。
- 临时体外起搏导丝插入的细节。
- 签名和传呼机号/详细的联系方式。

直流电复律

适应证

- 心房颤动的有效电复律。
- 快速心律失常伴一些不良征象,预示可能出现心搏骤停,需行心脏电复律。

物品准备

药品推车应该包含所有需要的仪器:

- 手套,手术铺巾,除颤仪,除颤电极,导丝,心电图电极。
- 氧气,气囊和导管面罩,通气通道。
- 插管装置。
- 静脉输液,注射器的选择,针头,静脉插管,固定敷料。
- 急诊药物(阿托品,肾上腺素,胺碘酮)。

禁忌证

- 可选择的:患者不适合全身麻醉,没有经过抗凝处理或签署知情同意书。
- 紧急情况:仅在快速心律失常导致不良征象时执行(脉搏

消失需要根据复苏指南进行处理)。

风险

- 全身麻醉风险。
- 栓塞现象,卒中,心肌梗死。

在开始之前

择期治疗操作步骤

- 获得知情同意并保留签字的副本。
- 确保禁食>6 小时。
- 检查血清钾(>4.0mmol/L 可以获得更大的成功率)。
- 提前接受 4 周抗凝治疗(INR>2)。
    - ·如果手术成功,术后继续给予患者法林三个月。
- 这些步骤应该在麻醉室,经麻醉师短效诱导后进行。

紧急治疗操作步骤

- 确保一个高年资医生参与做决定。
- 确保其他所有选择都已经被尝试或考虑过。
- 如果可能的话,和患者或家属进行讨论。

除颤能量选择

直流电复律通常选择双向波。一个合理的指导是:

- 50J 同步电击。如果无效……
- 100J 同步电击。如果无效……
- 150J 同步电击。如果无效……
- 150J 同步前后同步电击。如果无效……
- ⓘ如果可选,放弃治疗;如果是急诊,要咨询高年资医生(可能需要转进 ICU)。

操作步骤

- 确保皮肤干燥,无过多的脱发,摘掉首饰。
- 连接心电图电极:右锁骨下连接红色,左锁骨下连接黄色,肚脐连接绿色。
- 打开除颤仪并确认心电图节律。
- 将除颤仪凝胶垫放在患者胸部上;一个放在右锁骨下,另一个放在心尖下。
- ▶在除颤仪上选择同步模式。

- ▶选择所需焦耳数。
- 把电极板牢牢地放在胸部凝胶垫上。
- 在电极板上按充电按钮给除颤仪充电,并且大叫"远离,充电"。
- ▶确保所有人远离患者及病床(包括你自己),没有人接触患者或病床(包括你自己)。
- ▶确保吸氧装置已经被断开并拿走。
- ▶再次检查显示器确保其处在电击节律。
- 大叫"远离,电击!"。
- 双手拇指同时按压电极板上放电按钮电击除颤。
- 把电极板放回除颤仪上或如果需要继续电击,则继续放在胸部。

收集整理材料

一般

- 日期、时间和地点。现场人员的姓名和职称。
- 心电图节律,静脉安全通道。
- 任何用药的型号、容积和剂量和任何值得注意的反应。
- 所用除颤仪的型号。
- 镇静或麻醉的方法。
- 非同步或同步模式。每次电击的具体焦耳数。
- 最后确认节律和十二导联心电图表现。
- 签名和传呼机/详细的联系方式。

择期

- 直流心脏电复律的适应证。
- 获得知情同意(保留签字表的副本)。
- 禁食时间。
- 抗凝剂类型和持续时间的记录。
- 血清钾水平。
- 任何药物过敏史。
- 麻醉师姓名及职称,所采用的麻醉类型。

紧急

- 任何导致围心搏骤停发生的事件。
- 心率,血压,GCS 评分上升或任何恶化。

- 决定电击的时间,做出电击决定者的姓名和职称。
- 口头知情同意? 镇静的用药类型。
- 子女已经被告知或他们在场或在途中。

心包穿刺术

禁忌证

- 继发于心脏外伤或主动脉夹层的心脏压塞(手术干预可行)。
- 复发性心包积液(外科心包开窗指征)。

风险

- 气胸。
- 心脏穿孔。
- 心脏压塞。
- 冠状动脉撕裂。
- 心律失常。
- 腹部创伤(尤其肝脏)。
- 大出血。
- 感染。
- 急性肺水肿。
- 操作失败。
- 死亡。

物品准备

- 超声心动图机和无菌探头。
- 心包引流包(14 号针,注射器,导丝,猪尾型心包引流管)。
- 无菌洞巾。
- 碘溶液。
- 无菌手套和手术衣。
- 局麻药(1%利多卡因)。
- 2 个 10mL 注射器。
- 橙/蓝/绿色针头。
- 无菌纱布。
- 50mL 注射器。
- 三通管。

- 缝线,剪刀,黏性敷料(例如,透明伤口敷料®)。

另备

- 开通静脉通道。
- 心电监护。
- 药品推车(除颤仪和急救药品)。

操作步骤

- 介绍自己,解释操作流程,并获得书面知情同意。
- 确保静脉通道开放,心电监护,凝血功能正常,并且准备好复苏仪器。
- (考虑轻微镇静)。
- 患者取 20°~30°头高脚低仰卧位。
- 确保所有仪器经过无菌消毒并放在无菌车上。
- 用手术消毒方式洗手并穿上无菌手术衣,戴上无菌手套。
- 在胸骨下缘进行消毒和铺巾。
  - ·穿刺点低于左剑突下。
- ▶用超声心动仪的无菌探头确认积液位置。
- 用1%利多卡因浸润皮肤和皮下组织(在每次注射前先回吸)。
- 将 10mL 注射器上连接 14G 针头。
- 在剑突下和左肋缘间刺入针头后朝向患者左肩方向,斜 35°缓慢进针,在进针过程中不断回吸。
  - ·心包积液通常在进针 6~8cm 时被吸出。
  - ·取决于心包积液的多少和操作目的的不同,你可能想连接 50mL 注射器并抽出液体用于送检。
- 应该用一种经过改进的 Seldinger 技术置入引流管。
- 一旦心包积液流出,保持针头不动,取下注射器,缓慢经针头穿入导丝,到达心包积液位置。
- 取下针头,保持导丝不动。
- 导管可以通过导丝进入心包。
- 一旦经超声确认导管位置,拔出导丝并连接三通管和引流袋。
- 用缝线将引流管固定并保持无菌。
- 复查胸部 X 线,排除医源性气胸。

操作步骤提示

- ▶心包穿刺术应该由经过训练的医生进行操作（通常是心脏病专家或胸外科医生），要保持良好的无菌环境（手术室或心导管室），并在超声指导下完成，所有复苏设备预先准备好。
- ·▶唯一的例外是在心肺复苏期间，需要紧急去除心脏压塞（所致的可逆的心脏停搏）时，可以立即执行心包穿刺术。
- ▶总是要预先检查患者的凝血情况。
- 执行此操作的临床医生应该用超声确定引流管的位置。
- 要求患者在操作结束后进行胸部 X 线检查，以排除医源性气胸。

收集整理材料

- 日期、时间和地点。
- 操作人的姓名和职称（和任何监督人）。
- 获得知情同意（将知情同意书的副本放入信封中保存）。
- 无菌器械的使用和麻醉药的使用剂量。
- 通过超声心动图来确定解剖位置和操作的方法。
- 任何困难，例如"首先经过"或"第二步尝试"等。
- 抽出的心包积液外观。
- 心包积液抽出的量。

鼻胃管置入术

适应证

- 吞咽困难的患者的营养供应（例如，脑血管意外后）。
- 中毒时胃内容物的灌洗。
- 术后胃肠减压。
- 肠梗阻。

禁忌证

- 食管狭窄，肿瘤阻塞。
- 气管食管瘘。
- 贲门失弛缓症。
- 鼻中隔移位。
- 颅骨基底断裂。

风险

- 误入肺中。
- 损伤鼻腔和(或)咽腔。
- 食管穿孔。

物品准备

- 润滑剂(例如 Aquagel®)。
- pH 值试纸条。
- 50mL 注射器。
- 引流罐。
- 敷料包。
- 鼻饲管(12~18 法国型号)。
- 低过敏胶布。
- 无菌纱布。
- 手套。
- 一次性碗状器皿。

操作步骤

- 介绍自己,核实患者身份。
- 向患者解释操作过程,并告知该操作可能会引起短暂的不适和呕吐。
- 确保患者理解操作流程,和患者协商好想要你停止操作的信号(例如,举手)。
- 估计所需导管的长度, 测量从鼻梁到耳垂再到剑突的距离。
- 患者取半卧位。
  - 如果患者意识丧失,操作者应朝向患者侧。
- 检查鼻孔通畅与否并选择一个合适的站立位置。
- 洗手,戴手套。
- 打开导管并用润滑凝胶润滑头端。
- 将导管头端插入鼻孔,沿鼻腔后下方水平推进导管。
- 当导管通过鼻咽部时,如果可以的话,嘱患者做吞咽动作。
  - 此时经常需要用到一杯水和一个吸管。
- 在前进过程中如果遇到任何阻滞感,退出,经另一鼻孔重新进入。

●❶观察患者是否有任何痛苦迹象；即如果出现任何咳嗽或发绀症状，立刻移出导管。

● 一旦导管已经到达预计位置，固定导管。

·从鼻孔开始食管到胃的距离通常是 38~42cm，所以将导管向前推进 55~60cm 通常可以将导管头端置于胃内。

● 用注射器抽一管液体样本。

● 把所抽液体滴在 PH 值检测条上。

·如果检测结果 pH 值≤5.5，表明导管已经插入胃中。

● 如果未抽出胃液，改变位置并重新进入。如果仍然不成功，做胸部 X 线检查，明确位置。

·如果你正在送患者去做 X 线检查，一定要在导管中留置导丝。导管本身是无线不透明的，所以在结果图像中看不到。

● 一旦导管进入胃内，抽出内部导丝并将导管在鼻尖固定。

·朝向耳朵方向弯曲剩余导管和固定于脸颊是有帮助的。

操作步骤提示

● ❶例如质子泵抑制剂和抑酸药等药物可能会提高 pH 值，进而出现"假阴性"结果。如果有怀疑，在操作前嘱患者进行胸部 X 线检查。

● ❶低 pH 值也可能是因为将胃内容物误吸入肺造成的，如果怀疑，在操作前嘱患者进行胸部 X 线检查。

● 高危患者（意识丧失，已进行插管，或有吞咽困难）应该常规做胸部 X 线检查。

● 咳嗽反射缺失的患者，不要将导管误入气道。

● 不推荐将听诊胃部听到咯咯声作为确认位置的方法。

收集整理材料

● 日期，时间，适应证，获得知情同意。

● 植入导管的型号。

● 植入导管长度（已经标记在导管上）。

● 允许其他人员去评估导管是否插入或退出，这非常重要。

● 确定正确位置的方法。

● 任何并发症。

● 签名，盖章和详细的联系方式。

腹水采样(抽腹水)

适应证

- 诊断新出现的腹水的性状(例如,是渗出液还是漏出液)。
- 自发性细菌性腹膜炎(SBP)的诊断。
- 恶性腹水的细胞学诊断。

禁忌证

- 需要手术的急腹症。
- 妊娠。
- 肠梗阻。
- 严重膀胱肿大。
- 潜在的穿刺位置有浅表感染(蜂窝织炎)。
- 潜在的穿刺位置有疝气。

风险

- 持续的腹水流失。
  - 如果在腹部张力下有大量的液体,这更有可能发生。
- 空腔脏器穿孔(例如肠和膀胱)。很罕见。
- 腹膜炎。
- 腹壁血肿。
- 出血很少发生,但如果腹壁下动脉损伤时可能会出现(如前所述,要小心轻击侧腹壁)。

物品准备

- 无菌手套。
- 敷料包。
- 消毒液(例如碘附)。
- 1%或2%利多卡因。
- 1个20mL注射器。
- 2个5mL注射器。
- 21G(绿色)和25G(橙色)针头。
- 无菌器皿。
- 培养瓶。
- 无菌纱布。

操作步骤

- 介绍自己,核实患者身份,解释操作步骤并获得知情同意。
- 检查腹部,选择抽吸部位,脐至髂前上棘连线三指横宽处。
  - ▶注意定位不要过于靠近中间,因为会有损伤腹壁下血管的风险。
  - ▶注意识别且排除巨大脏器症,因为这可能会干扰操作过程(例如,对于脾大患者,要避免在左髂骨窝穿刺)。
- 用消毒液清洗穿刺部位并覆盖无菌洞巾。
- 用 25G(橙色)针头和 5mL 注射器,局部麻醉皮肤和皮下,形成一个皮丘。
- 用 21G(绿色)针头,刺入更深组织,间断回吸直至针头到达腹腔,通过观察注射器中所吸腹水情况确定是否进入腹腔。
- 注意需要进入腹腔的深度。
- 丢弃已用针头,并将无菌 21G 针头连接于 20mL 注射器上。
- 用绿色针头垂直刺入皮肤,小心插入,不断回吸,直到你感觉到阻力消失。
- 抽取液体达到需要量(通常 20mL 足够)。
- 退出针头和注射器,并用纱布敷于穿刺处。
- 送样液进行革兰染色和培养(在血培养皿中),白细胞计数/中性粒细胞,生化,细胞学检查(如果怀疑为恶性肿瘤)。
  - ·白细胞计数可以在血液学实验室进行,将液体放进含 EDTA 的瓶中。
  - ▶总白细胞数>500/mm³ 或中性粒细胞>250/mm³ 表明患有自发性细菌性腹膜炎(SBP)。
  - ·中性粒细胞计数通常要通过微生物学手工操作计数,这可能要花费更长时间。
  - ·如果怀疑是恶性肿瘤,应该送更大量(例如 500mL)的腹水进行细胞学检查。

操作步骤提示

- 在操作前检查患者的凝血情况和血小板计数,如果出现异常,应该谨慎操作并咨询高年资医生(如果血小板<20×10⁹/L,INR≥2.5)。
- 如果需要紧急培养或怀疑是自发性细菌性腹膜炎,尤其在工作时间外,要通知实验室。

- ▶如果在操作正确的情况下仍不能抽出液体,不要继续!停下来,并寻求高年资医生的帮助。

收集整理材料

- 日期,时间,适应证,获得知情同意。
- 所用局麻药的类型和剂量。
- 抽吸位置。
- 无菌术的使用?
- 操作次数?
- 抽出液体的量和颜色。
- 样本的检测。
- 任何紧急并发症。
- 签名,盖章和详细的联系方式。

腹腔穿刺术(引流)

下面的步骤涉及一个"RocketMedical"的未连通抽水包,尽管细节上略有不同,但本质与其他导管包一样。你应该参考该抽水包的说明书。

禁忌证

- 需要手术的急腹症。
- 妊娠。
- 肠梗阻。
- 严重膀胱肿大。
- 潜在的穿刺位置有浅表感染(蜂窝织炎)。
- 潜在的穿刺位置有疝气。
- 当出现网膜或腹膜转移性疾病时要格外小心。在这些病况下抽水需要在影像科医生的影像引导下进行操作。

风险

- 血流动力学不稳定,尤其是肝硬化患者;可以用白蛋白替代治疗规避风险(通常每 2.5L 液体排出,给予 100mL 20%人血白蛋白溶液,由消化科制订具体方案)。
- 肾功能障碍(那些肾功能基线出现异常的患者。可能需要限制利尿剂的用量并将排水量控制在 5L 以内)。

- 外伤感染。
- 失血。
- 肠和膀胱穿孔。
- 腹壁血肿。

物品准备

- Rocket 腹腔导管包(导管套,穿刺针,控制夹)。
- 引流袋和输液架。
- 1 个 25G(橙色)针头。
- 1 个 21G(绿色)针头。
- 3 个 10mL 注射器。
- 5mL 浓度为 1%的利多卡因。
- 碘附或消毒液。
- 无菌包(包括手套、棉球和碗)。
- 适宜黏性敷料。
- 外科手术刀/刀片。

操作步骤

- 介绍自己,核实患者身份,解释操作步骤,并获得知情同意。
- 确定患者已排空膀胱。
- 患者取仰卧位或半卧位。
- 腹部叩诊腹水的浊音界。
- 在左髂骨窝浊音区内标记你的穿刺点。
  · 如果可以的话,进行临床和影像学联合检查。如果出现脾大,保留右侧引流管。
- 洗手,戴上无菌手套。
- 用消毒液消毒所有应消毒区域。
- 将装有利多卡因的 10mL 注射器与橙色针头相连,然后依次浸润皮肤和皮下组织。
- 用另一个 10mL 注射器连接绿色针头并垂直刺入腹腔。边进针边回吸,直至有液体流出。
- 准备抽腹水导管包,用内置的塑料管套抻直弯曲的导管。
- 将导管包内的针头穿过管套,将针头直接沿导管内弧度向前推进,直到针头从导管头端穿出。
- 去掉塑料管套。

- 将 10mL 注射器连于导管末端。
- 用手术刀在皮肤上做一个小切口。
- 握住导管针远端超过 10cm 处,用稳定且控制良好的力度,将针头穿进腹壁 3.5~4cm 深后,用注射器抽吸。
- 将针头与导管尖端分开并向前推进导管,直到缝合盘紧贴皮肤,然后退出针头。
- 将控制夹与导管头端相连,将控制夹的橡胶管与标准的引流袋相连。
- 用胶布将导管固定在腹部。
- 确保控制夹打开,液体能够流出。

操作步骤提示

- 避开任何瘢痕或充盈的静脉,减少并发症。
- 轻微凝血障碍在肝硬化患者中比较常见,因此不能常规使用新鲜冰冻血浆和血小板;应寻求建议。
- 液体渗出可以通过 Z 型进针方式减轻, 在插入引流管后,挤压皮肤和皮下组织,创造一个 Z 型通路。
- 如果尝试过各种方式仍不能抽出液体,与影像科联系,要求行超声检查来标记一个合适的抽吸位置。同时,让影像科医生在超声引导下插入一根引流管。

收集整理材料

- 日期,时间,适应证,获得知情同意书。
- 所用局麻药的类型和剂量。
- 抽吸位置。
- 无菌术的使用?
- 操作次数。
- 抽出液体的量和颜色。
- 样本的检测。
- 任何紧急并发症。
- 记录所需白蛋白的替代量(如果合适的话)以及何时应该夹闭导管。
- 签名,盖章和详细的联系方式。

三腔二囊管置入

🛈 该操作应该在麻醉师的紧密配合下，由高年资医务人员完成,尤其针对已接受了气管插管的烦躁患者和肝性脑病患者。

▶目前执行气管插管的门槛过低，因为反流和误吸的风险是很高的。在操作前要通过鼻饲管进行胃排空。

适应证

- 无法获得或等待内镜治疗时的致死性静脉曲张破裂出血。
- 其他控制出血的治疗方法无效的致死性静脉曲张破裂出血。

禁忌证

- 静脉曲张破裂出血已经停止或显著减少。
- 近期做过胃食管交界处的手术。
- 已知的食管狭窄。

风险

- 由于失误牵拉导致的黏膜坏死。
- 食管穿孔。这可能是因为胃球囊膨胀后进入食管中,或继发于过度和长期的食管球囊膨胀。
- 抽吸的液体误入气道。
- 由于导管和气囊过多移动导致的窒息。参见"操作步骤提示"。

物品准备

- 手套、手术衣和护目镜。
- 盐水。
- 2 个 50mL 注射器。
- 局麻喷雾剂。
- 三腔二囊管(通常保存在冰箱中以增加它的硬度)。
- 润滑胶冻(例如,水凝胶®)。
- 一盆消毒水。
- 吸引器。
- 血压监测计。

操作步骤

- 介绍自己,核实患者身份,解释操作流程并获得知情同意。

- 患者取 45°仰卧位。
- 用麻醉喷雾剂经咽喉处麻醉口咽。
- 用一个充满气体的注射器向球囊内打气,并将球囊浸泡在水中,检查球囊是否漏气。如果有空气泄露,会有气泡产生。
- 排空球囊中的气体。
- 在导管头端涂抹润滑剂后,经口腔缓慢送入导管,直至胃–食管联合处。
  - ·从鼻孔开始食管到胃的距离通常是 38~42cm, 所以将导管向前推进 55~60cm 通常可以将导管头端置于胃内。
- 如果患者出现呼吸困难应立即退出导管。
- 将胃(不是食管)球囊充 50mL 空气。
- 此时,应该行腹部 X 线检查以确定导管是否已经在胃中。
- 一旦位置确定,将胃球囊气体总体积充至 250mL。
- 轻拉导管直至出现阻力感。
- 用胶带和纱布将导管外端固定在嘴附近,维持拉力,并将导管外端与 500mL 生理盐水输液袋相连。放一个滑轮(例如一个输液架)对维持拉力很有帮助。
- 在嘴附近位置给导管做标记, 以此来判断导管是否发生移动。
- 用生理盐水冲洗胃腔, 并一直间断抽吸直至液体清亮,这表示出血已经停止。
- ⚠如果继续出血, 将食管球囊充 40mL 气体并用血压计一直监测血压情况。
- ▶牵拉 12 小时后, 释放压力并将导管推进胃中。如果有进一步出血的迹象, 胃球囊可以重新充气,保持拉力并重新进行内镜治疗。
- ▶在拔管期间(根据临床情况,通常是 10~12 小时后),首先排空胃球囊气体,然后是食管球囊中的气体,最后缓慢拔出导管。

操作步骤提示

- 导管可以用于控制在 12~18 小时内的出血。导管不能在胃内停留超过 24 小时。
- 不断从胃腔里抽吸液体,以评估出血情况。
- 连接胃球囊的导管必须保持一定张力,这可以使曲张的静脉压力降低。然而,导管的直接压力可以导致黏膜溃疡形成。频繁检查导管,防止所施加的压力过大。

- 如果球囊发生明显的移动,可能会发生气道阻塞。此时,作为一种紧急情况,应用剪刀快速将导管切断并拿掉。在附近准备一把剪刀。

收集整理材料

- 日期,时间,适应证,获得知情同意书。
- 现场人员,包括麻醉师。
- 操作次数。
- 球囊充气体积以及导管插入的多少。
- 任何紧急并发症。
- 签字,盖章和详细的联系方式。

基本间断缝合

有许多缝合方法。下面是最常使用的"间断缝合"。

禁忌证

- 咬伤。
- 污染伤口。

风险

- 感染,出血,瘢痕(包括瘢痕疙瘩)。

物品准备

- 缝线(使用 3/8 或 1/2 皮肤圆针)。
- 持针器。
- 止血钳。
  - ·用于处理皮肤的有齿止血钳;用于处理其他组织的无齿止血钳。
- 剪刀。
- 消毒液,洞巾,无菌手套。
- 纱布。

操作步骤:留置缝合

- 介绍自己,核实患者身份,解释操作流程,并获得口头知情同意。

- 患者取舒适体位,将伤口暴露。
- 清洁并遮盖缝合区域。
- 持针器在距针尖 3/4 处持针。
- 从伤口中间开始缝合以确保边缘皮肤吻合良好。
- 用止血钳提拉边缘皮肤。
- 在距离皮肤边缘大约 0.5cm 处,垂直 90° 进针。
- 旋转手腕沿着缝针的外形进针,直至在伤口上看到针眼。
- 用止血钳提拉缝针并从伤口穿出。
- 重新将缝针安在持针器上。
- 用止血钳提拉伤口另一端。
- 将缝针水平通过皮肤边缘。目的是进针和出针距离皮肤表面深度相同。
- 旋转手腕直至能在皮肤表面看见缝针。目的是保证在距离伤口边缘 0.5cm 处穿入缝线。
  - ·确保进针点和出针点位置对称,防止伤口缝合后在打结的过程中出现变形。
- 用持针器加持缝针并将其退出皮肤。
- 缝线打结(说明如下)。
- 用剪刀在留取 0.5cm 缝线处剪断缝线。
  - ·在拆线时,可以夹持该处线头。
- 在第一次缝合相邻处重复该操作,直至伤口闭合。
- 用可吸收纱布覆盖。
- 对伤口感染情况、伤口护理以及拆除缝线的时间提出建议。

操作步骤:缝线打结(持针器打结)

- 拉动缝线直到保留缝线尾端 2~3cm。
- 把缝针放在一个安全位置。
- 用非优势手拿住缝线出线一端。
- 用你的优势手拿着持针器。
- 将缝线在持针器上旋绕两圈。
- 不要让缝线旋转滑脱,打开持针器,用持针器尖端夹持缝线尾端。
- 反方向移动你的手,并将缝线圈滑移过持针器尖端并到达缝合点周围。
- 拉紧打结点并结扎。

● 重复打结,用持针器尖端缠绕缝线一圈,再与之前相的反方向牵拉缝线。

● 拉紧缝线。

● 将缝线穿过伤口,线结落在伤口的一端。

● 重复三次打结。

收集整理材料

● 日期,姓名,适应证,获得知情同意。

● 麻醉药的使用。

● 缝线的使用情况。

● 缝线的型号。

● 纱布。

● 对于伤口护理和患者的复诊时间的建议。

● 签字,盖章,和详细的联系方式。

开放性伤口的清洁

处理开放性伤口需根据以下几点:

● 深度和面积。

● 污染程度。

● 组织缺损情况(例如血管、肌腱或神经损伤)。

● 其他(如开放性骨折、关节暴露或筋膜室综合征)。

禁忌证

● 严重损伤:血管损伤,肌腱断裂,神经挫伤,开放性骨折或关节暴露。这些需要高年资医生和(或)专家的建议。

风险

● 感染,伤口清洁失败。

● 出血,瘢痕,进一步的外科手术。

物品准备

● 麻醉药物(局部或全身的)。

● 手套、口罩及护目用具。

● 2 个肾形盘 (1 个用于盛放干净的洗涤液,1 个用于盛放用过的洗涤液)。

● 50mL 的注射器。

- 棉签。
- 医用镊子,手术刀,剪刀。
- 生理盐水或消毒清洗液。
- 无菌洞巾。

操作步骤

清创

- 若伤口明显被污染或提示被污染过则擦拭表面污染物。
- 用注射器以大量生理盐水或消毒清洗液清洗伤口。
- 用棉签由中央向外清洁伤口。
  - ▶不要用高压冲洗(可能使污染碎片越陷越深)。

检查并去除严重污染

- 将伤口与毗邻的标尺拍照以测量伤口大小。
- 寻找并用镊子移除严重污染。

深部触诊

- 系统检查每个可见区域并行深部触诊以免漏掉污染物及损伤组织。
- 用镊子和伤口回缩检查所有区域。
- 寻找所有的血管,神经及肌腱损伤。
- 移动受伤部位上下的关节,同时当肌腱移动时注意观察肌腱。当创伤发生在与静止状态不同的姿态时(如紧握拳),肌腱损伤很容易被遗漏。
- ▶若触及深部的腔道,需要将伤口延伸至其上部的皮肤以允许充分引流。

切除坏死组织

- 切除所有坏死组织直到可见健康组织。

保持引流

- 所有的腔洞必须充分引流。
- 放置引流管:
  - ·确定腔洞的主要部分。
  - ·用血管钳确定腔道的深度。
  - ·用剪刀将引流管剪成锥形插入管腔内。
  - ·将镊子尖端从腔道底部通过, 这样就可以从皮肤表面看到它们。

·在镊子上方做一个切口用于引流管定位。

·用镊子夹住引流管尖端将其放入伤口内。

·为了防止引流管移动，可以将皮肤与引流管周围或通过引流管皱褶做一个宽松的缝合(这取决于所使用的引流管的类型)。

- 最后，用消毒清洗液冲洗伤口。

- 可以用一块纱布使小的腔道保持开放以便引流。

- 可以将小纱布宽松缝合以固定。

- ▶污染伤口及咬伤伤口不能做闭合缝合。

覆盖

- 须在伤口上方及其边缘放置非黏性敷料，然后用纱布、绷带或胶带覆盖。

- 在 48~96 小时内应做进一步的检查及清创术。

·尽快检查严重污染的伤口。

操作步骤提示

- 除了注射器，可以用生理盐水袋或其他容器。

- 对于手指划伤，指神经阻滞术有良好的镇痛效果。

·❗禁用肾上腺素，因为其可能造成手指坏死。

- 在高级创伤生命支持(ATLS)中，应对开放性伤口进行拍照并以浸湿的抗菌敷料和绷带覆盖。拍照便于其他人进行伤口检查，而无需揭开敷料使伤口造成进一步污染。

- ▶通常行 X 线检查玻璃和金属创伤。

- 小的表皮伤且在检查时没有发现污染的证据，可以用不可吸收缝线做间断缝合闭合伤口。

·应告知患者有关伤口护理、感染的症状及何时应拆除缝线的信息。

- 表浅的头面部创伤可以用皮胶封闭。

- ▶在一些机构，面部创伤只允许颌面部专科医生缝合以提高美容效果。请查看您当地的政策。

收集整理材料

- 损伤的时间、日期及机制。

- 接种疫苗的情况。

- 感觉和脉搏。

- 镇痛。

- 绘制创伤部位和检查结果的图。
- 清洗伤口次数?
- 如果缝合,用哪种缝合方法? 何时拆除缝线?
- 盖章,签名和联系方式。

应用悬臂板

石膏悬臂板用于骨折后即刻夹板固定,直到进行最终的处理;同时它也用于术后的骨折固定术。

物品准备

- 弹力织物。
- 垫料(1卷10cm=肘部悬臂板上方或下方,2卷15cm=膝部悬臂板下方)。
- 石膏绷带。
- 一碗或一桶水(微温,25℃~35℃)。
- 弹力绷带。
- 剪刀。

风险

- 循环及神经损伤,筋膜室综合征,褥疮,关节僵硬。

操作步骤提示

- 使用悬臂板需要2个人操作。
- 确保石膏大小合适。使用宽松的石膏不能够充分固定,并且可能因为摩擦导致疼痛。
- 确保石膏不会收缩。在骨折早期,肢体可能会肿胀,进一步限制了供应支配肢体的血流及神经。
- 确保骨性隆起处有充分的垫料填充。

收集整理材料

- 日期,时间,适应证及获取的知情同意。
- 肢体神经与血管的情况。
- 进行的操作。
- 进一步的管理计划。
- 患者如果感觉疼痛加剧,肢端颜色改变(如变蓝),或产生针刺感或麻痹,应告知医生、护士或家属与相关人员。

● 签名,盖章及联系方式。

操作步骤:膝以下部位的悬臂板

用于踝关节骨折/脱位及足部骨折。

● 如果可以,使用一个装有垫料的膝盖固定装置使膝盖保持10°~15°角。

● 保持踝关节成 90°角,并使足处于中间位置。

● 剪取一段弹力织物,其长度为从膝下到脚趾的距离并将其绑在患者身上。

● 在弹力织物上方覆盖一层垫料。

　·垫料长度应为膝下到脚趾。

　·从一端开始使用垫料,将垫料均匀缠绕肢体,每次应覆盖前一圈的一半。

● 量取一块厚 15cm 的 10 层的熟石膏板,其长度为膝后部下方到脚趾底部。

● 折叠石膏托,抓住其两端并将其浸泡在水中。

● 将石膏从水中取出,轻轻挤压并将其拉直。

● 使石膏板上端呈扇形散开以适合小腿区域。

● 将石膏从膝盖下方沿着小腿后面到脚后跟下面,直到脚趾底部。

● 浇铸石膏模具并用手掌使石膏表面光滑来适合腿的轮廓。

● 裁取两块 10cm×20cm 的侧面长板（长度取决于患者的体型）。长板由 6 层石膏做成。

● 将其浸在水中,将其中一块用于踝关节。

　·U 形板可以代替侧面板。一块 10 厘米厚的 U 形板(6 层石膏厚)放置于脚后跟的上下方。一定要注意不要使板的前面重叠。

● 最后,在石膏的顶端及底端边缘翻折弹力织物。

操作步骤:肘部以下的悬臂板

用于前臂骨折/脱位(包括 Colles 骨折)及手骨折。

● 剪去一段弹力织物,其长度为肘部以下到指关节的距离,并剪一个小孔用于通过拇指。

● 将弹力织物系在患者身上。

● 在弹力织物上方覆盖一层垫料。

　·垫料长度应为从肘部到手指关节的后方的距离,并露出手掌折痕以便于手指弯曲。

　　·拇指必须完全放松。

　　·从一端开始使用垫料,将垫料均匀缠绕肢体,每次应覆盖前一圈的一半。

● 从熟石膏截取一段宽 15cm 或 20cm 的石膏,其长度为肘部下方到指关节(取决于患者的体型)的距离,或者做成一块由 5 层熟石膏绷带构成的宽 15cm 或 20cm 的厚板。

● 折叠石膏并抓住两端将其浸泡在水中。

● 将石膏从水中取出,轻轻挤压并将其拉直。

● 小心地把石膏板放在前臂垫料上,其长度为肘部下方沿着前臂背侧直到指关节。

● 浇铸石膏模具并用手掌使石膏表面光滑来适合前臂的轮廓。

● 在石膏模具一端边缘上方翻折弹力织物。

● 最后,在石膏上缠绕弹力绷带和翻折的弹力织物以便固定石膏的位置。

操作步骤:肘部以上的悬臂板

　　用于前臂和肘部的骨折/脱位及肱骨髁上骨折。

● 将前臂至于肘部 90°弯曲的位置。

● 剪取一段长度为腋窝到手指关节长度的弹力织物,剪一个小洞使拇指通过。

● 将弹力织物系在患者身上。

● 将一层垫料覆盖在弹力织物上面。

　　·垫料长度应为从腋窝到手指关节的后方的距离,并露出手掌折痕以便于手指弯曲。

　　·拇指必须完全放松。

　　·从一端开始使用垫料,将垫料均匀缠绕肢体,每次应覆盖前一圈的一半。

● 准备一块宽 10cm 或 15cm,5 层板的熟石灰板(取决于患者的体型)。石膏板应该足够长,可以从腋窝到手指关节。

● 将石膏板折叠,抓住两端并将其浸泡在水中。

● 将石膏从水中取出,轻轻挤压并将其拉直。

● 将石膏板小心地放在手臂的垫料上面,沿着手臂的后面向下到肘部的后面。

● 浇铸石膏模具并用手掌使石膏表面光滑来适合前臂的轮廓。

- 准备两块由 5 层板做成的,宽 10cm,长 25cm(根据患者身形调整长度)的熟石灰板。将它们放在肘关节的两边以加固它。
- 在石膏绷带的一端边缘翻折弹力织物。
- 最后,在石膏上缠绕弹力绷带和翻折的弹力织物以便固定石膏的位置。

人工操作

协助患者站立

患者需要适度的协助。

操作步骤

- ▶在开始操作前,确保已经对患者进行过评估,可以承受其体重。
- ▶确保附近区域没有杂物。
- 确保患者熟知操作过程及他们需要做什么。
- 鼓励患者在椅子上向前移动。
- 站在椅子旁边,患者的稍后方。
- 确保患者及其他人清楚应该对指令做出哪种回应,例如"准备,稳定,站立"。
- 用一只手臂抱住患者的腰背部,使手臂伸长及向下达到舒适的程度。
- 将另一只手放在患者的肩膀前面。
- 听到"站立"的指令后,当患者从椅子上起立时,你应该移动位置向前以便当患者立起来时可紧挨着他来帮助他平衡。
- ▶在操作过程尽可能地帮助患者。例如,如果可以,把椅子的扶手推下去。
- ❶如果患者摇晃不稳不能完成操作过程,轻轻地让患者坐回到椅子上并重新评估。

操作步骤提示

- ▶该操作只对那些可以配合的能承受体重并能够听懂基本指令的患者可行。
- 该操作可由 1 个或 2 个人执行,这取决于患者。
- 应该有充足的时间以便患者理解该过程。
- 鼓励患者独立自主很重要;问他们在家如何完成这项操作。

- 为患者考虑所有与这项操作相关的决定。例如,使用齐默式助行器或类似的助行器可能会让他们感觉舒适。

- 检查区域,移走所有可以移动的家具/设备以便有更多的空间来完成这项操作。

- ▶经常检查静脉内液、导尿管、引流管及其他装置的安全性,确保在操作过程中不被拔出来。

- 与工作人员确认患者是否有认知障碍、暴力、侵害他人或任何阻止或影响方案实施的病史。

收集整理材料

- 所有患者都应该在入院 24 小时内有一份由理疗师完成的活动/操作评估。

- 活动后提出的所有问题都应该记录在注意事项中。

- 如果患者情况已经改变,在每次活动前必须完成充分的评估。

协助患者躺着滚动

准备

- 一名(或两名)工作人员。

操作步骤

- 确保床/手推车在腰部高度并已经踩下刹车以免人员受伤。

- ▶如果这项操作由 1 名工作人员执行,总是让患者向你滚动。

  · ▶如果有两名工作人员参与,他们可以站在床/手推车的两旁。

- 确保已经向患者充分解释说明。

- 确保患者的脸朝向将要移动的方向。

- 将患者远侧的手臂跨过胸前,并使他们远侧的臀部和膝盖弯曲。

- 将一只手摊开手掌放在患者肩膀上,并把你的另一只手放在患者髋部或膝盖上。

  · 工作人员可能会觉得将他们的一个膝盖放在床上更舒服,这样可以避免伸展或弯曲。

- 收到指令"准备,稳定,滚动"后,稍稍向后退,协助患者向你滚动。

- 一旦患者侧身,可以用枕头使他们舒适。
- ⊕通过使用床栏杆确保患者安全也很重要。

操作步骤提示

- ⊕在执行操作前,确保已经清除了床/手推车附近的区域所有障碍物。
- ⊕确保床上/手推车上有足够的空间让患者滚动。
- 有恰当数量的工作人员来执行这项操作很重要。
- 不要仓促,留出充足的时间向患者及参与人员解释操作步骤。
- 在执行该方案之前评估患者情况很重要,目的是发现患者侧身躺的所有禁忌证(例如,患者头部及颈部控制问题,或所有可能的难题如患者的身高)。

收集整理材料

- 所有患者应该在入院 24 小时内进行评估。酌情维持/咨询护理计划。
- 有关方案的所有问题都记录在注意事项中。

协助患者在床上改变位置(使用一个滑板)

物品准备

- 单人用多方向滑板。
- 至少两名工作人员。

操作步骤

- 如果可以,确保患者清楚步骤并且已经同意。
- 患者应该平躺在床上。
- ⊕与其他工作人员讨论患者想要到达的最终位置。
- 将床挪动到腰部高度以避免人员受伤。
- 确保床上的刹车系统安全。
- 工作人员应站在床的两侧,面向对方。
- 为了将滑板放在患者身体下,在床上将患者滚动到床的一侧。

　·一名工作人员弯下身子靠近患者并拉底下的床单来使患者滚动到滑板的一边。

　·或者,如果可能,鼓励患者自己滚动到床的一边。

- 最靠近患者的工作人员抓住床单(患者在他们那一边),同时另一名人员将滑板插入到患者身体下方。

- 将滑板放在床垫和床单之间。
- 第二名操作者应抓住滑板并在床单底下尽可能向远处推，患者滚动回来平躺着。
- 从另一边重复上述过程直到滑板完全在患者身体下方。
- 一旦滑板到位，商定哪位操作者发布指令。
- 两名操作者都应该用两只手紧握床单，尽可能距离患者近。两只脚在地上站稳。
- 当发布"准备，稳定，移动"的指令时，两名操作者抓紧床单将患者轻轻地移动到先前商定的位置。
- 将枕头放在患者改变位置后适当的位置。
- 采用移动患者的相反步骤来移走滑板。

操作步骤提示

- 不要仓促。确保有充足的时间向患者解释说明方案并安全地完成。
- 移走检查床附近区域任何可以移动的家具/设备以便有更多的空间来完成这项操作。
- ▶经常检查静脉内液、导尿管、引流管及其他装置的安全性，确保在操作过程中不被拔出来。
- 与工作人员沟通患者是否有认知障碍、暴力、侵害他人或任何阻止或影响方案实施的病史。
- 确保操作结束后床栏杆被推回原处。

收集整理材料

- 所有患者在入院 24 小时内应该进行评估并放在他们的档案中。
- 所有的问题及障碍都应该记录在患者的注意事项中，确保其他病房工作人员清楚这些问题。

使用传板将患者向旁边转移

用于转移自己不能移动的患者。

物品准备

- 患者传板或"Patslide"®。

操作步骤

- 至少三名操作者。

- 打开传板(如果是折叠的)并放置在目标床/手堆车上。
- 向患者解释操作流程。
- 将目标床/手推车放在起始床/手推车旁边。
  · 确保床/手推车之间只有一个很小的缝隙。
- 确保床在腰部高度以避免人员受伤。
- 工作人员站在床/手推车的两侧,面向对方。两人分别站在"目标法点"的两侧。
- ⊕检查床/手推车的刹车是安全的。
- 在患者床旁的人员弯下身靠近患者并用两只手尽可能地靠近患者身体,紧抓床单使患者向他们滚动。
- 在患者将要转移到的床/手推车一侧的人员将传板放在患者的床/手推车上。
- 在床旁的人员让患者滚动到传板上(传板应该在床单下)。
- 在听到"准备,稳定,移动"的指令后……
- 操作者根据他们的位置在传板上轻轻地推或拉患者。
  · ⊕操作者应该确保他们的手臂伸直,没有弯腰向前倾。
- 一旦患者已经转移,确保床单/毯子恢复原位。
- 应该视情况将床栏放在适当的位置。

操作步骤提示
- 确保时间充足可以安全地完成该操作。
- 检查床附近区域,移走所有可以移动的家具/设备。
- 经常检查静脉内液、导尿管、引流管及其他装置的安全性,确保在操作过程中不被碰到或拔出来。
- 在移动前将所有的附属装置移到要转移的床/手推车上。
- 在操作前与合格的操作者/理疗师检查关于患者的任何变化。
- 操作者应该穿合适的鞋及宽松的衣服。
- 与病房工作人员确认是否可以平躺。
- 如果天然气供能,确保其已经被关掉以免患者吸入。
- ⊕不要爬上床/手推车。
- ⊕确保两边高度一致,这可以使操作更简单且患者更舒服。

收集整理材料
- 任何有关设备或方案的问题都应该告知负责护士,记录在注意事项中,并完成一份恰当的事件表格。

用起重机转移患者

患者不需要用力。使用这项技术来转移不能承受重量的患者,使患者在床上坐起来或使用便盆。

物品准备

- 起重机。
- 吊索:单个患者使用(一次性用品)。

操作步骤

- ▶应该至少有两名操作者。
  - ·检查关于患者对起重机适用性的护理计划。
  - ·在取得设备前,确保向患者解释过方案。
- 选择合适的吊索:小号、中号或大号。
- 确保起重机和吊索匹配。
- 检查起重机能够经受得住患者的重量:最多可以举起 25 块石头(170kg)。
- 确保检查床在腰部高度以避免人员受伤。
- 工作人员站在床的两侧,面对彼此。
- ❗确保检查床的刹车是安全的。
- 应该使患者滚动到床的一边。
- 将起重机吊索放在床上。
- 使患者滚动到床的另一边。
  - ·吊索现在应位于从患者的头到大腿的位置。
- 将肩膀部吊索的圈放在起重机的臂上。
- 将大腿末端的环穿过彼此,然后放在起重机上。
  - ·▶确保移动前环的位置正确。
- 现在一名操作者应该操作起重机的控制装置。
- 第二名操作者降低患者的床,然后在患者/起重机后面移动,准备引导他们坐到椅子上。
- 用起重机将患者向后移。
- 第二名操作者轻轻地引导患者坐在椅子上。
- 一旦患者坐到椅子上,将环圈从起重机上拆下来。
- 将吊索从患者小腿下面移走。

操作步骤提示

- 确保有充足的时间来安全地完成这个方案。

- 检查床附近的区域,移走所有可以移动的家具/设备。
- 经常检查静脉内液导尿管、引流管及其他器械的安全性,确保在操作过程中不被碰到或拔出。
- 在操作前和合格的工作人员/理疗师检查所有关于患者情况的变化。可能会不宜转移。
- 工作人员应该穿合适的鞋及宽松的衣物。
- 起重机应该只用来短距离地转移患者。
- 确保在操作前起重机已经充满电。
- ⊕确保起重机的刹车是关闭的。这样可以使起重机找到它自己的重心。

收集整理材料

- 关于设备或方案的所有问题——通知责任护士,记录在注意事项中并完成一个恰当的事件表格。

使用一根圆形木材转移患者

用这项技术转移那些怀疑或确定有颈椎损伤的患者。下面假设患者的颈部被支柱或积木固定。

物品准备

- ▶至少五名工作人员。
- 患者传板或"Patslide®"。

操作步骤

- ▶团队中最资深的工作人员应该负责患者的头部和颈部以及开始发布指令。
- 确保已经向患者以及所有参与人员做了充分的解释。
- 将目标床放在原始床旁边并使之处于腰部高度。
- 一名工作人员应该让他们自己处于患者的头端,另外三名应该在原始床的一边在患者旁边分散开。最后一名职员应该站在目标床旁。
- ⊕确认检查床上的刹车是安全的。
- ▶负责患者头部的一名工作人员应该将双手放在患者头的两侧以支撑患者的肩膀。
- ▶负责患者上半身的人员应该将一只手放在患者远侧的肩膀上,并将另一只手放在患者胸部的外侧面。
- ▶负责患者骨盆的人员应该将一只手放在患者骨盆的外侧

面,另一只手放在患者大腿下。

- ▶负责患者小腿的人员应该将两只手放在患者的小腿下。
- 在听到"准备,稳定,滚动"的指令时,在患者旁边的三名工作人员手臂伸直,缓慢地向后退,将患者朝滚动他们。
- 在患者将要转移到的床/手推车一侧的工作人员,将传板放在患者的床/手推车上。
- 在听到"准备,稳定,滚动"的指令时,在患者旁边的四名工作人员将患者滚动回平躺姿势,使其颈部保持伸直。
- 一名工作人员现在应该绕着床移动以使床两边各有两名工作人员,头部有一名工作人员。
- 在听到"准备,稳定,移动"的指令时,操作者轻轻地移动患者并使其头部和颈部保持固定。

操作步骤提示

- 确保有充足的时间以便安全地完成方案。
- 检查床边的区域,移走所有能够移动的家具/设备。
- 工作人员应该穿合适的鞋及宽松的衣服。
- ▶患者的身体保持一条直线且该方案在一次顺利的可控的运转中完成是至关重要的。

收集整理材料

- 关于设备或方案的所有问题通知责任护士,记录在注意事项中并完成一个相关的事件表格。

帮助一个正要跌倒的患者

- ▶如果一个患者跌倒了,工作人员不要试图去抓住患者,而应该让他们跌倒,没有应对这种情况的安全的方法。
- ▶允许患者跌倒可能与工作人员帮助患者的自然本能相反,但是试图抓住患者只会造成工作人员受伤。
- ⊕相反,做出的每一种尝试都应该减少对患者的伤害(例如,如果可能将患者跌倒方向的物品移走)。

向前跌倒

- 如果患者向前跌倒的时候工作人员正在和他们一起走路,工作人员必须让患者跌倒。

向工作人员跌倒

- 如果患者向工作人员跌倒,那么安全地控制患者的跌倒是有可能的,使伤害降到最低程度。

● 工作人员应该向患者移动,直接站在患者身后,腿弯曲并靠近患者。然后他们应该轻轻地引导患者的身体沿着他们弯曲的腿下降到地上。

操作步骤提示

● 只能通过采取适合患者能力的方案来使跌倒的风险降到最低(例如,只有患者完全可以移动,才能允许患者步行)。

● 使用设备,如齐默式助行器或拐杖来降低跌倒的风险。

● ❶患者跌倒是不可预知的突发事件。但是,工作人员应非常小心,时刻保持一个有利的姿势,避免弯曲或伸展。

● ▶如果患者跌倒的时候工作人员在现场,那么他必须立即寻求协助以确保如果情况转变成紧急事件时有足够多的工作人员在现场。

收集整理材料

● 应该在患者入院 24 小时内对患者进行评估并放在他们的档案中。

● 所有的跌倒或问题都应该记录在患者的注意事项中以确保其他病房工作人员清楚这些问题。

帮助一个已经跌倒的患者

● ▶立即对已经跌倒的患者进行评估很重要,目的是确认跌倒的原因及直接后果(例如晕厥、骨折或心脏停搏)以便工作人员可以对情况做出相应的回应。

物品准备

● 至少两名工作人员。

● 其他设备视情况而定。

　·两把椅子,手推车,光滑的木板,带有合适的吊索的起重机。

操作步骤:如果患者能够配合

● 应该给予说明以帮助患者从地上起来。要求患者遵循以下程序:

　● 滚动到侧身……

　● 用手向上推直患者身体呈坐位……

　● 屈膝并用四肢移动……

　● 将手放在椅座上用来平衡……

　● 一条腿向前,因此他们呈半跪姿势……

- 这时候,患者应该可以用手推着站起来并坐在他们身后的椅子上。
- 如果需要,可以用起重机将患者放在手推车上进行进一步的评估。

操作步骤:如果患者不配合

- 应该用起重机。

操作步骤:如果跌倒在狭窄的地方

- 将一块光滑的木板放在他们身体下面。
- 至少需要两名操作者,可以让患者在地上滑动一小段距离来更好地帮助他们 。
  - ·在操作过程中工作人员保持一个有利的姿势至关重要。

操作步骤提示

- ▶确认跌倒的原因至关重要,进而采取相应措施。
- ▶当患者从地上起来时,应该连续监测他们的情况。这点非常重要。
  - ·❗如果患者已经昏厥,他们有再次跌倒的风险。
- 允许患者有足够的时间执行方案非常重要,因为这可以减少由工作人员提供的帮助。
- ▶绝对不可以拉起患者,这点至关重要。
  - ·拉起患者是有风险的且可能造成工作人员受伤。

（索娅　邵帅　邵清森　李颖　马作旺　杨亚娟　译）

第 19 章

临床数据解析

心电图（ECG）

了解心电图打印输出的第一步是要了解正常心脏的电传导过程。

心脏的电生理

心肌细胞

心肌细胞在静息状态时，细胞膜的表面存在 90mV 的跨膜电值差（负电荷位于细胞膜的内侧，正电荷在细胞膜的外侧）。

去极化（细胞膜内外侧电荷的反转）会引起钙离子的跨膜流动从而使得心肌收缩。这种电位差的变化能够被心电图的电极发现并描绘出来。

心电图描记的基础

想象心电图的电极从接触身体的地方"看"心脏是最简单的方法。

心肌细胞在除极时，检测电极面向除极方向产生向上的波，电极背离除极方向产生向下的波。除极活动既不朝面向也不背离电极方向，就不会产生波（图 19.1）。

电传导的途径

正常的心电活动始于窦房结。去极化首先传导至心房并在心电图上产生一个向上的幅度较小的 P 波。

心房和心室的电活动是彼此相互分离的，冲动从心房传导至心室的唯一途径就是通过房室结。传导通过房室结后其速度减慢，这在心电图上显示为在 P 波和 QRS 波之间有一段的等电间隙，称为 PR 间期。

除极活动继续沿着快传导的蒲肯野纤维-希氏束进行，至左右束支继而引发左右心室发生除极化（图 19.2）。左束支有两个分支束。心电图上显示的窄的 QRS 波表明心室快速的除极过程。

T 波反映心室的复极过程。心房的复极会产生一个微小的波动，它被隐藏于 QRS 波中而不可见。

▶P 波和 QRS 波分别反映心房肌和心室肌的除极过程，但是随之而来的心肌的机械收缩则不会在心电图上显示［例如，无脉性电活动（PEA）］。

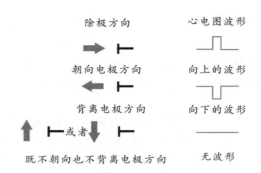

图 19.1 在心电图上如何显示除极波，取决于除极波方向与电极的关系。

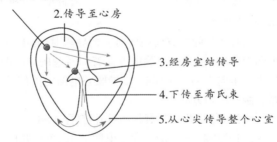

图 19.2 正常心脏电传导通路示意图。

12 导联心电图

导联

电极被放置到肢体和胸壁的 12 个记录点上。术语"12 导联"与记录的电活动的方向相关,而非连接在患者身体上的电线的数字。

6 个胸导联(V_{1-6})和 6 个肢体导联(Ⅰ、Ⅱ、Ⅲ、aVR、aVL、aVF)构成了 12 导联心电图,他们从多个方向监测心脏的电活动。在胸导联上,6 个电极分别被安放在前胸壁和侧胸壁相对应的位置上(图 19.3)。然而,6 个肢体导联用 4 个电极来代表综合的电活动,被放置在患者的四肢上——例如,Ⅰ 导联就产生于左右上肢的电极。

▶记住 12 导联心电图——记录心脏电活动的 12 个不同部位方面——但是只有 10 个电极被真正置于患者的身体上。

❶当怀疑患者后壁心肌梗死时,另外的导联可以被用来从更多的角度来监测心脏(例如,V_{7-9} 可以放置于后胸壁)。

心电图的方向

当心肌的除极方向面向对应的导联时,心电图上会出现一个向上的波,当心肌的除极方向背向对应的导联时,心电图会出现一个向下的波。理解 12 导联心电图的关键是记住不同导联监测心脏的方向。

6 个肢体导联是从冠状面看心脏(图 19.4)。

- aVR 监测右房(在正常心电图上,这个导联的所有向量均是负的)。
- aVF、Ⅱ、Ⅲ 监测心脏的下壁和横膈膜面。
- Ⅰ 和 aVL 监测左侧壁。

6 个胸导联于横切面监测心脏。

- V_1 和 V_2 监测右室。
- V_3 和 V_4 监测左前壁和室间隔。
- V_5 和 V_6 监测左前壁和左侧壁。

尽管 12 导联心电图从不同的方向监测心脏的电活动,为便于理解标准的心电图波形,所有的导联可以用共同的基本形状来表示(图 19.5)。

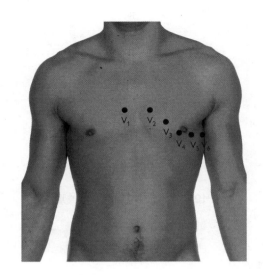

图 19.3　胸导联的正确位置。

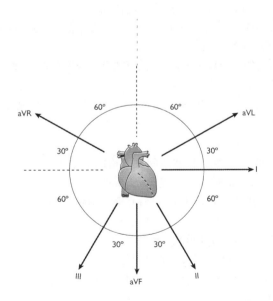

图 19.4　心脏 6 个肢体导联的标准视图。注意导联间的角度,这一点对于计算心电轴极为重要。

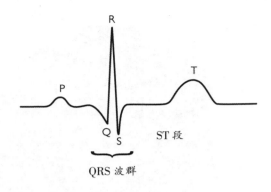

图 19.5　典型心电图的基本波形。

心电图示波

波形

- P 波代表心房除极化,除 aVR 导联外,P 波方向均向上。
- QRS 波群代表心室除极化。包含:
  - ·Q 波:QRS 波群第一个向下的波称为 Q 波。心肌梗死时可以出现病理性的 Q 波。
  - ·R 波:第一个向上的波,其前可能存在或不存在 Q 波。
  - ·S 波:R 波之后一个向下的波。
- T 波代表心室复极化,正常是一个向上的波,紧随于 QRS 波群之后。

心率

- 用 300 除以两个 R 波之间大方格的数量可以计算出心率(采用 25mm/s 纸速记录,高度 1cm/10mV)。
  - ·两个 R 波之间有 3 个大格,心率为 100 次/分。
  - ·两个 R 波之间有 5 个大格,心率为 60 次/分。
- 正常心率为 60~100 次/分。
  - ·心率小于 60 次/分,为心动过缓。
  - ·心率大于 100 次/分,为心动过速。

间期和时长

- PR 间期:从 P 波的起点至 QRS 波群的起点。代表房室结内部的电传导延迟。正常 PR 间期小于 0.20 秒(5 个标准记录速度的小方格）。

● QRS 波群：QRS 波群的宽度正常<0.12 秒（3 个标准记录速度的小方格）。

● RR 间期：从一个 R 波的顶峰到下一个 R 波的顶峰，常用来计算心率。

● QT 间期：从 QRS 波的起点到 T 波的终点。QT 间期长短与心率的快慢密切相关，校正 QT 间期=QT/（RR 的平方根）。校正 QT 间期的正常范围为 0.38~0.42 秒。

节律

● 节律（两个连续 R 波间的时间）是否规整？

·如果节律不规则但有一清晰的模式，称为规整性的不规则节律（例如，心脏阻滞类型）。

·如果节律不规则且没有固定的模式，称为不规整性的不规则节律（例如，心房颤动）。

心电图电轴

心电轴

心电轴或"QRS"轴是指在冠状面上心室肌除极化的总体方向。

平行于左心的线被定义为零度线。

正常心电轴的范围为−30°~90°（图 19.6），超出这一范围通常提示是病理改变，为先天性或获得性。

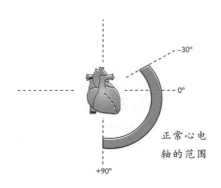

图 19.6　正常心电图电轴。

然而,心电轴的偏移也见于特殊体型的健康个体。右偏见于高瘦者,左偏见于矮胖者(框 19.1)。

心电轴的计算

如图 19.7 所示,为 Ⅰ、Ⅱ 和 Ⅲ 导联在额面的投影(伴随 aVR、aVL 和 aVF),通过计算在每个方向的相对除极向量,可以

框 19.1 心电轴偏移的病因

左偏(<-30°)

- 左室肥大。
- 左束支传导阻滞(LBBB)。
- 左前分支阻滞(左束前束)。
- 下壁心肌梗死。
- 心肌病。
- 三尖瓣闭锁。

右偏(>+90°)

- 右心室肥大。
- 右束支传导阻滞(RBBB)。
- 前侧壁心肌梗死。
- 右室负荷增大(例如,肺栓塞)。
- 肺心病。
- 法洛四联征(肺动脉瓣狭窄)。

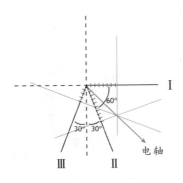

图 19.7 应用 Ⅰ、Ⅱ 和 Ⅲ 导联计算心电轴。

计算出心电轴。为准确判断心电轴,应该使用图 19.7 所描述的
Ⅰ、Ⅱ和Ⅲ导联。也有一些较为简便的方法:

- 画一幅如图 19.6 一样的图,显示三个导联——一定要注意
使用正确的角度。
- 看一下Ⅰ导联,计算 QRS 波群基线以上的毫米数。
- 从基线下减去 QRS 波群的这个数值。
- 现在,在你所画图中沿着线Ⅰ测量出这个毫米线,并做个
标注(对负数做反向测量)。
- Ⅱ导联和Ⅲ导联重复以上过程。
- 做标记线的延长线,使其垂直于导联(图 19.6)。
- 图的中心点与这些线的交叉点的连线即为心电轴。

计算心电轴

有许多简便的方法可以粗略地估计心电轴。

一个简单的方法就是只看Ⅰ导联和 aVF,分别做Ⅰ导联和
aVF 的垂线,就会做出一个比以上方法更为简单的图。

另一个简单的方法就是看输出的心电图,大多数的心电图
仪会显示心电轴(但是你仍需理解它的原理)。

房室传导异常

正常心电图 P 波后都会跟随一个 QRS 波群。房室间的等电
间隙在心电图上表现为 PR 间期,代表房室结内传导减慢。干扰
此处正常的电传导,会导致心脏传导阻滞(图 19.8)。

导致心脏传导阻滞的原因包括:缺血性心脏病、传导系统
先天性纤维化、心肌病、前壁和下壁心肌梗死、药物(地高辛、β
受体阻滞剂、维拉帕米)和生理性(一度房室传导阻滞见于正常
的运动员)。

一度房室传导阻滞

PR 间期固定但是延长大于 0.20 秒(按标准速率描记的 5
个小方块)。见心电图 1(图 19.8)。

二度房室传导阻滞

部分 P 波后有 QRS 波脱落。

- 莫氏Ⅰ型:PR 间期逐渐延长,直至一个 P 波受阻不能下传
心室。然后 PR 间期恢复其正常长度,重复此循环(见心电图 2,
图 19.8)。这也是众所周知的文氏现象。

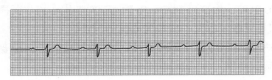

心电图 1：一度心脏传导阻滞。

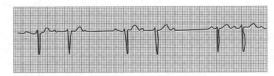

心电图 2：二度心脏传导阻滞莫氏 I 型。

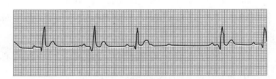

心电图 3：二度心脏传导阻滞莫氏 II 型。

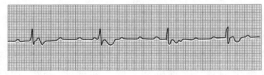

心电图 4：三度(完全)心脏传导阻滞。

图 19.8　房室传导异常的心电图。

● 莫氏 II 型：PR 间期固定，但是不是所有的 P 波后均有 QRS波。P 波和 QRS 波的关系是 2:1 或 3:1 或是随机的。见心电图 3，图 19.8。

三度房室传导阻滞

也称为完全性房室传导阻滞见心电图 4(图 19.8)。在房室结内无冲动传导，心房和心室活动各自独立，互不相关。心房和心室有其独立的起搏点，且心率各不相同。

- 未经正常途径传至心室的冲动产生异常的 QRS 波(可见心室脱逸)。
- 如果 P 波和 QRS 波同时发生,将会与 QRS 波合并。

注意

- 如果怀疑 P 波和 QRS 波的模式不正常, 记下 P 波间期和 RR 间期,然后比较一下。
- Ⅱ导联和 V_1 导联的 P 波最为明显。

室性传导异常

冲动经希氏束——浦肯野纤维系统传至心室,左右心室同时快速发生除极(图 19.9)。如果此传导系统被损坏,这一传导过程将会被破坏。心脏就会通过非特殊心肌发生缓慢的除极,QRS 波(通常持续<0.12 秒)会变得宽大畸形(图 19.9)。

右束支传导阻滞(RBBB)

冲动经房室结、希氏束、左束支传导过程正常,但经右室心肌细胞传导减慢,导致右室除极延迟,产生第二个 R 波,称为 R'波。

RBBB 表示右室存在病理性的变化, 但也有可能是正常变异变化(图 19.10)。

心电图改变

见框 19.2 束支阻滞助记。

- V_1 导联出现 RSR 波。
- 心电轴通常正常,但是如果左前分支传导阻滞(双分支传导阻滞)也发生,心电轴将会左偏。
- 胸前 V_1~V_3 导联的 T 波低平或倒置。

病因

- 高钾血症。
- 先天性心脏病(如法洛四联征)。
- 肺动脉栓塞。
- 肺源性心脏病。
- 传导系统纤维化。

左束支传导阻滞(LBBB)

冲动经房室结、希氏束、右束支传导正常,但经左室心肌细胞传导减慢,导致左室除极延迟(图 19.11)。

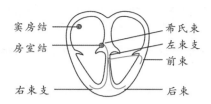

图 19.9 心脏传导系统示意图。

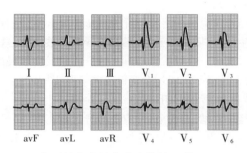

图 19.10 典型的完全性右束支传导阻滞 12 导联心电图。

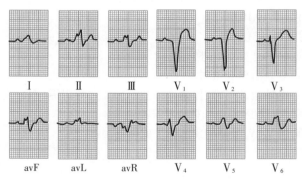

图 19.11 典型的完全性左束支传导阻滞 12 导联心电图。

框 19.2　束支传导阻滞助记

- 左束支传导阻滞，V₁ 导联 QRS 波为 W 型，V₆ 导联呈 M 型，可记为 WiLLiaM。始于 W 终于 M，中间的 L 代表左。
- 相反的，右束支传导阻滞，V₁ 导联 QRS 波为 M 型，V₆ 导联为 W 型。可记单词 MaRRoW，R 代表右。

左束支传导阻滞通常是病理性的。

心电图改变

- V_6 导联出现 M 波。
- V_5~V_6 左胸导联 T 波低平或倒置。

病因

- 高血压。
- 缺血性心脏病。
- 急性心肌梗死。
- 主动脉瓣狭窄。
- 心肌病。
- 传导系统纤维化。

❗左束支传导阻滞在心电图上表现为 ST 段和 T 波的异常,故而影响进一步评价 ST 段和 T 波的意义。

窦性心律

室上性心律起于心房。窦性心动过速或窦性心动过缓的原因,可以是生理性的,也可以是窦房结、心房病变引起的病理性的。

正常冲动由希氏束传到心室,产生窄的 QRS 波。

窦性心动过缓

窦房结水平上的心动过缓(心率小于 60 次/分)。心率是慢的,但冲动的传导是正常的(心电图 1,图 19.12)。

病因

- 药物(β 受体阻滞剂、维拉帕米、胺碘酮、地高辛)。
- 病态窦房结综合征。
- 甲状腺功能减低。
- 下壁心肌梗死。
- 低体温。
- 颅内压增高。
- 生理性(运动员)。

窦性心动过速

窦房结水平上的心动过速(心率大于 100 次/分)。心率是快的,但冲动的传导是正常的(心电图 2,图 19.12)。

心电图的特点

- 心室率大于 100 次/分(通常为 100~150 次/分)。

- 每个 QRS 波前都有一个正常的 P 波。

病因

- 药物(肾上腺素,咖啡因,尼古丁)。
- 疼痛。
- 劳累。
- 焦虑。
- 贫血。
- 甲状腺功能亢进。
- 肺动脉栓塞。
- 肝衰竭。
- 心力衰竭。
- 高碳酸血症。
- 妊娠。
- 缩窄性心包炎。

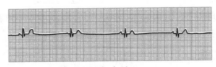

心电图 1:窦性心动过缓。

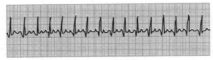

心电图 2:窦性心动过速。

图 19.12 Ⅱ 导联心电记录显示窦性心动过缓(心电图 1)和窦性心动过速(心电图 2)。

室上性心动过速

室上速(心率大于 100 次/分)搏动起源于心房或房室结,因为冲动的传导经希氏束和心室是正常的(除非心脏有其他病理性改变),QRS 波群的形态也是正常的(图 19.13)。

需注意的室上速主要有四种:房颤、房扑、房室交界区的心动过速、折返性心动过速。

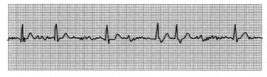

心电图 1:心房颤动。

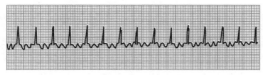

心电图 2:心房扑动伴 2:1 传导。

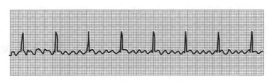

心电图 3:心房扑动伴 4:1 传导。

图 19.13 Ⅱ导联心电图显示一些室上性心动过速。

房颤

　　心房快速无序的颤动使其失去了有效的收缩。因此,心电图上不会出现 P 波。

　　由心房颤动产生的电冲动随机到达房室结,然后经正常的途径传导到心室,引起心室极不规律的收缩。

心电图特点

- 无 P 波,节律极不规则。
- QRS 波节律不规则。
- QRS 波形态正常。
- 心室率增加(120~160 次/分)。

病因

- 先天性。
- 缺血性心脏病。

- 甲状腺疾病。
- 高血压。
- 心肌梗死。
- 肺栓塞。
- 风湿性二尖瓣或三尖瓣疾病。

房扑

心房发生异常的快速地收缩,不同于房颤,其收缩是有序的,但是因其快速也可导致心房泵血功能恶化。正常 P 波消失,代之以连续的"锯齿样"电波(有时命名为"F"波)。

如果冲动大于 200 次/分,房室结不会全部传导。心房收缩过快就会导致有些冲动不能传到心室。例如:房率为 300 次/分,而室率仅为 150 次/分,称为 2:1 传导。也会出现其他的房室传导比例。

房室结不同的阻滞模式可以导致不规则的节律,使其难以与 AF 区别。

心电图特点

- 规律的锯齿状波动。
- QRS 波形态正常。

病因

- 与房颤相似。

房室交界区的心动过速

房室结及其周围区域自发的除极活动,冲动将会快速传至心室。QRS 波形态正常但没有 P 波。

心电图特点

- 无 P 波。
- QRS 波规律且形态正常。
- 心率或快或正常。

病因

- 病态窦房结综合征(包含药物所致)。
- 地高辛中毒。
- 房室结缺血,尤其是前壁心肌梗死。
- 心脏手术后。
- 急性炎症(例如,急性风湿热),这可能波及传导系统。
- 白喉。

● 其他药物（例如，大多数抗心律失常的药物）。

Wolff-Parkinson-White 综合征

在 Wolff-Parkinson-White（WPW）综合征中，房室间还有其他的传导系统（Kent 束），这种旁路并非特殊的传导系统，所以不会像房室结那样延缓冲动的传导，且它与希氏束这种正常传导途径并不相连。

心室的除极部分由房室结产生的冲动引起，部分由 Kent 束发出的冲动引起。在正常的心房收缩期间，电冲动到达房室结和旁路的时间大约相同。如果冲动经房室结的传导受到阻滞，就会经旁路传导，并由普通的心肌细胞引起除极，QRS 波的起始部分就会变得粗钝，PR 间期小于 0.12 秒。经希氏束的传导随后发生，结果导致 QRS 波起始向上的"Δ"波。

正常和非正常的室性除极融合致 QRS 波宽大畸形（图 19.14 和框 19.3）。

折返性心动过速

房室间的旁路可能会使电冲动由心室返回心房。

例如，发生折返性心动过速时，电冲动可能向下传至希氏束，到达心室，再经旁路上传至心房，引起心房和心室再次收缩，循环重复进行，称为"折返性心动过速"（图 19.15 和图 19.16）。

框 19.3　Wolff-ParKinson-White 综合征的分类

Kent 束可能连接心房和左心室或右心室。因此，根据胸前导联 QRS 波的形态，预激综合征可能被分为两种类型。实际上，此分类可能较为简单，11% 的患者可能有一种以上的旁路存在。

● A 型：V_1 导联可见宽大向上的 QRS 波。

·可能会被误认为是左束支传导阻滞或后壁 MI。

● B 型：V_1 导联可见宽大向下的 Δ 波和 QRS 波，其他导联则为向上的。

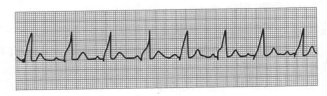

图 19.14 WPW 综合征示意图。

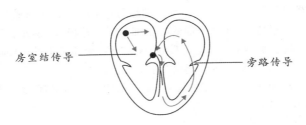

房室结传导 —— 旁路传导

图 19.15 折返性心动过速的示意图。

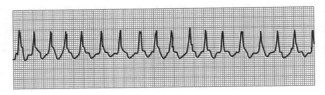

图 19.16 折返性心动过速的心电图。

室性心律

　　大多数室性心律起源于正常传导通路之外,这就意味着经非正常通路传导到心室肌的兴奋会产生增宽或畸形的 QRS 波群(图 19.17)。

室性心动过速(VT)

　　是由于心室肌内的某处组织快速去极化而产生。VT 定义为连续出现 3 次或以上的室性期前收缩,心率>120 次/分,"持续性"室速的发作时间>30 秒。

同一形态的 QRS 波群重复出现的室速称为稳定性室速(单型性室速),QRS 波群形态不断变化的室速称为不稳定性室速(多形性室速)。

在 12 导联心电图上,室速很难与室上性心动过速伴束支传导阻滞相鉴别(框 19.5)。

心电图特点

- QRS 波群增宽,节律和形状不规则。
- 房室分离——独立的心房和心室收缩。
- 在心电图上可以看到特征性的融合波和夺获波,这可以作为心房活动独立于心室活动的标志。
    - ·融合波:来自房室结的激动与心室异位除极激动融合而产生的形态介于两者之间的 QRS 波群。
    - ·夺获波:心房激动下传到心室,在室速的图形中出现一次正常的 QRS 波群。
- 心率可高达 130~300 次/分。
- QRS 波同向性:胸导联 QRS 波群主波方向全部正向或负向,这说明心动过速起源于心室。
- 电轴严重偏移(极度负向或极度正向)。

病因

- 心肌缺血(急性包括心肌梗死或慢性)。
- 电解质紊乱(低钾,低镁)。
- 过量的肾上腺素能兴奋(如使用可卡因)。
- 药物——尤其是抗心律失常药物。

心室颤动(VF)

由心室肌多个病灶不规则、不协调的除极而产生(框 19.4)。

框 19.4 细波型室颤

波形振幅小的室颤称为细波型室颤,它与心脏停搏时的心电图表现很像(图 19.19),在紧急情况下很难鉴别。

在临床中,要根据心电监护来确诊心脏停搏而不是细波型室颤,因为两者的治疗措施非常不同。

心电图特点
- 无可辨认的 QRS 波群。
- 完全不规则的心电图。

病因
- 冠心病。
- 心肌炎性疾病。
- 代谢障碍。
- 使用促心律失常药物。
- 电击。
- 张力性气胸,创伤,溺水。
- 大面积肺栓塞。
- 缺氧或酸中毒。

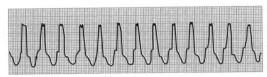

心电图 1:单形性室性心动过速

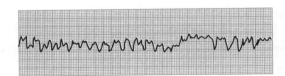

心电图 2:心室颤动

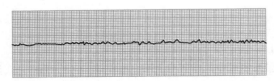

心电图 3:细波型室颤

图 19.17　室性心律的心电图。

其他室性心律

室性期前收缩(异位搏动)

发自心室的异位去极化引起心室收缩,称为室性期前收缩。因为冲动经非正常通路传导,所以会产生畸形的 QRS 波群(图19.19)。

在没有器质性心脏病的情况下,室性期前收缩常见,而且不会增加危险性;如果期前收缩发生在 T 波上,即"R-on-T"现象,有可能会导致室颤。

室性逸搏心律

当心房和心室之间的传导中断时(例如完全性心脏传导阻滞),室性逸搏心律就作为心脏搏动的备份来激发心脏搏动。

心室肌内在起搏细胞的去极化频率低(30~40 次/分)。

心室波形畸形、增宽,后跟畸形的 T 波,节律可以规则但也可以突然不规则。

心脏停搏

心脏停搏时心电活动完全丧失,无法维持生命活动。

心电图表现为基线的轻度摇摆,在紧急情况下很易与细波型室颤混淆。

濒死节律

表现为缓慢,节律不规则,增宽的形态多变的心室波形,可以在心源性死亡复苏失败的晚期见到,波形会逐渐增宽直到所有可辨别的心电活动消失(心脏停搏)。

框 19.5　尖端扭转型室性心动过速

尖端扭转型室性心动过速,字面意思是"尖端扭转",是多形性室速的一种类型,表现为波形振幅的不断变化和 QRS 轴的扭转。在美国也叫做"心脏芭蕾"。

尖端扭转型室性心动过速通常可以自发终止,但会频繁复发,也有可能恶化成持续性室速和室颤(图 19.18)。

尖端扭转型室性心动过速由 QT 间期延长导致,病因包括先天性长 QT 间期综合征和药物影响(例如抗心律失常药物)。患者也可能有低钾、低镁的情况。

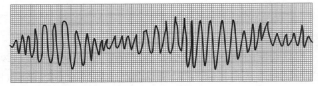

图 19.18　尖端扭转型室性心动过速。

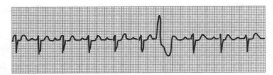

心电图 1：单次室性期前收缩

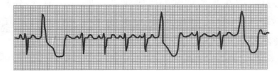

心电图 2：多个单源性室性期前收缩

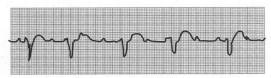

心电图 3：完全性心脏传导阻滞伴心室逸搏

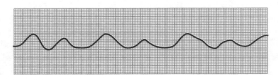

心电图 4：濒死节律

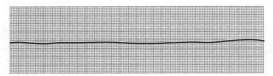

心电图 5：心脏停搏

图 19.19　室性心律的心电图。

P 波和 T 波异常

P 波

P 波代表心房肌去极化,由于心房肌比心室肌小,所以 P 波幅度比 QRS 波群小。

正常

- 窦性节律时,每一个 P 波紧邻一个 QRS 波群。
- P 波在大多数导联上直立,除了 aVR。
- P 波<3 个小格宽,<3 个小格高。

异常

- 右心房肥厚时会导致 P 波高尖。
  - ·病因包括肺动脉高压(称为"肺型 P 波")和三尖瓣狭窄。
- 左心房肥厚会引起 P 波增宽和双峰或两裂型。
  - ·通常由二尖瓣疾病导致,相应的 P 波也称为"二尖瓣型 P 波"。

T 波

代表心室复极化,心肌缺血最常影响 T 波形态,最常见的异常是 T 波倒置,可由多种病因引起。

正常

- 通常 V_1 和 aVR 导联倒置。
- $V_1 \sim V_3$ 导联也可以倒置,视为正常变异。

异常

- 心肌缺血或心肌梗死(例如非 Q 波型心肌梗死)可引起 T 波倒置,要根据临床情况来解释 T 波倒置的原因(图 19.20)。
- 心室肥厚会引起相应部位心室的导联出现 T 波倒置,例如左心室肥厚会引起 V_5、V_6、II、和 aVL 导联出现 T 波变化。
- 束支传导阻滞时,由于心室去极化经异常通路传导,会产生异常的 QRS 波群。相应的,异常的复极化也会导致畸形的 T 波,但它本身没有意义。
- 地高辛会引起特征性的 T 波倒置伴 ST 段下斜型压低,呈"鱼钩型",这一表现在治疗剂量时就可出现,并不是地高辛中毒的征象。
- 电解质紊乱也可导致 T 波形态改变:
  - ·K^+浓度升高造成 T 波增高,呈帐篷顶样。
  - ·K^+浓度降低造成 T 波低平和 U 波(出现在 T 波之后宽而

平的波)出现

·Ca²⁺浓度降低时,T波低平伴QT间期延长(Ca²⁺浓度升高时表现相反)。

·其他引起T波倒置的病因:蛛网膜下腔出血和使用锂剂。

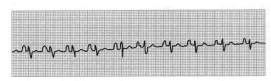

心电图 1:P 波高尖

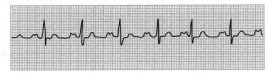

心电图 2:双峰 P 波

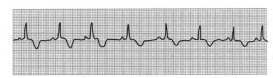

心电图 3:心肌梗死后 T 波倒置

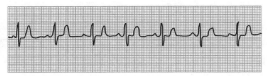

心电图 4:高钾血症:T 波高尖

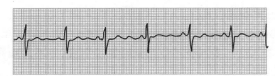

心电图 5:低钾血症:T 波低平和 U 波

图 19.20　P 波和 T 波异常的心电图。

ST 段

ST 段是心电图上自 QRS 波群终点至 T 波起点的那一部分,在正常心电图上表现为一等电位线。ST 段的形态改变可以代表心肌缺血和急性心肌梗死,后者尤为重要(图 19.21)。

ST 段抬高

在心电图判读中,判断 ST 段抬高的程度和范围至关重要,因为要据此来决定是否对急性心肌梗死的患者施行再灌注治疗(溶栓或直接 PCI)。

病因

- 急性心肌梗死：靠近坏死区的导联出现弓背向上型 ST 段抬高("墓碑"状),与其相对的导联出现 ST 段压低。
- 心包炎:广泛的 ST 段弓背向下型抬高(马鞍形)。
- 左心室室壁瘤:ST 段抬高可能永久存在。

ST 段压低

ST 段压低可以表现为水平型、上斜型或下斜型。

病因

- 心肌缺血:ST 段水平型压低,T 波直立,可能由冠心病或其他原因(如贫血或主动脉瓣狭窄)引起。
- 地高辛中毒:ST 段下斜型压低("鱼钩型")。
- 非特异性改变:ST 段压低(特别是上斜型压低)也可能是正常变异,并不与任何潜在疾病相关。

心肌梗死

在心肌梗死发生的第一个小时内,心电图可以保持正常,但是一旦心电图出现变化,大多遵循以下过程发展:

- ST 段抬高,T 波增高。
- 病理性 Q 波出现。
- ST 段回落到基线水平,T 波倒置。

根据出现坏死型图形的导联可以判断心肌梗死的部位,从而判断冠状动脉堵塞的部位。

- 前壁梗死:$V_2 \sim V_5$ 导联。
- 前侧壁梗死：I, aVL, V_5, V_6 导联。
- 下壁梗死:III, aVF 导联(也可能出现在 II 导联)。
- 后壁梗死:左心室后壁正常除极波消失,导致 V_1 导联 R 波为主波,相当于前壁梗死时 Q 波的镜像图形。

● 右心室梗死:在 12 导联心电图上通常没有变化,如果临床怀疑右室梗死,可将胸导联放置于相对应的右胸壁上,记为 V_1R,V_2R,V_3R 等。

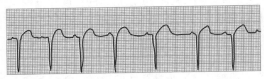

心电图 1:V_2 导联:急性心肌梗死

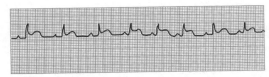

心电图 2:心包炎,ST 段抬高呈"马鞍形"

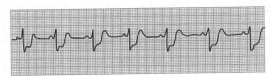

心电图 3:心肌缺血

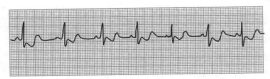

心电图 4:地高辛引起 ST 段"鱼钩"状改变

图 19.21 ST 段异常的心电图。

心肌肥厚

当心脏要克服升高的压力负荷(如高血压或主动脉瓣狭窄时左心室肥厚)或升高的体循环压力(如原发性高血压)时,心肌组织会反应性地增加其体积,心肌组织的这种变化会引起心电图的改变。

心房肥厚

引起 P 波形态改变。

心室肥厚

心电轴、QRS 波群的高度或深度、T 波都会发生变化。

左心室肥厚(LVH)

- V₆导联 R 波增高,V₁导联 S 波加深。
- 可能会有心电轴左偏。
- V₅、V₆、I、aVL 导联 T 波倒置。
- 左室肥厚的电压标准:
  - V₆导联,R 波>25mm(5 个大格)。
  - R 波 V₆+V₁>S 波导联 35mm(7 个大格)。

右心室肥厚

- V₁导联 R 波为主波(即 R 波高度大于 S 波)。
- V₆导联 S 波加深。
- 可能会有心电轴右偏。
- V₁~V₃导联 T 波倒置。

起搏心律

临时或永久心脏起搏适用于多种情况,如完全性心脏传导阻滞或有症状的心动过缓。起搏装置向心脏发出一小电脉冲,从而激发心脏收缩。这一电脉冲在心电图上表现为钉样标记(图 19.22)。

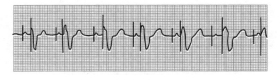

图 19.22 双腔起搏的心电图。

起搏器有多种类型,可以根据以下条件分类:

- 起搏心腔(心房、心室或双腔)。
- 感知心脏自身电活动的心腔(心房、心室或双腔)。
- 起搏器的感知如何反应,大多数为感知心脏自身电活动后抑制脉冲发放。

在心电图上,若为心房起搏,起搏信号位于 P 波之前;若为心室起搏,起搏信号在 QRS 波群之前;若为双腔起搏,则 P 波、QRS 波群前均有起搏信号。

❗在有些心电图上,不要将分隔不同导联的垂直线误认为起搏信号!

▶起搏波形不显示本节其他部分描述的预期变化,所以,不能在起搏的情况下诊断心肌缺血。

呼气流速峰值(PEFR)

呼气流速峰值(PEFR)是用力呼气时气流的最大速度,其预测值与年龄、性别、身高和种族有关(图 19.23)。

见第 18 章"呼气流速峰值(PEFR)测定"检查的实施方法。

框 19.6 和框 19.7 示其他检查方法。

PEFR 意义

PEFR 值小于患者的预测值或最佳值,说明大气道气流受限。

对于哮喘发作的患者来说,PEFR 值有助于确定疾病的严重程度,从而指导制订最适当的治疗方法:

- PEFR<75%最佳值或预测值——中度哮喘发作。
- PEFR<50%最佳值或预测值——急性重度哮喘发作。
- PEFR<33%最佳值或预测值——威胁生命的哮喘发作。

可逆性检查

使用支气管扩张剂(如沙丁胺醇)后 PEFR 提高或 FEV_1 增加≥15%说明气流受限可逆,可以据此鉴别哮喘和不可逆性疾病如 COPD。

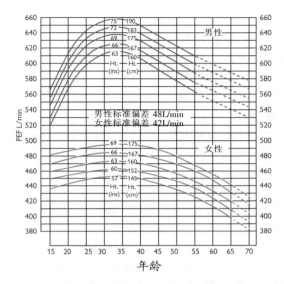

图 19.23　不同年龄、性别 PEFR 正常值。(Image reproduced from the *Oxford Handbook of Clinical Medicine*, with permission.)

框 19.6　气体交换

- 测试气体通过肺泡壁——毛细血管膜的能力, 用于进一步探查肺部疾病性质, 并为预后和指导治疗提供帮助。
- DLCO(CO 弥散能力)法: 单次吸入含 0.3%CO 的气体后, 测量 CO 的吸入量。
- DLCO 下降见于间质性肺疾病(纤维化的肺间质限制了气体的扩散)和肺气肿(可用于气体交换的总面积减少)。

框 19.7　其他肺功能测定方法

　　专门的肺功能中心可以使用躯体容积描记器或氦重呼吸和稀释法计算静态肺容积, 包括:

- TLC——肺总量。
- RV——残气量。

　　两者都可以帮助识别肺部疾病的模式和肺部手术前评估患者。

基础呼吸量测定

呼吸量测定测量气流和功能肺容积,可用于多种疾病诊断,但首选用于区别限制性和阻塞性肺疾病。

方法:要求患者尽可能快的向与肺量计连接的接口内呼气,记录气流的速率和容积。

现在的大多数肺量计为手持计算机化设备,可以打印出呼吸量报告并计算正常值。

两个重要的指标:

- **FEV₁**:第一秒用力呼气容积。
- **FVC**:用力肺活量——最大吸气后,尽力、尽快呼出所能呼出的全部气量。

气流容积曲线也可以由肺容积测定数据得到,并且显示不同肺容积时的气流量,可以用于区别胸内或胸外原因的气管阻塞和评估小气道阻塞情况(图 19.24 和图 19.25)。

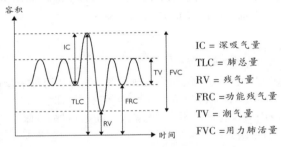

IC = 深吸气量
TLC = 肺总量
RV = 残气量
FRC = 功能残气量
TV = 潮气量
FVC = 用力肺活量

图 19.24　正常肺容积。

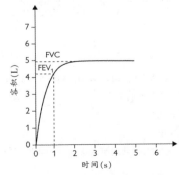

图 19.25　正常容积——时间曲线。

常见的肺容积异常

阻塞性

当气道阻塞时,尽管 FVC 可能下降,但 FEV_1 下降更明显,因此 FEV_1/FVC 比值减小,完全呼出气体要用更长的时间。轻中度气道阻塞时 FVC 可以正常。

导致阻塞性通气障碍的疾病包括 COPD、哮喘、支气管扩张、异物、肿瘤以及气管切开术后气管狭窄(所有的局部气流阻塞性疾病)。

限制性

在限制性肺疾病中,气道通畅性没有受影响,因此 PEFR 可以正常,但是 FEV_1 和 FVC 下降。

限制性肺疾病的病因包括各种原因引起的纤维性肺泡炎、骨骼畸形(如脊柱侧弯)、神经肌肉疾病(如运动神经元病)、结缔组织病、结节病晚期、胸腔积液和胸膜增厚等(表 19.1 和图 19.26)。

表 19.1 阻塞性和限制性通气障碍比较

类型	FEV_1	FVC	FEV_1/FVC 比例	TLC	RV
阻塞性	减小	正常 / 减小	<75%	增加(或正常)	↑
限制性	减小	减小	>75%	减小	↓

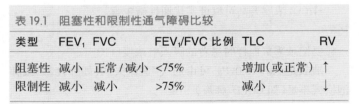
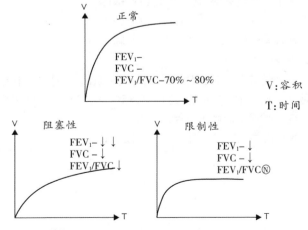

图 19.26 阻塞性和限制性通气障碍的容积 / 时间曲线。

动脉血气分析

系统方法

动脉血气分析仪可以给出很多令人困惑的结果，所以，只需依次分析 pH 值、$PaCO_2$ 和 HCO_3^- 几个指标即可（框 19.8）。

pH 值

- 降低（酸中毒）还是升高（碱中毒）？

$PaCO_2$

- 如果 $PaCO_2$ 升高并且有酸中毒（pH 值<7.35），可以推断为呼吸性酸中毒。
- 如果 $PaCO_2$ 降低并有碱中毒（pH 值>7.45），可能为酸性气体减少而导致的呼吸性碱中毒。
- 如果 $PaCO_2$ 降低并且存在酸中毒，则说明不是由呼吸系统引起，为代谢性酸中毒。
  · HCO_3^- 浓度减小可以证实代谢性酸中毒。
- 如果 $PaCO_2$ 升高或正常并有碱中毒，则为代谢性碱中毒。
  · HCO_3^- 浓度升高可以证实代谢性碱中毒。

PaO_2

❗要记录采集血样时患者的吸入氧浓度（FiO_2）。

缺氧是 PaO_2<8.0kPa，可由通气–血流失调（如肺栓塞）或肺泡换气不足（如 COPD、肺炎）引起。

- Ⅰ型呼吸衰竭：缺氧伴 $PaCO_2$<6kPa。
- Ⅱ型呼吸衰竭：缺氧伴 $PaCO_2$>6kPa。
- ▶如果 PaO_2 极低，考虑是否为静脉血污染。

代偿机制

当酸碱失调时，调控 pH 值的机制激活，代偿性的代谢变化是肾脏调节 H^+ 和 HCO_3^- 的排出，相似的，代偿性的呼吸变化是改变呼吸速率而呼出或保留 CO_2。

▶有代偿机制出现时提示为慢性疾病。

酸中毒

当阳离子(如 H^+)相对过量且未被充分代偿时会引起酸中毒(即酸血症)(表 19.2)。

呼吸性酸中毒

- pH 减小。
- $PaCO_2$ 增加。
- 代偿时 HCO_3^- 增加。

导致呼吸性酸中毒的病因

- COPD,哮喘,肺炎,气胸,肺纤维化。
- 阻塞性睡眠呼吸暂停。
- 镇静剂使用过量(引起呼吸抑制)。
- 神经肌肉疾病(如格林–巴利综合征、运动神经元病)。
- 骨骼畸形(如脊柱侧弯)。
- 充血性心力衰竭。

代谢性酸中毒

- pH 减小。
- HCO_3^- 减小。
- 代偿后 $PaCO_2$ 减小。

框 19.8　参考值范围

- pH 值 7.35~7.45。
- $PaCO_2$ 4.7~6.0kPa。
- PaO_2 10~13kPa。
- HCO_3^- 22~26mmol/L。
- 剩余碱 –2~+2。

表 19.2　阻塞性和限制性通气障碍比较

类型	pH	TLC	RV
呼吸性酸中毒	减小	增加	正常(代偿时增加)
代谢性酸中毒	减小	正常(代偿时减小)	减小
呼吸性碱中毒	增加	减小	正常(代偿时减小)
代谢性碱中毒	增加	正常(代偿时增加)	增加

阴离子间隙可以帮助鉴别代谢性酸中毒的原因(框 19.9)。

阴离子间隙增加意味着不可测阴离子产生增多。

导致代谢性酸中毒的病因

- 阴离子间隙升高型。
  - ·糖尿病酮症酸中毒。
  - ·肾衰竭(尿酸盐)。
  - ·乳酸酸中毒(组织缺氧或过量运动)。
  - ·摄入水杨酸盐,乙二醇,双胍类药物。
- 阴离子间隙正常型。
  - ·慢性腹泻,回肠造瘘(HCO_3^-丢失)。
  - ·Addison 病。
  - ·胰瘘。
  - ·肾小管性酸中毒。
  - ·乙酰唑胺治疗(HCO_3^-丢失)。

碱中毒

当阴离子(如 HCO_3^-)相对过量且未被充分代偿时会引起碱中毒(即碱血症)(框 19.10)。

呼吸性碱中毒

- pH 增加。
- $PaCO_2$ 减小。
- 代偿后 HCO_3^- 减小。

框 19.9　阴离子间隙

- $(Na^+ + K^+) - (HCO_3^- + Cl^-)$
- 正常值:10~18mmol/L

框 19.10　混合性的代谢和呼吸紊乱

- 在临床实践中,患者的酸碱失衡常常是由呼吸性和代谢性因素共同导致的。
- 例如:在严重的患者中,肺换气不足会导致氧分压降低,而缺氧的细胞会生成乳酸。

导致呼吸性碱中毒的病因

- 继发性过度通气：
  - ·惊恐发作(焦虑)。
  - ·疼痛。
- 脑膜炎。
- 卒中,蛛网膜下腔出血。
- 高海拔。

代谢性碱中毒

- pH 增加。
- HCO_3^- 增加。
- 代偿后 $PaCO_2$ 增加。

导致代谢性碱中毒的病因

- 使用利尿药(K^+丢失)。
- 长期呕吐(酸性胃液丢失和 HCO_3^- 释放)。
- 烧伤。
- 碱摄入过多。

脑脊液(CSF)

　　脑脊液是由脑室系统脉络丛产生的,起到缓冲和支持脑组织的作用。脑脊液可通过腰椎穿刺术获得(表19.3)。

正常成人脑脊液

- 压力 $6\sim20cmH_2O$。
- 不包含红细胞。
- 淋巴细胞 $\leq5\times10^6/L$。
- 不包含中性粒细胞。
- 蛋白含量$<450mg/L$。
- 葡萄糖 $2.5\sim4.0mmol/L$(血糖的 2/3)。
- IgG $5\sim45mg/L$。
- ▶如果 CSF 葡萄糖含量小于血糖水平的 50%,也视为异常。
- ⚠早产儿、新生儿、儿童和青少年的正常范围与此不同。

尿液检测

　　尿液试纸检测是一种快速、非侵入性的测试,可以帮助诊断诸如 UTI(尿路感染)和糖尿病等常见的临床疾患。临床标本可送到实验室进行进一步的分析,比如 MCS(显微镜检查、培养和特异性检查)。

试纸检测

试纸检测可提供半定量的分析:

- 蛋白(正常阴性)。
- 葡萄糖(正常阴性)。
- 酮类(正常阴性)。
- 亚硝酸盐(正常阴性)。
- 血液(正常阴性)。
- 白细胞(正常阴性)。
- 胆红素(正常阴性)。
- pH 值(正常酸性,范围 4.5~8.0)。
- 尿比密(正常范围 1.000~1.030)。

试纸检测注意事项

- ▶获得标本后,应于 15 分钟内进行检测。
- ▶尿液检测妊娠极为简便,当育龄妇女有腹部症状时应行此

表 19.3　脑脊液的病理学特征

病理学	外观	蛋白	葡萄糖 (CSF/血液比)	细胞学
细菌性脑膜炎	混浊	增加	减小	中性粒细胞
病毒性脑膜炎	澄清	正常/增加	增加/正常	淋巴细胞
细菌性脑炎	澄清	正常/增加	减小	淋巴细胞
TB 脑膜炎	纤维蛋白网		明显减小	淋巴细胞 中性粒细胞
真菌性脑膜炎	澄清/混浊		减小	淋巴细胞
蛛网膜下腔出血	黄变	正常/增加	增加	红细胞
多发性硬化	澄清	正常/增加	正常/增加	淋巴细胞
格林-巴利综合征	澄清	增加	正常/增加	
脊髓压迫	澄清	增加	正常	
恶性肿瘤	澄清	增加	减小	恶性细胞

项检测。

- ▶多种食物(如紫菜头)和药物(如利福平、四环素、左旋多巴、苯妥英钠、氯喹、铁剂)可以改变尿液的颜色。

尿液显微镜检查、培养和特异性检查(MCS)

尿液显微镜可以用来鉴定细菌和其他微生物、管型(由肾小管或者集合管中的蛋白质或者细胞形成)、结晶和细胞(包括肾小管上皮细胞、移行上皮细胞、白细胞和红细胞)。亦可用于检测组织生长和抗菌敏感性。

▶无症状细菌尿在妊娠女性多见(可高达 7%),可以导致肾盂肾炎和潜在致命性的并发症。

特征性尿液检查所见

- UTL:亚硝酸盐、白细胞。
- 糖尿病:葡萄糖。
- 糖尿病酮症:酮类。
- 胆汁淤积(阻塞性黄疸):胆红素。
- 肝前性黄疸:尿胆原。
- 肾小球肾炎:蛋白、血液。
- 肾结石:血液。
- 肾癌:血液。
- 肾病综合征:蛋白++。
- 肾 TB:白细胞、无组织生长(无菌性脓尿)。
- 性传播疾病(衣原体、淋病):无菌性脓尿。

胸腔积液

胸腔内的液体可分为:

- 渗出液(蛋白含量>30g/L)。
- 漏出液(蛋白含量<30g/L)。

如果胸膜蛋白含量大于血清蛋白含量的 50%,液体就会渗出。血液、脓液和乳糜液(含有脂肪的淋巴液)都可以形成积液。见第 18 章。

其他检测见框 19.11。

漏出液形成的病因

漏出液常常由于静脉压升高或者胶体渗透压降低而产生。

- 心力衰竭。
- 低蛋白血症(肝衰竭、合成代谢障碍、肾病综合征)。
- 甲状腺功能减退。
- 缩窄性心包炎。
- 梅格斯综合征(卵巢纤维瘤和胸腔积液)。

渗出液形成的病因

渗出液常常由于毛细血管通透性增加而产生。

- 肺炎。
- 脓胸。
- 恶性肿瘤(肺、胸膜、淋巴)。
- 肺梗死。
- TB。
- 系统性红斑狼疮(SLE)。
- 类风湿关节炎。
- 心肌梗死后综合征。

框 19.11　胸腔积液的其他检测方法

- 显微镜检查、培养(常规和 TB 培养)和特异性检测(革兰染色、Ziehl-Nielsen 染色)。
- 细胞学检查(恶性细胞)。
- 生物化学检查。
  - 蛋白。
  - 葡萄糖(类风湿或者肺炎时减少)。
  - 淀粉酶(胰腺炎时升高)。
  - LDH(乳酸脱氢酶——脓胸、恶性肿瘤、类风湿性疾病时增加)。

腹腔积液

腹腔内液体积聚可以导致腹胀和呼吸困难。与胸腔积液一样,分析抽出物将有助于诊断。第 18 章节提供了抽取腹水的指导方法。其他检测见框19.12。

腹水产生的常见病因

- 失代偿的肝脏疾病。
- 感染(细菌性腹膜炎、TB)。
- 恶性肿瘤(肝、卵巢)。
- 右心衰竭。
- 胰腺炎。
- 门静脉阻塞。
- 肾病综合征。

血清/腹膜白蛋白差(SAAG)

- SAAG=(人血清白蛋白)-([腹腔积液白蛋白)。

SAAG > 11g/L

- 门静脉高压。
  - ·肝硬化。
  - ·酒精性肝炎。
  - ·心源性腹水。
  - ·布加综合征。

表 19.12　腹腔积液的其他检测方法

- MCS(细菌性腹膜炎、TB)。
  - ·自发性细菌性腹膜炎 = 中性粒细胞 > 250/mm^3。
- 细胞学检查(恶性细胞、炎症疾病产生的巨噬细胞)。
- 生物化学检查(蛋白、葡萄糖、淀粉酶)。

对于腹腔积液的患者,需考虑进一步的检查。包括肝功能检查、凝血功能、尿素和电解质(U&Es)、肝炎血清学检测、自身抗体、肝/盆腔的超声扫描、食管胃十二指肠镜检查(OGD)(静脉曲张)。

·门静脉血栓。

·巨大的肝转移。

·妊娠期急性脂肪肝。

SAAG < 11g/L

- 感染。
- 恶性肿瘤。
- 肾病综合征。
- 胰腺炎。
- 胆汁性腹水。
- 浆膜炎性结缔组织病。
- 肠穿孔或者梗死。

（闫燕　张凤环　张跃　译）

第 20 章

其他检查

计算机断层扫描(CT)

磁共振成像(MRI)

吞钡和钡餐

钡餐检查

钡灌肠

经内镜逆行性胰胆管造影术(ERCP)

超声

食管胃十二指肠镜检查(OGD)

结肠镜检查

胶囊内镜检查

运动负荷试验(ETT)

超声心动图

冠状动脉造影术及血管成形术

支气管镜检查

提示

本章所述的方法仅可以提供以下信息-使读者能够与患者进行商讨、做恰当的检查前准备和鉴别患者是否适宜行相关检查。

▶读者并不需要自己执行任何上述相关检查,同时本章并不能作为如何执行上述检查的参考。

计算机断层扫描(CT)

适应证

- 适应证较为广泛,不便列出。具体可参考"合理利用临床放射学部门"相关内容,网址为 ⌀ http://www.rcr.ac.uk。

禁忌证

- 实施标准的放射性防护措施。
- 患者必须能够保持平卧和静止。
- 胸部检查通常要求患者憋气。

技术

- CT 扫描仪(图 20.1)包含一个 X 线管和序列探测器,每秒自动旋转 2~3 周,产生的力相当于 25g。
- 当患者缓慢地通过机器时,CT 软件会捕获螺旋数据并将其转化为"切片",同时传送给 PACS 或者相连的工作站,用于观察。

操作步骤

具体操作步骤取决于检查部位和适应证。

- 视患者的病情,在检查之前一小时或者更早的时间,给予患者口服对比剂。
- 患者躺在扫描仪床上(通常是仰卧位)。
    - 检查头和颈部时头向前;其他检查可以选择脚向前。
- 通过对目标部位进行短暂的扫描后获得"探测"视图。随后,放射技术人员输入扫描参数得到最终影像结果。
- 大多数检查包含预先给予静脉注射碘对比剂。注意:对比剂没有放射性。
    - 对比剂注入通常通过静脉留置针连接一个自动注射泵装置完成,由放射技术人员远程操控。
    - 在一些扫描时,对比剂也会在检查前实施人工快速推注。
- 依据检查部位,患者会被要求按照语音提示进行憋气。机器内置麦克风可以使位于操作间的工作人员倾听患者的声音。
- 扫描通常持续数分钟。
- 患者被转移到扫描仪以及建立静脉通路所用的时间会有所不同。

风险

- 静脉注射对比剂不良反应包括过敏反应和肾脏毒性。

　·除非特殊的情况，静脉对比剂不宜用于合并肾功能不全的患者。查阅当地的指南。

- 静脉注射对比剂外渗会引起疼痛、肿胀以及红疹等症状。

检查前准备

- 禁食:大多数检查不要求。

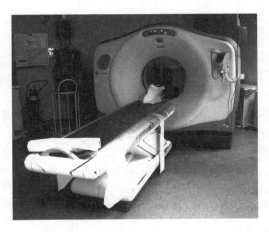

图 20.1　一台标准的 CT 扫描仪。注意,由于房间中存在金属(氧气罐及其他)表明它不是一台 MRI 扫描仪,同时铅防护板也提示 X 线的应用。CT 扫描仪有一个用于定位患者的激光标记(图中所示),而 MRI 扫描仪没有。

磁共振成像(MRI)

适应证

- 适应证较为广泛,不便列出。具体可参考"合理利用临床放射学部门"相关内容,❀http://www.rcr.ac.uk。

禁忌证

- 因为没有电离辐射,故不需实施放射性防护。
- ▶机器对所有的磁性物质具有强大的吸力,可以产生投掷物,易造成危险。必须具备 MRI–安全手推车、复苏设备和轮椅。
- ▶植入性的铁磁设备、动脉瘤支架以及保留的异物(例如弹片或者眼内的金属碎片)在扫描过程中会发生移位造成大的损伤。
- ▶虽然电子起搏器并不具有磁性组件,但是它可能被"重置"或停止工作。最新一代的起搏器是"MRI 安全的",查阅相关说明书。
- 在检查前必须确认任何人(包括工作人员或者患者)均可接近磁体。如果不确定,拒绝检查。
- 磁带和信用卡可能会被磁体消磁。
- ▶许多品牌的睫毛膏包含铁磁细丝成分,检查过程中可能会变热,导致眼睑灼伤。
- ▶同样需要注意的是文身,一些染料会包含铁离子。
- 检查过程中,患者必须平卧并坚持到扫描结束。
- 许多扫描仪是近似密闭的,大多数患者可能不能配合—检查你所在部门机器关于大小和重量的限制标准。

技术

- MRI 扫描仪(图 20.2)包含一个巨大的强电磁体。
- 机器产生的无线电波可以与患者体内的氢离子发生相互作用。与氢离子相互作用产生的无线电波会被机器捕获,转换成图像数据。扫描仪没有内部移动部件。

操作步骤

- 具体操作步骤取决于检查部位和适应证。
- 患者躺在扫描床上。"线圈"将覆盖身体的目标部位。

● 大多数检查不给予静脉对比剂。如果需要给予,通常会使用包含钆(Gd)的对比剂。

·通常是在扫描前实施人工快速推注。

● 依据检查部位,患者会被要求按照语音提示进行憋气。

● 在身体某些部位,扫描可能会持续 40~50 分钟。

风险

● ▶肾源性系统性纤维化(NSF):2006 年发现与钆暴露相关。症状可能始于暴露 3 个月后,包括疼痛、肿胀、红斑和内脏纤维化,甚至死亡。肾功能不全的患者具有极高的风险(GFR > 60 的患者罕见),他们在检查后需要进行至少 9 小时的血液透析治疗以移除血液中的钆。具体参见最近的指南, ℘http://www.rcr.ac.uk。

● 金属制品:检查可以使体内的金属物品发生扭曲或者移动。

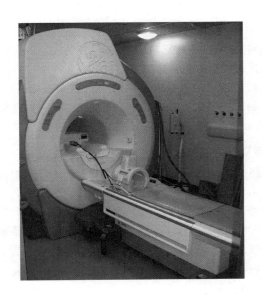

图 20.2　一台标准的 MRI 扫描仪。注意房间中没有金属物品(氧气罐及其他)。扫描仪内可见一个"线圈"。

- 生物学效应:磁力作用的部位可能会在体内产生电压。常见的作用是"磁闪光"或者视觉闪光,视神经受到刺激时会出现。其他神经和肌肉刺激征也会发生。
- 组织灼伤:在导电环(比如心电图)接触皮肤时发生。
- 发热:振荡电压会导致组织发热。全身体温可升高 0.3℃。
- 噪音:可能达到 95 分贝。检查时常需佩戴耳机或者耳塞。
- 恐惧症:多达 10%的患者会出现此症状。

吞钡和钡餐

吞钡适用于对咽部、食道和胃食道连接处的检查;钡餐适用于对胃和部分十二指肠的检查。吞钡和钡餐通常一起进行。

适应证

- 检查食道和胃的病理学。适应证包括吞咽困难、吞咽痛、体重减轻、贫血、上腹部肿物和不完全性肠梗阻。
- ▶通常的备选检查(例如:OGD,MRI)。

禁忌证

- 绝对禁忌证:缺乏知情同意、完全性肠梗阻、可疑穿孔(一种水溶性的对比剂可用于替代)。
- 相对禁忌证:行此项检查时要求患者具有较高的配合性,不能理解及按照说明书进行者不宜行此项检查。在检查过程中,患者必须保持站立,必要时需仰卧。

操作步骤

在患者吞钡时,同时进行对食管和胃的 X 线透射检查。检查通常由一名放射人员操作。

- 患者站立在 X 线透视仪前(图 20.3)。
- 在吞食(比如 Carbex®)过程中会产生气体,但是要求患者不能嗳气。
- 在患者吞钡的同时进行图像采集。患者必须能将钡含在嘴里并按照指令吞下。
- 一旦获得食道的影像,机器将会倾斜使患者仰卧。为了能从多个角度获得胃部影像,患者会被要求进行翻滚和倾斜。
  - ❶此检查要求患者有良好的配合度。
- 检查通常持续 15~20 分钟,但具体时间取决于患者的配合度。

- 检查结束后,患者可以正常进食。同时,需要保持大便通畅以防止钡梗阻发生。

风险

- 未被察觉的穿孔会导致钡泄露。
  - ·钡泄露至腹膜内和纵隔内会导致较高的死亡率。
- 钡梗阻(导致大肠梗阻)或者钡阑尾炎。

其他信息

- ▶因为钡会产生高密度的条纹伪象, 所以在钡餐检查后一段时间内,会妨碍相应部位的检查。

检查前准备

- 禁食:检查前 6 小时禁食。
- 肠道准备:无要求。

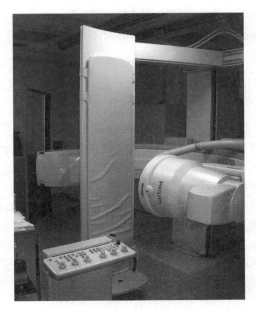

图 20.3　一台行上腹部钡餐检查的标准 X 线透视室。

- 吸烟:因为吸烟可以增加胃蠕动性,在检查前 6 小时不能吸烟。

水溶性的对比剂检查

- 近期接受过手术、可疑性穿孔或者明确有穿孔的患者,可用一种水溶性的碘造影剂来替代钡。比如泛影葡胺、碘帕醇和碘海醇。
- 由于未给予产气药物,所以此检查仅仅是一种单一对比剂检查,故而许多的"标准"影像无法捕获。
- 与钡检查不同,这一检查适用于虚弱的患者或者是近期接受过手术的患者。
- 腹膜内和纵隔内的水溶性对比剂可以导致肺水肿和肺纤维化,也有发生过敏反应的风险。

钡餐检查

适应证

- 用于小肠病理、可疑克隆恩氏疾病和缩窄检查。症状包括疼痛、腹泻、吸收障碍、不完全性肠梗阻和贫血。
- ▶通常的备选检查(例如 MRI,小肠灌肠)。

禁忌证

- 绝对禁忌证:缺乏知情同意、完全性肠梗阻、可疑穿孔(一种水溶性的对比剂可用于替代)。

操作步骤

患者吞服钡餐,间歇地捕获小肠影像直至钡到达盲肠。检查通常由一名放射人员或者助理放射人员操作。

- 患者服用一种含钡混合剂。
- 不同的医疗中心和放射人员应用的混合剂成分不同。一些混合剂内会添加泛影葡胺,以减少钡运输的时间。一些混合剂内会添加 20mg 的甲氧氯普胺,促进肠道的排空。
- 饮入钡剂后,患者将进入 X 线透视检查室,仰卧于检查床上,小肠的影像将被捕获(图 20.4)。
- 实时的 X 线透视检查评估小肠的蠕动性。
- 每隔 20~30 分钟采集一次图像,直至钡到达结肠。

• 工作人员用一个塑料的"勺"或者类似的透射性设备压在患者的腹部,以分隔肠管。

• 患者仰卧后,回肠末端的图像常常会被捕获。许多放射人员也会通过挤压下腹部获得腹部"平片"。

• 检查时间取决于小肠的蠕动时间。虽然通常仅需要 1 小时,但是患者常常被给予 3 小时的预约时间。

• 检查结束后,患者可以正常进食。但是,需保持大便通畅以防止钡梗阻发生。

风险

• 未被察觉的穿孔会导致钡泄露。

·钡泄露到腹膜内会导致血容量减少性休克和死亡(死亡率高达 50%)。幸存者有 30%会发生粘连。

• 钡梗阻(导致大肠梗阻)或者钡阑尾炎。

• 药物副作用(参见"其他信息")。

检查前准备

• 禁食:检查前 12 小时禁食。

• 肠道准备:检查前 12 小时给予泻药(通常 Picalox® 或者相似药物)。

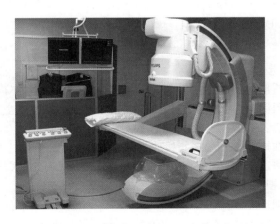

图 20.4 一个行上腹部钡餐检查的标准 X 线透视室。

其他信息

● 甲氧氯普胺促进胃排空,但是有锥体束外副作用(年轻女性较易出现)和急性肌张力障碍如眼球震颤发生的风险。帕金森氏症患者禁用。

● ▶因为钡会产生高密度的伪迹束,所以在钡餐检查后一段时间内,会对 CT 相应部位的检查造成妨碍。

钡灌肠

▶接下来将介绍标准的"双相"钡灌肠。

适应证

● 用于结肠病理检查。症状包括疼痛、黑便、可触及的肿物、大便习惯改变、结肠镜检查失败和已知结肠肿瘤剩余结肠的检查。

● ▶通常的备选检查(例如结肠镜检查,CT 结肠镜检查)。

禁忌证

● 绝对禁忌证:缺乏知情同意、可疑的穿孔、伪膜性结肠炎、中毒性巨结肠、5 天内接受过乙状结肠活检及 1 天内接受过内镜活检。

● 相对禁忌证:7~14 天内行钡餐检查、患者虚弱或者不能移动。

▶检查过程要求患者有较高的配合度。患者必须可以平卧和自如翻身。

▶患者必须能保留直肠内的钡和空气。

操作步骤

直肠被钡包裹,随后混合着空气膨胀,机器将从不同的角度获得图像。由一名放射科技师或者放射医师操作完成。

● 患者躺在 X 线透射床的左侧(图 20.5)。

● 在检查前,行直肠指检。

● 将连接硫酸钡的直肠冲洗导管放置于肠腔内。在 X 线的指引下,钡在结肠内移动直到抵达右侧结肠。

● 钡被排出。

● 静脉注射东莨菪碱。如有禁忌,给予胰高血糖素。

- 注入空气使结肠膨胀(在一些医疗中心会充入 CO_2)。
- 当获得图像时,患者按指令翻身和倾斜。
- 捕获图像后,结肠排气。患者可以去卫生间排便以使肠腔排空,如有需要可以淋浴。
- 此项检查可能持续 15~30 分钟。
- 患者需要一直待在检查室,直到药物的副作用(比如视力模糊)消失才能离开。

风险

- 穿孔(老年、溃疡、全身性类固醇、甲状腺功能减退症、大肠梗阻的患者风险增加)。

　·钡泄露至腹膜内会导致血容量减少性休克和死亡(死亡率可高达 50%)。幸存者中有 30% 会发生粘连。

- 心律失常(仅次于大肠梗阻)。
- 药物副作用(参见"其他信息")。

检查前准备

- 含铁药物:检查前 5 天停用。
- 通便制剂:检查前 2 天停用。
- 禁食:检查前 2 天低渣饮食,检查前 1 天服用流食。
- 肠道准备:检查前 1 天早上 8 点和下午 6 点服用泻药(通

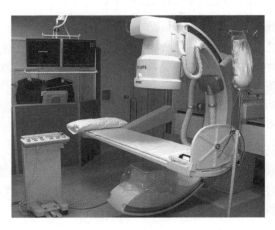

图 20.5　一间行钡灌肠的标准 X 线透视室。

常 Picolax®)。

其他信息

●东莨菪碱可以抑制肠蠕动性。副作用包括视力模糊、口干和心动过速。

·心绞痛、未经治疗的闭角型青光眼、前列腺肥大、重症肌无力、麻痹性肠梗阻和幽门狭窄的患者禁用。

·东莨菪碱不能使用时，可以使用胰高血糖素作为替代药品。嗜铬细胞瘤、胰岛素瘤和胰高血糖素瘤患者具有高敏感性，禁用。

●检查结束后,患者可以正常进食。但需保持大便通畅以防止钡梗阻。

●▶因为钡会产生高密度的伪迹束，所以在钡餐检查后一段时间内,会妨碍相应部位的 CT 检查。

水溶性对比剂检查

●近期接受过手术、可疑性穿孔或者明确的穿孔,可用一种水溶性的碘造影剂来替代钡。比如泛影葡胺、碘帕醇和碘海醇。

●由于未给予产气药物，所以此检查仅仅是一种单一对比剂检查,故而许多的"标准"影像无法捕获。

●不需要肠道准备和禁食。

经内镜逆行性胰胆管造影术(ERCP)

适应证

●诊断：大部分已经被安全性更高的设备比如内镜超声和MRI/MRCP 所替代。诊断适应证包括 Oddi 括约肌功能障碍和原发性硬化性胆管炎。

●治疗:内镜括约肌切开术(胆和胰腺),取石,扩张狭窄(例如 PSC),置入支架。

禁忌证

●缺乏知情同意、无法配合、近期胰腺炎、近期心肌梗死、造影剂过敏、严重心肺疾病、检查无益(预期寿命短合并无症状的脓毒血症)。

操作步骤

ERCP 包括内镜置入十二指肠的过程。内镜师通过壶腹注射对比剂。实时的 X 线透视用于胰腺和胆道的显影。选择影像进行保存。

- 移除义齿。
- 给予咽喉麻醉喷雾剂（利多卡因）。按情况给予静脉镇静剂/镇痛剂（例如：米达唑仑，哌替啶）。
- 患者躺在床的左面，似游泳者—左上肢内收和右上肢外展，插入内镜。
- 在 X 线的引导下，聚乙烯导管插入胆道丛后慢慢将对比剂灌入胰管和胆管以及分支。
- 操作过程持续 30~90 分钟。

风险

- 胰腺炎（2%~9% 源于操作，其中 10% 是轻中度）。70% 患者血清淀粉酶短暂的上升 70%。
- 感染（胆管炎、急性胆囊炎、感染性胰腺囊肿、肝脓肿、心内膜炎）。
- 出血，食道、十二指肠、胆管穿孔。
- 胆石取石失败。
- 支架与支架阻塞相关的长期胰腺支架置入术，胰管阻塞，伪囊肿形成。
- 取石篮坎墩嵌入（可能需要手术）。

检查前准备

- 验血：检查前化验肝酶，血小板和凝血功能。
- 禁食：除了紧急状况，检查前 4 小时禁食。
- 以下患者推荐预防性使用抗生素：
  ·单次手术时未行胆道减压的患者（如多发性硬化性胆管炎或肝门胆管癌，主要狭窄扩张）。
  ·严重中性粒细胞减少（< 0.5×10^9/L）和（或）严重的免疫功能低下。

其他信息

- ❶通常会使用静脉镇静和镇痛，同时咽喉后部用喷雾剂行局部麻醉。

- MR 或者 CT 影像结果证实的胆道阻塞,经皮经肝胆管造影术(PTC)支架置入的成功率高于 ERCP。
- 直接胆管内镜检查(具有病变取样潜力)目前已广泛应用。

超声

适应证

- 适应证较为广泛,不便列出。具体可参考"合理利用临床放射学部门"相关内容, ✍ http://www.rcr.ac.uk。

禁忌证

- 患者不能配合及活动性差。
- 随着深度的增加,超声的诊断率降低。对于体型较大的患者,难以获得较深部位的图像。此点在检查前需要考虑清楚。

技术

- 超声探头包含有一个压电晶体, 发射和接收高频率的声波。与雷达相似,"回声"将被机器的软件转换为图像。
- 由于超声穿过气体时不能成像,因此,检查时要在探头和皮肤间涂抹半液态"凝胶",以便取得良好的图像效果。
- 图 20.6 是一台标准的超声仪器。

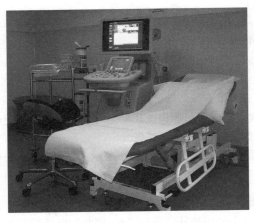

图 20.6　一个标准的超声检查室。

操作步骤

- 取决于患者检查的部位和适应证。
- 依据检查部位、患者的配合程度以及复杂程度,检查持续时间不一。大多数检查持续 5~20 分钟。

风险

- ▶目前没有证据表明超声可以对患者造成直接的损害。
  - ·然而,现代机器的噪音输出较以往机器强了很多。
- 加热:一些设备可以使骨组织温度升高 4℃。临床上使用的大多数机器升高组织的温度不超过 1.5℃,故而被认为是"安全的"。
- 非热危害:在动物模型中,发现超声可以产生微小气体囊和气泡。易造成新生儿肺组织损伤。但尚无证据表明诊断性超声会对其他组织造成损害。
  - ·机器屏幕上显示有"机械指数(MI)",可以为技师提供指导。

检查前准备

取决于适应证和检查部位。

- 腹部:通常要求患者检查前 6 小时禁食,以确保胆囊扩张和避免上腹部结构被过度充气的肠管遮挡。
- 肾、尿道/骨盆:要求膀胱充盈。充盈的膀胱可以产生一个"声学窗口",可以将小肠推向一旁,使得深部的组织(比如卵巢)被观察到。

食管胃十二指肠镜检查(OGD)

适应证

- 诊断:呕血,消化不良(>55 岁),食道胃活检(判断良恶性),十二指肠活检(腹腔的),定期检测(比如慢性食管炎伴腺上皮化生),持续性呕吐、腹泻,缺铁性贫血,吞咽困难。
- 治疗:治疗出血性损伤、静脉套扎、硬化疗法,狭窄扩张术,息肉切除术,EMR,姑息性治疗(比如支架植入术,激光治疗),可疑血管损伤的氩等离子凝固术。

禁忌证

- 绝对禁忌证:缺乏知情同意未知穿孔,血流动力学不稳定,呼吸窘迫伴低氧血症,不配合的患者。

- 相对禁忌证:咽部憩室,近期心肌梗死,或者肺栓塞。

操作步骤

- 食管、胃、十二指肠近端粘膜内镜检查。能够直视、行黏膜活检以及其他治疗措施。
- 如果有义齿须摘掉。
- 患者需以利多卡因进行咽喉部位局部麻醉,也可以同时给予静脉镇静药物(如咪达唑仑)。
- 患者左侧卧位。插入口垫圈来保护患者的牙齿,而且有利于器械通过。
- 内镜(9.5~12.5mm 直径,最长 120cm)缓慢通过并被患者吞咽(图 20.7 展示了典型的内镜)。
- 内镜专家操纵内镜深入观察靶结构。
- 检查时间一般在5~15 分钟。

风险

- 轻微咽部和腹部不适。
- 心血管呼吸系统:心律失常,心梗,呼吸抑制,休克,死亡。
- 感染(不常见并发症,如吸入性肺炎)。
- 穿孔（诊断过程中出现穿孔的发生率约为 0.03%,死亡率 0.001%,风险高于治疗过程）。
- 2%~3%的穿孔伴有食管扩张;死亡率 1%。
- 出血(注意血小板计数低和高 INR 警告)。
- 药物副作用包括过敏、过度镇静。
- 牙齿损伤。

检查前准备

- 准备禁食:术前 4 小时开始禁食,急诊除外。
- 抗生素预防:OGD 无需,查看其他主题进行比较。

其他信息

- 苯二氮䓬及阿片类药物剂量应选择能够达到镇静效果的最小剂量,老年人需要酌情减量。
- 咽部用局麻药物喷雾给药局麻。有证据证明局部麻醉联合静脉镇静会增加吸入性肺炎的风险。
- ⚠进行了静脉镇静的患者术后 24 小时内禁止开车,操作重型机械。

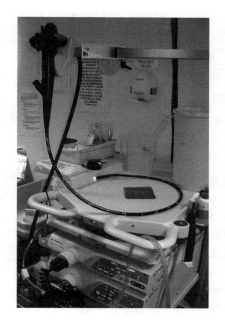

图 20.7 常规内镜。

结肠镜检查

适应证

• 诊断:胃肠道出血,缺铁性贫血,慢性腹泻,下腹部症状(慢性便秘,下腹痛,腹胀),已知炎性肠病(IBD)的评估,癌症的监测(包括 IBD 患者、慢性多发息肉、结直肠癌根治术后),结直肠癌的筛查。

• 治疗:多发息肉(包括内镜下黏膜切除术:EMR),氩等离子凝固术(APC)治疗血管发育异常,肠扭转或假性肠梗阻的减压术,狭窄病变或恶性结肠梗阻的扩张或支架术。

禁忌证

• 绝对禁忌证:缺乏知情同意、中毒性巨结肠,爆发性结肠炎,结肠穿孔。

- 相对禁忌证:急性憩室炎,有症状的大的腹主动脉瘤,术后即刻、近期心肌梗死或肺栓塞,严重的凝血功能障碍。

·结肠镜对于孕妇虽为安全的检查,但绝大多数的患者需推迟,除非必须检查。

操作步骤

结肠镜是从肛门到回肠末端黏膜表面的内镜检查。

- 患者须屈膝卧于检查床的左外侧。
- 内镜医生首先进行直肠指诊。
- 监测氧饱和度的前提下可以进行镇静(例如,咪达唑仑)。也可以给予静脉镇痛药物(例如,哌替啶)。

·无镇静或吸入 NO 麻醉(使用改进技术,如"Scopeguide®")。

- 以润滑后的结肠镜(大约 12mm 宽,185cm 长)通过直肠,充气或者喷水。

·图 20.8 展示了常规的结肠镜。

- 需要通过回肠末端。
- 整个检查过程平均需要 20 分钟。

风险

- 穿孔(0.2%~0.4%于诊断过程中发生;高于治疗过程)。
- 出血(1/1000)。
- 腹胀,药物相关副作用(过敏反应,恶心,呕吐引起低血压,呼吸抑制)。
- 罕见:感染、息肉摘除术后凝血综合征:疼痛,腹膜刺激,白细胞升高,发热,脾破裂,小肠梗阻。

检查前准备

- 铁及引起便秘的物质:检查前停用铁剂 7 天,停用易引起便秘的药物 4 天。
- 抗凝及抗血小板治疗:多发结肠息肉或其他治疗措施,应根据 BSG 指南,管理抗凝及抗血小板治疗。 http://www.bsg.org.uk。
- 预防感染:不用于结肠镜检查,参见其他主题进行比较。
- 肠道准备:结肠必须排空。方案较多,但常推荐术前早晨及下午各服一粒匹可硫酸钠(Picolax®)。

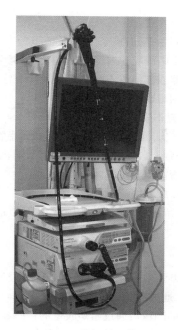

图 20.8　常规结肠镜。

其他信息

　　● 通过结肠镜检查监测肠道肿瘤,需要内镜医生通过严格的训练,有更高水平才能安全的进行结肠镜检查。

　　● 内镜下黏膜切除术(EMR)被用来切除大或者扁平的息肉。通过黏膜下注射佳乐施及肾上腺素固定病变,进而套扎切除。Roth 取石篮可将息肉取出,用于组织活检。

胶囊内镜检查

适应证

　　● 不明原因的胃肠道出血(胃镜、回结肠镜未发现病变),已知或可疑小肠克罗思病,乳糜疾病的评估,家族性多发息肉的筛查及监测。

禁忌证

- 缺乏知情同意，肠道狭窄、粘连及梗阻者
- 存在可能会阻碍胶囊内镜通过的憩室或瘘管。
- 心脏起搏器或其他植入性电子设备。
- 吞咽药片困难或已知吞咽障碍。
- 怀孕（缺乏操作安全的数据）。
- ▶有梗阻症状，已知或可疑炎性肠病的患者应检查小肠通过性，或应用开放式胶囊（36 小时后溶解），消化 24 小时后拍腹片确定胶囊是否滞留于小肠内。
  - ·假如滞留，胶囊内镜不适宜。
  - ·▶胶囊滞留甚至可能在钡餐或 MR 肠道造影无狭窄者中发生。

操作步骤

- 胶囊（图 20.9）由用完即弃的，无线的、微型摄影机组成，能够被患者吞咽，通过肠蠕动通过肠道。
- 胶囊拍摄的图像可通过紧贴腹壁的传感器传送至体外（通常于患者腰带上）的数据记录仪（需电池供能）中。
- 胶囊在 30 分钟内离开胃，患者在服下胶囊内镜后 2 小时可饮水，4 小时可进食。
- 外部设备（图 20.10）8 小时后回收（电池耗竭），而 85% 的患者胶囊已经到达盲肠。
- 胶囊在 24~48 小时后随大便排出，无须回收。
- 记录仪中的数据被下载至计算机工作站，一个工作站最多可观看大约 50 000 张图片（制成视频）。

风险

- 胶囊滞留（可能引起不全或完全性肠梗阻；有广泛小肠 Crohn 病，长期服用 NSAID 史，腹部放射损伤，腹部外科大手术史或小肠切除术史的患者均高危）。
- 胶囊内镜检查对于吞咽困难、胃轻瘫或胃肠道解剖结构异常的患者可能失败。

检查前准备：

- 补充铁剂者：检查前 1 周停药。

● 服用易引起便秘的药物者:检查前 4 天停药。

● 禁食:患者于检查前 8~12 小时禁食并进行肠道准备(检查前 1 天进行)。

其他信息

● 尚有 10%~25% 的病例未完成检查,由于以下原因所致:

‧ 小肠远端深色的肠内容物使黏膜视野损失。

‧ 胃排空延迟及小肠蠕动缓慢导致胶囊到达回盲瓣前电池耗竭。

　(a)　　　　　　　　(b)

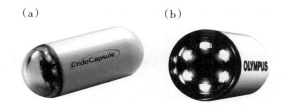

图 20.9　常规胶囊内镜,形状便于吞咽并且有独立的光源。

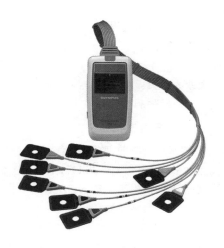

图 20.10　患者需要携带的外部设备,包括数据记录仪及导线。

● 随着科技的不断进步,胶囊内镜有望用来发现食管静脉曲张,给临床以更多的指导。

● 胶囊内镜的阳性发现或许通过单球囊或双球囊内镜甚至螺旋内镜才能检出。

运动负荷试验(ETT)

适应证

● 对于已知有冠状动脉疾病患者胸痛的评估(对于无冠状动脉疾病患者的胸痛评估 ETT 没有意义)。

● 评价无症状的瓣膜病患者的血流动力学反应。

● 诊断劳累所诱发的心律失常或晕厥。

禁忌证

● 未明确诊断或不明原因的心脏杂音(患者应先进行心脏彩超检查)。

● 严重的主动脉瓣狭窄(有晕厥的风险)。

● 有明显流出道梗阻的肥厚型心肌病(有晕厥风险)。

● 严重的高血压或低血压。

● 不稳定型心绞痛(应该进行冠状动脉造影检查)。

● 已知严重的左主干病变。

● 未经治疗的充血性心力衰竭。

● 完全性心脏传导阻滞。

● 主动脉瘤。

● 急型心肌炎或心包炎。

● 近期发热或流感样疾病。

操作步骤

● 将 ECG 导联置于患者胸前,监测患者一侧胳膊的血压。

● 请患者在运动平板上走步(图 20.11),平板与一台监测患者心电图、血压及心率的电脑相连。按一定方案增加平板的速度及倾斜度:

·Bruce 方案:用以评价可疑冠状动脉疾病的稳定患者的运动耐力。以 1.7mph 的速度,10%的坡度开始,分 7 个阶段增加到 22%的坡度,6mph 的速度。

·改良的 Bruce 方案:用于年龄偏大或有过疑似不稳定心绞

痛发作暂时稳定的患者。以 1.7mph 的速度，水平坡度开始，缓慢的增加到 10%的坡度。

- 运动试验的终点取决于检查结果。

风险

- 与运动相关的风险包括：
  - 心律失常,心肌缺血,心肌梗死,晕厥。

检查前准备

- 无需特殊准备。
- 运动前 3 小时患者禁饮水。
- 需穿着舒适的衣服和鞋。

检查终止的适应证

- 患者要求停止。
- 症状:疲劳,心绞痛,头晕,明显的呼吸困难。
- 体征:氧饱和度下降到 94%以下,达到目标心率,运动中发生低血压(例如,血压<100mmHg),明显的血压升高(例如,血压>200mmHg)。
- ECG:出现房性或室性心律失常,频发室性异位节律,新发生的房室或束支阻滞,ST 段抬高或压低>1mm。

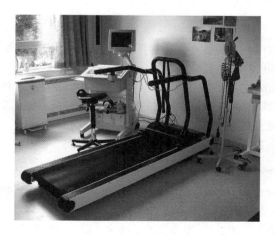

图 20.11　常规的 ETT 室。

造成假阳性或敏感性降低的原因

- 经常由静息时 ST 段异常而造成判读结果困难：
  - WPW 综合征，完全性左束支传导阻滞，心房颤动左室肥厚，地高辛治疗，过度换气，电解质紊乱（如低钾或高钾），心肌病，左室流出道梗阻。
- β 受体阻滞剂治疗会阻碍心率血压对于运动的反应。

超声心动图

适应证

- 心肌梗死：评价室壁运动及左室功能。
- 心脏瓣膜病：评价病变程度，检查修补术的效果。
- 栓塞性卒中：除外心脏来源的血栓。
- 感染性心内膜炎：寻找瓣膜赘生物。
- 心肌病：评价心室扩大或肥厚以及心脏功能。
- 先天性心脏病。
- 心包疾病。
- 心包积液：评价心包积液的分布及是否适合引流。
- 主动脉疾病：主动脉瘤、夹层或缩窄的严重程度及位置。

禁忌证

- 患者拒绝或不能配合本检查。

技术

- 超声心动图是一种超声检查，所用技术和机器与普通超声波相同（图 20.12）。
- 组织越深超声波诊断力就越差，超声波也不能透过肺脏。对于身材肥胖的患者，超声不是首选，对于重度肺气肿的患者，心脏可能完全探查不到。
- 框 20.1 显示了不同种类的超声。

操作步骤

- 检查所需时间取决于具体的检查项目及结果的复杂程度。
- 大部分检查需持续 20~25 分钟。
- 患者左侧卧位，操作者单手持涂有耦合剂的探头通过胸部的前壁及上腹部检查心脏。

风险

● ▶没有证据显示超声波会直接对患者有害。

● 发热：一些仪器会使骨骼温度上升 4°。临床上应用的大部分设备不会使组织温度上升超过 1.5°，对人体安全。

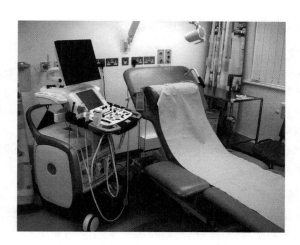

图 20.12 常规的心脏彩超室。

框 20.1 其他种类的超声心动图

除了二维经胸超声心动图,尚有如下种类的超声心动图：

● 3D：利用计算机软件进行三维重建，有利于评价左室功能，尤其是心梗后左室功能。

● 4D：能实时动态捕捉 3D 影像。

● TOE：经食道超声是一种侵入性检查措施。需要签署知情同意，并且需要咽上部的局部麻醉。润滑后的探头需进入心脏后方的食道。有利于更好的看清心脏后部的结构。感染性心内膜炎的选择性检查。

● 负荷超声：用来评价静息时或负荷后的心肌缺血情况。负荷通常为运动或静脉内注射多巴酚丁胺。

● 发泡试验：用来评价心脏内分流如房间隔缺损、室间隔缺损或卵圆孔未闭。气泡用注射器注入外周静脉。做 Valsalva 动作，若存在分流，气泡会从右心流到左心。

- 非热损伤：现已在动物模型中证实超声波能产生微小气泡，但除了新生儿肺脏不会引起其他组织损伤。

检查前准备

- 无需特殊准备。

冠状动脉造影术及血管成形术

适应证

- 诊断：不稳定或顽固的心绞痛，急性冠脉综合征，平板运动试验阳性或不确定的。
- 急救治疗：当患者出现急性 ST 段抬高型心梗时有条件的医院应行直接冠状动脉介入治疗而非溶栓治疗。
- 选择性治疗：根据诊断性冠状动脉造影结果，选择靶病变进行干预。

禁忌证

- 绝对禁忌证：患者拒绝。
- 相对禁忌证：急性肾衰，肺水肿，对比剂过敏史，未控制的高血压，活动性胃肠道出血，脑卒中急性期，以及未治疗的凝血功能紊乱。

操作步骤

- 图 20.13 示常规冠状动脉干预设施。
- 用导引钢针进行经皮外周动脉穿刺（常选择桡动脉）。
- 导引导管进入，末端置于冠状动脉开口处，注射造影剂，实时进行 X 线检查观察冠状动脉血流。
- 在 X 线指引下冠状动脉导引钢丝通过导管进入冠状动脉。
- 导引钢丝末端通过狭窄部位。
- 球囊导管通过导引钢丝直到未充气的球囊越过目标病变。
- 球囊充气，挤压斑块展平动脉壁。利用相似的技术，将支架（网状金属管）置入合适部位以维持动脉管腔通畅。
- 小心撤去导引钢丝、导管及动脉鞘管。
- 如未使用动脉闭合器患者应仰卧 4 小时。

风险

- 次要并发症：对比剂过敏，迷走反射，穿刺部位出血及血肿，血栓形成,假性动脉瘤,动静脉瘘,肺水肿,对比剂相关肾病。

• 严重并发症:肢体缺血,冠状动脉撕裂,主动脉夹层,心室穿孔,空气或斑块栓塞,室性心律失常,手术失败需进一步行 CABG 术。

• 死亡(<1:1000)。

检查前准备

• 术前准备目录:签署知情同意,术前讨论,ECG,检查 FBC、凝血常规、肾功能及电解质。

其他信息

• 冠状动脉血管成形术与血栓形成增加有关,(球囊扩张破坏了血管内膜,暴露的斑块会成为血栓形成的核心),所以抗血小板治疗极为必要。

• 患者需要长期进行抗血小板治疗;通常需要终身服用阿司匹林 75mg/d,但患者需要同时服用氯吡格雷 75mg/d(根据相关指南:金属裸支架术后服药 3 个月,急性冠状动脉综合征患者药物涂层支架术后需服药 12 个月)。

• 肾衰患者应更为谨慎。对比剂有肾毒性,术后肾代谢不完全。术前术后水化治疗会将风险降到最低。应监测肾功能。遵循相关指南。

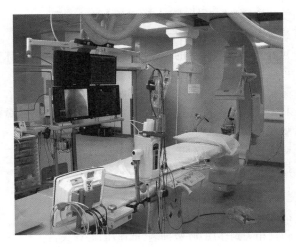

图 20.13 常见的冠状动脉介入装置。

支气管镜检查

适应证

- 诊断:可疑肺部恶性肿瘤组织学/病理学检查,纵隔淋巴结病取样,肺泡灌洗(如结核病),经气管活检(如弥漫性肺疾病)。
- 治疗:局部放疗或直接治疗的导线置入(如针对狭窄病变透热疗法)。
  - ·全麻下硬式支气管镜下支气管支架置入及异物取出。

禁忌证

- 绝对禁忌证:心血管系统不稳定,危及生命的心律失常,严重的缺氧,呼吸衰竭伴二氧化碳潴留(除非有气管插管或机械通气)。
  - ·硬式支气管镜禁忌证:颈部不固定,严重的颈椎关节强直,严重的颞下颌关节受限。
- 相对禁忌证:患者不配合,近期心肌梗死,气管阻塞,不能纠正的凝血疾病。
  - ·针对尿毒症、上腔静脉阻塞,肺动脉高压患者经气管活检操作时需格外谨慎(有出血风险)。

操作步骤

支气管镜是一种针对支气管树的内镜检查。

- 患者取坐位,倚靠在椅背上取一个较舒适的体位。
- 可在监测氧饱和度的前提下给予镇静剂(例如,咪达唑仑),可应用阿托品减少气道分泌物。
- 雾化利多卡因进行咽喉部局部麻醉。
- 将术前润滑的支气管镜(大约 6mm 宽,60cm 长)经鼻或通过牙垫经口腔进入(图 20.14)。
- 刷洗,活检或灌洗(50~100mL 生理盐水)。
- 持续时间约 20~30 分钟。

风险

- 活检部位出血或一过性发热(10%~15%)。
- 药物相关副作用:呼吸抑制,低血压,心律失常。
- 局部麻醉相关:喉肌痉挛,气道痉挛,癫痫发作,心律失常。

- 少见喉头水肿或声带损伤,换气不耐受患者可能出现低氧血症(1%~10%)。
- 死亡率约万分之 1~4。
- 支气管活检:气胸(2%~5%),严重的出血(1%),死亡(12/10 000)。

检查前准备

- 抗凝及抗血小板治疗:停用 3 天。氯吡格雷应停用 5 天。
- 血液检查:应检查血细胞计数及凝血功能。
- 肺功能:有潜在肺疾病者应行肺功能检查。
- 禁食:术前禁水 2 小时,禁食固体食物 4~6 小时。

术后

- 氧气:吸氧 1 小时。
- 进食或饮水:术后一小时可饮水,如无不适,可进食。

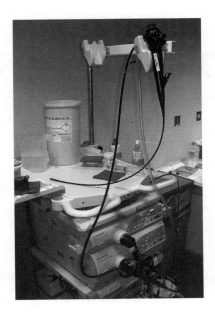

图 20.14 常规支气管镜。

- 胸部放射线检查:活检后呼吸困难或胸痛须进行胸部放射线检查(气胸发生率10%)。
- 开车：假如术前接受了咪达唑仑或其他类似的镇静药物，术后当天不宜开车或操作重型机械。

（张　跃　邱久纯　上官文峰　译）

缩略语

▶	this fact or idea is important	重点
❶	warning	警告
✍	website	网页
ABG	arterial blood gas	动脉血气
ACTH	adrenocorticotrophic hormone	促肾上腺皮质激素
AD	Alzheimer's disease	阿尔茨海默病
ADH	antidiuretic hormone	二磷酸腺苷
AED	anti-epileptic drug	抗癫痫药物
AIDS	acquired immune deficiency syndrome	艾滋病
AION	antlerior ischaemic optic neuropathy	前部缺血性视神经病变
AMD	age-related macular degeneration	老年性黄斑变性
AMTS	Abbreviated Mental Test Score	心理测试分数
ANTT	aseptic non-touch technique	无菌非接触技术
APC	argon plasma coagulation	氩等离子凝固术
APH	antepartum haemorrhage	产前出血
APKD	adult polycystic kidney disease	成人多囊性肾病
AS	ankylosing spondylitis	强直性脊柱炎
ASD	atrial septal defect	房间隔缺损
ATLS	advanced trauma life support	高级创伤生命支持
AV	arterio-venous	动静脉
BCC	basal cell carcinoma	基底细胞癌
BMD	bone mineral density	骨密度
BMI	body mass index	体重指数
BPV	benign postural vertigo	良性体位性眩晕
CABG	coronary artery bypass graft	冠状动脉旁路移植术
CAH	congenital adrenal hyperplasia	先天性肾上腺、皮值增生
CBD	common bile duct	胆总管
CIN	cervical intraepithelial neoplasia	宫颈上皮内瘤

CJD	Creutzfeldt-Jakob disease	克-雅病
CKD	chronic kidney disease	慢性肾脏病
CMV	cytomegalovirus	巨细胞病毒
CNV	choroidal neovascular membrane	脉络膜新生血管膜
COPD	chronicobstructivepulmonarydisease	慢性阻塞性肺疾病
CPAP	continuous positive airways pressure	持续气道正压
CPPD	calcium pyrophosphate dihydrate deposition disease	二水焦磷酸钙结晶沉积症
CRVO	central retinal vein occlusion	视网膜中央静脉阻塞
CSF	cerebrospinal fluid	脑脊液
CWS	cotton-wool spot	棉绒斑
DCS	diffuse cerebral swelling	弥漫性脑水肿
DIPJ	distal interphalangeal joint	远侧指间关节
DO	detrusor over-activity	逼尿肌过度活动症
DVT	deep vein thrombosis	深静脉血栓形成
EBV	Epstein-Barr virus	EB 病毒
ECG	electrocardiogram	心电图
EDD	estimated date of delivery	预产期
EMG	electromyography	肌电图
EMR	endoscopic mucosal resection	内镜下黏膜切除术
ESRD	end stage renal disease	终末期肾病
ETT	exercise tolerance test	运动负荷试验
FBC	full blood count	全血计数
FEV_1	forced expiratory volume in first second	第一秒用力呼气容积
FHR	fetal heart rate	胎心率
FiO_2	fraction of inspired oxygen	吸入氧浓度
FNA	fine needle aspiration	细针穿刺
FSH	follicle stimulating hormone	卵泡刺激素
FVC	forced vital capacity	用力肺活量
GAD	generalized anxiety disorder	广泛性焦虑症
GALS	gait, arms, legs, spine	步态,手臂,腿,脊柱
GCA	giant cell arteritis	巨细胞动脉炎
GHRH	growth hormone releasing hormone	生长激素释放激素
GnRH	gonadotrophin releasing hormone	促性腺激素释放激素

GOJ	gastro-oesophageal junction	胃食管连接部
GORD	gastro-oesophageal reflux disease	胃食管反流病
GSI	genuine stress incontinence	真性压力性尿失禁
GTN	glyceryl trinitrate	硝酸甘油
HCC	hepatocellular carcinoma	肝细胞癌
hCG	human chorionic gonadotropin	人绒毛膜促性腺激素
HHT	hereditary haemorrhagic telangiectasia	遗传性出血性毛细血管扩张症
HIV	human immunodeficiency virus	人类免疫缺陷病毒
HRT	hormone replacement therapy	激素替代治疗
IBD	inflammatory bowel disease	炎性肠病
IJV	internal jugular vein	颈内静脉
IMB	intermenstrual bleeding	经间出血
INO	internuclear ophthalmoplegia	核间性眼肌麻痹
INR	international normalized ratio	国际标准化比率
IOP	intraocular pressure	眼压
IPD	interpupillary diameter	瞳孔间径
IPJ	interphalangeal joint	趾间关节/指间关节
IRMA	intrarretinal microvascular abnormalitles	视网膜内微血管异常
IUCD	intra-uterine contraceptive device	宫内节育器
JVP	jugular venous pulse	颈动脉搏动
LASIK	post-laser-assisted stromal in situ keratomileusis	准分子微光原地角膜消除术
LBBB	left bundle branch block	左束支传导阻滞
LH	luteinizing hormone	黄体生成素
LMA	laryngeal mask airway	喉罩通气
LMN	lower motor neuron	下运动神经元
LMP	last menstrual period	末次月经
LRT	lower respiratory tract	下呼吸道
LSD	lysergic acid diethylamide	麦角酸二乙基酰胺
LVF	left ventricular failure	左室衰竭
MALT	mucosal-associated lymphoid tissue	黏膜相关淋巴组织
MCPJ	metacarpophalangeal joint	掌指关节
MCS	microscopy, culture, and sensitivity	显微镜检查、培养和特异性检查

MELD	model for end-stage liver disease	终末期肝病模型
MEN	multiple endocrine neoplasia	多发性内分泌腺瘤
MG	myasthenia gravis	重症肌无力
MI	myocardial infarction	心肌梗死
MLF	medial longitudinal fasciculus	内侧纵束
MMSE	Mini-Mental State Examination	细微精神状态检查
MND	motor neuron disease	运动神经元病
MRI	magnetic resonance imaging	磁共振成像
MRSA	methicillin-resistant Staphylococ- cus aureus	耐甲氧西林金黄色 葡萄球菌
MS	multiple sclerosis	多发性硬化症
MTPJ	metatarsophalangeal joint	跖趾关节
NASH	non-alcoholic steatohepatitis	非酒精性脂肪性肝 炎
NIV	non-invasive ventilation	无创通气
NPDR	non-proliferative diabetic retinopa- thy	非增生性糖尿病视 网膜病变
NSAID	non-steroidal anti-inflammatory rugs	非甾体抗炎药
OA	osteoarthritis	骨关节炎
OCP	oral contraceptive pill	口服避孕药
OGD	oesophagogastroduodenoscopy	食管胃十二指肠镜 检查
OHCM9	*Oxford Handbook of Clinical Medicine 9th ed.*	牛津临床医学手册 第 9 版
OSA	obstructive sleep apnoea	阻塞性睡眠呼吸暂 停
PC	presenting complaint	主诉
PCOS	polycystic ovary syndrome	多囊卵巢综合征
PD	Parkinson disease	帕金森病
PDA	patent ductus arteriosus	动脉导管未闭
PDR	proliferative diabetic retinopathy	增生性糖尿病视网 膜病变
PE	pulmonary embolism	肺栓塞
PEA	pulseless electrical activity	无脉性电活动
PEFR	peak expiratory flow rate	呼气流速峰值
PID	pelvic inflammatory disease	盆腔炎
PIPJ	proximal interphalangeal joint	近端指间关节

PPH	post-partum haemorrhage	产后出血
PTHrP	parathyroid hormone related protein	甲状旁腺激素相关蛋白
RA	rheumatoid arthritis	类风湿关节炎
RAPD	relative afferent pupillary defect	相对性瞳孔传入障碍
RBBB	right bundle branch block	右束支传导阻滞
RPE	retinal pigment epithelium	视网膜色素上皮细胞
RV	residual volume	残气量
RVF	right ventricular failure	右室衰竭
SAAG	serum/ascites albumin gradient	血清/腹膜白蛋白差
SBAR	situation, background, assessment, recommerdation	现状、背景、评估、建议
SBP	spontaneous bacterial peritonitis	自发性细菌性腹膜炎
SCC	squamous cell carcinoma	鳞状细胞癌
SFJ	sapheno-femoral junction	隐股静脉连接处
SIJ	sacro-iliac joint	骶髂关节
SLE	systemic lupus erythematosus	系统性红斑狼疮
SOB	shortness of breath	气促
SPK	simultaneous pancreas-kidney transplant	同期胰肾联合移植
SSRI	Selective Serotonin Reuptake Inhibitor	五羟色胺再摄取抑制剂
STD	sexually transmitted disease	性传播疾病
SVT	supraventricular tachycardia	室上性心动过速
TAVI	transcatheter aortic valve implantation	经导管主动脉瓣置入术
TIA	transient ischemic attack	短暂性脑缺血发作
TLC	total lung capacity	肺总量
TNF-α	tumour necrosis factor alpha	肿瘤坏死因子–α
TPN	total parenteral nutrition	全肠外营养
TSH	thyroid stimulating hormone	促甲状腺激素
TURP	transurethral resection of the rostate	经尿道前列腺电切术
UC	ulcerative colitis	溃疡性结肠炎
UMN	upper motor neuron	上运动神经元

URT	upper respiratory tract	上呼吸道
URTI	upper respiratory tract infection	上呼吸道感染
UTI	arinary tract infections	尿路感染
VF	ventricular fibrillation	心室颤动
VIN	vulval intraepithelial neoplasia	阴道内皮增生
VIP	vasoactive intestinal polypeptide	血管活性肠肽
VSD	ventricular septal defect	室间隔缺损
VT	ventricular tachycardia	室性心动过速

索引

扁平、不易觉察皮肤颜色变化

斑
小的、扁平的、不易觉察的皮肤颜色变化，直径≤0.5~1cm 的"雀斑"是色素斑

斑点
大的、扁平的、不易觉察的皮肤颜色变化

病变部位因空腔内有液体流动而高出皮肤

水疱
小水疱(0.5~1.0cm)含有透明液体

大疱
含有透明液体的大水疱

脓疱
内含脓液，肉眼可见

脓肿
脓液局限性聚集在直径>1cm 的空腔

高出皮肤表面的硬质肿物

丘疹/多个丘疹
直径≥0.5~1cm 的小的硬质隆起的病变

斑块
大的扁平隆起区域

结节
一个圆顶形的硬质肿块，直径>0.5~1cm，可凸出皮肤表面或位于皮肤深部

风团
真皮水肿所致苍白区域，通常直径<2cm，且周围有红晕

皮肤缺损

糜烂
部分表皮缺损愈合后不留瘢痕

溃疡
全部表皮及一些真皮缺损，愈合后可能会留瘢痕

裂隙
线条性裂口

萎缩
表皮和(或)真皮菲薄

图 4.1　原发性病变。（Images by Dr Ravi Kothari.）

（a）

表面变化

鳞屑
浅表角质层白色剥落
（提示表皮病理改变）

痂
病变部位的血液或
组织液变干后所致

结茧
在过度摩擦/使用部
位可见增生的表皮

苔藓样变
由于反复搔抓或摩
擦使表皮增厚，呈
树皮状皮肤

（b）

血管变化

毛细血管扩张症
轻易可见浅表血管
（分支）

蜘蛛痣
皮肤表面单个毛细
血管扩张的小动脉

紫癜（不退色）
血外渗到皮肤里（通常
直径为 2mm 左右）

淤点
针尖型紫癜

淤斑
"淤青"。直径 >2mm
的紫癜

红斑
局部血管扩张导致
皮肤变红

图 4.2 （a）继发性病变。（b）血管性病变。（Images by Dr Ravi
Kothari.）

(a)

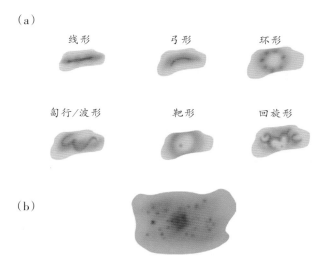

线形　　　　　弓形　　　　　环形

匐行/波形　　　靶形　　　　　回旋形

(b)

图 4.3　（a）分组病变的病变形状和类型的描述性术语。（b）分组病变的融合。注意小病灶如何融合成更大的病变。(Images by Dr Ravi Kothari).

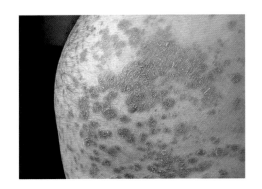

图 4.5　皮肤技能 1。

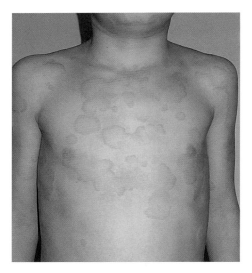

图 4.6　皮肤技能 2。

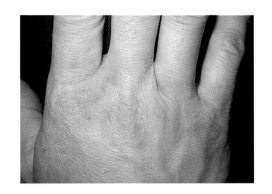

图 4.7 皮肤技能 3。

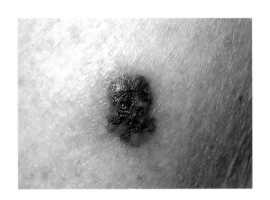

图 4.8 皮肤技能 4。

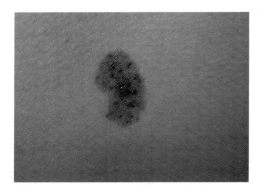

图 4.9　皮肤技能 5。

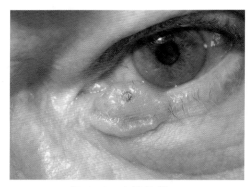

图 4.10　皮肤技能 6。

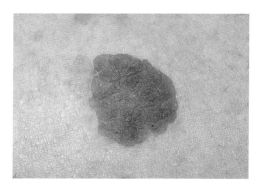

图 4.11　皮肤技能 7。

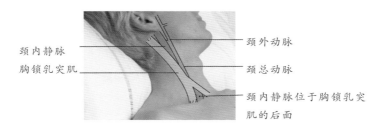

颈内静脉

胸锁乳突肌

颈外动脉

颈总动脉

颈内静脉位于胸锁乳突肌的后面

图 5.3 颈部脉管系统的表面解剖。注意颈内静脉部分被颈根部的胸锁乳突肌所掩盖。

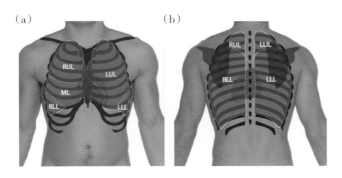

图 6.1 肺的表面解剖学。UL,上叶;ML,中叶;LL,下叶。

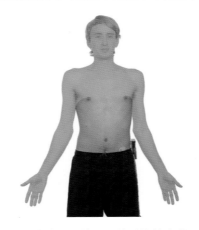

图 7.4 回流至上腔静脉的区域以及找寻蜘蛛痣的区域。一般成人可以多达 5 个。

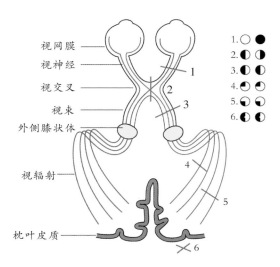

图 9.3 视网膜到枕叶皮层的视觉通路示意图,显示不同病变部位导致的视野缺失。

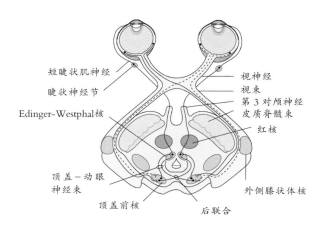

图 9.4 光反射通路。(Reproduced with permission from *Training in Ophthalmology* by Sundaram et al.)

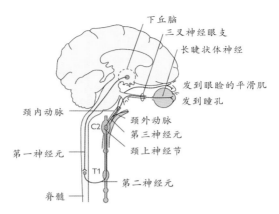

图 9.5 瞳孔交感神经通路。（Reproduced with permission from *Training in Ophthalmology* by Sundaram et al.）

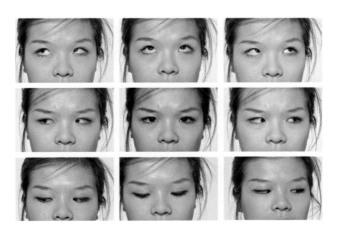

图 9.6 凝视的九个方位，包括向前直视（中立位）。

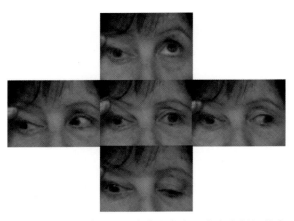

图 9.7 右侧动眼神经(Ⅲ)麻痹患者在五个方向凝视的表现。

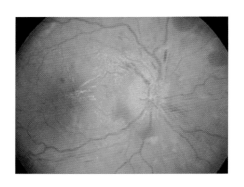

图 9.8 高血压视网膜病变。

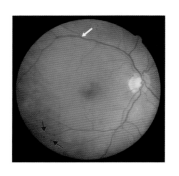

图 9.9 非增生性糖尿病视网膜病变。白箭头所示为微血管瘤,黑箭头所示为出血。

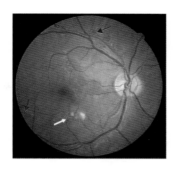

图 9.10 增生性糖尿病视网膜病变。白箭头所示为新生血管形成的棉絮样渗出。黑箭头所示为点状出血。

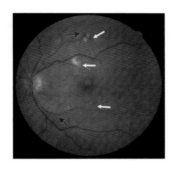

图 9.11 糖尿病黄斑病变。白箭头所示为硬渗出,黑箭头所示为出血。新生血管最终形成黄斑病变。

(a)

(b)

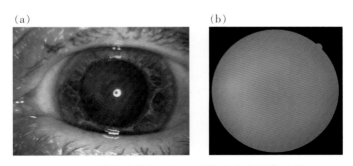

图 9.12 (a)白内障外部观。(b)成熟白内障的镜下观。

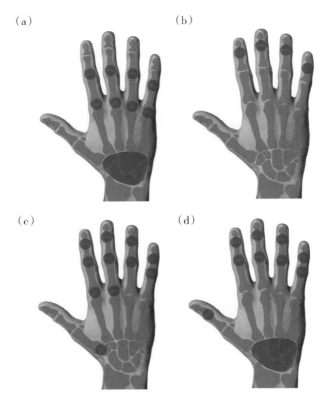

图 10.3 不同疾病侵犯关节模式。(a)类风湿关节炎。(b)银屑病关节炎。(c)骨关节炎。(d)痛风。

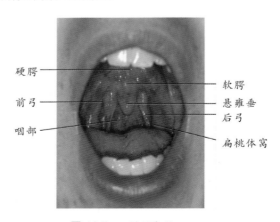

图 11.5 口腔正常观。

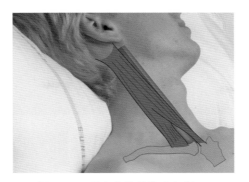

图 18.1 颈内静脉的体表解剖。

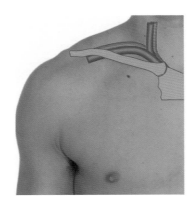

图 18.2 右侧锁骨下静脉的体表解剖。

(a)

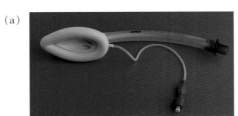

(b)

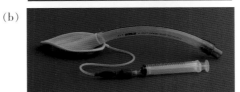

图 18.6 喉罩通气。(a)充气。(b)放气。

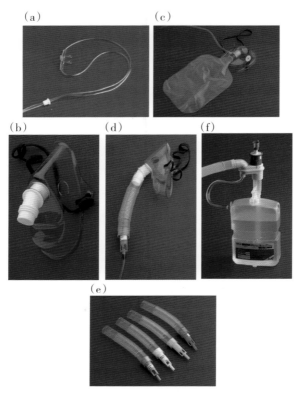

图 18.7 （a）鼻导管。（b）低流量 / 多种吸氧浓度面罩。（c）非二次吸入面罩。（d）带文丘里活瓣的面罩。（e）选择文丘里活瓣。（f）湿化装置。

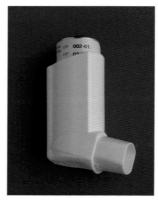

图 18.9 定量雾化吸入器（MDI）。图为沙丁胺醇吸入器。

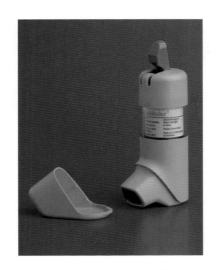

图 18.10 典型自动吸入器。

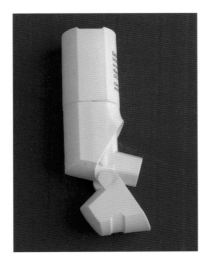

图 18.11 典型爱莎吸乐。

彩插 15

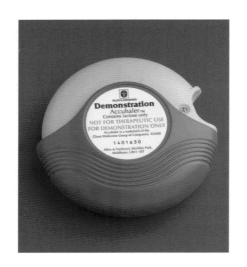

图 18.12　典型阿库吸入器。

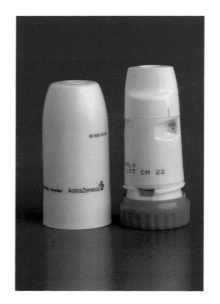

图 18.13　典型都保吸入器。